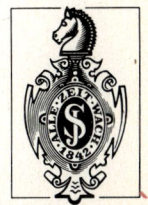

Fritz Heepe

Diätetische Indikationen

Basisdaten für die interdisziplinäre Ernährungstherapie

Springer-Verlag Berlin Heidelberg New York
London Paris Tokyo Hong Kong

Dr. Fritz Heepe

Priv.-Dozent für Kinderheilkunde
Universität Göttingen 1952

Priv.-Dozent für innere Medizin
Universität Münster 1956

apl. Prof. für innere Medizin
Universität Münster 1958

Chefarzt a. D. der Medizinischen Klinik des
Städtischen Krankenhauses Stade

ISBN 3-540-51200-4 Springer-Verlag Berlin Heidelberg New York
ISBN 0-387-51200-4 Springer-Verlag New York Berlin Heidelberg

CIP-Titelaufnahme der Deutschen Bibliothek
Heepe, Fritz: Diätetische Indikationen : Basisdaten für die interdisziplinäre Ernährungstherapie / Fritz Heepe. - Berlin ; Heidelberg ; New York ; London ; Paris ; Tokyo ; Hong Kong : Springer, 1990
ISBN 3-540-51200-4 (Berlin ...)
ISBN 0-387-51200-4 (New York ...)

Dieses Werk ist urheberrechtlich geschützt. Die dadurch begründeten Rechte, insbesondere die der Übersetzung, des Nachdrucks, des Vortrags, der Entnahme von Abbildungen und Tabellen, der Funksendung, der Mikroverfilmung oder der Vervielfältigung auf anderen Wegen und der Speicherung in Datenverarbeitungsanlagen, bleiben, auch bei nur auszugsweiser Verwertung, vorbehalten. Eine Vervielfältigung dieses Werkes oder von Teilen dieses Werkes ist auch im Einzelfall nur in den Grenzen der gesetzlichen Bestimmungen des Urheberrechtsgesetzes der Bundesrepublik Deutschland vom 9. September 1965 in der Fassung vom 24. Juni 1985 zulässig. Sie ist grundsätzlich vergütungspflichtig. Zuwiderhandlungen unterliegen den Strafbestimmungen des Urheberrechtsgesetzes.

© Springer-Verlag Berlin Heidelberg 1990
Printed in Germany

Die Wiedergabe von Gebrauchsnamen, Handelsnamen, Warenbezeichnungen usw. in diesem Werk berechtigt auch ohne besondere Kennzeichnung nicht zu der Annahme, daß solche Namen im Sinne der Warenzeichen- und Markenschutz-Gesetzgebung als frei zu betrachten wären und daher von jedermann benutzt werden dürften.

Produkthaftung: Für Angaben über Dosierungsanweisungen und Applikationsformen kann vom Verlag keine Gewähr übernommen werden. Derartige Angaben müssen vom jeweiligen Anwender im Einzelfall anhand anderer Literaturstellen auf ihre Richtigkeit überprüft werden.

Satz: Appl, Wemding
Druck- und Bindearbeiten: Clausen & Bosse, Leck
2127/3145-543210   Gedruckt auf säurefreiem Papier

Dem Andenken an

Ehrw. Schwester M. Godehild

Langjährige Leiterin der zentralen Diätküche
der Universitäts-Kliniken Münster und Leitende Lehrassistentin
der Staatlich anerkannten Lehranstalt für Diätassistentinnen
an der Medizinischen Universitäts-Klinik Münster

† 2. X. 1988

Vorwort

Die Fortschritte der pathobiochemischen und epidemiologischen Forschung in jüngster Zeit haben der Vorstellung der alten Kliniker vom Primat der Ernährung in Pathogenese und Therapie wieder Geltung verschafft. Dem entspricht die zunehmende Ausweitung anerkannter Indikationen der Ernährungstherapie und ihr wachsender Anteil an den großen Erfolgen der präventiven und kurativen Medizin unserer Zeit. Keineswegs ist die Diätetik nur ein Reservat der Internisten und Kinderärzte. Bei vielen Patienten der operativen Fachgebiete sind flankierende diätetische Maßnahmen unerläßlich. Auch in der Allgemeinpraxis ist die große Mehrzahl der modernen diätetischen Behandlungsverfahren heute unverzichtbar und problemlos praktikabel, sehr zum Vorteil nicht nur der Patienten, sondern auch ihrer Kostenträger. Das allgemein steigende Interesse des Publikums an Fragen der Ernährung und der in der Sprechstunde immer häufiger zu hörende Wunsch auch nach diätetischem Rat kommen dieser Entwicklung entgegen.

Unter den Bedingungen der Praxis, im ambulanten wie im stationären Bereich, beruhen diätetische Empfehlungen ähnlich wie Arzneiverordnungen meist auf sofort zu treffenden Augenblicksentscheidungen. Sie sind nur möglich auf der Grundlage präziser Information. Hilfreich ist dabei oftmals – auch für den Erfahrenen – die Bestätigung durch einen Blick in das Buch. Für das Rezeptieren von Medikamenten steht dem Arzt eine größere Auswahl praktischer Nachschlagebücher zur Verfügung. Für die Diätverordnung dagegen gibt es bisher keine in ihrer Praxisbezogenheit diesen vergleichbare Orientierungshilfe, die über den engen spezialistischen Rahmen einzelner Subdisziplinen hinausgeht. Dieses Problem stellt sich für den jungen Assistenzarzt und den diätetisch nicht speziell geschulten Allgemeinarzt und Gebietsarzt in gleicher Weise wie für die in fachübergreifender Funktion am allgemeinen Krankenhaus oder in freier Praxis tätige Diätassistentin und ernährungsmedizinische Beraterin.

Es ist das Anliegen des vorliegenden Kompendiums, unter weitgehendem Verzicht auf theoretischen „Ballast" dem mit speziellen Ernährungsfragen konfrontierten Arzt, gleich welcher Fachrichtung, ebenso der Diätassistentin und ernährungsmedizinischen Beraterin, als erste Informationsquelle und Wegweiser für das einzuschlagende diätetische Vorgehen im konkreten Fall zu dienen. Es enthält kurz und prägnant das Minimum an ernährungsphysiologischen, lebensmittelchemischen und klinisch-diätetischen Daten, die für die Diätverordnung, die Kostplanung und die Diätberatung aktuell zur Hand sein müssen. Der lexikalische Aufbau in Form alphabetisch angeordneter Stichwörter ermöglicht in Verbindung mit telegrammstilartig gedrängter Textfassung den raschen Zugriff zur gesuchten Information. Die Darstellung umfaßt die diätetischen Indikationen des ganzen Spektrums der medizinischen Fachgebiete einschließlich der Pädiatrie und berücksichtigt alle Erkrankungen sowie die wichtigsten Einzelsymptome, Arzneimittelanwendungen und diagnostischen Verfahren, bei denen nach heutigem Wissensstand Ernährungsmaßnahmen indiziert oder zu erwägen sind. Das Buch bietet ein Konzentrat des im Schrifttum weit verstreuten und für den Einzelnen kaum noch übersehbaren speziellen Ernährungswissens in Form klarer Richtlinien für das jeweils angezeigte praktische Vorgehen unter Einbeziehung auch der selteneren, im gegebenen Fall aber nicht minder dringlichen Indikationen. Gesichertes und Bewährtes wird nach bester Möglichkeit von Hypothetischem und Spekulativem abgegrenzt. Bisher kontrovers beurteilte diätetische Praktiken werden als solche gekennzeichnet.

In Stoffauswahl und Gliederung entspricht die Konzeption des Buches den Bedürfnissen der Praxis, wie sie sich aufgrund jahrzehntelanger Erfahrung des Verfassers und seiner Ernährungsteams im Routinebetrieb großer Kliniken, in der diätetischen Betreuung auch der nichtinternistischen Fachabteilungen und in der ambulanten Beratungstätigkeit für Arzt und Diätassistentin darstellen. Ein ausführlicheres Eingehen auf das ernährungsphysiologische und pathobiochemische Grundlagenwissen, die Aufnahme von Tageskostplänen, speziellen Küchentechniken u. ä. hätte den Rahmen eines handlichen Kompendiums gesprengt. Dieserhalb kann auf eine Reihe guter systematischer Lehrbücher der Ernährungsmedizin und auf den bewährten *Diätkatalog* von DAWEKE, HAASE und IRMSCHER (3. Aufl., Springer-Verlag 1985) verwiesen werden.

Die zahlreichen Fachkollegen, denen ich wertvolle Informationen und vielfältige sonstige Hilfen verdanke, mögen mir verzeihen, wenn ich ihnen an dieser Stelle nur in corpore Dank sagen kann. Ohne die Möglichkeit der Nutzung ihrer Arbeiten hätte dieses Buch nicht geschrieben werden können. Ich widme es den vielen engagierten Mitarbeitern aus langen Jahren gemeinsamer Arbeit am Krankenbett, Diätassistentinnen, Ärztinnen und Ärzten, deren Anregungen und interessierten Fragen es letztlich seine Entstehung verdankt.

Den Mitarbeitern des Springer-Verlags, insbesondere Herrn Dr. J. WIECZOREK und Herrn B. REICHENTHALER, danke ich für die angenehme Zusammenarbeit.

Stade und Münster, im Herbst 1989   F. HEEPE

Im Text werden folgende Symbole verwendet:

→ = Hinweis auf ein ergänzendes weiteres Stichwort

* = Kennungszeichen für an anderer Stelle des Buches enthaltenes sachverwandtes Stichwort, bezeichnet bei mehrere Worte umfassenden Begriffen zugleich das für dessen alphabetische Einordnung maßgebende Substantiv oder Adjektiv. Beispiel: *Arterielle *Hypertonie* zu finden unter „Hypertonie", **multiple Sklerose* zu finden unter „Multiple".

▲ = zusätzliche Markierung für alle im Abschnitt 1 (Nährstoffe, Nährstoffbedarf, Nährstoffquellen) zu findenden alphabetischen Stichwörter.

● = zusätzliche Markierung für alle im Abschnitt 4 (Kostformen) zu findenden alphabetischen Stichwörter.

[251] = Schrifttumshinweis (laufende Nummer im Literaturverzeichnis).

Inhaltsverzeichnis

▲ 1   **Nährstoffe, Nährstoffbedarf, Nährstoffquellen** . . .   1
Aminosäuren 1, **B**allaststoffe (Nahrungsfaser, dietary fiber) 2, Biotin 4, Calcium 5, L-Carnitin 6, Chlorid 6, Cholesterin 7, Cholin 8, Chrom 8, Cobalt 9, Eikosapentaensäure 9, Eisen 10, Eiweiß 11, Ethanol (Ethylalkohol) 14, **F**ett 15, Fluorid 17, Folsäure (Folacin) 18, Fructose 19, **G**alactose 21, myo-Inosit 21, Jod 21, **K**alium 22, Kohlenhydrate 24, Kupfer 26, **L**actose, Milchzucker 27, Lactulose 28, Lecithin 28, α-Linolensäure 29, γ-Linolensäure 29, Linolsäure 29, **M**agnesium 30, Mangan 31, MCT-Fette 32, Methionin 33, Molybdän 33, **N**atrium 34, Niacin 36, **P**antothensäure 38, Phenylalanin 39, Phosphat 40, Purine 42, **R**iboflavin (Vitamin B_2) 43, **S**elen 44, Thiamin (Vitamin B_1) 45, **V**itamin A (Retinol) 47, Vitamin B_6 49, Vitamin B_{12} 50, Vitamin C (Ascorbinsäure, Dehydroascorbinsäure) 51, Vitamin D (Calciferole) 52, Vitamin E (Tocopherole) 53, Vitamin K 55, **Z**ink 55, **W**asser 57, **E**nergiebedarf 58

2   **Ernährung des Gesunden**   61

2.1   Die verschiedenen Lebensalter   61
2.1.1   Richtwerte für die Nährstoff- und Energieversorgung   61
Säuglinge 0–2 Monate 61, Säuglinge 3–5 Monate 62, Säuglinge 2. Lebenshalbjahr 63, Kinder 1–3 Jahre 63, Kinder 4–6 Jahre 64, Kinder 7–9 Jahre 65, Kinder 10–12 Jahre 66, Kinder 13–14 Jahre 66, Jugendliche 15–18 Jahre 67, Erwachsene (19–65 Jahre) 68, Senioren (über 65 Jahre) 69
2.1.2   Kritische Nährstoffe   69
2.1.3   Hinweise zur Kostgestaltung   71
2.1.3.1   Säuglinge   71
2.1.3.2   Kleinkinder, Vorschulkinder   74
2.1.3.3   Schulkinder, Jugendliche   75
2.1.3.4   Erwachsene (19–65 Jahre)   75
2.1.3.5   Senioren (über 65 Jahre)   75

2.2	Ernährung unter erhöhter physiologischer Beanspruchung	76
2.2.1	Schwangere	76
2.2.2	Stillende Mütter	78
2.2.3	Beanspruchung durch berufliche Arbeit	80
2.2.3.1	Schwerarbeiter	80
2.2.3.2	Nachtschichtarbeiter	82
2.2.3.3	Hitzearbeiter	82
2.2.3.4	Kältearbeiter	83
2.2.3.5	Berufskraftfahrer	83
2.2.3.6	sog. Manager	84
2.2.4	Soldaten	84
2.2.5	Leistungssportler	85
2.2.6	Touristen	87
2.2.6.1	Zeitzonen-Flugreisende	87
2.2.6.2	Automobiltouristen	88
2.2.6.3	Aufenthalt im heißen Klima	88
2.2.6.4	Aufenthalt im kalten Klima	88
2.2.6.5	Allgemeine Hinweise	88
2.3	Sog. alternative und religiös-weltanschaulich begründete besondere Ernährungsweisen	89
2.3.1	Anthroposophische Ernährungsweise	89
2.3.2	ATKINS-Energiediät	89
2.3.3	BIRCHER-BENNER-Kost	90
2.3.4	HAY'sche Trennkost	90
2.3.5	LUTZ-Diät	90
2.3.6	Makrobiotische Ernährungsweise	91
2.3.7	Mazdaznan-Ernährung	92
2.3.8	Reform-Ernährung	92
2.3.9	SCHNITZER-Kost	92
2.3.10	Vegetarische Ernährungsweisen	93
2.3.11	Vollwert-Ernährung	94
2.3.12	WAERLAND-Kost	95
2.3.13	Ernährungsgebote und Ernährungsbräuche von Religionsgemeinschaften	96

7-Tage-Adventisten 96, Baptisten 96, Buddhisten 96, Hare Krishnas 96, Hindus 96, Juden 96, Katholiken 97, Mormonen 97, Moslems 97, Quäker 98, Rosenkreuzer 98, Sikhs 98, Trappisten 98, Zeugen Jehovas 98

Inhaltsverzeichnis XIII

3	**Krankenernährung**	99
3.1	Anmerkungen zum praktischen Vorgehen	99
3.2	Spezielle Indikationen	104

Abetalipoproteinämie, hereditäre 104, Acetonämisches Erbrechen 104, Achalasie, oesophageale (sog. Cardiospasmus) 105, Achlorhydrie; Achylia gastrica 105, Acidose, metabolische 106, Adipositas; Fettsucht; calorische Überernährung 106, Adrenogenitales Syndrom (AGS), angeborenes 111, Aerophagie 111, Afferent-loop-Syndrom; Syndrom der zuführenden Schlinge 111, Ahornsirup-Krankheit; Verzweigtkettenketonurie; Leucinose 111, AIDS (acquired immune deficiency syndrome) 112, Akne vulgaris 113, Akrodermatitis enteropathica; hereditäre primäre Zinkmalabsorption 113, Alkalose, metabolische 113, Alkaptonurie 113, Alkoholismus; Alkoholkrankheit 114, Allergosen; allergische Diathese 115, Aminosäurenstoffwechselstörungen, hereditäre 115, Anämien, alimentäre 116, Analekzem; Pruritus ani 116, Analfissur 116, Anorexia nervosa 117, Apolipoprotein-CII-Mangel, familiärer 117, Appendicitis 118, Appetitlosigkeit 118, Argininosuccinacidurie; Argininbernsteinsäure-Krankheit; Argininosuccinatlyase-Mangel 119, Arteriosklerose, obliterierende periphere 119, Arthritis, rheumatoide; primär-chronische Polyarthritis 119, Arthrosen (Gonarthrose, Coxarthrose, Spondylarthrose) 120, Arzneimitteltherapie, adjuvante diätetische Maßnahmen 120, Ascites, nicht maligner 130, Ascorbinsäure-(Vitamin C-)Mangel; Skorbut 130, Asthma bronchiale 131, Augenoperationen 131, Autoimmunerkrankungen 131, **BARTTER**-Syndrom 132, Beatmung, apparative 132, Benzoatintoleranz 132, Biotinidasemangel, hereditärer; biotinresponsiver multipler Carboxylasemangel 133, Biotinmangel 133, Blindsacksyndrom; blindloop-(contamined small bowel-)syndrome; Dünndarmdivertikel 133, Blutnachweis im Stuhl (Haemoccult-Test u. ä.) 133, Botulismus 134, Bulimie; Eß-Brechsucht 134, Burning-feet-Syndrom 135, B-Vitaminmangel 135, **Calciferol-(Vitamin D-)Mangel**, alimentärer 135, Calciferolüberdosierung; D-Hypervitaminose 136, Calciumbilanzanalysen 136, Carbamoylphosphatsynthetase-Mangel, hereditärer 136, Carcinoid-Syndrom 137, Carnitinmangel, systemischer; Carnitinmangelmyopathien 137, Carotinämie; Carotinodermie; sog. Carotinikterus 137, Carpaltunnel-Syndrom 137, sog. Cellulitis (Dermatopanniculosis deformans) 138, Cerebralsklerose; Prävention des apoplektischen Insults 138, Cheilitis angularis; Mundwinkelrhagaden 138, Chloriddiarrhoe, kongenitale 138, Cholecystektomie 139, Cholecystitis; Cholangitis; Gallenkolik 139, Choledochoduodenostomie 140, Cholelithiasis 140, Cholera 141, Cholestatische Syndrome 142, Chologene Diarrhoe 142, Chrommangel 142, Chylomikronämie-Syndrome 142, Chylothorax; chylöser Ascites; Chylurie 143, Citrullinämie (Argininosuccinatsynthetase-Mangel) 143, Cobalamin-(Vitamin B_{12}-)Mangel 144, Coeliakie; Glutenenteropathie; einheimische Sprue 144, Colica (Colitis) mucosa 145, Colitis, antibioticaassoziierte 145, Colitis ulcerosa 145, Colon irritabile; Reizdarm-Syndrom 147, Coloncarcinom, inoperables 147, Colonchirurgie 148, Colondivertikulose 148, Colonkontrasteinlauf 148, Colonpolyposis 149, Coloskopie 149, Colostomie 150, Coronare Herzkrankheit 151, CROHN'sche Krankheit; Enteritis regionalis 152, CRONKHITE-CANADA-Syndrom 153, CURTIUS-Syndrom; vegetativ-endokrines Syndrom der Frau 153, CUSHING-Syndrom 154, Cystathioninurie, primäre hereditäre (γ-Cystathionasemangel) 154, Cystenniere; polycystische Nierenerkrankung 154, Cystinose; Cystinspeicherkrankheit 154, Cystinurie 155, **D**armblutung, akute 155, Darmstenose (Ileum, Colon) 155, Decubitus 156, Dehydratation; extrazelluläres Flüssigkeitsdefizit 156, Delirium tremens; Alkoholdelir 157, Demenz, senile 158, Depressive Syndrome; endogene Depression 158, Dermatitis herpetiformis DUHRING 158, Dermatosen, großflächig exfoliativ-nässende 159, Diabetes insipidus 159, Diabetes mellitus 160, Diarrhoe; Durchfallserkrankungen 167, Disaccharidasemangel, generalisierter; allgemeine Disaccharidmaldigestion 170, Dolichocolon; Sigma elongatum 170, Drogenabhängigkeit 170, Dünndarmresektion 171, Dumping-Syndrom 172, Dyschezie; rectale Obstipation 172, Dysenterie; bakterielle Ruhr 172, **E**ingeweidewürmer 173, Einzelniere 173, Eisenmangel 174, Ekzem, endogenes; atopische Dermatitis; Neurodermitis 174, Enddarmstenose 175, Enkopresis 175, Enteritis, eosinophile 175, Enuresis nocturna 175, Epilepsie; cerebrale Anfallsleiden 176, Erbrechen, gehäuftes 176, Ergometrie; Belastungselektrokardiogramm 177, Ethanolintoleranz 177, Ethylmalonadipinacidurie 177, Exsudative Gastroenteropathien; enterale Eiweißverlustsyndrome 178, **F**äulnisdyspepsie 178, FANCONI-(de TONI-DEBRÉ-)Syndrom; Phosphoglucosaminoacidurie 178, Fettbestimmung im Stuhl 179, Fettleber 179, Fieber; Status febrilis 180, Fisteln, gastrointestinale äußere postoperative 180, Foetor ex ore; Halitose; übler Mundgeruch 181, Folsäuremangel 181, Fructose-1,6-diphosphatasemangel 182, Fructoseintoleranz, hereditäre 182, Fructosemalabsorption 183, Fructosurie, essentielle; hepatischer Fructokinasemangel 183, Frühgeburt, drohende 183, **G**ärungsdyspepsie 183, Galactosämie 184, Gastritis 184, Gastroenterocolitis, acute infektiöse 185, Gastrojejunostomie; sog. Magen-Bypass 185, Gastrostomie, percutane endoskopische (PEG) 186, Geschmackssinnstörungen (Hypogeusie, Dysgeusie, Parageusie) 186, Gicht 186, Gingivitis 188, Glaukom, chronisches 188, Glomerulonephritis 188, Glucose-Galactose-Malabsorption 190, Glucose-6-phosphat-dehydrogenase-Mangel (G-6-PD-Mangel); Favismus 191, Glucose-Toleranz-Test (oral, i.v.); Insulinbelastungstest; Tolbutamidtest; Glucagontest 191, Glucosurie, hereditäre renale;

sog. renaler Diabetes 191, Glutamatintoleranz; Chinarestaurant-(Chinagewürz-)Syndrom 192, Glutaracidämie; Glutaraturie 192, Glykogenosen; Glykogenspeicherkrankheiten 192, sog. Glykogensynthetasemangel; Aglykogenose 194, Hämochromatose; Eisenspeicherkrankheit 194, Hämodialyse (Langzeitbehandlung) 194, Hämolytische Krise 196, Hämorrhoidalleiden 197, Harnableitung, suprapubische; Verweilkatheterbehandlung 197, Harninkontinenz, senile 197, Harnverhaltung, akute 198, Harnwegsinfektionen, akute 198, HARTNUP-Syndrom 198, HDL-Hypocholesterinämie, isolierte 198, Hefe-Mykosen; Levurosen 199, Hemicolektomie, Zustand nach 199, Hemicranie-Syndrom; Migräne 200, Hepatische (portosystemische) Encephalopathie 200, Hepatitis 202, Hepatorenales Syndrom, drohendes 203, Herzchirurgie 203, Herzinfarkt, akuter 204, Herzinsuffizienz 205, Herzrhythmusstörungen, tachykarde; Extrasystolie 205, HHH-Syndrom (Hyperornithinämie, Hyperammoniämie, Homocitrullinurie) 206, Hiatushernie 206, Hirn- und Rückenmarkserkrankungen, degenerative 207, Histidinämie 207, Hitzekollaps 207, Hochgebirgsadaptationssyndrom (sog. Höhenkrankheit; acute mountain sickness) 207, Homocystinurie 208, 5-Hydroxyindolessigsäurebestimmung im Urin 209, 3-Hydroxy-3-methylglutaracidurie; 3-Hydroxy-3-methylglutaryl-CoA-lyase-Mangel 209, Hydroxyprolinämie 209, Hydroxyprolinbestimmung im Urin 209, Hyperacidität; Superacidität; Hyperchlorhydrie 209, Hyper-β-alaninämie 210, Hyperaldosteronismus, primärer; CONN-Syndrom 210, Hyperammoniämie infolge hereditärer Stoffwechselstörungen 210, Hyperargininämie; Arginasemangel 211, Hypercalcämie 211, Hypercalciurie, idiopathische 212, Hyperchlorämie 213, Hypercholesterinämie 213, Hyperemesis gravidarum 214, Hyperglycerinämie, familiäre; Glycerokinasemangel 214, Hyperglycinämie, nichtketotische 215, Hyperhidrosis, essentielle (physiologische, idiopathische) 215, Hyperhydratation; Überwässerungszustände 215, Hyperinsulinismus; Insulinom 216, Hyperkaliämie 216, Hyperkatabole Zustände 217, Hyperkinetisches Syndrom (HKS) 218, Hyperleucinisoleucinämie 218, Hyperlipoproteinämien, primäre 218, Hyperlysinämien 219, Hypermagnesiämie 220, Hypernaträmie 220, Hyperornithinämie 221, Hyperoxalurie 221, Hyperparathyreoidismus 222, Hyperphosphatämie 222, Hyperprolinämie 223, Hyperthyreose 223, Hypertonie, arterielle 223, Hypertriglyceridämie 224, Hypertyrosinämie, hereditäre („Tyrosinämie") 225, Hyperuricämie, asymptomatische primäre 225, Hyperuricosurie, alimentäre 226, Hypervalinämie 226, Hypobetalipoproteinämie, familiäre 226, Hypocalcämie; Calciummangel 226, Hypochlorämie 227, Hypogammaglobulinämie, primäre 227, Hypoglykämien, nichtdiabetische 227, Hypokaliämie; Kaliummangel 229, Hypomagnesiämie; Magnesiummangel 229, Hyponaträmie 230, Hypoparathyreoidismus, chronischer 231, Hypophosphatämie; Phosphatmangel 231,

Hypophosphatasie 231, Hypophysenvorderlappeninsuffizienz; SIMMONDS-SHEEHAN-Syndrom 232, Hypothyreose; Myxödem 232, Hypotonie-(Orthostase-)Syndrom 232, IgA-Mangel, selektiver familiärer 233, Ileoproktostomie; ileoanaler Pouch 233, Ileostomie; Ileoanostomie; Zustand nach totaler Colektomie 233, Ileus 234, Immobilität; langdauernde Bettlägerigkeit 235, Infektionskrankheiten, akute 235, Infektresistenzschwäche; nutritiv bedingte Infektanfälligkeit 236, Infertilität 237, Inkontinenz, anorektale 237, Insult, apoplektischer (Hirnblutung, Hirninfarkt) 238, Intensivbehandlung 238, Intertrigo (intertriginöse Dermatitis) 239, Isovalerianacidämie 239, Jejunoileitis ulcerosa 240, Jejunoileostomie; jejunoilealer Bypass 240, Jejunostomie (Feinnadelkatheterjejunostomie) 240, Jejunotransversostomie 241, Jodmangelstruma; endemischer Kropf 241, Kaliumbestimmung im Urin 242, Kaliummangelnephropathie 242, Katarakt 243, Kauinsuffizienz 243, Kinetose (Reisekrankheit, Seekrankheit) 243, Knochenmarkstransplantation 244, Körperbehinderte 244, Kollagencolitis 244, Kollagensprue 244, Koma, cerebrales 244, Kontaktekzem (hämatogenes, allergisches) 245, Kotsteine (Koprolithiasis) Koprome 245, Krebsprävention 245, Kretinismus, endemischer 247, Kuhmilchallergie; Kuhmilchproteinintoleranz 247, Kupfermangel 248, Kurzdarm-Syndrom 248, Kwashiorkor 250, Lactasemangel; Lactoseintoleranz 251, Lactatacidose, primäre kongenitale 252, Lähmungen, periodische kaliumabhängige 252, Lateralsklerose, amyotrophische 254, Lathyrismus 254, Laxantienabusus 254, Lebensmittelvergiftung 255, Leberchirurgie 256, Lebercirrhose 257, Leberinsuffizienz; akutes Leberversagen 258, Lecithin-Cholesterin-Acyltransferase-(LCAT-)Mangel, familiärer 259, Leistenhernie; Bruchbandträger 259, Leukodystrophie, orthochromatische (Adrenoleukodystrophie) 259, α-Linolensäuremangel 259, Linolsäuremangel 259, Lipid- und Lipoproteindiagnostik; Cholesterin- und Triglyceridbestimmung im Blutserum 260, Listerioseprävention 260, Lumbalpunktion, postpunktionelles Syndrom 260, Lymphangiopathie, abdominelle obstruktive; intestinale Lymphangiektasie 261, Magenausgangs-(Pylorus-)Stenose 261, Magenballonbehandlung 262, Magenblutung; obere gastrointestinale Blutung 262, Magencarcinom, inoperables 263, Magenchirurgie 263, Magenerosionen 263, Magenfistel, Duodenalfistel (gastrocutane, duodenocutane), postoperative 264, Magenlähmung; Gastroparese 264, Magenresektion 264, Magenverätzung; Gastritis corrosiva 266, Magenverkleinerungsplastik; Gastroplastik 266, Magnesiummalabsorption, primäre; kongenitale Hypomagnesiämie 267, Malabsorption; Malassimilationssyndrome 267, Manganmangel 268, Mastocytose, systemische 268, Mastopathie, cystische; Mammadysplasie 268, Megacolon, funktionelles atonisch-idiopathisches 268, Megacolon, toxisches 269, Melanom, metastasierendes malignes 269, MÉNÉTRIER-Syndrom (Riesenfaltengastritis) 269,

Meningitis; Encephalitis 269, Menopause; Zustand nach Ovariektomie bds. 270, Menorrhagie; Metrorrhagie 270, Menstruationscyclusstörungen, alimentär bedingte 270, Meteorismus; Flatulenz 270, Methioninmalabsorption 271, 2-Methylacetoacetaturie; 3-Ketothiolasemangel 271, 3-Methylcrotonylglycinurie 272, Methylmalonacidurie 272, Milch-Alkali-Syndrom; BURNETT-Syndrom 273, D(−)-Milchsäure-(Linksmilchsäure-)Intoleranz 273, Minderwuchs 274, Mucoviscidose; cystische Pankreasfibrose 274, Multiple Sklerose 275, Mundhöhlen-, Nasen-, Rachen-, Kehlkopfchirurgie 276, Mundtrockenheit (Xerostomie); Hyposalivation: Sialosen mit hyperviskösem Speichel 276, Muskeltraining; Rehabilitation atrophischer Muskulatur 277, Myadenylatdeaminase-Mangel 277, Myasthenie (Myasthenia gravis pseudoparalytica) 277, Myelinolyse, zentrale pontine 277, Myelose, funiculäre 278, Myotonia congenita 278, Nachtschweiße, afebrile 278, Nahrungsmittelallergien und -pseudoallergien 279, Nahrungsmittelintoleranz, unspezifische 281, Nebenniereninsuffizienz, primäre; ADDISON-Syndrom 282, Nephritis, interstitielle 282, Nephrolithiasis; Urolithiasis; Harnsteindiathese 283, Nephrotisches Syndrom 286, Niacinmangel; Tryptophan-Niacin-Mangelsyndrom; Pellagra 286, Nickeldermatitis; nickelinduziertes allergisches Kontaktekzem 287, Niereninsuffizienz, chronische (prädialytische Phase) 287, Nierentransplantation 291, Nierenversagen, akutes 291, Nitritprobe im Urin 293, Nykturie 293, **O**bstipation, chronische habituelle (Ballaststoffmangelobstipation) 294, Ödeme 295, Oesophagospasmus, idiopathischer diffuser 296, Oesophagusdivertikel 296, Oesophagusgeschwür 297, Oesophagusresektion; Oesophagektomie 297, Oesophagusstenose (benigne, maligne); Oesophagusendoprothese 297, Oesophagusvarizen 298, Oesophagusverätzung 298, Ornithincarbamoyltransferase-Mangel, hereditärer (Hyperammoniämie Typ II) 299, Osteomalacie 299, Osteopetrose (Spätform) 299, Osteoporose, präsenile; Involutionsosteoporose 300, **P**ankreasfistel, äußere 301, Pankreasinsuffizienz, chronische 301, Pankreasresektion; Pankreatektomie 302, Pankreatitis 303, PARKINSON-Syndrom 304, Parodontopathie 304, Parotisfistel, äußere 305, Parotitis, akute 305, Pastöser (sog. dysplastischer) Habitus 305, Pentosurie (Xylulosurie), essentielle 306, Perioperative Ernährung 306, Peritonealdialyse 308, Peritonitis, akute 309, Phäochromocytom 309, Phenylketonurie (PKU); Hyperphenylalaninämien 310, Phosphat-Clearance, renale 312, Phosphatdiabetes; hereditäre hypophosphatämische Vitamin-D-resistente Rachitis 313, Phyllochinon-(Vitamin K-)Mangel 313, Pica-Syndrom; Picazismus 314, Polyneuropathie 314, Polytrauma 315, Porphyrien 315, Portocavaler Shunt 316, Postcholecystektomie-Syndrom 317, Präeklampsie; sog. EPH-Gestose 317, Prämenstruelles Syndrom (PMS) 318, Proktitis 318, Proktologische Chirurgie 318, Propionacidämie 319, Prostatahyperplasie, benigne 320, Proteinintoleranz, lysinurische; dibasische Hyperaminoacidurie 321, Proteinurie 321, Pruritus 321, Pseudo-BARTTER-Syndrom 321, Pseudohyperaldosteronismus; LIDDLE-Syndrom 322, Pseudohyperparathyreoidismus 322, Pseudohypoaldosteronismus; tubuläres Salzverlustsyndrom 322, Pseudohypoparathyreoidismus 322, Pseudoobstruktion, chronisch-rezidivierende intestinale 323, Pseudo-Vitamin-D-Mangelrachitis 323, Psoriasis 324, Psychosen, akute 324, Purpura, thrombocytopenische; allergische Vasculitis 325, Pyelonephritis 325, Pyodermien; Furunkulose 325, Pyridoxin-(Vitamin B_6-)Mangel 326, Pyroglutaminacidurie; 5-Oxoprolinurie 326, Querschnittslähmung 326, **R**achenentzündungen, akute; Diphtherie 327, Radionuklidincorporation bei kerntechnischem Unfall 327, Rectumprolaps 329, Refluxgastritis, postoperative alkalische 329, Refluxoesophagitis 330, REFSUM-Syndrom; Phytansäure-Speicherkrankheit 330, Regurgitation, idiopathische 331, Reisediarrhoe 331, Reizmagen 332, Renale tubuläre Acidose (RTA) 333, Renin-Test 333, Respiratorische Insuffizienz 334, Retinol-(Vitamin A-)Mangel 334, Retinolüberdosierung; A-Hypervitaminose 334, REYE-Syndrom 335, Riboflavin-(Vitamin B_2-)Mangel 335, Riesenwuchs 335, ROEMHELD-Syndrom; sog. gastrocardialer Symptomenkomplex 335, Rosacea 336, Rumination 336, Saccharase-Isomaltase-Mangel 336, Saccharopinurie 337

Säuglinge: Abstilldyspepsie 337, Acidose, späte metabolische 338, Adipositas 338, Allergische Diathese 338, Amylasemangel, isolierter transitorischer 339, Cardiainsuffizienz; Chalasie 339, Chloriddiarrhoe, kongenitale 339, Chloridmangel-Syndrom, alimentäres 340, Darmlabilität 341, Dehydratation 341, Dermatitis seborrhoides; LEINER'sche Krankheit 342, Diabetes mellitus 342, Diarrhoe, protrahierte „intraktable" 342, Eisenmangel 343, Ekzem 344, Enterocolitis, nekrotisierende neonatale 345, Erbrechen, habituelles 345, Ernährungsstörungen, akute; Dyspepsie 345, Ernährungsstörungen, chronische (Dystrophie, Atrophie) 348, Fetopathia diabetica 350, Fieber; Status febrilis 350, Frühgeborene; hypotrophe Neugeborene 350, Herzinsuffizienz 352, Hypercalcämie, idiopathische infantile 352, Hyperphosphatämie 353, Hypertyrosinämie, neonatale transitorische 353, Hypocalcämie, neonatale 353, Hypoglykämie, neonatale 354, Kuhmilchproteinintoleranz 354, Lippen-Kiefer-Gaumenspalten 355, Megacolon congenitum (HIRSCHSPRUNG'sche Krankheit) 355, Mehlnährschaden (Milchmangelschaden) 356, Methämoglobinämie, nitratinduzierte 356, Milchnährschaden 357, Muttermilchikterus 357, Obstipation 357, Pastöser („dicklich-schwammigbläßlicher") Habitus 358, Pylorospasmus; spastisch-hypertrophische Pylorusstenose 358, Rachitis; Vitamin-D-Mangel 359, Rumination 360, Struma neonatorum 360, Toxikose 360, Wundsein, perianales 361, Ziegenmilchanämie 361, Zuckertee-Syndrom 361

Salicylatintoleranz 361, Salzverlustsyndrome 362, Schädel-Hirn-Trauma, Akutphase; Zustand nach Schädeloperation 362, Schlafstörungen 363, Schluckstörungen 363, Schwangerschaftserbrechen 363, Schwangerschaftshyperlipoproteinämie 364, Schwangerschaftshypertonie 364, Schwangerschaftsobstipation 365, Schwangerschaftsödeme 365, SCHWARTZ-BARTTER-Syndrom (SIADH) 365, Schwitzprozeduren 366, Scombroid-Vergiftung 366, Sellerie-Karotten-Beifuß-Gewürz-Syndrom (WÜTHRICH-Syndrom) 366, Sepsis 367, Sialadenose, afrikanische 367, Sialorrhoe; Ptyalismus; Hypersalivation 367, Singultus 368, β-Sitosterinämie; Phytosterinämie 368, SJÖGREN-Syndrom 368, Sklerodermie, systemische 369, Sodbrennen 369, Sojaproteinintoleranz 369, Sorbitintoleranz 370, Sprue, tropische 370, Steatorrhoe; Fettmalabsorption 371, STEIN-LEVENTHAL-Syndrom 371, Sterilpflege; reverse (life island)isolation 372, Stomatitis 372, STRACHAN-SCOTT-Syndrom 372, Strahlenenteropathie; aktinische Enterocolitis 373, Strahlentherapie 373, Streßulcusprävention 374, Strophulus 374, Sulfitintoleranz 374, Sulfitoxydasemangel 375, Tabakabusus 375, Tabak-Alkohol-Amblyopathie; alimentäre Opticusneuropathie 375, Tartrazinintoleranz 376, Tetanie, normocalcämische 376, Tetanus 376, Thiamin-(Vitamin B_1-)Mangel; Beriberi 377, Thrombocytopenie 378, Thromboseprävention 378, Tinnitus aurium 379, Tocopherol-(Vitamin E-)Mangel 379, Tonsillektomie 379, Toxoplasmoseprävention 380, Trehalasemangel 380, Trichinoseprävention 380, Trimethylaminurie; Fischgeruch-Syndrom 381, Tryptophan-Malabsorption 381, Tube-feeding-Syndrom 381, Tuberkulose 382, Tumoren, maligne; onkologische Erkrankungen 382, Typhus abdominalis 384, Übelkeit; Nausea 384, Ulcus cruris 385, Ulcuskrankheit, peptische (Ulcus ventriculi, Ulcus duodeni) 385, Unterernährung, protein-calorische; Dystrophie; Kachexie 387, Unterkühlung; Hypothermie 389, Ureterosigmoideostomie 389, Urocaninacidurie 390, Urographie (Pyelographie), intravenöse 390, Urologische Chirurgie 390, Urostomie (Ureteroileocutaneostomie, Ureterocutaneostomie) 390, Urticaria 391, Vagotomie; Postvagotomie-Syndrom 391, Vanillinmandelsäurebestimmung im Urin 392, Varikose; postthrombotisches Syndrom 392, Vegetative Labilität 392, Verbrennungskrankheit 392, Vergiftungen, akute exogene 394, VERNER-MORRISON-Syndrom 395, Verschlußikterus 395, Villöses Adenom 396, **W**adenkrämpfe 396, WERNICKE-KORSAKOW-Syndrom 396, WHIPPLE'sche Krankheit 397, WILSON'sche Krankheit 397, **Z**ahncariesprävention 397, Zahnextraktion 400, ZIEVE-Syndrom 400, Zinkmangel 400, ZOLLINGER-ELLISON-Syndrom 401, Zungenbrennen (Glossopyrosis, Glossodynie) 401

● 4 **Kostformen (incl. künstlicher Ernährung)** 403

Alkalisierende Kost 403, Allergenfreie Kost 403, Aufbaukost 404, Azofarbstofffreie Kost 405, Ballaststoffarme Kost 406, Ballaststoffreiche Kost 406, Benzoatarme Kost 407, Calciumarme Kost 407, Calciumreiche Kost 408, Cholesterinreduzierende (fettreduzierte, fettmodifizierte) Kost 408, Diabeteskost 409, Eifreie Kost 414, Eiweißarme Kost 415, Eiweißreiche Kost 416, EVERS-Diät 416, FEINGOLD-Diät 417, Fettarme Kost 418, Fischfreie Kost 418, Flüssig-breiige Kost 419, Flüssigkost 419, Fructosereduzierte („fructosefreie") Kost 420, Fructose- und galactosearme, kohlenhydratreiche Kost 421, Galaktosefreie Kost 422, Gemüsekost 422, Glutenfreie Kost 423, Haferdiät 424, Hefe- und schimmelpilzfreie Kost 424, sog. Heilnahrungen, antidiarrhoische 425, Histaminarme Kost 426, Hyperlipoproteinämie-(HLP-)Basisdiät 426, Kaliumarme Kost 427, Kaliumreiche Kost 428, Kartoffel-Ei-Diät nach R. KLUTHE und H. QUIRIN 429, Ketogene Diät 429, Kohlenhydratarme Kost 431, Kupferarme Kost 431, Lactosearme Kost 431, Lactovegetabile Kost 432, Leichte Vollkost; gastroenterologische Basisdiät; allgemeine Schonkost 433, Leichtverdauliche Kost nach H. CANZLER 434, Makrelendiät nach H. NOELLE 434, Malassimilationsdiät nach H. CANZLER 434, MCT-Kost 435, Methioninarme Kost 436, Milcheiweißfreie Kost 437, Mischkostreduktionsdiät 438, Mixfasten 439, Modifiziertes Fasten nach H. DITSCHUNEIT 439, Molkediät 440, Nährstoffdefinierte (hochmolekulare) Formeldiäten 440, Natriumarme Kost 441, Nickelarme Kost 443, Nußfreie Kost 444, Obstdiät 444, Oligopeptiddiät (Peptiddiät); Elementardiät 445, Oxalatarme Kost 445, Pankreasschonkost nach U. RITTER 446, Parenterale Ernährung 447, Pectinkost 450, Penicillinfreie Kost 451, Phenylalanin- und tyrosinarme Kost 451, Phosphatreduzierte Kost 452, PKU-Diät 453, Purinarme Kost 453, Reis-Obst-Diät 454, Saccharosearme Kost 454, Säuernde Kost 455, Säuglingsmilchnahrungen 456, Saftdiät 458, Salicylatarme Kost 458, Schalen- und krustentierfreie Kost 459, Schleimdiät 459, Schwedendiät 460, Sondenernährung 460, Sulfitfreie Kost 463, Triglyceridreduzierende Kost 464, Trockenkost 464, Tyramin- und dopaminarme Kost 465, Vollkost 465, Zuckerarme Kost 466.

Literaturverzeichnis 467

Sachverzeichnis 489

1 Nährstoffe, Nährstoffbedarf[1], Nährstoffquellen[2] ▲

Eine optimale Ernährung, Vorbedingung uneingeschränkter Verfügbarkeit sämtlicher vom Körper für den physiologischen Ablauf der Lebensvorgänge benötigten Stoffe und zugleich eine Voraussetzung zum vollen Funktionieren aller am Heilungsvorgang beteiligten Organe und Organsysteme, gehört zu den elementaren Bestandteilen jeder Therapie. Hauptfaktor der Ernährungsbehandlung ist die gezielte Variation der Zufuhr selektiver Nährstoffe bzw. der diese in geeigneter Form enthaltenden Lebensmittel. Die Kenntnis der therapeutisch relevanten Nährstoffe und ihres Vorkommens, des Nahrungsbedarfs und der Ernährungsweise des Menschen in gesunden Tagen bildet die Grundlage für die Kalkulation einer individuell maßgerechten Nährstoff- und Energieversorgung beim Kranken.

Aminosäuren▲. Klassifikation nach dem Grad ihrer Unentbehrlichkeit: *1.* Total, d. h. *im Gesamtmolekül unentbehrliche* („essentielle") Aminosäuren: Lysin, Threonin. *2.* Nur *hinsichtlich des Kohlenstoffskeletts unentbehrliche,* durch Keto- oder Hydroxyanaloga zu ersetzende Aminosäuren: Histidin, Isoleucin, Leucin, Methionin, Phenylalanin, Tryptophan, Valin. *3.* Aufgrund Fehlens ihrer Präkursoren *bedingt unentbehrliche* Aminosäuren: Tyrosin, Cystein, Cystin, möglicherweise auch Ornithin und Citrullin; aufgrund metabolischer Unreife (Frühgeborene, Neugeborene), hereditärer Enzymopathien oder erworbener Krankheitszustände bedingt unentbehrliche Aminosäuren: Cystein, Cystin, Tyrosin, Arginin, Citrullin, Prolin, Taurin. *4.* Als Einzelsubstanzen *normalerweise entbehrliche*

---

[1] Alle Angaben zur wünschenswerten Nährstoffzufuhr, sofern keine andere Quelle genannt (z. B. RDA; [284]), in enger Anlehnung an die diesbezüglichen Empfehlungen der Deutschen Gesellschaft für Ernährung DGE 1985/86 [84]

[2] Alle Angaben zum Nährstoffgehalt von Lebensmitteln überprüft an Hand der 3. Auflage des Tabellenwerks von SOUCI-FACHMANN-KRAUT 1986/87 [383], soweit dort vertreten. In Einzelfällen abweichende Werte beim Vorliegen neuerer Daten.

(„nicht essentielle") Aminosäuren, die in ihrer Gesamtheit jedoch einen sparsameren Umsatz der unentbehrlichen (essentiellen) Aminosäuren und damit einen ökonomischeren Proteinstoffwechsel ermöglichen: Alanin, Asparaginsäure, Cystein, Cystin, Glutaminsäure, Glykokoll (Glycin), Hydroxyprolin, Prolin, Serin, Tyrosin (abgewandelt nach [248]).

Bedarfswerte für einzelne essentielle Aminosäuren lassen sich bisher nur größenordnungsmäßig mit einiger Sicherheit festlegen. Geschätzter *Aminosäurenbedarf des gesunden Menschen* (mg/kg/Tag):

	Säuglinge	Kinder 2 Jahre	Kinder 10–12 Jahre	Erwachsene
Histidin	28	?	?	8–12
Isoleucin	70	31	30	10
Leucin	161	73	45	14
Lysin	103	64	60	12
Methionin (+Cystin)	58	27	27	13
Phenylalanin (+Tyrosin)	125	69	27	14
Threonin	87	37	35	7
Tryptophan	17	12,5	4	3,5
Valin	93	38	33	10

Quelle: Food and Agriculture Organization/World Health Organization, 1983 (z. n. [292]).

Unter bestimmten Umständen bestehender Bedarf für weitere „bedingt" unentbehrliche Aminosäuren (s. o.) ist zu berücksichtigen. Der Mangel an nur einer einzelnen essentiellen Aminosäure limitiert die biologische Wertigkeit des Gesamtspektrums aller anderen Aminosäuren und des aus ihnen aufgebauten Proteins. *Bedarfsdeckung:* Nahrungseiweiß je nach biologischer Wertigkeit (→*Eiweiß▲), isolierte Proteine aus Nahrungsmitteln, Proteinhydrolysate, spezielle Aminosäurengemische (essentielle Aminosäuren, verzweigtkettige Aminosäuren usw.), Ketoanalogagemische, einzelne Aminosäuren (z. B. zur Supplementierung bei angeborenen Stoffwechselkrankheiten) aus kommerziellem Angebot.

Ballaststoffe[1] **(Nahrungsfaser, dietary fiber)**▲.

Sammelbezeichnung für eine Reihe chemisch heterogener Nahrungsbestandteile zumeist

---

[1] Im älteren Schrifttum als **Rohfaser** (crude fiber) definiert; 1 g Rohfaser entsprechen etwa 1,5 g Ballaststoffe bei Obst, 3–5 g Ballaststoffe bei Getreide [404].

pflanzlicher Herkunft, die von den Enzymen des menschlichen Dünndarms nicht abgebaut werden können (Cellulosen, Hemicellulosen, Lignine, Pectine, Gummi- und Schleimstoffe u. v. a.). Kein einzelner Ballaststoff hat den Charakter eines essentiellen Nährstoffs; bestimmtes Quantum an Ballaststoffen jedoch spätestens ab 2. Lebenshalbjahr für geordneten Ablauf der Magendarmfunktion auf Dauer unentbehrlich („semiessentiell"). *Empfehlenswerte Zufuhr* mindestens 0,5 g/kg/Tag oder 15 g/1000 kcal (Erwachsene: >30-40 g/Tag), je etwa zur Hälfte in Form von Getreideerzeugnissen sowie von Obst und Gemüse. Ballaststoffbedarf variiert individuell in weiten Grenzen, abhängig zum Teil auch von Zusammensetzung und Zubereitungsweise der zum Verzehr kommenden Nahrungsmittel. Bedarfsdeckung in der Praxis durch empirische Steuerung des Konsums ballaststoffreicher Produkte sowie bei gewissen Getreideerzeugnissen (Schrote, Flocken, Keime), Obst und Gemüse zudem durch Variation des Rohverzehranteils. *Kriterium ausreichender Versorgung:* Problemlose regelmäßige Darmentleerung mindestens 3-4 mal wöchentlich. „Überdosierung" von Ballaststoffen mit klinisch relevanten Konsequenzen ist beim Gesunden nicht zu befürchten, solange Zufuhr nur in Form natürlicher Lebensmittel erfolgt. Bei ersatzweiser Verwendung von Ballaststoffkonzentraten (Kleie, pharmazeutische Präparate) zu beachten: Einnahme mit *reichlich Flüssigkeit* (z. B. 200-300 ml pro 1 Eßlöffel = 10 g Kleie).

Ballaststoffquellen der Nahrung
(g Gesamtballaststoffe in 100 g eßbarem Anteil, Mittelwerte):

Weizenbrot, Weizenbrötchen, Zwieback	3,5	*Nudeln, Makkaroni, Spaghetti*	3,4
		Cornflakes, unpolierter Reis	4,0
		Weizengrieß	5,3
Roggenbrot	5,0	*Haferflocken, Gerstengraupen*	6,7
Vollkornbrot (Weizen, Roggen)	7,1	*Hafergrütze*	8,9
Knäckebrot	15,0	*Weizenflocken*	11,7
		Weizenkeime	16,0
Weizenmehl Type 405	4,1	*Weizenkleie*	40,0
Weizenmehl Type 1600	6,4		
Roggenmehl Type 815	6,6	*Gurke, Spargel, Zucchini,*	
Roggenmehl Type 1800	11,0	*Radieschen*	1,0
Vollkornschrot (Weizen, Roggen)	11,0	*Blattsalat, Spinat, Chinakohl, Kohlrabi, Tomate, Champignon*	1,5

Kartoffeln, Weißkohl, Wirsing, Sauerkraut, rote Bete	2,0	Johannisbeeren, rot	4,1
Blumenkohl, Rotkohl	2,5	Himbeeren, Heidelbeeren	4,7
Rosenkohl, Broccoli, Möhren, Rettich	3,0	Johannisbeeren, schwarz	6,8
Grünkohl	4,5	Trockenobst (Pflaumen, Feigen, Datteln)	9,0
Linsen, trocken	10,6	Walnüsse	4,6
Erbsen, trocken	16,8	Haselnüsse, Erdnüsse	7,0
Weiße Bohnen, trocken	17,0	Mandeln	9,5
		Sonnenblumenkerne	6,5
Ananas, Banane, Kirsche, Pfirsich, Weintrauben	1,5	Leinsamen	24,0
Apfel, Orange, Pflaume, Erdbeeren	2,0	Ballaststoffkonzentrate:	
		Crispolac®	30,3
Birne	2,5	Linkur®	45,0
Stachelbeeren, Aprikose, Avocado	3,0	Bonusit®	45,0
		Sanform®	59,0
Brombeeren	3,5	Ballaston®	77,0

Biotin ▲. Exogener Bedarf bisher nur annähernd zu schätzen. **Richtwert für alimentäre Biotinzufuhr:** 50 µg/1000 kcal (12 µg/1 MJ)/Tag. Als angemessen und sicher geltende *Tageszufuhr* (µg Biotin/Tag; RDA [284]):

Säuglinge:	1. Lebenshalbjahr	35
	2. Lebenshalbjahr	50
Kinder:	1– 3 Jahre	65
	4– 6 Jahre	85
	7–10 Jahre	120
	11 Jahre und darüber	100–200
Erwachsene:		150–300

Biotin in geringer Menge in zahlreichen Lebensmitteln pflanzlicher und tierischer Herkunft enthalten. **Nahrungsquellen** (µg Biotin in 100 g eßbarem Anteil, Mittelwerte; bei Lagerung und küchenmäßiger Verarbeitung der Lebensmittel eintretende Verluste bis zu 50% sind zu berücksichtigen):

Vollmilch	4	Sojamehl	60
Vollmilchpulver	25	Reis, unpoliert	12
Molkenpulver	45	Weizenschrot	6
Eigelb	50	Weizenkeime	17
Niere (Rind, Schwein)	20-90	Weizenkleie	45
Kalbsleber	75	Haferflocken	20
Rinderleber	100	Walnüsse	37
Linsen, trocken	13	Erdnüsse	34
Erbsen, trocken	20	Bierhefe, getrocknet	80-200

Calcium▲ (1 g = 50 mval = 25 mmol Ca; 1 mmol = 40 mg, 1 mval = 20 mg Ca). Alimentärer Bedarf kann je nach individueller Versorgungslage und Resorptionsquote in erheblichem Umfang variieren. *Empfohlene Zufuhr* (mg Calcium/Tag):

Säuglinge (künstliche Ernährung):		500
Kinder:	1- 3 Jahre	600
	4- 6 Jahre	700
	7- 9 Jahre	800
	10-14 Jahre	♂ 1000 ♀ 900
Jugendliche:	15-18 Jahre	♂ 900 ♀ 800
Erwachsene: (0,3-0,4 mmol/kg)		800
Schwangere, Stillende:		1200
Frauen in der Menopause:		1200-1500

Anzustrebendes Calcium/Phosphat-Verhältnis der Kost 1:1,0 bis 1:1,2. Resorptionsquote des Calciums schwankt in weiten Grenzen (5-50%, je nach Art des Lebensmittels). <u>Enterale Ausnutzung steigt mit der Qualität der D-Vitaminversorgung und dem Lactosegehalt, nimmt ab mit dem Cellulose-, Phytat- und Oxalatgehalt der Kost.</u> Prozentsatz des zur Resorption kommenden Nahrungscalciums liegt bei niedriger Zufuhr relativ hoch, fällt bei höherer Zufuhr (>10 mg Ca/kg/Tag) beträchtlich ab. Bedarfsdeckung üblicherweise hauptsächlich (50-70%iger Anteil) aus *Molkereiprodukten,* bei entsprechender Gewöhnung (u. a. adaptive intestinale oder bakterielle Phytasesekretion) jedoch auch weitgehend aus pflanzlichen Lebensmitteln möglich (Hülsenfrüchte, Blattgemüse, Cerealien usw.). *Calciumquellen der Nahrung* (mg Calcium in 100 g bzw. 100 ml eßbarem Anteil, Mittelwerte):

Calcium ▲

Vollmilch, Joghurt	120	Magermilchpulver	1290
Buttermilch	110	Molkenpulver	890
Kondensmilch 10% Fett	315		
		Hühnerei	55
Schichtkäse, Rahmfrischkäse, Cottagekäse, Speisequark	75–95	Ölsardine	330
		Salzhering	110
Mainzer, Harzer, Stangenkäse	125		
Romadur 30–50%, Ricotta, Münsterkäse, Brie 50%, Camembert 60%, Mozarella, Schmelzkäse 60%	250–400	Broccoli, Mangold	105
		Spinat	125
		Grünkohl	210
		Linsen	75
Romadur 20%, Limburger, Camembert 30–50%, Schmelzkäse 45%, Gorgonzola, Edelpilzkäse 50%	450–600	Weiße Bohnen	105
		Goabohne	530
		Sojamehl	195
		Haferflocken	55
Roquefort, Butterkäse 50%, Edamer, Chester, Gouda, Tilsiter	650–850	Weizenvollkorn	44
		Haselnuß	225
		Sonnenblumenkerne	100
Gruyère, Emmentaler 45%	1000	Milchschokolade	215
		Calciumreiche Mineralwässer	
Vollmilchpulver	920		50–80

L-Carnitin ▲. Lysin- und Methioninmetabolit. Unter normalen Bedingungen, abgesehen vom frühen Säuglingsalter, kein essentieller Nährstoff. Bei metabolischer Unreife (Frühgeborene, Neugeborene) sowie unter pathologischen Bedingungen (Synthesestörung, gesteigerter Katabolismus, erhöhte Verluste) kann diätetische oder medikamentöse Supplementierung erforderlich werden. *Nahrungsquellen:* Fleisch (20–200 mg L-Carnitin/100 g), Fleischextrakt (1500–1800 mg/100 g), Milch (2–4 mg/100 ml; 150–200 nmol/ml), Magermilchpulver (15 mg/100 g).

Chlorid ▲ (1 mmol = 1 mval = 35,5 mg Chlorid; 1 g NaCl entspricht 17 mmol = 600 mg Chlorid). Als angemessen und sicher geltende *Tageszufuhr* (mg Chlorid/Tag; RDA [284]):

Säuglinge:	1. Lebenshalbjahr	275– 700
	2. Lebenshalbjahr	400–1200
Kinder:	1–3 Jahre	500–1500
	4–6 Jahre	700–2100

7–10 Jahre	925–2775
über 10 Jahre	1400–4200
Jugendliche, Erwachsene:	
(0,7–1,0 mmol/kg)	1700–5100

Bedarfsdeckung hauptsächlich in Form des den Lebensmitteln zugesetzten **Natriumchlorids** (Resorptionsquote >95%). Chloridaufnahme bei üblicher Ernährungsweise 7000–8000 mg Cl/Tag. Selbst „kochsalzarme" Kost mit 50 mmol Na/Tag unter normalen mitteleuropäischen Lebensbedingungen für Deckung des Mindestbedarfs an Chlorid beim Gesunden ausreichend. Während zugesetztes Kochsalz Chlorid und Natrium in äquimolekularem Verhältnis enthält, gehen genuiner Chlorid- und Natriumgehalt vieler natürlicher Lebensmittel nicht parallel. *Chloridüberschuß* (>4 mmol/100 kcal): Rhabarber, Endivie, Brunnenkresse, Tomate, Kopfsalat, Kürbis, Blumenkohl, Chicoree, Broccoli u. a. *Natriumüberschuß* (>4 mmol/100 kcal): Rettich, Sellerie, Hühnerei, Karotte, rote Bete, Kohlrübe [7]. Alternative für natriumfreie Chloridsupplementierung: Kaliumchlorid (KCl-haltige Kochsalzersatzpräparate, KCl in medikamentöser Form), Calciumchlorid (Grammdosen).

Cholesterin ▲. In Lebensmitteln tierischer Herkunft verbreiteter Fettbegleitstoff (Zoosterin). Kein essentieller Nährstoff. Kein exogener Bedarf für Cholesterin. Gefahr einer zu reichlichen Zufuhr bei überhöhtem Konsum von Fleisch und Fleischwaren, Eiern und Milchfett. *Cholesteringehalt der Kost sollte 300 mg/Tag (100 mg/1000 kcal) möglichst nicht überschreiten,* insbesondere bei fettreicher Ernährung (Fettanteil über 30% der Energiezufuhr) mit überwiegend gesättigten Fetten (P/S-Quotient <1,0). *Cholesterinquellen der Nahrung* (mg Cholesterin in 100 g eßbarem Anteil, Mittelwerte):

Vollmilch, VM-Joghurt	12	*Magerquark*	1
Magermilchjoghurt	1	*Speisequark 20% Fett i. Tr.*	17
Buttermilch	2	*Speisequark 40% Fett i. Tr.*	37
Kondensmilch 7,5% Fett	25	*Sauermilchkäse (Harzer)*	3
Kondensmilch 10% Fett	33	*Käse, meiste sonstige Sorten*	
Sahne 10% Fett	34		70–100
Sahne 30% Fett	109		
Sauerrahm	59	*Hühnerei*	582[1]
Vollmilchpulver	97	*1 Ei (60 g)*	ca. 300[1]
Magermilchpulver	4	*Flüssigeigelb*	1650

[1]) Grünschalige Eier nach bisher vorliegenden Analysen ca. 10% weniger.

Butter	240	Hammelleber	300
Rindertalg	100	Niere (Kalb, Rind, Schwein, Hammel)	375
Schweineschmalz	86		
Standardmargarine	115	Hirn (Kalb, Rind, Schwein, Hammel)	2000
Pflanzenmargarine	<10		
Pflanzenöle, meiste Sorten	<5	Truthahn	75-80
Kalbfleisch, mager	70	Lachs	35
Kalbsleber	360	Dorsch, Heilbutt, Flunder, Auster	50
Rindfleisch, mager	70	Scholle, Forelle	55
Rinderkeule	120	Schellfisch	60
Rinderleber	265	Makrele, Flußbarsch	70
Schweinefleisch	65	Hering	85
Schweineleber	340	Aal, Nordseegarnele	140
Schweinespeck	62	Hummer	182
Kochschinken	85	Kaviar	300
Hammelfleisch	70		

Cholin ▲. Beim Erwachsenen als Nährstoff wahrscheinlich nur essentiell, solange Bedarf an Eiweiß (Methionin), möglicherweise auch an Vitamin B_{12} und Folsäure, nicht ausreichend gedeckt wird. *Geschätzter Bedarf* 150-500 mg Cholin/Tag. Empfohlene Zufuhr für den Säugling: 7 mg/100 kcal oder 45 mg Cholin pro Liter Säuglingsmilchnahrung [292]. Cholin in freier und gebundener Form (Lecithine) in pflanzlichen und tierischen Nahrungsmitteln weit verbreitet; Aufnahme bei üblicher Ernährungsweise 400-900 mg/Tag. *Wichtigste Nahrungsquellen:* Kaltgepreßte polyensäurereiche Pflanzenöle, Sojaprodukte, sonstige Hülsenfrüchte, Getreidekeime, Wurzelgemüse, Kartoffeln sowie an Nahrungsmitteln tierischer Herkunft Eigelb, Fleisch, Innereien, Fisch, Milch und Milchprodukte.

Chrom ▲. Nur in 3-wertiger Form als Nährstoff essentiell. Als angemessen und sicher geltende *Tageszufuhr* (µg Chrom/Tag; RDA [284]):

Säugling:	1. Lebenshalbjahr	10- 40
	2. Lebenshalbjahr	20- 60
Kinder:	1-3 Jahre	20- 80
	4-6 Jahre	30-120
	7-10 Jahre	50-200
Ältere Kinder, Jugendliche, Erwachsene:		50-200

Chromquellen der Nahrung (μg Chrom in 100 g eßbarem Anteil, Mittelwerte; bisher verfügbare Analysenwerte lückenhaft):

Roggenbrot	8,5		
Weizenfeinbrot	37	Heidelbeeren	10
Weizenvollkornbrot	49	Datteln, getrocknet	29
Hafer, Gerste	13	Haselnuß	14
Roggenvollkorn	25		
Mais	32	Rindfleisch, Schweinefleisch	14
		Vollmilch	2,5
Kartoffel	33	Edamer Käse, Gouda	95 (?)
Grünkohl	10		
Banane	7,5	Bierhefe, getrocknet	175

Resorptionsquote (1–25%) variiert mit der unterschiedlichen chemischen Form des in den einzelnen Nahrungsmitteln enthaltenen Chroms. Kostanreicherung auch möglich durch Zulage reiner Chrom(III)-chlorid-Lösung: 200 mg $CrCl_3 \cdot 6\ H_2O$/1000 ml Aqu. dest. = 38 μg Chrom/ml [35]. Zu beachten: 6-wertiges Chrom für Nährstoffsupplementierung ungeeignet (toxisch).

Cobalt▲. Nach bisherigem Wissensstand essentiell nur als Bestandteil des Cobalaminmoleküls *(*Vitamin B_{12}▲)*. Darüber hinausgehender Cobaltbedarf für den Menschen nicht definierbar. Cobaltaufnahme bei üblicher Ernährungsweise liegt weit über derjenigen in Form von Cobalamin. Hauptsächliche Nahrungsquellen für cobalaminunabhängige Cobaltzufuhr: Grüne Gemüse, Getreidevollkornerzeugnisse, Fleisch, Innereien.

Eikosapentaensäure▲ (C 20:5 ω-3; = ***EPA***). Mit Dokosahexaensäure (C 22:6 ω-3; = ***DHA***) Hauptvertreter der vornehmlich im Fett bestimmter Seefische vorkommenden langkettigen ω-3-Polyensäuren. Durch ihren Präkursor α-Linolensäure praktisch nicht zu ersetzen. Optimal wirksame Menge bisher nur größenordnungsmäßig abzuschätzen (EPA+DHA: 2-3-4 g/Tag?). Wichtigste *Nahrungsquellen* (g EPA bzw. DHA in 100 g eßbarem Anteil; abgewandelt nach [372]):

	EPA	DHA
Hering	0,95–1,86	0,85–1,86
Baltischer (Ostsee-)Hering	0,28–1,09	0,57–2,24
Makrele	0,44–1,72	0,43–1,66
Lachs	0,50–0,73	1,69–2,44
Rotbarsch	0,21–0,45	0,62–1,33
Steinbutt	0,16–0,37	0,06–0,14
Kabeljau, Dorsch	0,02–0,09	0,05–0,20
Sardine	ca. 1,1	ca. 0,4
Thunfisch	ca. 2,0	

EPA und DHA supplementierbar auch in Form von Fischöl (Kapseln) und von *Dorsch*lebertran (Kapseln; 110 mg EPA, 120 mg DHA, 270 mg Gesamt-ω-3-Polyensäuren je 1 g). Bei Dorschlebertran ist dessen Gehalt an Vitamin A (ca. 0,3 mg/g) und Vitamin D (ca. 2 µg/g) zu berücksichtigen. Heilbuttleberöl wegen seines hohen Retinol- und Calciferolgehalts als Eikosapentaensäureträger kontraindiziert.

Eisen▲. Bedarfsdeckung (ca. 6 mg Fe/1000 kcal) in Form von organisch gebundenem (Hämeisen, Enzymeisen) sowie von anorganischem Ferro(II)- und Ferri(III)-Eisen. *Empfohlene Zufuhr* (mg Eisen/Tag):

Säuglinge:
(Flaschenkinder ab 2.,
Brustkinder ab 3. Quartal)   6–8
Kinder: 1– 6 Jahre   8
        7– 9 Jahre   10
       10–14 Jahre   ♂ 12   ♀ 18
Jugendliche, Erwachsene:
bis 50 Jahre   ♂ 12   ♀ 18
Erwachsene über 50 Jahre   12
Schwangere: 25
Stillende: 22

Enterale Ausnutzung des Nahrungseisens steigt mit dem Eisenbedarf bzw. dem Grad eines Eisenmangels, variiert zudem in weiten Grenzen mit der chemischen Form des zugeführten Eisens (z. B. FeII besser als FeIII) und mit der Zusammensetzung der Kost. Eisenresorptionsrate bei pflanzlichen Produkten 1–8%, bei Fleisch und Fleischwaren 10–25%.

Bestimmte Nahrungsbestandteile können bei Aufnahme in größerer Menge die Resorption des Eisens herabsetzen: Phytate, Lignine, Hemicellulosen, Alginate, Tannine (schwarzer Tee, Bohnenkaffee), Phosphate, Calcium (adaptive Gewöhnung bis zu einem gewissen Grad wahrscheinlich). Fleisch, Fisch, Ascorbinsäure, Milchsäure andrerseits verbessern die Ausnutzung insbesondere des Nichthämeisens. Maximales enterales Nettoresorptionsvermögen 2-3 mg Fe/Tag (Erwachsene im Zustand der nichtanämischen Sideropenie).

Nahrungsquellen (mg Eisen in 100 g eßbarem Anteil, Mittelwerte):

Kartoffeln, Kohlrabi, rote Bete, Porree, Rosenkohl, Wirsing, Broccoli, Endivie, Kopfsalat, Himbeeren, Brombeeren, Erdbeeren, Johannisbeeren, Reineclauden, Trockenapfel		1
	Weiße Bohnen, Kuhbohnen, Sonnenblumenkerne	6
	Rinderleber, Eigelb, Linsen	7
	Kalbsleber, Weizenkeime	8
Kalbfleisch, Rindfleisch, Schweinefleisch, Ente, Huhn, Hühnerei, Eierteigwaren, Weizenmehl Type 405, Weizenvollkornbrot, Grünkohl, Möhren, Zucchini, grüne Erbsen, Feldsalat, Trockenpflaumen, Trockendatteln		2
	Sojamehl, Hirse	9
	Rinderniere, Schweineniere	10
	Kakaopulver	12
	Goabohne, Bierhefe	15
	Schweineleber	20
Weizenvollkorn, Roggenbrot, unpolierter Reis, Walnuß, Schwarzwurzel, Mangold, Trockenfeigen		3
	Vollmilch, Joghurt	0,05
	Magermilch	0,1
Weizenmehl Type 1600, Haselnuß, Mandel, Spinat, Trockenaprikose		4
	Magermilchpulver	0,8
	Schnittkäse	0,3-0,6
Leberwurst, Haferflocken, Roggenvollkorn, trockene Erbsen		5

Eiweiß ▲ (6,25 g Eiweiß = 1 g Stickstoff; 1 g Eiweiß = 4,1 kcal = 17,2 kJ). Voraussetzung rationeller Bedarfsdeckung ist ausreichende Versorgung mit Energie (bei untercalorischer Ernährung steigt Proteinbedarf umgekehrt proportional zur Energieaufnahme). *Empfohlene Zufuhr* (g Protein/ kg Normgewicht/Tag bzw. g Protein/Tag):

Säuglinge:	bis 2 Monate	2,3 g/kg	
	3- 5 Monate	2,1 g/kg	
	6-11 Monate	2,0 g/kg	
Kinder:	1- 3 Jahre	22	(1,8 g/kg)
	4- 6 Jahre	30	(1,5 g/kg)
	7- 9 Jahre	40	(1,2 g/kg)
	10-12 Jahre	45	(1,0 g/kg)
	13-14 Jahre	♂ 60	♀ 55
Jugendliche:	15-18 Jahre	♂ 60	♀ 50
Erwachsene: (0,8 g/kg)		♂ 55	♀ 45
Schwangere: (ab 4. Monat)		75	
Stillende: (ca. 2,4 g Zulage pro 100 g sezernierter Milch)		ca. 65	

Einzelne Proteinarten entsprechend ihrer verschiedenen Aminosäurenzusammensetzung von z. T. sehr unterschiedlicher *biologischer Wertigkeit* (bezogen auf Vollei; H. KRAUT u. E. KOFRANYI, [241]):

Lactalbumin	104	*Grünalgen*	81
Vollei	100	*Reis*	81
Kartoffeln	100; 98	*Roggenmehl 82% A.*	76; 83
Rindfleisch	92	*Casein*	72
Thunfisch	92	*Bohnen*	72
Kuhmilch	88	*Mais*	72; 71
Edamer Käse	85	*Weizenmehl 83% A.*	56; 59
Schweizer Käse	83	*Trockenhefe*	48
Soja	84; 86	*Gelatine*	0

Bedarfsdeckung erfolgt zweckmäßigerweise aus möglichst vielen verschiedenen Proteinträgern, davon unter in Mitteleuropa üblicher Ernährungsweise etwa zur Hälfte Nahrungsmittel tierischer Herkunft. Sind diese nicht genügend verfügbar, Nutzung der Möglichkeit einer Erhöhung relativ niedriger biologischer Wertigkeit pflanzlicher Eiweiße durch Zulage der limitierenden Aminosäuren in Form eines komplementären Proteins. Beispiele für *günstigste Mischung zweier Proteinträger* (N-bezogenes prozentuales Mengenverhältnis und biologische Wertigkeit, bezogen auf Vollei = 100; [241]):

		Biologische Wertigkeit
36% Vollei	*plus 64% Kartoffel*	136
70% Lactalbumin	*plus 30% Kartoffel*	134
75% Milch	*plus 25% Weizenmehl*	125
60% Vollei	*plus 40% Soja*	124
68% Vollei	*plus 32% Weizen*	123
76% Vollei	*plus 24% Milch*	119
51% Milch	*plus 49% Kartoffel*	114
88% Vollei	*plus 12% Mais*	114
78% Rindfleisch	*plus 22% Kartoffel*	114
35% Vollei	*plus 65% Bohnen*	109
52% Bohnen	*plus 48% Mais*	99
84% Rindfleisch	*plus 16% Gelatine*	98

Kunstgerechte Zusammenstellung der proteinhaltigen Nahrungsmittel ermöglicht auf diese Weise Deckung des Eiweißbedarfs notfalls allein aus pflanzlichen Quellen (Grundlage der veganischen Ernährungsweise; S. 93 f.). Ausnutzung des Nahrungsproteins am besten, wenn Zufuhr im Rahmen einer gemischten Kost in häufigen kleinen Portionen über den Tag verteilt. *Eiweißquellen der Nahrung* (g Protein in 100 g eßbarem Anteil, Mittelwerte):

Fleisch (Kalb, Rind, Schwein, Pferd, Wild, Geflügel)	18–21	*Hartkäse (meiste Sorten)*	25–30
		Harzer, Mainzer u. ä.	30
Leber (Kalb, Rind, Schwein)	19,5		
Wurst (meiste Sorten)	11–15	*Hühnerei*	12,9
Fisch (meiste Arten)	16–20	*1 Ei (60 g)*	7,8
		Eigelb	16,1
Vollmilch	3,3	*Weißei*	11,1
Magermilch, Buttermilch	3,5		
Vollmilchjoghurt	3,9	*Roggenbrot*	4,7
Magermilchjoghurt	4,4	*Weizenbrot*	7,6
Kondensmilch 10% Fett	8,8	*Zwieback*	9,2
Magermilchpulver	35	*Weizenmehl Type 405*	10,6
Speisequark, Frischkäse, Schichtkäse, Hüttenkäse (meiste Sorten)	12–14	*Weizenmehl Type 1600*	12,7
Weichkäse (meiste Sorten)	20–25		

Haferflocken	13,5	Walnuß, Haselnuß	14
Eierteigwaren	13,3		
Reis, unpoliert	7,4		
Weizenkeime	26,6	Kommerzielle Proteinkonzentrate:	
Weiße Bohnen	21	Meritene®	33
Linsen, gelbe Erbsen	23	Hensel® Eiweiß 60	60
Sojamehl, vollfett	37	Eiw.-Konzentrat Fresenius®	60
Sojamehl, fettarm	50	Aleuronat®	80
		Eiweiß-Konzentrat Braun®	83
Kartoffel	2	Dr. Ritters Eiweiß 2000®	85
Meiste Gemüsearten	1–4	Protein 88®	88
Meiste Obstarten	0,4–1,0		

Ethanol (Ethylalkohol)▲. Wird zu ca. 95% energetisch ausgenutzt (1 g = 7 kcal = 29 kJ). Ethanol beim Erwachsenen mit etwa 10% (Männer 13%) an der durchschnittlichen täglichen Energieaufnahme beteiligt. Individuelle Toleranz variiert in weitem Rahmen. Kritische Grenze zur gesundheitsgefährdenden Dosis wird bei täglicher Ethanolzufuhr von 20 g für Frauen und 60 g für Männer vermutet [3]. *Ethanolgehalt alkoholischer Getränke* (g Ethanol/100 ml):

Malzbier	0,6–1,5	Mittlere Weine	7,5– 9,0
Dünnbiere	1,5–2,0	Schwere Weine	9,0–11,0
Vollbiere	3,5–4,5	Süßweine, Likörweine	11–13
Starkbiere	4,8–5,5	Wermut	12–14
Diabetikerbier (D-Pils®)	3,9	Schaumwein, Sekt	7–10
sog. alkoholfreie Biere, Weine, Schaumweine	0,3–0,5	Liköre[1]	20–35
Leichte Weine	5,5– 7,5	Branntweine[1]	32–50

Energiegehalt alkoholischer Getränke (kcal/100 ml):

Bier	45– 60	Portwein, Sherry	ca. 150
Diabetikerbier (D-Pils®)	32	Kornbranntwein 30%	275
sog. alkoholfreies Bier	30	Cognac	490
Leichter Wein	60– 75	Liköre 30–40 Vol.%	330–460
Schaumwein, Sekt	80–100	Whisky, Arrak	350

---

[1] Umrechnungsformel zur Definition des Ethanolgehalts:
g Ethanol/100 ml × 1,26 = Vol.% Ethanol; Vol.% Ethanol × 0,794 = g Ethanol/100 ml

Fett▲. Heterogene Substanzgruppe, bestehend aus durchschnittlich ca. 93% Triglyceriden und einem variablen Anteil von Phospholipiden, Glykolipiden, Cholesterin bzw. Phytosterinen, Wachsen u. a. Wichtig als Träger von essentiellen Fettsäuren *(*Linolsäure▲, *α-Linolensäure▲)* und fettlöslichen Vitaminen sowie als konzentrierte Energiequelle (1 g Fett = 9,3 kcal = 39 kJ). Minimalbedarf 15-25 g Fett/Tag (Erwachsene). Problematisch der in den meisten westlichen Industrieländern derzeitig weit überhöhte Fettkonsum (Bundesrepublik Deutschland 1985/86: Pro Kopf 157 g Fett/Tag, [83]). *Richtwerte für die Fettzufuhr* (in % der Gesamtenergiezufuhr; DGE 1985):

Säuglinge:	1. Lebenshalbjahr	45-50	(= ca. 50 g Fett/1000 kcal)
	2. Lebenshalbjahr	35-45	(= ca.40-45 g Fett/1000 kcal)
Kinder:	1-12 Jahre	35-40	(= ca. 40 g Fett/1000 kcal)
	13-14 Jahre	30-40	(= ca.35-40 g Fett/1000 kcal)
Jugendliche:	15-18 Jahre	30-35	(= ca. 35 g Fett/1000 kcal)
Erwachsene:		25-30	(= ca. 30 g Fett/1000 kcal)[1]
Schwangere, Stillende:		25-35	(= ca.30-35 g Fett/1000 kcal

Fettquellen der Nahrung (g Fett in 100 g eßbarem Anteil, Schwankungsbreite bzw. Mittelwerte):

Kalbfleisch	1-6		*Hering*	15
Kalb, Innereien	3-8		*Makrele*	12
Rindfleisch	2-20		*Lachs, Ölsardine*	14
Rind, Innereien	3-15		*Thunfisch*	15
Schweinefleisch	3-35		*Aal*	25
Schwein, Innereien	3,5-18			
Wurstwaren	20-50		*Vollmilch*	3,8
Kochschinken	13		*Vollmilchpulver*	26
Räucherschinken	33		*Schlagsahne*	32
Speck	65			
Ente	17			
Gans	31			

---

[1] Entsprechend 65-80 g Gesamtfett bei einer Energiezufuhr von 2400 kcal (10 MJ).

Speisequark, Schichtkäse 20%		Erdnuß	48
F. i. Tr.[1]	5,0	Mandel	54
Weichkäse, meiste Sorten[1]	10–30	Haselnuß, Walnuß	62
Hartkäse, meiste Sorten[1]	25–30	Sonnenblumenkerne	49
Harzer, Mainzer u. ä.	1		
1 Ei (60 g)	6,7	Weizenkeime	9
		Sojamehl, vollfett	20
Butter	83	Schokolade, meiste Sorten	30
Margarine	80		
Schweineschmalz	99,7	Olive	14
Pflanzenöle	ca. 99,5	Avocado	23

Der Anteil **unsichtbaren oder versteckten Fetts** (bis 45% des Fettgehalts und mehr, vor allem in Fleisch, Wurst und Käse) ist bei der Kalkulation des Fettgehalts der Kost zu berücksichtigen. Wünschenswert ein ***P/S-Quotient***[2] von 1,0 oder darüber, d. h. Zufuhr von Polyensäuren in mindestens der gleichen Menge wie gesättigte Fettsäuren (z. B. aus Schlachtfett, Milchfett, Cocosfett), insbesondere wenn der Fettverzehr das Limit von 30% der Gesamtenergiezufuhr überschreitet. Wichtige ***Nahrungsquellen für hochungesättigte Fettsäuren*** (g Polyensäuren in 100 g eßbarem Anteil):

Baumwollsaatöl	50	Traubenkernöl	66
Kürbiskernöl	52	Leinöl	69
Maiskeimöl	57	Walnußöl	70
Sojaöl	60	Distelöl (Safloröl)	75
Weizenkeimöl	60	Pflanzenmargarine	25
Sonnenblumenöl	61	Diätmargarine	46–48

[1] **Fettgehaltsstufen des Käses:**

Fettgehalt i. d. Trockenmasse	Effektiver Fettgehalt pro 100 g Produkt
10% Fett i. Tr.	bis 3 g
20% Fett i. Tr.	bis 11 g
30% Fett i. Tr.	bis 14 g
40% Fett i. Tr.	bis 23 g
45% Fett i. Tr.	bis 29 g
50% Fett i. Tr.	bis 30 g
60% Fett i. Tr.	bis 34 g

(**Umrechnungsformel:** Prozentanteil der Trockenmasse des Käses multipliziert mit %Wert Fett i. Tr., geteilt durch 100, ergibt den Grammwert der Fettmenge in 100 g Produkt).

[2] Verhältnis der hochungesättigten (**p**olyunsaturated) zu den gesättigten (**s**aturated) Fettsäuren (fatty acids).

P/S-Quotient einiger fetthaltiger Lebensmittel:

Fleisch und Fleischwaren, meiste Sorten	0,1-0,3	Haferflocken	4,2
		Walnuß	5,1
Geflügel	0,6-0,7	Mandel, Haselnuß	2,0-2,3
Fisch, meiste Sorten	0,6-1,0	Leinsamen	11,6
Hühnerei	0,6	Olivenöl	0,4
Butter, Käse, Milch	0,04-0,05	Maiskeimöl	3,3
Pflanzenmargarine	2,0	Sonnenblumenöl	5,8
Diätmargarine	3,0-3,5	Distelöl (Safloröl)	7,5

Monoensäuren (einfach ungesättigte Fettsäuren, Hauptvertreter Ölsäure C 18:1ω-9): Wichtigste Nahrungsquelle hierzulande *Olivenöl* (enthält ca. 70 g Ölsäure in 100 g), in den USA daneben auch fettsäuremodifiziertes („high-oleic") Sonnenblumenöl, Distelöl und Rüböl (Canolaöl).

Fluorid ▲. Physiologischer Bedarf bisher nur in grober Annäherung zu schätzen. Als angemessen und sicher geltende *Tageszufuhr* (mg Fluorid/ Tag; RDA [284]):

Säuglinge:	1. Lebenshalbjahr	0,1-0,5
	2. Lebenshalbjahr	0,2-1,0
Kinder:	1-3 Jahre	0,5-1,5
	4-6 Jahre	1,0-2,5
	7 Jahre und älter	1,5-2,5
Jugendliche, Erwachsene:		1,5-4,0

Höhe der mit der Nahrung zuzuführenden oder medikamentös zu supplementierenden Fluoridmenge *(→ *Zahncariesprävention)* abhängig vom Fluoridgehalt des örtlichen *Trinkwassers.* Für Gebiete mit Trinkwasserfluoridwerten unter 0,3 mg/Liter (über 90% der Gemeinden in der Bundesrepublik Deutschland!) *zur Cariesprophylaxe empfohlene Fluoridzufuhr* (mg Fluorid/Tag, zusätzlich zur üblichen Festnahrung; DGE 1985):

Säuglinge:		0,25
Kinder:	2 Jahre	0,5
	3- 5 Jahre	0,75
	6-14 Jahre	1,0
Jugendliche, Erwachsene:		1,0

(Details s. Fußnote S. 399)

Aufgrund zu geringen Vorkommens von Fluorid in verzehrsüblichen Nahrungsmitteln erreicht alimentäre Versorgung bei der Masse der deutschen Bevölkerung kaum die Hälfte der für die Zahncariesprävention empfohlenen Zufuhr. Fluoridgehalt nahezu aller gängigen Lebensmittel pflanzlicher und tierischer Herkunft liegt in der Größenordnung von nur 0,1–0,3 mg Fluorid/*kg* (Resorptionsquote 10–80%). *Fluoridreichere Produkte* (mg Fluorid/100 g bzw. 100 ml, Mittelwerte):

Schwarzer Tee, getrocknete Blätter (ca. 75% des Fluoridgehalts im Aufguß löslich)	4–33
Teeaufguß (10 g Tee/Liter)	0,03–0,25
Fluoridhaltige Mineralwässer	0,15–0,6
Fluoridiertes Trinkwasser	0,1
Fluoridiertes Kochsalz	9–25
Krillmehl (Wallkrebsmehl, als Rohprodukt für allgemeinen Gebrauch nicht geeignet)	30–36

Folsäure (Folacin) ▲

Empfohlene Zufuhr (µg Gesamtfolat bzw. freie Folsäure/Tag):

		Gesamtfolat	*Freie Folsäure*
Säuglinge:			40
Kinder:	1– 3 Jahre	200	80
	4– 9 Jahre	300	120
	11–14 Jahre	400	160
Jugendliche, Erwachsene:		400	160
Schwangere:		800	320
Stillende:		600	240

Folatquellen der Nahrung (µg Gesamtfolat/100 g eßbarer Anteil, Mittelwerte; bei Lagerung und küchenmäßiger Verarbeitung der Lebensmittel eintretende Verluste bis zu 50% und darüber sind zu berücksichtigen):

Kartoffel	7	*Schnittbohnen*	45
Rettich, Radieschen, Steckrübe, Orange	25	*Blumenkohl*	55
		Grünkohl, gelbe Erbsen	60
Rotkohl, Broccoli, grüne Erbsen, Kopfsalat, Kürbis, Linsen	35	*Rosenkohl, Weißkohl*	80
		Spinat	80–150
Tomate	40	*Spargel*	85

▲ Nährstoffe, Nährstoffbedarf, Nährstoffquellen

Wirsingkohl	90	Leber (Kalb, Rind, Schwein)	220
Rote Bete	95		
Weiße Bohnen	130	Vollmilch	6
Sojamehl, vollfett	190	Speisequark	16
		Weichkäse, meiste Sorten	ca. 60
Haferflocken	25	Hartkäse	20-50
Weizenbrot, Brötchen	15-25		
Weizenvollkornbrot	60	Hühnerei	65
Weizenkleie	400		
Weizenkeime	500	Schwarzer Tee, Aufguß	5-9
Fleisch (Kalb, Rind, Schwein, Huhn)	5-15	Bäckerhefe, gepreßt	1000
		Bierhefe, getrocknet	3000
Fisch, meiste Arten	5-15		

Aufgrund begrenzter Resorptionsquote (im Durchschnitt ca. 40%) sowie hoher Hitzelabilität und Kochwasserextraktion des Vitamins, verbreiteten unzureichenden Gemüseverzehrs und überhöhten Alkoholkonsums ist häufiger mit defizitärer Folsäureversorgung zu rechnen.

Fructose▲ (Laevulose, Fruchtzucker). In freier Form sowie gebunden als Disaccharid (Saccharose), höheres Oligosaccharid (Raffinose, Stachyose, Verbascose u.a.) oder Polysaccharid (Polyfructosane, z.B. Inuline) in Obst, Gemüse und zahlreichen mit Saccharose gesüßten Lebensmitteln verbreitet. Kein essentieller Nährstoff. *Fructosequellen der Nahrung* (originäre Fructose plus in Di-, Oligo- und Polysacchariden gebundene Fructose, g in 100 g eßbarem Anteil, Mittelwerte):

Muttermilch, voll adaptierte Säuglingsmilchnahrungen	fructosefrei	*Weizenmehl Type 812, Reis, unpoliert*	0,3
		Haferflocken	0,35
teiladaptierte Säuglingsmilchnahrungen, Folgemilchnahrungen: z.T. fructosefrei, z.T.	1,0-1,5	*Roggen, volles Korn*	0,4
		Weizen, volles Korn	0,5
		Mais, Gerste, volles Korn	0,7
		Weizenkleie	1,0
		Weizenkeime	10,0
sog. Heilnahrungen auf Milchbasis, meiste Präparate	1,0-1,5	*Weizenmischbrot, Brötchen*	0,4
		Roggenmischbrot	0,5
Weizenmehl Type 405, Reis, poliert	0,1	*Roggenbrot*	0,7
		Grahambrot	0,8

Roggenvollkornbrot	1,2
Champignons	0,1
Spinat, Feldsalat	0,2
Kartoffel, Rhabarber	0,3
Rettich	0,4
Endivie, Kopfsalat	0,5
Grünkohl, Bleichsellerie	0,6
Grüne Erbsen	0,7
Broccoli, Spargel, Sellerieknolle	0,8
Gurke	1,0
Zucchini, Chicoree	1,1
Blumenkohl, weiße Rübe, Radieschen, Kürbis	1,2
Rosenkohl, Paprikaschote	1,3
Tomate, Schwarzwurzel	1,4
Grüne Bohnen	1,5
Weiße Bohnen, Aubergine, Batate	1,7
Rotkohl	1,8
Kohlrabi	1,9
Porree, Petersilienwurzel	2,0
Weißkohl, Zuckermais	2,1
Mohrrübe	2,4
Pastinake	2,6
Zwiebel	2,7
Sojamehl	3,6
Rote Rübe	4,3
Goabohne	4,8
Topinambur[1)]	17,5
Preiselbeeren	1,0
Zitrone	1,3
Moosbeeren	2,0
Himbeeren	2,2
Erdbeeren	2,7
Rote Johannisbeeren	3,0
Weiße Johannisbeeren, Kiwi	3,3
Holunderbeeren	3,3
Aprikose, Brombeeren	3,4
Pflaume	3,5
Quitte	3,6
Grapefruit	3,7
Schwarze Johannisbeeren	3,9
Pfirsich	4,0
Birne, Orange, Stachelbeeren	4,3
Mandarine	4,8
Reineclaude	5,5
Süßkirsche	5,6
Zuckermelone	6,0
Ananas	6,3
Mirabelle	6,6
Apfel	6,8
Mango	7,1
Weintrauben	7,5
Hagebutten	8,1
Sauerkirsche	8,7
Banane	9,1
Heidelbeeren	9,5
Trockenpflaume	16
Trockenfeige	23
Trockenaprikose	25
Rosinen	32
Trockenapfel	37
Speiseeis, meiste Sorten	ca. 7,5
Milchschokolade	19–25
Bitterschokolade	23–30
Kunsthonig	38,7
Blütenhonig	40
Haushaltszucker	52
Obstpreßsäfte, meiste Sorten	3– 7
Limonaden, meiste Sorten	5– 6
Vollbiere	„Spuren"
Nährbier	0,3

[1)] Fructosegehalt für die meisten Menschen nur zum kleinen Teil verwertbar.

Rotwein	0,15	Dessertweine, meiste Marken	
Ausleseweine, Schaumweine			4–10
	bis 3	Liköre	10–25

Galactose▲. Vorkommen hauptsächlich als Baustein der Lactose in Milch und Milchprodukten. Enthalten auch im artefiziellen Disaccharid *Lactulose*▲. In geringer Menge vorkommend als Bestandteil pflanzlicher Oligosaccharide (Melibiose, Raffinose, Stachyose, Verbascose) in Linsen, Erbsen, Bohnen, Sojamehl, Chicorée, Spinat, roter Bete, Zuckerrübe, Kakaobohnen, Eschen-Manna. Kein essentieller Nährstoff. Wichtigste Nahrungsquellen → *Lactose*▲ (1 g Lactose liefert bei hydrolytischer Spaltung ca. 0,5 g Galactose).

myo-Inosit▲. Frage der Bedeutung als essentieller Nährstoff für den Menschen noch nicht sicher geklärt. Exogener Bedarf bisher nicht definierbar. In Nahrungsmitteln weit verbreitet, insbesondere in vegetabilen Produkten (Hülsenfrüchte, Gemüse, Kartoffeln, Vollkornerzeugnisse, Citrusfrüchte u. v. a.; Details [71]). Inositaufnahme bei in Mitteleuropa üblicher Ernährungsweise etwa 0,9–1 g/Tag.

Jod▲. *Empfohlene Zufuhr* (µg Jod/Tag):

Säuglinge:	0– 2 Monate	50
	3– 5 Monate	70
	6–11 Monate	80
Kinder:	1– 3 Jahre	100
	4– 6 Jahre	120
	7– 9 Jahre	140
	10–12 Jahre	180
	13–14 Jahre	200
Jugendliche:	15–18 Jahre	200
Erwachsene:	19–35 Jahre	200
	über 35 Jahre	180
Schwangere:		230
Stillende:		260

Jodgehalt der Nahrungsmittel, örtlich variierend mit dem Jodgehalt von Ackerboden, Grundwasser, Dünger und Viehfutter im jeweiligen Erzeugergebiet, ist in den meeresfernen Teilen Mitteleuropas vergleichsweise niedrig. *Selbst mit einer ausgewogenen, hinsichtlich aller übrigen Nährstoffe bedarfsgerechten Kost ist bei hierzulande vorherrschender Ernährungsweise der Jodbedarf kaum zu decken.* Große Teile der Bevölkerung Deutschlands leben infolgedessen im Jodmangel (Bedarfsdeckung im Durchschnitt zu nur 30-40%; → **Jodmangelstruma*). Relativ hoch und einigermaßen konstant der Jodgehalt lediglich von Seefisch und einigen anderen Nahrungsmitteln maritimer Herkunft. Wichtige *Produkte zur Verbesserung des Jodgehalts* der Kost (µg Jod in 100 g eßbarem Anteil, Mittelwerte):

Heilbutt	52	Garnele	130
Hering	52	Miesmuschel	130
Kabeljau, Dorsch	120		
Makrele	74	Jodiertes Speisesalz BRD	
Rotbarsch	99		15-25 µg/g
Schellfisch	243	Spezielles jodiertes Speisesalz USA	
Scholle	190		75-100 µg/g
Seelachs	200	Kochsalzersatzpräparat	
Thunfisch	50	Shaklee-Salz®	24 µg/g

Jodanreicherung der Kost sehr kostengünstig möglich durch tropfenweise Zulage 250fach verdünnter wäßriger Jodjodkalium-Lösung DAB 7 *(Lugol-Lösung)* zu Speisen oder Getränken: Rp. Solut. Lugolis DAB 7 0,2 g; Aqua dest. ad 50,0 g. Die so erhaltene Lösung enthält etwa 25 µg Jod pro Tropfen [229].

Kalium ▲

(1 mmol = 1 mval = 39,1 mg Kalium; 1 g Kalium = 25,6 mmol; 1 g KCl = 13,4 mmol = 524 mg Kalium; 1-molare KCl-Lösung = 7,45% KCl, 1 ml = 1 mmol K). *Richtwerte für die Kaliumzufuhr:*

		g/Tag	mmol/Tag
Säuglinge:		0,3-1,0	8- 26
Kinder:	1- 9 Jahre	1,0-2,0	26- 51
(1-3 mmol/kg/Tag)	10-14 Jahre	1,0-3,0	26- 77
Jugendliche, Erwachsene:		3,0-4,0	77-104
(ca. 1 mmol/kg/Tag)			

Bedarfsdeckung in erster Linie aus pflanzlichen Nahrungsmitteln. Durchschnittliche Kaliumaufnahme bei in Mitteleuropa üblicher Ernährungsweise 3,0-3,9 g/Tag. Resorptionsquote 80-90%. *Kaliumquellen der*

▲ Nährstoffe, Nährstoffbedarf, Nährstoffquellen

Nahrung (mg Kalium in 100 g eßbarem Anteil, Schwankungsbreite bzw. Mittelwerte; bei küchenmäßiger Verarbeitung der Lebensmittel eintretende Verluste sind zu berücksichtigen):

Gurke	140	*—: Pflaume, Feige*	825–850
Spargel, Paprikaschote, Porree,		*—: Aprikose, Pfirsich*	1350
Kopfsalat, Steckrübe, Weißkohl,		*Obstsäfte, meiste Sorten*	100–175
Radieschen, Schnittbohnen,		*Marmeladen, meiste Sorten*	50–100
Rotkohl, Rhabarber, Wirsing,			
Karotte, Sauerkraut, Tomate		*Walnuß*	550
	200–300	*Haselnuß*	640
grüne Erbsen, Schwarzwurzel,		*Mandel*	835
Knollensellerie, Rettich,		*Sonnenblumenkerne*	725
Blumenkohl, rote Bete, Endivie,		*Leinsamen*	590
Kürbis, Mangold, Kohlrabi			
	300–400	*Weißbrot, Brötchen,*	
Rosenkohl, Feldsalat, Broccoli,		*Feinmehlerzeugnisse, Teigwaren*	
Grünkohl, Fenchel	400–500		100–175
Spinat	635	*Reis, unpoliert*	150
Dosengemüse ca. 50% des		*Vollkornbrot*	200–300
Frischgehalts (ohne Saft)		*Knäckebrot*	440
Kartoffeln	440	*Weizenvollkorn, Roggenvollkorn*	
Linsen	810		500
Trockenerbsen	930	*Weizenkeime*	835
Weiße Bohnen	1310	*Weizenkleie*	1390
Sojamehl, vollfett	1870	*Haferflocken*	335
Heidelbeeren, Preiselbeeren	70	*Fleisch, meiste Sorten*	280–350
Sauerkirschen, Birne, Apfel,		*Wurstwaren, meiste Sorten*	150–250
Zitrone, Erdbeeren	110–150	*Fisch, meiste Sorten*	300–400
Himbeeren, Ananas, Orange,		*Milch, Joghurt*	157
Grapefruit, Brombeeren, Mango,		*Kondensmilch*	300–450
Weintrauben	150–200	*Käse, meiste Sorten*	75–125
Stachelbeeren, Pfirsich, Mandarine,		*Ei*	145
Pflaume, Mirabelle, Süßkirsche,		*1 Ei (ca. 60 g)*	75
Johannisbeeren, Reineclaude			
	200–250	*Schokolade*	400–475
Aprikose	280	*Kaffeebohnen*	1730
Banane	395	*Instant-Kaffee*	4380
Dosenobst ca. 50–70% des		*Schwarzer Tee, Teeblätter*	1790
Frischgehalts (ohne Saft)		*Kochsalzersatzpräparate*	
Trockenobst: Dattel	650		410–480 mg/*g!*

Kohlenhydrate ▲ (1 g KH = 4,1 kcal = 17,2 kJ). Umfangreiche Gruppe heterogener Substanzen überwiegend pflanzlicher Herkunft, nach ihrem Polymerisationsgrad zu differenzieren in *Polysaccharide* (Stärke, Dextrine), höhere Oligosaccharide, *Disaccharide* (Saccharose = Rohrzucker, Lactose = Milchzucker, Maltose = Malzzucker u. a.) und *Monosaccharide* (Glucose = Traubenzucker, Fructose = Laevulose = Fruchtzucker, Galactose u. v. a.); Disaccharide und Monosaccharide gemeinhin als „Zucker" zusammengefaßt. Kein einzelnes Kohlenhydrat hat per se den Charakter eines essentiellen Nährstoffs. Aus vielfältigen Gründen jedoch KH-freie oder sehr KH-arme Ernährung für keine Altersstufe praktikabel. Geschätzter Mindestbedarf für gesunde Kinder (jenseits des Säuglingsalters) und für Erwachsene: 75–100 g KH/Tag. Zu stabiler Ketoseverhütung erforderliche Kohlenhydratmenge ca. 2 g KH/kg/Tag (solange Fettzufuhr nicht exzessiv überhöht). Zahlreiche kohlenhydrathaltige Vegetabilien zudem als Vitamin-, Mineralstoff- und Ballaststoffträger unentbehrlich. Säuglinge erhalten im 1. Lebenshalbjahr mit Muttermilch bzw. adäquater künstlicher Ernährung 40–45% der zugeführten Energie in Form von Kohlenhydraten. *Richtsatz für die Gesamtzufuhr verdaulicher Kohlenhydrate* für Kinder (ab 2. Lebenshalbjahr) und Erwachsene: (45–)50–65% der Energiezufuhr, davon mindestens ⅘ in Form von Polysacchariden und maximal ⅕ (10% der Gesamtenergieaufnahme) in Form von Zucker. *Kohlenhydratquellen der Nahrung* (g verdauliche Gesamt-KH bzw. g Zucker in 100 g eßbarem Anteil, Mittelwerte):

	Gesamt-KH	davon Zucker
Vollkornbrot	43–46	1,2
Weißbrot, Brötchen	50	0,5
Knäckebrot	63	
Zwieback	73	
Stärkemehl	83–86	
Weizengrieß	66	
Eierteigwaren	67	3,7
Reis, unpoliert	75	0,6
Haferflocken	62	0,7
Weizenvollkorn	59,6	0,6
Weizenkeime	28	15
Weizenkleie	14	1,9

	Gesamt-KH	davon Zucker
Kartoffeln	15–18	0,7
Pommes frites	29	
Kartoffelchips	46	
Gelbe Erbsen	57	2,5
Linsen	51	
Weiße Bohnen	48	1,6
Zuckermais	16,7	4,1
Grüne Erbsen	12,5	1,3
Artischocke	9,5	1,0
Rote Bete	8,5	8,5
Steckrübe	8,5	
Schnittbohne	6,0	2,8
Karotte	5,2	4,8
sonstiges Gemüse, meiste Arten	2–5	
Walnüsse	12	
Haselnüsse, Mandeln, Erdnüsse	9	
Heidelbeeren	19,6	18,2
Banane	18,8	18,2
Weintrauben	16,2	15,0
Mirabelle	14,9	13,9
Reineclaude	13,5	12,3
Ananas	13,2	12,4
Mango	12,8	12,5
Süßkirsche	12,7	11,8
Zuckermelone	12,4	12,4
Pflaume	11,9	7,6
Apfel	11,9	10,2
Sauerkirsche	10,5	8,7
Birne	10	8,3
sonstiges Frischobst, meiste Arten	7–10	6–10
Rosinen	66	63,9
Dattel, getrocknet	65	63,9

	Gesamt-KH	davon Zucker
Apfel, getrocknet	61	52,2
Aprikose, getrocknet	58	55,8
Pflaume, getrocknet	55	35,3
Feige, getrocknet	54	52,9
Obstsäfte, Limonaden, meiste Arten	10-13	10-13
Vollmilch	4,5	4,5
Magermilchpulver	50	50
Speiseeis	20-30	20-30
Konfitüren, Marmeladen	50-65	50-65
Honig	75-85	75-85
Schokolade	45-55	45-55
Maltodextrin	95	8
Malzextrakt	89	60

Kupfer (Cu)▲: Geschätzter Minimalbedarf des Erwachsenen 1,3-1,5 mg Cu/Tag. Als angemessen und sicher geltende *Tageszufuhr* (mg Kupfer/Tag; RDA [284]):

Säuglinge:	1. Lebenshalbjahr	0,5-0,7
	2. Lebenshalbjahr	0,7-1,0
Kinder:	1- 3 Jahre	1,0-1,5
	4- 6 Jahre	1,5-2,0
	7-10 Jahre	2,0-2,5
	über 10 Jahre	2,0-3,0
Jugendliche, Erwachsene:		2,0-3,0

Mittlere Zufuhr mit der Nahrung liegt in den USA nach neueren Daten bei 1 mg Cu/Tag (♂ 1,24 mg, ♀ 0,93 mg, Erwachsene; [410]), in Mitteleuropa möglicherweise höher. Resorptionsquote ca. 25-40%, für Cu (II) günstiger als für Cu (I). Überhöhte Zufuhr von Calcium oder Zink, ebenso proteinunterwertige Kost, setzt Bioverfügbarkeit des Kupfers herab. Nahrungsmittel mit mehr als 0,2 mg Cu/100 g gelten als gute Kupferquellen. *Wichtigste Vorkommen* (mg Kupfer in 100 g eßbarem Anteil, Mittelwerte nach bisher verfügbaren Analysedaten; [383], [58]):

Weizenfeinbrot	0,22	*Walnuß, Mandel*	0,85
Weizenvollkornbrot	0,42	*Haselnuß*	1,28
Weizenvollkorn	0,63	*Sonnenblumenkerne*	2,8
Roggenvollkorn	0,68		
Weizenkeime	0,95	*Kalbfleisch*	0,25
Weizenkleie	1,55	*Huhn, Gans*	0,3
Haferflocken	0,53	*Hammelfleisch, Ente*	0,4
Reis, unpoliert	0,24	*Leber (Rind)*	3,6
		Leber (Kalb, Schwein)	5,5
Linsen, Erbsen, Bohnen	0,7–0,8	*Leber (Hammel)*	7,6
Kartoffel	0,15–0,18		
Rote Bete, Broccoli	0,2	*Schellfisch, Dorsch, Lachs,*	
Schwarzwurzel, Artischocke	0,3	*Heilbutt, Garnele*	0,2
Grüne Erbsen	0,38	*Hering*	0,3
Petersilie	0,5	*Auster*	2,5
Champignons	0,4		
		Edamer Käse	0,7
Pflaume, getrocknet	0,4	*Emmentaler Käse*	1,2
Pfirsich, getrocknet	0,6	*Kakaopulver*	3,9
Aprikose, getrocknet	0,8	*Milchschokolade*	1,3
		Trockenhefe (Bierhefe)	3,3
Erdnuß	0,55	*Portwein, Sherry, Wermut* bis	10,0

Beitrag des Trinkwassers zur Kupferversorgung variiert mit der Art der Verrohrung (Kupferrohre?) und den Härtegraden des Wassers (höhere Kupferextraktion bei geringerer Wasserhärte). Kupferanreicherung der Kost auch möglich durch Zulage reiner Kupfer(II)-sulfat-Lösung: 3,26 g $CuSO_4 \cdot 5\ H_2O/1000$ ml Aqu. dest. = 0,83 mg Kupfer/ml [35].

Lactose, Milchzucker ▲ (4-β-D-Galactosido-D-glucose). Das „physiologische" Kohlenhydrat der ersten Lebensmonate, jedoch auch für den jungen Säugling kein essentieller Nährstoff im engeren Sinne. Vorkommen in der Milch aller Säugetiere. *Lactosequellen der Nahrung* (g Lactose in 100 g bzw. 100 ml verzehrbarem Anteil, Mittelwerte):

Vollmilch	4,5	*Sahne 30% Fett*	3,3
Magermilch	4,8	*Sauerrahm*	3,4
Buttermilch, Joghurt	4	*Vollmilchpulver*	35
Molke, süß	4,7	*Magermilchpulver*	50,5
Kondensmilch 7,5% Fett	9,2	*Buttermilchpulver*	50
Kondensmilch 10% Fett	12,1	*Molkenpulver*	70

Butter	0,65	Schmelzkäse, meiste Sorten	4-6
		Kochkäse	4,2-4,5
Muttermilch	ca. 7	Harzer, Mainzer	0,6
adaptierte Säuglingsmilchnahrung		Schnittkäse	„Spuren"
	6,3-7,9	Hartkäse, meiste Sorten	1-2
sog. Heilnahrungen auf Milchbasis,			
meiste Präparate	1,0-1,5	Speiseeis, meiste Sorten	5-7
semielementare		Milchschokolade	9,5
Säuglingsnahrungen	<0,15		
bzw. lactosefrei		Ziegenmilch	4,2
Magerquark	3,2	Schafmilch	4,5
Speisequark 20% Fett i. Tr.	2,7	Kamelmilch	4,8
Speisequark 40% Fett i. Tr.	2,6	Büffelmilch	4,9
Speisequark 50% Fett i. Tr.	2	Eselsmilch	6,1
Sauermilchquark	0,3	Stutenmilch	6,2
Schichtkäse, Hüttenkäse	3,2		

Lactulose ▲ (4-O-β-D-Galactosyl-D-fructose). Artefizielles Disaccharid, aufgebaut aus je einem Molekül Galactose und Fructose. Kein originärer natürlicher Nährstoff. 100 ml = 133 g Sirup enthalten 66,7 g Lactulose sowie herstellungsbedingt geringe Mengen Galactose (<11 g) und Lactose (<7,5 g). Lactulose durch Verdauungsenzyme des Dünndarms nicht spaltbar, deshalb nicht resorbierbar und calorisch nicht nennenswert ins Gewicht fallend. Metabolisierung nur durch die physiologische Gärungsflora des Colons unter Suppression der biochemischen Aktivität der antagonistischen Fäulnisflora. Dosisbereich 30-150 g Lactulose/Tag. Kriterium adäquater Dosierung: Entleerung von 1-3 weichen Stühlen pro 24 Std.

Lecithin ▲ (Phosphatidylcholine). Kein essentieller Nährstoff, jedoch eine der alimentären Quellen für die Zufuhr von Linolsäure, Cholin und Phosphat. Bei ausreichender Versorgung mit diesen drei Substanzen kein exogener Bedarf für Lecithin. Vorkommen in etwa den gleichen Produkten wie *Cholin ▲, insbesondere in kaltgepreßten polyensäurereichen Pflanzenölen, Sojaerzeugnissen, sonstigen Hülsenfrüchten usw. sowie in Eigelb, Fleisch, Innereien, Fisch und Molkereiprodukten (in den letztgenannten Lebensmitteln tierischer Herkunft zugleich mit mehr oder weniger reichlich Cholesterin).

α-Linolensäure▲ (C 18:3 ω-3). Präkursor von *Eikosapentaensäure*▲ und Dokosahexaensäure, als essentieller Nährstoff wahrscheinlich zum Teil durch diese ersetzbar. *Geschätzter Minimalbedarf* des Erwachsenen an α-Linolensäure (bei Abwesenheit längerkettiger ω-3-Polyensäuren in der Kost): 0,2-0,3% der Energiezufuhr (0,5-0,75 g α-Linolensäure bei 2400 kcal). Bedarf im Kindesalter offenbar höher (0,5% der Energiezufuhr?). *α-Linolensäurequellen der Nahrung* (g α-Linolensäure in 100 g eßbarem Anteil, Mittelwerte):

Schweineschmalz	1,0	*Olivenöl*	0,95
Butter	1,2	*Baumwollsamenöl*	1,0
Standardmargarine	2,0	*Mohnöl*	1,0
Pflanzenmargarine	2,4	*Sojaöl*	7,6
		Rüböl	8,6
Distelöl (Safloröl)	0,47	*Weizenkeimöl*	8,9
Kürbiskernöl	0,48	*Walnußöl*	13,4
Sonnenblumenöl	0,50	*Leinöl*	55,3
Maiskeimöl	0,90		

γ-Linolensäure▲ (C 18:3 ω-6). Metabolit der *Linolsäure*▲. Unter normalen Bedingungen kein essentieller Nährstoff; beim Erwachsenen bei ausreichender Versorgung mit Linolsäure nach bisherigem Kenntnisstand kein exogener Bedarf für γ-Linolensäure. Frage eines unter bestimmten pathologischen Bedingungen eintretenden exogenen Bedarfs für γ-Linolensäure noch nicht sicher geklärt. *Wichtigste Vorkommen:* Nachtkerzenöl (8-9% γ-Linolensäure; Handelspräparat Efamol®), Samenöl der schwarzen Johannisbeere (15-17% γ-Linolensäure; Handelspräparat Maxglandin®), Getreidekeimöle (Hafer, Gerste). Enthalten auch in der Frauenmilch.

Linolsäure▲ (C 18:2 ω-6). Geschätzter Minimalbedarf 0,5-2% der Energiezufuhr. Linolsäure als essentieller Nährstoff durch ω-3-Polyensäuren (α-Linolensäure, Eikosapentaensäure, Dokosahexaensäure) nicht zu ersetzen. *Empfohlene Zufuhr* (g Linolsäure/Tag):

Säuglinge:	1. Lebenshalbjahr	2-3
	2. Lebenshalbjahr	3
Kinder:	1- 3 Jahre	4
	4- 6 Jahre	5
	7- 9 Jahre	6

Linolsäure ▲

10–12 Jahre	7
13–14 Jahre	9
Jugendliche, Erwachsene:	10
Schwangere: (ab 4. Monat)	11
Stillende:	13

Linolsäurequellen der Nahrung (g Linolsäure in 100 g eßbarem Anteil, Mittelwerte):

Butter	1,8	Erdnußöl	23,9
Hammelfett	3,3	Sesamöl	42,5
Rindertalg	4,3	Baumwollsamenöl	47,8
Schweineschmalz	8,6	Maiskeimöl	50,0
Hühnerfett	21,5	Kürbiskernöl	51,0
Standardmargarine	17,6	Sojaöl	53,4
Pflanzenmargarine	23,1	Weizenkeimöl	55,8
Diätmargarine	46,3	Walnußöl	57,5
		Sonnenblumenöl	60,2
Olivenöl	8,0	Traubenkernöl	65,6
Palmöl	10,5	Mohnöl	72,4
Leinöl	13,4	Distelöl (Safloröl)	74,0
Rüböl	19,1		

Magnesium ▲ (1 g = 41,1 mmol = 82,2 mval Mg; 1 mmol = 24,3 mg, 1 mval = 12,16 mg Mg). *Empfohlene Zufuhr* (mg Magnesium/Tag):

Säuglinge: (künstliche Ernährung)			
	0–2 Monate	50	
	3–5 Monate	70	
	2. Lebenshalbjahr	120	
Kinder:	1– 3 Jahre	140	
	4– 6 Jahre	200	
	7– 9 Jahre	200	
	10–12 Jahre	♂ 280	♀ 250
	13–14 Jahre	♂ 330	♀ 300
Jugendliche:	15–18 Jahre	♂ 400	♀ 350
Erwachsene:		♂ 350	♀ 300
Schwangere:		400–450	
Stillende:		450–500	

Resorptionsquote je nach Magnesiumsättigungsgrad, -zufuhrmenge und Kostzusammensetzung (Phytatgehalt) 25-60%. Gefahr unterwertiger Magnesiumzufuhr insbesondere bei unzureichendem Vollkorn- und Gemüseverzehr in Verbindung mit überhöhtem Eiweiß-, Fett- und Alkoholkonsum.

Magnesiumquellen der Nahrung (mg Magnesium in 100 g eßbarem Anteil, Mittelwerte; bei küchenmäßiger Verarbeitung der Lebensmittel eintretende Verluste sind zu berücksichtigen):

Weizenfeinbrot	25	*Brombeeren, Himbeeren, Avocado,*	
Grahambrot	42	*Zitrone, Trockenapfel,*	
Weizenvollkornbrot	92	*Trockenpflaume*	30
Weizenvollkorn	145	*Banane*	35
Weizenkeime	250	*Trockenaprikose, Trockendattel*	50
Weizenkleie	590	*sonstiges Obst, meiste Arten*	10-15
Eierteigwaren	65	*Walnuß*	130
Haferflocken	139	*Haselnuß*	155
Reis, unpoliert	157	*Mandel*	170
Gerstengrütze	160	*Erdnuß*	180
		Sonnenblumenkerne	420
Linsen	75		
Gelbe Erbsen	115	*Fleisch, meiste Arten*	20-25
Weiße Bohnen	132	*Fisch, meiste Arten*	25-40
Sojamehl	245		
		Vollmilch, Joghurt	12
Kartoffel, Broccoli, rote Bete,		*Milchpulver (Vollmilch,*	
Schwarzwurzel, Weißkohl,		*Magermilch, Buttermilch)*	110
Schnittbohne, Artischocke	25	*Weichkäse, meiste Sorten*	10-30
Grünkohl	30	*Schnittkäse, meiste Sorten*	30-40
Grüne Erbsen	35		
Kohlrabi	45	*Kakaopulver*	400
Zuckermais	50	*Schokolade*	80-100
Spinat	60		
sonstige Gemüse, meiste Arten	10-20	*Mg-reiche Mineralwässer*	40-60

Mangan ▲. Bedarf des Menschen bisher nur annähernd zu schätzen (ca. 35-70 µg Mangan/kg/Tag). Als angemessen und sicher geltende *Tageszufuhr* (mg Mangan/Tag; RDA [284]):

32 Mangan ▲

Säuglinge:	1. Lebenshalbjahr	0,5-0,7
	2. Lebenshalbjahr	0,7-1,0
Kinder:	1- 3 Jahre	1,0-1,5
	4- 6 Jahre	1,5-2,0
	7-10 Jahre	2,0-3,0
	über 10 Jahre	2,5-5,0
Jugendliche, Erwachsene:		2,5-5,0

Bedarfsdeckung hauptsächlich aus Getreideerzeugnissen, Hülsenfrüchten und schwarzem Tee (Großbritannien: 48% der Manganzufuhr aus dem Teekonsum, 34% aus dem Getreideverzehr; [166]). Resorptionsquote 5-60% je nach Art der zugeführten Nahrung und evtl. resorptionshemmenden Begleitstoffen (Phytate, Cellulosen, Lignine, Phosphate, Calcium). **Manganquellen der Nahrung** (mg Mangan in 100 g eßbarem Anteil, Mittelwerte):

Weizenfeinbrot	0,6	*Sojamehl, vollfett*	4,0
Roggenbrot	0,9		
Weizenvollkornbrot	2,3	*Banane*	0,5
Weizenvollkorn	3,4	*Brombeeren, Johannisbeeren*	0,6
Weizenkleie	3,7	*Aprikose, getrocknet*	1,5
Weizenkeime	9,3		
Haferflocken	4,9	*Erdnuß*	1,1
Reis, unpoliert	1,1	*Walnuß, Mandel*	1,9
Eierteigwaren	0,73	*Haselnuß*	5,7
Gelbe Erbsen	1,3	*Kakaopulver*	3,0
Weiße Bohnen	2,0	*Schwarzer Tee, Aufguß*	0,1-0,2

Kostanreicherung mit Mangan auch möglich durch Zulage reiner Mangan(II)-sulfat-Lösung: 1,20 g $MnSO_4 \cdot H_2O$/1000 ml Aqu. dest. = 0,38 mg Mangan/ml [35].

MCT-Fette ▲ (medium chain triglycerides): Triacylglyceride der aus Cocosfetthydrolyse fraktionierten mittelkettigen gesättigten Fettsäuren $C6:O$ (Capronsäure, 1-2%), $C8:O$ (Caprylsäure, 65-75%), $C10:O$ (Caprinsäure, 25-30%) und $C12:O$ (Laurinsäure, 1-2%). MCT-Fette von niedrigerem Schmelzpunkt, besserer Wasserlöslichkeit, besserer digestiver Verwertbarkeit (Spaltung, Resorption) und etwas geringerem Energiegehalt (8,3 kcal = 34,8 kJ/g; 7,7 kcal = 32,2 kJ/ml) als langkettige (LCT-)Fette. Tolerable Tageszufuhr 50-100 g und mehr (Beginn mit

20 g/Tag, stufenweise Steigerung um 5–10 g/Tag). *Versorgung mit essentiellen Fettsäuren (Linolsäure, α-Linolensäure) und fettlöslichen Vitaminen muß daneben gesichert bleiben.* MCT-Fette kontraindiziert bei Gefahr einer Ketoacidose (Diabetiker). Zu beachten: MCT-Fette nicht zu stark erhitzen (maximal 100 °C), ungeeignet für Braten, Schmoren, Dünsten u. ä. (vgl.*MCT-Kost ●). Handelspräparate: Ceres MCT Diätmargarine®, Ceres MCT Diät-Speiseöl® (Fa. Union Deutsche Lebensmittelwerke GmbH, Hamburg 36).

Methionin ▲. Einzige schwefelhaltige essentielle Aminosäure. Geschätzter Tagesbedarf beim Erwachsenen 0,5–1,0 g (Minimalbedarf in den verschiedenen Altersstufen: S. 436; vgl. *Aminosäuren ▲). Größerer Teil des Methioninbedarfs kann durch Cystin gedeckt werden. Vorkommen von Methionin in praktisch allen Proteinen, prozentualer Anteil jedoch sehr unterschiedlich. *Methioningehalt des Eiweißes* einiger Lebensmittel bzw. Lebensmittelgruppen:

Milch, Milchprodukte	2,5–3%	*Getreideerzeugnisse*	1–2%
Fleisch, Fleischwaren	2,5–3%	*Kartoffel*	1,5%
Fisch, meiste Arten	3–3,8%	*Linsen, Bohnen, Erbsen, Nüsse,*	
Vollei	3,5%	*Mandeln*	1–1,5%
Eigelb	2,9%	*Sojamehl*	1,6%
Eiklar	4,2%	*Bierhefe*	1,9%
Gelatine	0,9%		

Detailwerte in mg Methionin/100 g Produkt: [383].

Molybdän ▲ (Mo). Essentiell in den Wertigkeitsstufen Mo(III) bis Mo(VI). Als angemessen und sicher geltende *Tageszufuhr* (μg Molybdän/Tag; RDA [284]):

Säuglinge:	1. Lebenshalbjahr	30– 60
	2. Lebenshalbjahr	40– 80
Kinder:	1– 3 Jahre	50–100
	4– 6 Jahre	60–150
	7–10 Jahre	100–300
	über 10 Jahre	150–500
Jugendliche, Erwachsene:		150–500

Molybdän ▲

Tägliche Zufuhr bei üblicher Ernährungsweise 50–350 µg Mo (Schweiz 220 µg, USA 120–240 µg). Resorptionsquote 40–50%. Manifeste Molybdänmangelsymptome beim Menschen bisher nicht sicher zu definieren. Bedarfsdeckung überwiegend aus Molkereierzeugnissen, Fleisch und Cerealien. Molybdängehalt der Lebensmittel kann je nach Mo-Gehalt von Ackerboden, Dünger und Viehfutter in weiten Grenzen variieren. ***Molybdänquellen der Nahrung*** (µg Molybdän in 100 g eßbarem Anteil, Mittelwerte; bisher verfügbare Analysenwerte lückenhaft):

Trockenvollmilch	50	*Grüne Bohnen*	43
Hühnerei	49	*Weiße Bohnen*	100
Schweinefleisch	27	*Trockenerbsen*	70
Schweineleber	300	*Sojamehl*	180
		Spinat	50
Weizenfeinbrot	21	*Rotkohl*	120
Weizenvollkornbrot	31		
Weizenvollkorn	50	*Kartoffel*	5–85
Weizenkeime	100		
Reis, poliert	80		

Natrium ▲

(1 mmol = 1 mval = 23,0 mg Na; 1 g Na = 43,5 mmol; 1 g NaCl = 17 mmol = 0,4 g Na; 1-molare NaCl-Lösung = 5,85% NaCl, 1 ml = 1 mmol Na)[1]. Mindestbedarf des Erwachsenen < 0,5 g Na/Tag. Alimentäre Unterversorgung mit Natrium kommt unter normalen mitteleuropäischen Lebensbedingungen beim Gesunden praktisch nicht vor; ***physiologischer Bedarf selbst mit streng natriumarmer Kost (50 mmol Na/Tag) ausreichend gedeckt.*** Problematisch dagegen die verbreitete überhöhte Natriumzufuhr infolge zu hohen Kochsalzkonsums (durchschnittliche Natriumaufnahme pro Person und Tag: Bundesrepublik Deutschland

---

[1] Dem Natriumwert (mg, mmol Na) entsprechende Kochsalzmenge:

mg Natrium	mmol Natrium	g Natriumchlorid
250	11	0,65
500	22	1,30
1000	44	2,50
1500	65	3,75
2000	87	5,00
2500	109	6,30
3000	130	7,50
4000	174	10,00

5,3 g, Schweiz 4,7 g, Großbritannien 4,4 g). Resorptionsquote >95%. Als angemessen und sicher geltende *Tageszufuhr* (mg Natrium/Tag; RDA [284]):

Säuglinge:	1. Lebenshalbjahr	115– 350
	2. Lebenshalbjahr	250– 750
Kinder:	1– 3 Jahre	325– 975
	4– 6 Jahre	450–1350
	7–10 Jahre	600–1800
	über 10 Jahre	900–2700
Jugendliche, Erwachsene:		1100–3300

Mehrbedarf für Schwangere ca. 70 mg Na/Tag, für Stillende ca. 20 mg pro 100 g sezernierte Milch. *Starkes Schwitzen kann den Natriumbedarf wesentlich erhöhen* (ca. 500–1000 mg Natrium pro Liter Schweiß).

Natriumaufnahme erfolgt bei üblicher Ernährungsweise hauptsächlich aus den Lebensmitteln zugesetztem Kochsalz (dabei ca. 40% der Salzzufuhr mit Backwaren, 30% mit Fleischwaren, 10% mit Molkereierzeugnissen). Auch zahlreiche Lebensmittelzusatzstoffe sind natriumhaltig (Na-bicarbonat, Na-phosphat, Na-citrat, Na-glutamat, Na-alginat, Na-benzoat, Na-proprionat, Na-sulfat, Na-nitrat bzw. -nitrit u. a.). Relativ geringer originärer Natriumgehalt der meisten natürlichen Lebensmittel (Ausnahme: Milch, bestimmte Innereien) fällt gegenüber dem Natrium aus zugesetztem Kochsalz (BRD: ca. 13 g NaCl/Tag pro Kopf) kaum ins Gewicht (insgesamt < 10% der Natriumzufuhr). *Natriumquellen der Nahrung* (mg Natrium in 100 g eßbarem Anteil, Mittelwerte; auf Salzzusatz beruhende Natriumwerte in weiten Grenzen variierend):

Gruppe 1: < 10 mg Na/100 g

Weizenmehle, Roggenmehle, Weizenvollkorn, Weizenkeime, Weizenkleie, Haferflocken, Reis, Grieß, Stärke

Pflanzenöle, ungesalzene Butter, Cocosfett, Schweineschmalz

Kartoffeln, alle Frischgemüse außer den in Gruppe 2–4 genannten

Linsen, weiße Bohnen, Sojabohnen

Jeder Art Rohobst, Obstkonserven, Obstsäfte, Trockenäpfel, Trockenpflaumen, Trockenaprikose

Nüsse, Sonnenblumenkerne

Gruppe 2: 10–20 mg Na/100 g

Eierteigwaren, Kakaopulver, Weißkohl, Blumenkohl, Rettich, Radieschen

Gruppe 3: 20-50 mg Na/100 g

Speisequark	35
Vollmilch	48
Diätmargarine	40
Gelbe Erbsen	25
Kohlrabi, Grünkohl, Petersilie, Trockendattel, Trockenfeige	30-40
„streng natriumarme" Diäterzeugnisse (BRD)	bis 40

Gruppe 4: 50-100 g Na/100 g

Rindfleisch, Schweinefleisch	50-75
Kalbfleisch	95
Leber (Schwein, Kalb)	80
Huhn, Truthahn	50-85
Fisch, meiste Arten	65-100
Standardmargarine	100
Karotte, rote Bete, Spinat, Endivie, weiße Rübe	60
Sellerieknolle	75
Mangold	90
Milchschokolade	60
Na-reiche Mineralwässer	bis >100

Gruppe 5: 100-400 mg Na/100 g

„natriumarme" Lebensmittel (BRD)	bis 120
„natriumreduzierte" oder „kochsalzverminderte" Fertiggerichte (BRD)	bis 250
Dosengemüse	200-350
Fischkonserven	150-400
Frischkäse	390

Gruppe 6: >400 mg Na/100 g

Brot, meiste Sorten	450-550
Käse, meiste Sorten	700-1200
gesalzene Butter	bis 600
Fleisch- u. Wurstwaren, meiste Sorten	600-1750
Kartoffelchips	450
Cornflakes	910
Würzsoßen (Ketchups)	>1000

Höchstgehalte an Natrium bei *„natriumreduzierten" Lebensmitteln*[1]) (in mg Na/100 g verzehrfertiges Lebensmittel): Brot, Kleingebäck und sonstige Backwaren, Fertiggerichte und fertige Teilgerichte, Suppen, Brühen und Soßen, Erzeugnisse aus Fischen, Krusten-, Schalen- und Weichtieren *250 mg.* – Kartoffeltrockenerzeugnisse *300 mg.* – Kochwürste *400 mg.* – Käse und Erzeugnisse aus Käse *450 mg.* – Brühwürste und Kochpökelwaren *500 mg* (Verordnung zur Änderung der Nährwert-Kennzeichnungsverordnung etc. vom 30. Mai 1988, Bundesrepublik Deutschland; [91]).

Niacin ▲ (Nicotinsäureamid, Nicotinsäure). Bedarfsdeckung sowohl in Form präformierten Nicotinsäureamids und präformierter Nicotinsäure als auch in Form ihres mit dem Nahrungseiweiß zugeführten Präkursors Tryptophan. Tryptophangehalt des Eiweißes variiert mit der Art des Pro-

---

[1] Nicht zu verwechseln mit **„natriumarmen" Lebensmitteln** (bis 120 mg Na/100 g) s. o.

teins (Getreide ca. 0,6 g, Obst und Gemüse 1 g, Fleisch 1,1 g, Ei 1,5 g Tryptophan/100 g Protein). 60 mg Tryptophan normalerweise äquivalent mit 1 mg Niacin, d. h. aus je 60 mg Tryptophan entsteht bei Anwesenheit von ausreichend Vitamin B_6, Thiamin und Riboflavin 1 mg Nicotinsäureamid/Nicotinsäure *(=1 Niacinäquivalent)*. Mit abnehmender Proteinzufuhr steigt exogener Bedarf für vorgebildetes Niacin. ***Empfohlene Zufuhr*** (mg Niacin plus Niacinäquivalente pro Tag):

Säuglinge:	0– 2 Monate	5	
	3– 5 Monate	7	
	6–11 Monate	8	
Kinder:	1– 3 Jahre	8	
	4– 6 Jahre	11	
	7– 9 Jahre	13	
	10–12 Jahre	♂ 15	♀ 14
	13–14 Jahre	♂ 19	♀ 17
Jugendliche:	15–18 Jahre	♂ 20	♀ 16
Erwachsene:	(6,6 mg/1000 kcal)	♂ 18	♀ 15
Schwangere:	(ab 4. Monat)	18	
Stillende:		20	

(0,6 mg Zulage pro 100 g sezernierter Milch bei voller Deckung des Proteinbedarfs)

Hauptsächliche Niacinquellen der Kost die Träger biologisch hochwertiger Proteine (Fleisch, Fisch, Wild, Geflügel; enthalten neben Tryptophan auch reichlich vorgebildetes Niacin) sowie Getreideerzeugnisse, Hülsenfrüchte, Kartoffeln und Gemüse. In Cerealien enthaltener Anteil komplex gebundenen Niacins wird vom Menschen jedoch nur unvollkommen ausgenutzt. *Niacingehalt einzelner Nahrungsmittel* (mg präformiertes Niacin in 100 g eßbarem Anteil, Mittelwerte; bei küchenmäßiger Verarbeitung der Lebensmittel entstehende Verluste bis zu 60% und mehr sind zu berücksichtigen):

Schweinefleisch	5		*meiste sonstige Fischarten*	3–4
Rindfleisch	4,5			
Kalbfleisch	6		*Vollmilch*	0,09
Leber (Kalb, Schwein)	15		*Weichkäse, Camembert, Brie*	1,2
Huhn, Hase	8		*Magermilchpulver*	1,1
Truthahn	11			
			Weizenfeinbrot, Roggenbrot	0,9
Makrele	7,5		*Grahambrot*	2,5
Thunfisch	8,5		*Weizenvollkornbrot*	3,3
Sardine	9,7		*Weizenkeime*	4,5
Heilbutt	6		*Weizenkleie*	17,7

Haferflocken	1,0	Banane, Zuckermelone	0,6
Eierteigwaren	2,0	Pflaume, getrocknet	1,7
Linsen, Trockenbohnen	2	Dattel, getrocknet	1,9
Gelbe Erbsen	2,8	Aprikose, getrocknet	3,2
Sojamehl	2,2		
		Walnuß, Haselnuß	1
Kartoffel	1,0	Mandel	4
Spinat, Mangold, Rosenkohl, weiße Rübe	0,65	Sonnenblumenkerne	4
Kohlrabi, Sellerieknolle	0,9		
Broccoli, Spargel	1,0	Bäckerhefe	17
Grünkohl	2,0	Bierhefe	45
Grüne Erbsen	2,3		

Pantothensäure ▲. *Empfohlene Zufuhr* (mg Pantothensäure/Tag):

Säuglinge:		4
Kinder:	1- 6 Jahre	5
	7-12 Jahre	6
	13-14 Jahre	8
Jugendliche, Erwachsene:		8
Schwangere: (ab 4. Monat)		10
Stillende:		11

Pantothensäure in pflanzlichen und tierischen Nahrungsmitteln weit verbreitet. Alimentärer Mangel bei in Mitteleuropa üblicher Ernährungsweise deshalb kaum zu erwarten. ***Pantothensäurequellen der Nahrung*** (mg Pantothensäure in 100 g eßbarem Anteil, Mittelwerte; bei küchenmäßiger Verarbeitung der Lebensmittel eintretende Verluste bis zu 50% sind zu berücksichtigen; vgl. [424]):

Muskelfleisch (Rind, Kalb, Schwein)	0,6-0,8	Speisequark, Brie	0,7
		Camembert, Limburger	1
Huhn, Truthahn	0,9-1,1	Hühnerei	1,6
Leber (Schwein, Kalb, Huhn)	7		
		Weizenbrot	0,65
Thunfisch, Lachs, Scholle, Hering	0,7-0,9	Roggenbrot	0,5
		Weizenvollkorn, Weizenkeime, Haferflocken	1
Vollmilch	0,35	Eierteigwaren	0,3

Weiße Bohnen	1	*Avocado*	1
Linsen	1,4	*Trockenaprikose, Trockendattel*	0,8
Gelbe Erbsen	2	*Trockenfeige, Trockenpflaume*	0,4
Sojamehl	1,8	*meiste sonstige Obstarten*	0,2-0,3
Kartoffel	0,4	*Walnuß*	0,8
Blumenkohl, Broccoli	1	*Haselnuß*	1,2
Zuckermais	0,9	*Erdnuß*	2,6
Grüne Erbsen	0,7		
Grüne Bohnen	0,5	*Bäckerhefe*	3,5
meiste sonstige Gemüsearten	0,2-0,3	*Bierhefe*	7,2

Phenylalanin▲. Essentielle ***Aminosäure***▲. Begrenzte Toleranz bei ***Phenylketonurie*** (PKU). 50-70% des Phenylalaninbedarfs können durch Tyrosin (4-Hydroxy-phenylalanin) gedeckt werden. *Richtwerte für Phenylalaninzufuhr* bei bedarfsgerechter Tyrosinsubstitution (mg Phenylalanin/kg/Tag):

Säuglinge:		60-30
Kinder:	1- 3 Jahre	30-20
	4- 6 Jahre	20-15
	7-12 Jahre	15-10
Jugendliche, Erwachsene:		10- 5

Vorkommen von Phenylalanin praktisch in jedem tierischen und pflanzlichen Eiweiß. Jeweiliger Phenylalaningehalt eines Nahrungsmittels aus der Höhe der darin enthaltenen Eiweißmenge nur annähernd zu schätzen (Phenylalaninanteil des Gesamtproteins etwa 4,5-5,5% bei Milch und Milchprodukten, Eiern, Fleisch, Fleischwaren, Fisch, Getreideerzeugnissen und Nüssen, etwa 4% bei Gemüsen, etwa 3% bei Obst). *Phenylalaningehalt einiger Nahrungsmittel* (mg Phenylalanin in 100 g eßbarem Anteil, Mittelwerte)[1]:

---

[1] Kunstgerechte Gestaltung der ***PKU-Diät*** ● nur möglich an Hand einer umfassenden Aufstellung des Phenylalaningehalts aller verzehrs- und handelsüblichen Nahrungsmittel (z. B. [483])

Vollmilch	175	*Weizenvollkornbrot*	360
Vollmilchjoghurt	210	*Spezialbrot, eiweißarm*	28
Kondensmilch 10% Fett	470	*Reis, poliert*	400
Sahne 30% Fett	120	*Haferflocken*	840
Magermilchpulver	1700	*Weizenkeime*	1180
Magerquark	700	*Eierteigwaren*	690
Speisequark 20% Fett i. Tr.	650	*Spezialteigwaren, eiweißarm*	14
Speisequark 40% Fett i. Tr.	580		
Käse, meiste Sorten	800–1600	*Kartoffel*	100
Hühnerei	800	*trockene Hülsenfrüchte*	ca. 1400
		Frischgemüse, meiste Arten	40–120
Kalbfleisch	960	*Frischobst, meiste Arten*	10–40
Kalbsleber	1100	*Trockenobst, meiste Arten*	40–80
Kalbsniere	790		
Rindfleisch, Filet	930	*Haselnuß, Paranuß*	600
Rinderleber	1170	*Walnuß*	660
Schweinefleisch	920	*Mandel*	1100
Schweineleber	1100	*Erdnuß*	1600
Huhn	940		
Truthahn	770	*Speisegelatine*	2000
Fisch, meiste Arten	700–900	*Bäckereipreßhefe*	770
		Bierhefe, getrocknet	2170
Roggenbrot	270		

Phosphat ▲ (Orthophosphorsäure als anorganisches Salz, spaltbares kondensiertes Phosphat oder in organischer Bindung als Ester; 1 mmol = 31 mg, 1 mval = 17,2 mg Phosphat; 1 g = 32,3 mmol = 58,1 mval Phosphat). *Empfohlene Zufuhr* (mg Phosphat/Tag):

Säuglinge:	1. Lebenshalbjahr (künstliche Ernährung)	280	
	2. Lebenshalbjahr	500	
Kinder:	1– 3 Jahre	600	
	4– 6 Jahre	700	
	7– 9 Jahre	800	
	10–14 Jahre	♂ 1000	♀ 900
Jugendliche:	15–18 Jahre	♂ 900	♀ 800
Erwachsene:		800	
Schwangere:		1000	
Stillende:		1000	

Anzustrebendes *Calcium/Phosphat-Verhältnis* in der Kost 1:1,0 bis 1:1,2 (Ca/P-Quotient 1,0-0,8; erfordert Limitierung des Konsums phosphatüberschüssiger Nahrungsmittel, vor allem Fleisch, Fleischwaren, Fisch, Bier und Cola-Getränke, zugunsten calciumreicher Produkte, insbesondere Milch und bestimmte Sorten Käse). Verfügbarkeit des Phosphats aus Lebensmitteln tierischer Herkunft 60-80%, aus Brot 30-70%, aus Hülsenfrüchten 25-30%. Auch in Phytatform gebundenes Phosphat (5-10% der gesamten PO_4-Zufuhr) ist teilweise nutritiv verwertbar [166]. Durchschnittliche Phosphataufnahme bei in Mitteleuropa üblicher Ernährungsweise 1300-1600 mg/Tag, davon etwa ⅔ aus Fleisch und Fleischwaren, Molkereierzeugnissen, Eiern und Fisch. Phosphat ist einer der im Spektrum der Lebensmittel am weitesten verbreiteten Nährstoffe; exogen bedingter Phosphatmangel deshalb beim Gesunden praktisch nicht vorkommend. Andauernd stark überhöhte Phosphatzufuhr (> 3-4 g/Tag) und excessive Calcium/Phosphat-Imbalancen (Ca/P-Verhältnis 1:>4, Ca/P-Quotient <0,25) sind zu vermeiden. *Phosphatquellen der Nahrung* (mg Phosphat in 100 g eßbarem Anteil; Mittelwerte):

Gruppe 1: < 100 mg PO_4/100 g

Vollmilch	90
Weizenfeinbrot	90
Weizenmehl Type 550	95
Cornflakes	60
Kartoffeln	50
Grünkohl, Rosenkohl, Broccoli,	
Schwarzwurzel, Sellerieknolle	80-85
alle sonstigen Gemüse außer	
den in Gruppe 2 genannten	25-50
Frischobst, Obstkonserven	10-40
Cola-Getränke	16
Bier	25-40

Gruppe 2: 100-200 mg PO_4/100 g

Frischkäse	140
Speisequark, Magerquark,	
Schichtkäse	165
Briekäse	190
Rindfleisch	150
Schweinefleisch	200
meiste Wurstsorten	100-200

Schellfisch, Dorsch	180
Scholle, Rotbarsch, Flunder,	
Heilbutt, Seezunge, Thunfisch	200
Brötchen	100
Grahambrot, Roggenmischbrot	180
Roggenmehl, Type 815	135
Eierteigwaren	190
Grüne Erbsen	110
Champignons	125
Trockenfeigen, Rosinen	110
Trockenaprikosen	115

Gruppe 3: 200-300 mg PO_4/100 g

Münsterkäse	240
Sauermilchkäse	265
Limburger	285
Hühnerei	215
Kalbfleisch	215
Makrele, Hering, Sardine	250
Roggenvollkornbrot	220
Weizenvollkornbrot	265
Bitterschokolade	290

Phosphat ▲

Gruppe 4: 300–500 mg PO₄/100 g

Camembert, Roquefort, Butterkäse, Gouda	350–450
Kalbsleber	305
Ölsardine	430
Knäckebrot	320
Haferflocken	390
Reis	325
Weizenvollkorn	405
Hülsenfrüchte, trocken	380–420
Nüsse, Mandeln	350–450

Gruppe 5: > 500 mg PO₄/100 g

Schnittkäse, meiste Sorten	500–600
Schmelzkäse	940
Magermilchpulver	1020
Eigelb	590
Weizenkeime	1100
Weizenkleie	1240
Sojamehl	550
Kakaopulver	655
Bierhefe	1900

Kostanreicherung mit Phosphat ohne begleitende Proteine und sonstige Nährstoffe möglich durch Zugabe reiner Natriumphosphatlösung zu geeigneten Speisen und Getränken: 145,0 g $Na_2HPO_4 \cdot 7H_2O$ + 18,2 g $NaH_2PO_4 \cdot H_2O$ + Aqua dest. ad 1000 g (enthält 22 mg Phosphat/ml). Verabreichung von Phosphat in dieser Form nicht gleichzeitig mit Calcium oder Magnesium.

Purine ▲ (Nucleoside, Nucleotide, Polynucleotide einschließlich bestimmter N-haltiger Bausteine und Abbauprodukte). Kein Purin hat den Charakter eines essentiellen Nährstoffs. Kein exogener Purinbedarf. Gefahr einer zu reichlichen Zufuhr insbesondere bei überhöhtem Konsum von Fleisch und Fleischwaren. *Purinquellen der Nahrung* (mg Gesamt-Purin[1] in 100 g eßbarem Anteil, Mittelwerte):

Kalb, Muskelfleisch	190	Hammelfleisch	150
Kalbsleber	260	Schaffleisch	82
Kalbshirn	100	Pferdefleisch	200
Kalbsbries	1050	Reh, Hase	105
Rind, Muskelfleisch	170	Ente	110
Rinderleber	197	Huhn	120
Rinderniere	213	Truthahn	150
Rinderhirn	162	Gans	165
Schweinefleisch, mager	86	Fleischextrakt	bis 3500
Schweinefilet	150		
Schweineleber	289		

---

[1] Als Harnsäureäquivalent (Purin-N × 2,4)

Hühnerei	1	*Grünkohl, Rotkohl, Blumenkohl,*	
Milch, Milchprodukte	purinfrei	*Spargel, Sellerieknolle*	30
		Grüne Bohnen, Steinpilz	50
Walfisch	88	*Spinat*	60
Dorsch, Heilbutt	120	*Weiße Bohnen*	120
Seezunge, Thunfisch	140	*Gelbe Erbsen*	145
Karpfen	160	*Linsen*	220
Forelle	170	*Sojamehl*	380
Makrele	190		
Hering	210	*Weißbrot*	15
Nordseegarnele	234	*Vollkornbrot*	40
Lachs	250	*Bäckerpreßhefe*	750
Sardine	345	*Bier*	13
Sardelle	360		

Riboflavin (Vitamin B$_2$) ▲. Auf den Energieumsatz bezogener Bedarfsrichtwert schätzungsweise 0,6 mg Riboflavin/1000 kcal (0,14 mg/MJ); Mindestzufuhr auch bei geringerem Calorienumsatz 1,2 mg Riboflavin/Tag (Erwachsene). *Empfohlene Zufuhr* (mg Riboflavin/Tag):

Säuglinge:	0– 2 Monate	0,4		
	3– 5 Monate	0,5		
	2. Lebenshalbjahr	0,6		
Kinder:	1– 3 Jahre	0,7		
	4– 6 Jahre	1,0		
	7– 9 Jahre	1,3		
	10–12 Jahre	♂ 1,5	♀ 1,4	
	13–14 Jahre	♂ 1,6	♀ 1,5	
Jugendliche:	15–18 Jahre	♂ 1,8	♀ 1,7	
Erwachsene:		♂ 1,7	♀ 1,5	
Schwangere: (ab 4. Monat)		2,0		
Stillende:		2,4		

Bedarfsdeckung bei in Mitteleuropa üblicher Ernährungsweise zu annähernd ⅔ aus Nahrungsmitteln tierischer Herkunft. Gefahr der Unterversorgung am ehesten bei sehr niedrigem Konsum von Milch und Milchprodukten. *Riboflavinquellen der Nahrung* (mg Riboflavin in 100 g eßbarem Anteil, Mittelwerte; bei Lagerung und küchenmäßiger Verarbeitung der Lebensmittel entstehende Verluste bis zu 50% und mehr sind zu berücksichtigen):

Vollmilch, Joghurt	0,18	Kartoffel	0,05
Speisequark	0,27	Blumenkohl, grüne Bohnen,	
Käse, meiste Sorten	0,3–0,5	Endivie, Spargel, Zuckermais	0,12
Magermilchpulver	2,18	Rosenkohl	0,14
Hühnerei	0,31	Grüne Erbsen, Trockenbohnen	0,16
		Broccoli, Gartenkresse	0,2
Schweinefleisch	0,23	Spinat	0,23
Kalbfleisch, Rindfleisch	0,26	Grünkohl	0,25
Kalbsleber	2,6	Linsen, Trockenerbsen	0,26
Rindsleber	2,9	Sojamehl	0,28
Schweineleber	3,2	Champignons	0,44
		meiste sonstige Gemüse	0,03–0,06
Hering, Flunder, Scholle	0,2	Avocado	0,15
Makrele	0,36	meiste sonstige Obstsorten	0,02–0,05
Weizenvollkornbrot	0,15		
Roggenvollkornbrot	0,17	Haselnuß	0,2
Weizenkeime	0,72	Mandel	0,62
Weizenkleie	0,51		
Haferflocken	0,15	Bäckerhefe, gepreßt	2,31
Mais	0,2	Bierhefe, getrocknet	3,77

Selen ▲. Als angemessen und sicher geltende *Tageszufuhr* (µg Selen/Tag; RDA [284]):

Säuglinge:	1. Lebenshalbjahr	10– 40
	2. Lebenshalbjahr	20– 60
Kinder:	1–3 Jahre	20– 80
	4–6 Jahre	30–120
Schulkinder, Jugendliche:		50–200
Erwachsene: (1–2 µg/kg)		50–200

Bedarfsdeckung vor allem mit Fleisch, Fisch und Getreideerzeugnissen (Resorptionsquote >80%). Selengehalt variiert bei pflanzlichen Produkten je nach dem Selenvorkommen in Boden und Grundwasser wesentlich stärker als bei Nahrungsmitteln tierischer Herkunft. Gemüse überwiegend, Obst durchweg arm an Selen. Gefahr einer Selenunterversorgung insbesondere bei längerdauernder parenteraler Ernährung ohne Selensubstitution, bei künstlich ernährten jungen Säuglingen und generell in Gebieten mit selenarmem Boden. Bei langzeitig stark überhöhter Selen-

▲ Nährstoffe, Nährstoffbedarf, Nährstoffquellen 45

zufuhr (>2500 µg/Tag; rein alimentär unter normalen mitteleuropäischen Ernährungsbedingungen nicht vorkommend) andrerseits Intoxikation (Selenose) möglich. *Selenquellen der Nahrung* (µg Selen in 100 g eßbarem Anteil, Mittelwerte; mit Verlusten bei der küchenmäßigen Verarbeitung der Lebensmittel ist zu rechnen):

Vollmilch	9	*Weizenfeinbrot*		28
Speisequark	5	*Weizenvollkornbrot*		55
Käse, meiste Sorten	4–10	*Weizenkeime*		110
Hühnerei	10	*Weizenkleie*		100
Flüssigeigelb	30	*Haferflocken*		10
		Reis, unpoliert		40
Schweinefleisch	31	*Eierteigwaren*		65
Rindfleisch, Filet	35			
Leber (Kalb, Rind)	40	*Kartoffeln*		4–20
Leber (Schwein)	60	*Weißkohl, Rosenkohl*		18
Kalbsniere	260	*Möhre*		20
Rinderniere	160–550	*Linsen*		11
Schweineniere	190–420	*Weiße Bohnen*		22
		Trockenerbsen		45
Dorsch, Lachs, Seezunge	25	*Sojabohnen*		60
Makrele	35	*meiste sonstige Gemüse*		<3
Rotbarsch, Aal	45			
Scholle	65	*Orange*		3,5
Sardine	85	*Banane*		4,4
Thunfisch	130	*meiste sonstige Obstarten*		<3
Hering	140	*Selenhefe*[1])		1170

Thiamin (Vitamin B₁)▲. Auf den Energieumsatz bezogener Bedarfsrichtwert 0,4–0,5 mg Thiamin/1000 kcal (0,10–0,12 mg/MJ), Mindestzufuhr auch bei geringerem Calorienumsatz 1 mg Thiamin/Tag (Erwachsene). *Empfohlene Zufuhr* (mg Thiamin/Tag):

Säuglinge:	0– 2 Monate	0,3
	3– 5 Monate	0,4
	2. Lebenshalbjahr	0,5
Kinder:	1– 3 Jahre	0,6
	4– 6 Jahre	0,8

---

[1]) Dragees zu 8,4 µg Selen (Fa. Hansepharm, Hamburg 70)

	7–9 Jahre	1,0	
	10–12 Jahre	♂ 1,2	♀ 1,1
	13–14 Jahre	♂ 1,4	♀ 1,3
Jugendliche:	15–18 Jahre	♂ 1,5	♀ 1,3
Erwachsene:	19–35 Jahre	♂ 1,4	♀ 1,2
	über 35 Jahre	♂ 1,3	♀ 1,1
Schwangere:	(ab 4. Monat)	1,6	
Stillende:		1,8	

Bedarfsdeckung bei in Mitteleuropa üblicher Ernährungsweise zu etwa ⅓ aus Fleisch und Fleischwaren, ¼ aus Getreideerzeugnissen, ⅙ aus Gemüse und Hülsenfrüchten. Zustände marginaler Thiaminversorgung nicht ganz selten (S. 70). **Thiaminquellen der Nahrung** (mg Thiamin in 100 g eßbarem Anteil, Mittelwerte; bei Lagerung und küchenmäßiger Verarbeitung der Lebensmittel eintretende Verluste bis zu 50% und mehr sind zu berücksichtigen):

Vollmilch, Joghurt,		*Reis, unpoliert*	0,4
Speisequark	0,035	*Mais*	0,36
Käse, meiste Sorten	0,03–0,05	*Eierteigwaren*	0,17
Magermilchpulver	0,34		
Hühnerei	0,1	*Kartoffel*	0,11
Rindfleisch, Filet	0,1	*Linsen*	0,43
Kalbfleisch	0,15	*Weiße Bohnen*	0,46
Schweinefleisch	0,8	*Gelbe Erbsen*	0,76
Leber (Kalb, Rind, Schwein)	0,3	*Sojamehl*	0,77
Schweineschinken	0,6		
Ente	0,3	*Grünkohl, Broccoli, Porree,*	
		Mangold, Champignon	0,1
Makrele	0,13	*Blumenkohl, Schwarzwurzel,*	
Thunfisch, Lachs, Aal	0,17	*Spinat, Spargel*	0,11
Flunder	0,22	*Rosenkohl, Gartenkresse,*	
		Zuckermais	0,15
Roggenvollkorn	0,35	*Topinambur*	0,2
Weizenvollkorn	0,48	*Grüne Erbsen*	0,3
Weizenfeinbrot	0,09	*meiste sonstige Gemüse*	0,03–0,06
Weizenvollkornbrot	0,25		
Roggenbrot	0,18		
Weizenkeime	2,0		
Weizenkleie	0,65		
Haferflocken	0,59		

Trockenfeige, Rosinen	0,12	*Sonnenblumenkerne*	1,9
Trockenpflaume	0,15		
Frischobst, meiste Arten	0,03–0,06	*Bäckereipreßhefe*	1,43
Walnuß	0,34	*Bierhefe, getrocknet*	12,0

Vitamin A (Retinol)▲. Deckung des Bedarfs sowohl in Form präformierten all-trans-Retinols und diesem nahestehender natürlicher Analoga (Vorkommen in Lebensmitteln tierischer Herkunft) als auch in Form zahlreicher (etwa 30) vom Körper zu aktivem Vitamin A metabolisierbarer Vorstufen (A-Provitamine) von carotinoider Struktur (Hauptvertreter: β-Carotin; Vorkommen überwiegend in pflanzlichen Nahrungsmitteln). Berechnung der unterschiedlichen Vitamin A-Aktivität von Retinol und Provitaminen meist in *Retinoläquivalenten,* häufig jedoch auch noch in den alten internationalen Einheiten (I. E.): 1 mg Retinoläquivalent = 1 mg Retinol = 6 mg β-Carotin = 12 mg sonstiger Provitamin-A-Carotinoide[1] = 3330 I. E. Retinol = 10000 I. E. β-Carotin; 1 mg β-Carotin entspricht 0,167 mg Retinol; 1 mg anderer Provitamin-A-Carotinoide entspricht 0,084 mg Retinol; 1 I. E. aus Retinol = 0,3 µg Retinoläquivalent, 1 I. E. aus β-Carotin = 0,1 µg Retinoläquivalent. *Empfohlene Zufuhr* (mg Retinoläquivalente/Tag, DGE 1985; vgl. dagegen [291]):

Säuglinge:	0– 2 Monate	0,5
	3– 5 Monate	0,6
	2. Lebenshalbjahr	0,6
Kinder:	1– 3 Jahre	0,6
	4– 6 Jahre	0,7
	7– 9 Jahre	0,8
	10–12 Jahre	0,9
	13–14 Jahre	♂ 1,1 ♀ 1,0
Jugendliche:	15–18 Jahre	♂ 1,1 ♀ 0,9
Erwachsene:		♂ 1,0 ♀ 0,8
Schwangere: (ab 4. Monat)		1,2
Stillende:		1,8

(ca. 0,12 mg Retinoläquivalente Zulage pro 100 g sezernierte Milch)

Versorgung mit Vitamin A bei in Mitteleuropa üblicher Ernährungsweise zu annähernd ⅘ in Form von präformiertem Retinol, ⅕ in Form von Pro-

---

[1] **Gesamt-Vitamin A** = mg Retinol + $\frac{\text{mg Beta-Carotin}}{6}$ + $\frac{\text{mg sonstiger A-Provitamine}}{12}$

vitaminen (etwa 35% der Gesamtzufuhr an Retinoläquivalenten aus Fleisch und Fleischerzeugnissen, 20% aus Molkereierzeugnissen, je 10% aus Margarine und aus Eiern). Wichtig für die Sicherstellung optimaler Bioverfügbarkeit genügende Fettzufuhr (für den Erwachsenen mindestens 15-25 g Fett/Tag) sowie bei carotinreichen Gemüsen mechanische Zerkleinerung und ausreichende Garung. Pflanzliche Rohkost für Versorgung mit Vitamin A wenig ergiebig. Überhöhte Retinolzufuhr ist zu vermeiden; ab etwa 0,25 mg präformiertem Retinol/kg/Tag, monatelang verabfolgt, beginnt potentiell toxischer Bereich. Carotine dagegen in jeder Menge unbedenklich. *Vitamin A-Quellen der Nahrung* (Mittelwerte für 100 g eßbaren Anteil; bei Lagerung und küchenmäßiger Verarbeitung der Lebensmittel eintretende Verluste bis zu 40% sind zu berücksichtigen):

Präformiertes Retinol (mg/100 g)

Kalbsleber	4	*Vollmilch, Joghurt*	0,03
Rinderleber	8	*Vollmilchpulver, Sahne*	
Schweineleber	5,8	*30% Fett*	0,25
Leberwurst	1,5	*Kondensmilch 10% Fett*	0,065
Leberpastete	0,95	*Fettkäse, meiste Sorten*	0,2-0,4
Rinderniere	0,3	*Hühnerei*	0,22
Schweineniere	0,04-0,2	*Flüssigeigelb*	0,55
		Butter	0,59
Makrele	0,1	*Margarine, meiste Sorten*	0,5
Thunfisch	0,45		
Aal	0,98	*Dorschlebertran*	25,0

Carotin (mg/100 g; Summe aller Carotine vom A-Provitamintyp[1], 6-12 mg entsprechen 1 mg Retinol)

Vollmilch, Joghurt	0,018	*Kohlrabi, Gurke*	0,2
Vollmilchpulver, Sahne		*Grüne Bohnen, Schnittlauch*	0,3
30% Fett	0,15	*Rosenkohl, Zucchini, grüne*	
Kondensmilch 10% Fett	0,045	*Erbsen, weiße Bohnen*	0,4
Fettkäse, meiste Sorten	0,1-0,2	*Tomate, Kopfsalat*	0,8
Butter	0,38	*Endivie*	1
Standardmargarine, Pflanzen-		*Broccoli*	2
margarine	0,65	*Mangold*	3,5
		Grünkohl, Spinat, Feldsalat	4
Kartoffel	0,01	*Petersilie*	7
Kohlrübe, Linsen	0,1	*Möhre*	12

---

[1] Differenziertere Analysenwerte bisher nicht verfügbar.

Orange	0,1	*Mandarine*	0,34
Pflaume, Mirabelle, Reineclaude,		*Kiwi*	0,37
Stachelbeeren, Wassermelone	0,2	*Pfirsich*	0,44
Banane	0,23	*Zuckermelone*	1,75
Sauerkirsche, Brombeeren	0,3	*Aprikose*	1,8

Vitamin B$_6$ ▲ (*Pyridoxin*-Gruppe, bestehend aus Pyridoxin = Pyridoxol, Pyridoxamin und Pyridoxal). Bedarf korreliert mit der Höhe des Proteinumsatzes (0,02-0,04 mg Vitamin B$_6$ pro g Nahrungseiweiß). *Empfohlene Zufuhr* (mg Vitamin B$_6$/Tag):

Säuglinge:	0- 2 Monate	0,3		
	3- 5 Monate	0,4		
	2. Lebenshalbjahr	0,5		
Kinder:	1- 3 Jahre	0,7		
	4- 6 Jahre	1,3		
	7- 9 Jahre	1,4		
	10-12 Jahre	♂ 1,6	♀ 1,4	
	13-14 Jahre	♂ 2,0	♀ 1,6	
Jugendliche:	15-18 Jahre	♂ 2,1	♀ 1,8	
Erwachsene:		♂ 1,8	♀ 1,6	
Schwangere: (ab 4. Monat)		2,8		
Stillende:		2,4		

Vorkommen von Vitamin B$_6$ in zahlreichen Lebensmitteln; Bedarfsdeckungslücken bei einzelnen Bevölkerungsgruppen dennoch nicht ganz selten. *Vitamin B$_6$-Quellen der Nahrung* (mg Vitamin B$_6$ in 100 g eßbarem Anteil, Mittelwerte; bei Lagerung und küchenmäßiger Verarbeitung der Lebensmittel eintretende Verluste bis zu 50% und mehr sind zu berücksichtigen):

Vollmilch, Joghurt	0,045	*Rindfleisch*	0,45
Magermilch	0,05	*Schweinefleisch, Huhn*	0,5
Magerquark	0,1	*Schweineleber, Rinder-*	
Käse, meiste Sorten	0,06-0,12	*leber*	0,6-0,7
Magermilchpulver	0,28	*Kalbsleber*	0,9
Molkenpulver	0,6		
Hühnerei	0,12	*Dorsch, Scholle, Flunder*	0,2
		Hering, Heilbutt, Thunfisch	0,45
Kalbfleisch	0,4	*Makrele*	0,6

Sardine, Lachs	1,0	Grünkohl, Porree, Feldsalat	0,25
Weizenfeinbrot	0,04	Rosenkohl, Paprikaschote, grüne und weiße Bohnen	0,28
Weizenvollkornbrot	0,36	Gartenkresse	0,3
Weizenkeime	3,3	Linsen	0,6
Weizenkleie	2,5	Sojabohnen	1,2
Weizenvollkorn, Mais	0,4	meiste sonstige Gemüse	0,05–0,09
Haferflocken	0,16		
Hirse	0,75	Trockenobst (Feige, Dattel, Pflaume, Aprikose)	0,12–0,17
Reis, unpoliert	0,67		
Eierteigwaren	0,06	Banane	0,37
Kartoffel	0,21	Avocado	0,5
Möhre, Weißkohl, Kohlrabi, Kürbis	0,1	sonstiges Frischobst, meiste Arten	0,045–0,075
Rotkohl, Broccoli, grüne Erbsen	0,15	Bäckerepreßhefe	0,8
Spinat, Wirsing, Sauerkraut,		Bierhefe, getrocknet	4,4
Blumenkohl, Kohlrübe	0,2	Bier, meiste Sorten	ca. 0,05

Vitamin B_{12} ▲ (*Cobalamin*-Gruppe: Cyanocobalamin = B_{12}, Hydroxocobalamin = B_{12}a, Aquocobalamin = B_{12}b, Nitritocobalamin = B_{12}c, B_{12}-Coenzyme 5-Desoxyadenosylcobalamin und Methylcobalamin).
Empfohlene Zufuhr (µg Vitamin B_{12}/Tag):

Säuglinge:	0– 2 Monate	0,5
	3– 5 Monate	1,0
	2. Lebenshalbjahr	1,5
Kinder:	1– 3 Jahre	2,5
	4– 6 Jahre	3,0
	7–14 Jahre	5,0
Jugendliche, Erwachsene:		5,0
Schwangere:		6,0
Stillende:		6,0

(ca. 0,07 µg B_{12}-Zulage pro 100 g sezernierte Milch)
Bedarfsdeckung fast ausschließlich aus *Nahrungsmitteln tierischer Herkunft*. Durchschnittliche Resorptionsquote ca. 50%. Gefahr unzureichender alimentärer Versorgung insbesondere bei streng vegetarischer Ernährungsweise (Veganer). *Vitamin B_{12}-Quellen der Nahrung* (µg Cobalamine in 100 g eßbarem Anteil, Mittelwerte; Zubereitungsverluste bis etwa 30% sind möglich):

Vollmilch	0,42	Kalbsleber	60
Magerquark	0,9	Schweineleber	39
Käse, meiste Sorten	0,6–2,0		
Magermilchpulver	2,2	Dorsch	0,53
Vollmilchpulver, Molkenpulver	2,4	Schellfisch, Flunder, Heilbutt,	
Hühnerei	0,8–3,1	Aal	1
		Scholle	1,5
Kalbfleisch	2	Lachs	2,9
Rindfleisch	2–5	Seelachs	3,5
Schweinefleisch	5	Rotbarsch	3,8
Huhn	0,5	Thunfisch	4,3
Schweineniere	15	Makrele	9
Rinderniere	35	Hering	8,5–11
Rinderleber	65		

Vitamin C▲ (*Ascorbinsäure,* Dehydroascorbinsäure). Frage der Bedarfshöhe noch nicht ausdiskutiert (Zufuhrempfehlungen für Vitamin C beim gesunden Erwachsenen variieren zwischen 15 und 100 mg/Tag). Häufig zitierte minimale scorbutverhütende Dosis (10 mg Ascorbinsäure/Tag, Erwachsene) kein geeignetes Kriterium für Bestimmung der wünschenswerten Höhe des C-Vitamingehalts der Kost. ***Empfohlene Zufuhr*** (mg Vitamin C/Tag; DGE 1985):

Säuglinge:	0– 2 Monate	40
	3– 5 Monate	45
	2. Lebenshalbjahr	50
Kinder:	1– 3 Jahre	55
	4– 6 Jahre	60
	7– 9 Jahre	65
	10–12 Jahre	70
	13–14 Jahre	75
Jugendliche, Erwachsene:		75
Schwangere: (ab 4. Monat)		100
Stillende:		*125*

(ca. 6 mg C-Zulage pro 100 g sezernierte Milch)
Bedarfsdeckung hauptsächlich aus **Obst** und **Gemüse** (je etwa 38%; Schweiz) und **Kartoffeln** (20%). Resorptionsquote 80–90%. Weitestmöglicher Rohkostverzehr empfehlenswert. ***C-Vitaminquellen der Nahrung*** (mg Vitamin C in 100 g eßbarem Anteil, Mittelwerte; bei Lagerung und küchenmäßiger Verarbeitung der Lebensmittel eintretende Verluste bis 70% und darüber sind zu berücksichtigen):

Apfel, Pfirsich	10	*Rettich*	27
Banane, Sauerkirsche	12	*Radieschen, Porree, Batate*	30
Süßkirsche	15	*Kohlrübe*	33
Ananas	19	*Feldsalat, Chinakohl*	35
Heidelbeeren	20	*Mangold*	40
Himbeeren	25	*Weißkohl, Wirsing,*	
Mandarine, Zuckermelone	30	*Schnittlauch*	45
Rote Johannisbeeren,		*Spinat, Rotkohl, Brunnen-*	
Stachelbeeren	35	*kresse*	50
Mango	39	*Gartenkresse*	60
Pampelmuse	44	*Kohlrabi*	63
Orange	50	*Blumenkohl*	73
Zitrone	53	*Grünkohl*	105
Erdbeeren	64	*Rosenkohl, Broccoli*	115
Kiwi	71	*Paprikaschote*	139
Schwarze Johannisbeeren	175	*Petersilienblatt*	165
Hagebutten	250	*meiste sonstige einheimische*	
meiste sonstige einheimische		*Gemüsearten*	<10
Obstarten	<10	*Kartoffel*	17
Kopfsalat, Sojasprossen	13	*Kuhmilch*	1,7
Sauerkraut, weiße Rübe,		*Schafmilch*	4,25
grüne Bohnen, Spargel	20	*Stutenmilch*	15,0
Tomate	24		

Vitamin D ▲ (*Calciferole* Calciol = Cholecalciferol = Vitamin D_3 und Ercalciol = Ergocalciferol = Vitamin D_2; 1 µg Calciferol = 40 I.E.; 1 I.E. = 0,025 µg Calciferol). Alimentärer Calciferolbedarf variiert sehr weitgehend mit äußeren Lebensumständen (geographische Lage, Klima, Sonnenlichtexposition, Bekleidungssitten). *Empfohlene Zufuhr* für in gemäßigten Klimazonen lebende Personen (µg Vitamin D/Tag; DGE 1985):

Säuglinge:		10
Kinder:	1–14 Jahre	10
Jugendliche:	15–18 Jahre	10
Erwachsene:		5
Schwangere: (ab 4. Monat)		10
Stillende:		10

▲ Nährstoffe, Nährstoffbedarf, Nährstoffquellen 53

Nahrungsmittel allein bei in Mitteleuropa üblicher Ernährungsweise für Vitamin D-Bedarfsdeckung häufig nicht ausreichend; dann zusätzliche medikamentöse Supplementierung erforderlich (bei Säuglingen praktisch in jedem Fall). Überhöhte Calciferolaufnahme kann zu Intoxikationserscheinungen führen. Zufuhrwerte ab der 5-10fachen Höhe der DGE-Empfehlungen (s. o.) und alle Formen der medikamentösen Applikation, ganz besonders jede Medikation mit D-Metaboliten (Calcidiol, Calcitriol), bedürfen deshalb der Überwachung des Calciumhaushalts. *Nahrungsquellen für präformiertes Vitamin D* (µg Calciferol in 100 g eßbarem Anteil, Mittelwerte):

Vollmilch, VM-Joghurt	0,06	*Dorsch, Makrele*	1
Vollmilchpulver	0,46	*Rotbarsch*	2,3
Sahne 30% Fett	1,1	*Heilbutt*	5
Speisequark 40% Fett i. Tr.	0,2	*Thunfisch*	5,4
Käse, meiste Sorten	0,2-1,0	*Sardine*	7,5
		Baltischer (Ostsee-)Hering	8
Hühnerei	1,8	*Aal*	13
Flüssigeigelb	6,6	*Lachs*	16
Trockenvollei	5	*Hering*	30
Butter	1,3		
Margarine, meiste Sorten	2,5	*Dorschlebertran*	150-250
		Heilbuttleberöl	1500-3000
Kalbsleber	0,3	*Thunfischleberöl*	bis 10000
Rinderleber	1,7		

Vitamin E (Tocopherole) ▲. Eine Gruppe von acht natürlich vorkommenden, chemisch nahe verwandten Verbindungen unterschiedlicher biologischer Aktivität (α-, β-, γ-, δ-Tocopherol, α-, β-, γ-, δ-Tocotrienol). Definition der Vitamin-E-Wirksamkeit in *mg D-α-Tocopheroläquivalenten*[1] (z.B. nach der Formel: Gesamt-Tocopherol = mg D-α-Tocopherol × 1,0 + mg β-Tocopherol × 0,5 + mg γ-Tocopherol × 0,25 + mg δ-Tocopherol × 0,01 + mg α-Tocotrienol × 0,33 + mg β-Tocotrienol × 0,04 + mg γ-Tocotrienol × 0,04; vgl. [108]) anstelle der früher gebräuchlich gewesenen internationalen Einheiten (1 I.E. = 0,67 mg D-α-Tocopheroläquivalent). Der E-Vitaminbedarf steigt proportional mit der Aufnahme mehrfach ungesättigter Fettsäuren. *Empfohlene Zufuhr* (mg D-α-Tocopheroläquivalente/Tag):

---

[1] D-α-Tocopherol = RRR-α-Tocopherol.

Säuglinge:	0– 2 Monate	3
	3– 5 Monate	4
	2. Lebenshalbjahr	4
Kinder:	1– 3 Jahre	5
	4– 6 Jahre	7
	7– 9 Jahre	8
	10–12 Jahre	10
	13–14 Jahre	12
Jugendliche, Erwachsene:		12
Schwangere: (ab 4. Monat)		14
Stillende:		17

(ca. 0,59 mg D-α-Tocopheroläquivalente Zulage pro 100 g sezernierte Milch).

Tocopherole in sehr unterschiedlicher Komposition vor allem in Cerealien, Nüssen und Gemüsen weit verbreitet. Ergiebigste Vorkommen in polyensäurereichen Pflanzenölen. Resorptionsquote ca. 40%.

Vitamin E-Gehalt einiger Nahrungsmittel (mg D-α-Tocopheroläquivalente in 100 g eßbarem Anteil, Mittelwerte[1]; bei längerer Lagerung sowie beim Braten, Rösten, Schmoren u. ä. eintretende Verluste bis zu 50% und mehr sind zu berücksichtigen):

Olivenöl	12		*Butter*	2
Rüböl	15			
Sojaöl	15		*Weizenvollkorn*	1,4
Erdnußöl	17		*Roggenvollkorn*	1,95
Palmöl	22		*Weizenkleie*	2,8
Maiskeimöl	31		*Weizenkeime*	11,7
Traubenkernöl	32			
Färberdistelöl (Safloröl)	35		*Blattgemüse, meiste Arten*	0,5–1,5
Baumwollsaatöl	38			
Sonnenblumenöl	56		*Walnuß*	6
Weizenkeimöl	215		*Paranuß*	8
			Erdnuß	9
Standardmargarine	10		*Mandel*	24
Pflanzenmargarine	16		*Haselnuß*	26
Diätmargarine	67		*Sonnenblumenkerne*	25

[1] Die bisher verfügbaren Analysen (vgl. [269], [108]), insbesondere zur Differenzierung der Tocopherol- und Tocotrienolfraktionen, sind lückenhaft, alle darauf basierenden Äquivalentberechnungen deshalb vorerst nur als Annäherungswerte zu betrachten.

Vitamin K ▲ *(Phyllochinon* = Phytomenadion = Vitamin K_1; vierzehn Multiprenylmenachinone von wahrscheinlich unterschiedlichem Grad biologischer Aktivität = Vitamin K_2). Geschätzter Bedarf 1-2 µg/kg/Tag (Säuglinge: 4-5 µg/kg/Tag). Als angemessen und sicher geltende *Tageszufuhr* (µg Vitamin K/Tag; RDA [284]):

Säuglinge:	1. Lebenshalbjahr	12
	2. Lebenshalbjahr	10- 20
Kinder:	1- 3 Jahre	15- 30
	4- 6 Jahre	20- 40
	7-10 Jahre	30- 60
	über 10 Jahre	50-100
Jugendliche:		50-100
Erwachsene:		70-140

Vitamin K in Lebensmitteln pflanzlicher und tierischer Herkunft weit verbreitet; rein alimentär bedingter Mangel deshalb jenseits des Säuglingsalters sehr selten. Resorptionsquote 30-70%. *K-vitaminreiche Nahrungsmittel* (µg Vitamin K in 100 g eßbarem Anteil, Mittelwerte nach [383])[1]:

Sellerieknolle	100	*Rosenkohl*	570
Broccoli	130	*Rotkohl*	(10-)3000
Kopfsalat	200	*Sauerkraut*	1540
Sojamehl	200		
Weißkohl	(40-)250		
Blumenkohl	300	*Kalbsleber*	150
Spinat	350	*Hühnerfleisch*	300
Weizenkeime	350	*Hühnerleber*	590

Zink ▲. Zweithäufigstes Spurenelement des menschlichen Körpers, Bestandteil zahlreicher Zink-Metalloenzyme. *Empfohlene Zufuhr* (mg Zink/Tag):

---

[1] Analysenwerte der einzelnen Autoren z. T. noch sehr divergierend.

Säuglinge: 0– 2 Monate 3
3– 5 Monate 4
2. Lebenshalbjahr 5
Kinder: 1– 3 Jahre 8
4– 6 Jahre 10
7–12 Jahre 12
über 12 Jahre 15
Jugendliche, Erwachsene: 15
Schwangere: (ab 4. Monat) 25
Stillende: 25

Zinkversorgung zu etwa ⅓ aus Fleisch und Fleischwaren, ¼ aus Milch, Käse, Eiern, ⅕ aus Cerealien. Resorptionsquote 10–40%, bei proteinreichen Lebensmitteln tierischer Herkunft höher als bei ballaststoffreichen Vegetabilien. Aminosäuren (Alanin, Glykokoll, Cystein, Histidin) verbessern, Phytate verschlechtern die Ausnutzung. *Gefahr eines Zinkmangels insbesondere bei sehr geringem Konsum von Fleisch und Molkereiprodukten* (Vegetarier). Toxische Effekte, solange Zinkzufuhr ausschließlich in Form natürlicher Lebensmittel erfolgt, nicht zu erwarten. *Zinkquellen der Nahrung* (mg Zink in 100 g eßbarem Anteil, Mittelwerte):

Vollmilch, Magermilch, Joghurt	0,4	*Weizenfeinbrot*	0,5
Speisequark	0,5	*Weizenvollkornbrot*	2
Käse, meiste Sorten	2–4	*Roggenbrot*	0,9
Vollmilchpulver, Molkenpulver	2	*Haferflocken, Weizenvollkorn*	4
Magermilchpulver	4	*Weizenkeime*	12
Hühnerei	1,35	*Weizenkleie*	13
		Mais	2,5
		Reis, unpoliert	1–2
		Eierteigwaren	1,6
Huhn	0,9		
Schweinefleisch, Truthahn	2		
Rindfleisch, Kalbfleisch	3	*Weiße Bohnen*	3
Rinderleber, Corned beef	5	*Gelbe Erbsen*	4
Schweineleber	6	*Linsen, Sojamehl*	5
Kalbsleber	8	*Rosenkohl, Broccoli*	1
		sonstige Gemüse, meiste Arten	0,2–0,6
Schellfisch	0,3	*Kartoffeln*	0,27
Dorsch, Flunder, Forelle	0,5		
Lachs	0,8		
Aal, Hecht	1		
Nordseegarnelen (Krabben)	2,3		
Auster	>7		

Obst, meiste Arten	0,1–0,2	Paranuß	4
Haselnuß, Mandel	2	Sonnenblumenkerne	5
Walnuß, Erdnuß	3	Bitterschokolade	2

Wasser ▲. Höhe des Flüssigkeitsbedarfs in besonderem Maße variierend mit den Lebensumständen: Klima, Umgebungstemperatur, Luftfeuchtigkeit, körperliche Aktivität usw. Basisbedarf (solange keine sichtbare Schweißbildung besteht) etwa 1 ml Wasser/kcal (240 ml/1000 kJ) für den Erwachsenen, 1,5 ml Wasser/kcal (360 ml/1000 kJ) für den Säugling. *Richtwerte für die Zufuhr von Wasser* (ml Wasser/kg Körpergewicht/Tag):

Säuglinge:	1.– 3. Lebenstag	70–100
	4.–10. Lebenstag	100–150
	1. Lebenshalbjahr	140–160
	2. Lebenshalbjahr	110–140
Kinder:	1– 3 Jahre	115–125
	4– 6 Jahre	100–110
	7– 9 Jahre	90–100
	10–12 Jahre	70– 85
	13–14 Jahre	50– 60
Jugendliche:	15–18 Jahre	40– 50
Erwachsene: (ca. 1 ml/kcal)		30– 45
Schwangere:		30– 45
Stillende:		40– 50

Belastungsbedingter Mehrbedarf (hohe Umgebungstemperatur, Hitzearbeit, Leistungssport u. ä., auch krankheitsbedingter Mehrbedarf durch Fieber, Erbrechen, Diarrhoe, Polyurie) kann das Mehrfache der vorstehend genannten Richtwerte erreichen (bis 400% und darüber). In jedem derartigen Fall zu beachten: Ersatz auch der mit Flüssigkeitsverlusten stets verbundenen Elektrolytverluste (Natrium, Kalium, Magnesium usw.). Deckung des Flüssigkeitsbedarfs erfolgt normalerweise etwa zur Hälfte bis zwei Drittel durch *flüssige Nahrungsmittel* (Getränke, Suppen u. ä.), im übrigen durch das in nichtflüssigen Nahrungsmitteln enthaltene *„unsichtbare" Wasser.* Das bei der Verbrennung von Fett (1,1 ml H_2O/g), Kohlenhydraten (0,55 ml H_2O/g) und Eiweiß (0,4 ml H_2O/g) im intermediären Stoffwechsel anfallende Oxydationswasser bleibt in der Regel unberechnet. *„Unsichtbares" Wasser in Nahrungsmitteln und Zubereitungen von nichtflüssiger Konsistenz* (g Wasser in 100 g eßbarem Anteil)[1]:

---

[1] Vgl. Fußnote S. 464

Speisequark	75–80	gekochte Nährmittel, Breie,	
Weichkäse, meiste Sorten	50–75	Süßspeisen	50–70
Schnittkäse, meiste Sorten	35–45	Gelatinespeisen, Eiscreme	90
Hühnerei	75	Kartoffel, roh	78
Fleisch, meiste Sorten	50–80	Kartoffel, gekocht	50–60
Fleischwaren, meiste Sorten	40–60	Pommes frites	44
Fisch	60–80	Frischgemüse, meiste Arten	80–95
Brot	35–42	trockene Hülsenfrüchte	10–12
Getreidemehle, -schrote, -flocken, -stärke u. ä.	10–14	Frischobst, meiste Arten	75–90
		Trockenobst, meiste Arten	15–25
Eierteigwaren	11		

Energiebedarf ▲ (1 kcal = 4,187 kJ; 1 kJ = 0,239 kcal; 1 MJ = 1000 kJ = 239 kcal; 1 g Kohlenhydrat = 4,1 kcal = 17,2 kJ; 1 g Fett = 9,3 kcal = 39 kJ; 1 g Eiweiß = 4,1 kcal = 17,2 kJ; 1 g Ethanol = 7 kcal = 29 kJ). *Richtwerte für den Energiebedarf* normalgewichtiger Personen (kcal bzw. MJ/Tag):

		kcal		MJ	
Säuglinge:	1. Lebensmonat	120–140/kg		0,50–0,59/kg	
	restl. 1. Trimenon	110–130/kg		0,46–0,54/kg	
	2. Trimenon	100–110/kg		0,42–0,46/kg	
	3. Trimenon	90–100/kg		0,38–0,42/kg	
	4. Trimenon	80–90/kg		0,34–0,38/kg	
Kinder:	1– 3 Jahre	1100		4,5	
	4– 6 Jahre	1500		6,5	
	7– 9 Jahre	1900		8,0	
	10–12 Jahre	♂ 2300	♀ 2200	♂ 9,5	♀ 9,0
	13–14 Jahre	♂ 2700	♀ 2500	♂ 11,5	♀ 10,5
Jugendliche:	15–18 Jahre	♂ 3000	♀ 2400	♂ 12,5	♀ 10,0
Erwachsene[1]*:*	19–35 Jahre	♂ 2600	♀ 2200	♂ 11,0	♀ 9,0
	36–50 Jahre	♂ 2400	♀ 2000	♂ 10,0	♀ 8,5
	51–65 Jahre	♂ 2200	♀ 1800	♂ 9,0	♀ 7,5
	über 65 Jahre	♂ 1900	♀ 1700	♂ 8,0	♀ 7,0
Normalgewichtige Schwangere: (ab 4. Monat)		ca. 2500		ca. 10,5	
Normalgewichtige Stillende:		bis ca. 3000		bis ca. 12,0	

---

[1] Personen mit vorwiegend sitzender Tätigkeit (Leichtarbeiter)

Kontrolle angemessener Energiezufuhr durch Überwachung des Körpergewichts an Hand von Somatogramm (Kinder, Jugendliche) bzw. Broca-Formel (Erwachsene, Ziel: Broca-Index[1] 0,85-1,0), Body mass index o. ä. *Anzustrebende Relation der energetisch relevanten Hauptnährstoffe* (in % der Gesamtenergiezufuhr):

Kohlenhydrate 50-65% (Säuglinge 40-50%)
Fett nicht über 30% (Kinder bis 40%, junge Säuglinge bis 50%)
Eiweiß 10-15% (Kinder 9-12%, Säuglinge 7-12%) je nach biologischer Wertigkeit

Energiequellen der Nahrung (kcal und MJ in 100 g bzw. 100 ml verzehrbarem Anteil; Mittelwerte bzw. Schwankungsbreiten):

	kcal	MJ
Muttermilch	71	0,3
adaptierte Säuglingsmilchnahrung	67-74	0,28-0,31
teiladaptierte Säuglingsmilchnahrung	68-78	0,28-0,33
Vollmilch	67	0,28
Kondensmilch 10% Fett	176	0,75
Schlagsahne	308	1,3
Weichkäse	100-300	0,4 -1,3
Schnittkäse	350-400	1,5 -1,7
Harzer, Mainzer	127	0,54
1 Hühnerei 60 g	95	0,4
Butter	752	3,2
Margarine	722	3,1
Pflanzenöl	900	3,8
Mayonnaise	740	3,1
Kalbfleisch, mager	92	0,39
Schweinefleisch, fett	284	1,2
Räucherschinken	372	1,6
Speck	621	2,6
Mettwurst	456	1,9
Brathuhn	133	0,56

---

[1] Vgl. Fußnote S. 106

	kcal	MJ
Magerfisch	75–80	0,31–0,34
fetter Fisch	200	0,84
Brot, meiste Sorten	210–250	0,88–1,0
Brötchen	263	1,1
Kuchen, Torten	150–450	0,63–1,9
Eierteigwaren	345	1,5
Haferflocken	364	1,5
Rohrzucker, Rübenzucker	400	1,7
Kartoffel, gekocht	70	0,3
Pommes frites	264	1,1
Kartoffelchips	539	2,3
Frischgemüse, meiste Arten	10–40	0,04–0,17
Hülsenfrüchte, trocken	270–350	1,1–1,5
Frischobst, meiste Arten	30–80	0,13–0,34
Nüsse, meiste Arten	570–670	2,4–2,8
Speiseeis	150–250	0,63–1,0
Schokolade	520–580	2,2–2,4
Bonbons, meiste Sorten	400	1,7
Cola-Getränke	42	0,18
Bier	45–60	0,19–0,25
Weitere alkoholische Getränke s. S. 14		

2 Ernährung des Gesunden

2.1 Die verschiedenen Lebensalter

2.1.1 Richtwerte für die Nährstoff- und Energieversorgung
(Wünschenswerte tägliche Zufuhr nach Altersstufen)[1]

Säuglinge 0–2 Monate

Wünschenswerte tägliche Zufuhr:

Eiweiß	2,3 g/kg	*Jod*	50 µg
Fett		*Fluorid*	0,1–0,5 mg
	45–50% der Energiezufuhr	*Zink*	3 mg
	(= 6–7,5 g/kg)	*Kupfer*	0,5 mg
Linolsäure	2–3 g/kg	*Mangan*	0,5 mg
Kohlenhydrate		*Chrom*	10–40 µg
	40–45% der Energiezufuhr	*Molybdän*	30–60 µg
	(= 12–15 g/kg)	*Selen*	10–40 µg
Natrium	115–350 mg	*Thiamin* (Vit. B_1)	0,3 mg
Chlorid	275–700 mg	*Riboflavin* (Vit. B_2)	0,4 mg
Kalium	0,3–0,9 g	*Niacin* (+ Niacinäquivalente)	5 mg
Calcium	360 mg	*Vitamin B_6*	0,3 mg
Phosphat		*Pantothensäure*	4 mg
(bei Muttermilchernährung		*Freie Folsäure*	40 µg
	120 mg)	*Vitamin B_{12}*	0,5 µg
bei künstlicher Ernährung	280 mg	*Biotin*	35 µg
Magnesium	50 mg	*Vitamin C*	40 mg
Eisen noch kein exogener Bedarf		*Vitamin A* (Retinoläquivalente)	0,5 mg

---

[1] In enger Anlehnung an [84] und [284] unter Berücksichtigung weiterer Expertenempfehlungen aus jüngerer Zeit.

Vitamin D	10 µg	*Wasser*	140–160 ml/kg
	(400 I. E.)		(⅕–⅙ des Körpergewichts)
Vitamin E (D-α-Tocopheroläquivalente)	3 mg	*Energie*	120–140 kcal/kg = 0,50–0,59 MJ/kg
Vitamin K	12 µg		

Säuglinge 3–5 Monate

Wünschenswerte tägliche Zufuhr:

Eiweiß	2,1 g/kg	*Selen*	10–40 µg
Fett	45–50% der Energiezufuhr (= 5–7 g/kg)	*Thiamin* (Vit. B_1)	0,4 mg
		Riboflavin (Vit. B_2)	0,5 mg
Linolsäure	2–3 g	*Niacin* (+ Niacinäquivalente)	7 mg
Kohlenhydrate 40–45% der Energiezufuhr (= 10–14 g/kg)		*Vitamin B_6*	0,4 mg
		Pantothensäure	4 mg
		Freie Folsäure	40 µg
Natrium	115–350 mg	*Vitamin B_{12}*	1,0 µg
Chlorid	275–700 mg	*Biotin*	35 µg
Kalium	0,3–0,9 g	*Vitamin C*	45 mg
Calcium	360 mg		
Phosphat (bei Muttermilchernährung 120 mg)		*Vitamin A* (Retinoläquivalente)	0,6 mg
bei künstl. Ernährung	280 mg	*Vitamin D*	10 µg
Magnesium	70 mg		(400 I. E.
		Vitamin E (D-α-Tocopheroläquivalente)	4 mg
Eisen	6 mg		
Jod	70 µg	*Vitamin K*	10–20 µg
Fluorid	0,1–0,5 mg		
Zink	4 mg	*Wasser*	140–160 ml/kg
Kupfer	0,5–0,7 mg		(⅙–⅐ des Körpergewichts)
Mangan	0,5–0,7 mg	*Energie*	100–130 kcal/kg
Chrom	10–40 µg		= 0,42–0,54 MJ/kg
Molybdän	30–60 µg		

Säuglinge 2. Lebenshalbjahr

Wünschenswerte tägliche Zufuhr:

Eiweiß	2,0 g/kg
Fett	
35–45% der Energiezufuhr	
(=3–5 g/kg)	
Linolsäure	3 g
Kohlenhydrate 40–45% der Energiezufuhr (=10–12 g/kg)	
Natrium	250–750 mg
Chlorid	400–1200 mg
Kalium	0,4–1,0 g
Calcium	540 mg
Phosphat	500 mg
Magnesium	120 mg
Eisen	8 mg
Jod	80 µg
Fluorid	0,2–1,0 mg
Zink	5 mg
Kupfer	0,7–1,0 mg
Mangan	0,7–1,0 mg
Chrom	20–60 µg
Molybdän	40–80 µg
Selen	20–60 µg

Thiamin (Vit. B_1)	0,5 mg
Riboflavin (Vit. B_2)	0,6 mg
Niacin (+ Niacinäquivalente)	8 mg
Vitamin B_6	0,5 mg
Pantothensäure	4 mg
Freie Folsäure	40 µg
Vitamin B_{12}	1,5 µg
Biotin	50 µg
Vitamin C	50 mg
Vitamin A (Retinoläquivalente)	0,6 mg
Vitamin D	10 µg
	(400 I. E.)
Vitamin E (D-α-Tocopheroläquivalente)	4 mg
Vitamin K	10–20 µg
Wasser	110–140 ml/kg
(⅛ des Körpergewichts)	
Ballaststoffe	0,5 g/kg
Energie	80–100 kcal/kg
	=0,34–0,42 MJ/kg

Kinder 1–3 Jahre

Wünschenswerte tägliche Zufuhr:

Eiweiß	22 g (1,8 g/kg)
Fett	
35–40% der Energiezufuhr (=40–50 g)	
Linolsäure	4 g
Kohlenhydrate 50–60% der Energiezufuhr (=10–12 g/kg; ca. 135–160 g)	
Natrium	325–975 mg
Chlorid	500–1500 mg
Kalium	1,0–2,0 g
Calcium	600 mg
Phosphat	600 mg
Magnesium	140 mg
Eisen	8 mg

Jod	100 µg	Vitamin B_{12}	2,5 µg
Fluorid	0,5–1,5 mg	Biotin	65 µg
Zink	8 mg	Vitamin C	55 mg
Kupfer	1,0–1,5 mg		
Mangan	1,0–1,5 mg	Vitamin A (Retinoläquivalente)	
Chrom	20–80 µg		0,6 mg
Molybdän	50–100 µg	Vitamin D	10 µg
Selen	20–80 µg		(400 I. E.)

Vitamin E (D-α-Tocopheroläquivalente) 5 mg

Thiamin (Vit. B_1)	0,6 mg		
Riboflavin (Vit. B_2)	0,7 mg	Vitamin K	15–30 µg
Niacin (+ Niacinäquivalente) 8 mg			
Vitamin B_6	0,7 mg	Wasser	115–125 ml/kg
Pantothensäure	5 mg	Ballaststoffe	> 0,5 g/kg
Folsäure		Energie	ca. 1100 kcal
(Gesamtfolat)	200 µg		= 4,5 MJ

Kinder 4–6 Jahre

Wünschenswerte tägliche Zufuhr:

Eiweiß	30 g (1,5 g/kg)	Kupfer	1,5–2,0 mg
Fett		Mangan	1,5–2,0 mg
	35–40% der Energiezufuhr	Chrom	30–120 µg
	(= 55–65 g)	Molybdän	60–150 µg
Linolsäure	5 g	Selen	30–120 µg
Kohlenhydrate			
	50–60% der Energiezufuhr	Thiamin (Vit. B_1)	0,8 mg
	(= ca. 180–220 g)	Riboflavin (Vit. B_2)	1,0 mg
		Niacin (+ Niacinäquivalente)	
Natrium	450–1350 mg		11 mg
Chlorid	700–2100 mg	Vitamin B_6	1,3 mg
Kalium	1,0–2,0 g	Pantothensäure	5 mg
Calcium	700 mg	Folsäure	
Phosphat	700 mg	(Gesamtfolat)	300 µg
Magnesium	200 mg	Vitamin B_{12}	3,0 µg
		Biotin	85 µg
Eisen	8 mg	Vitamin C	60 mg
Jod	120 µg		
Fluorid	1,0–2,5 mg	Vitamin A (Retinoläquivalente)	
Zink	10 mg		0,7 mg

Vitamin D	10 µg	Wasser	100–110 ml/kg
	(400 I. E.)	Ballaststoffe	>0,5 g/kg
Vitamin E	(D-α-Tocopheroläqui-	Energie	ca. 1500 kcal
valente)	7 mg		≈ 6,5 MJ
Vitamin K	20–40 µg		

Kinder 7–9 Jahre

Wünschenswerte tägliche Zufuhr:

Eiweiß	40 g (1,2 g/kg)	Thiamin (Vit. B_1)	1,0 mg
Fett		Riboflavin (Vit. B_2)	1,3 mg
	35–40% der Energiezufuhr	Niacin (+ Niacinäquivalente)	
	(= 70–80 g)		13 mg
Linolsäure	6 g	Vitamin B_6	1,4 mg
Kohlenhydrate		Pantothensäure	6 mg
	50–60% der Energiezufuhr	Folsäure	
	(= ca. 230–280 g)	(Gesamtfolat)	300 µg
		Vitamin B_{12}	5,0 µg
Natrium	600–1800 mg	Biotin	120 µg
Chlorid	925–2775 mg	Vitamin C	65 mg
Kalium	1,0–2,0 g		
Calcium	800 mg	Vitamin A (Retinoläquivalente)	
Phosphat	800 mg		0,8 mg
Magnesium	220 mg	Vitamin D	10 µg
Eisen	10 mg		(400 I. E.)
Jod	140 µg	Vitamin E	(D-α-Tocopheroläqui-
Fluorid	1,5–2,5 mg	valente)	8 mg
Zink	12 mg	Vitamin K	30–60 µg
Kupfer	2,0–2,5 mg		
Mangan	2,0–3,0 mg	Wasser	90–100 ml/kg
Chrom	50–200 µg	Ballaststoffe	>0,5 g/kg
Molybdän	100–300 µg	Energie	ca. 1900 kcal
Selen	50–200 µg		= 8,0 MJ

Kinder 10–12 Jahre

Wünschenswerte tägliche Zufuhr:

Eiweiß	45 g
Fett	
35–40% der Energiezufuhr	
	(= 80–100 g)
Linolsäure	7 g
Kohlenhydrate	
50–60% der Energiezufuhr	
	(= ca. 270–340 g)
Natrium	900–2700 mg
Chlorid	1400–4200 mg
Kalium	1,0–3,0 g
Calcium	♂ 1000 mg, ♀ 900 mg
Phosphat	♂ 1000 mg, ♀ 900 mg
Magnesium	♂ 280 mg, ♀ 250 mg
Eisen	♂ 12 mg, ♀ 18 mg
Jod	180 µg
Fluorid	1,5–2,5 mg
Zink	12 mg
Kupfer	2,0–3,0 mg
Mangan	2,5–5,0 mg
Chrom	50–200 µg
Molybdän	150–500 µg
Selen	50–200 µg

Thiamin (Vit. B_1)
 ♂ 1,2 mg, ♀ 1,1 mg
Riboflavin (Vit. B_2)
 ♂ 1,5 mg, ♀ 1,4 mg
Niacin (+ Niacinäquivalente)
 ♂ 15 mg, ♀ 14 mg
Vitamin B_6
 ♂ 1,6 mg, ♀ 1,4 mg
Pantothensäure 6 mg
Folsäure
(Gesamtfolat) 400 µg
Vitamin B_{12} 5,0 µg
Biotin 100–200 µg
Vitamin C 70 mg

Vitamin A (Retinoläquivalente)
 0,9 mg
Vitamin D 10 µg
 (400 I. E.)
Vitamin E (D-α-Tocopheroläquivalente) 10 mg
Vitamin K 50–100 µg

Wasser 70–85 ml/kg
Ballaststoffe > 0,5 g/kg
Energie ♂ ca. 2300 kcal = 9,5 MJ
 ♀ ca. 2200 kcal = 9,0 MJ

Kinder 13–14 Jahre

Wünschenswerte tägliche Zufuhr:

Eiweiß	♂ 60 g, ♀ 55 g
Fett	
30–40% der Energiezufuhr	
	(= 80–115 g)
Linolsäure	9 g
Kohlenhydrate	
50–60% der Energiezufuhr	
	(= ca. 300–400 g)
Natrium	1100–3300 mg
Chlorid	1400–4200 mg
Kalium	1,0–3,0 g
Calcium	♂ 1000 mg, ♀ 900 mg
Phosphat	♂ 1000 mg, ♀ 900 mg
Magnesium	♂ 330 mg, ♀ 300 mg

Eisen	♂ 12 mg, ♀ 18 mg	*Pantothensäure*	8 mg
Jod	200 µg	*Folsäure*	
Fluorid	1,5–2,5 mg	(Gesamtfolat)	400 µg
Zink	15 mg	*Vitamin B_{12}*	5,0 µg
Kupfer	2,0–3,0 mg	*Biotin*	100–200 µg
Mangan	2,5–5,0 mg	*Vitamin C*	75 mg
Chrom	50–200 µg		
Molybdän	150–500 µg		
Selen	50–200 µg		

Vitamin A (Retinoläquivalente)
  ♂ 1,1 mg, ♀ 1,0 mg
Vitamin D   10 µg
  (400 I. E.)
Vitamin E (D-α-Tocopheroläquivalente)   12 mg
Vitamin K   50–100 µg

Thiamin (Vit. B_1)
  ♂ 1,4 mg, ♀ 1,3 mg
Riboflavin (Vit. B_2)
  ♂ 1,6 mg, ♀ 1,5 mg
Niacin (+ Niacinäquivalente)
  ♂ 19 mg, ♀ 17 mg
Vitamin B_6
  ♂ 2,0 mg, ♀ 1,6 mg

Wasser   50–60 ml/kg
Ballaststoffe   >0,5 g/kg
Energie ♂ ca. 2700 kcal = 11,5 MJ
  ♀ ca. 2500 kcal = 10,5 MJ

Jugendliche 15–18 Jahre

Wünschenswerte tägliche Zufuhr:

Eiweiß   ♂ 60 g, ♀ 50 g
Fett
  30–35% der Energiezufuhr
  (ca. 35 g/1000 kcal; 8 g/MJ)
Linolsäure   10 g
Kohlenhydrate
  50–65% der Energiezufuhr
  (= ♂ ca. 375–475 g
    ♀ ca. 300–380 g)
Natrium   1100–3300 mg
Chlorid   1700–5100 mg
Kalium   3,0–4,0 g
Calcium   ♂ 900 mg, ♀ 800 mg
Phosphat   ♂ 900 mg, ♀ 800 mg
Magnesium   ♂ 400 mg, ♀ 350 mg

Eisen   ♂ 12 mg, ♀ 18 mg
Jod   200 µg
Fluorid   1,5–4,0 mg

Zink   15 mg
Kupfer   2,0–3,0 mg
Mangan   2,5–5,0 mg
Chrom   50–200 µg
Molybdän   150–500 µg
Selen   50–200 µg

Thiamin (Vit. B_1)
  ♂ 1,5 mg, ♀ 1,3 mg
Riboflavin (Vit. B_2)
  ♂ 1,8 mg, ♀ 1,7 mg
Niacin (+ Niacinäquivalente)
  ♂ 20 mg, ♀ 16 mg
Vitamin B_6
  ♂ 2,1 mg, ♀ 1,8 mg
Pantothensäure   8 mg
Folsäure
(Gesamtfolat)   400 µg
Vitamin B_{12}   5,0 µg

Biotin	100–200 µg	valente)	12 mg
Vitamin C	75 mg	*Vitamin K*	50–100 µg

Vitamin A (Retinoläquivalente)
　　　　　♂ 1,1 mg, ♀ 0,9 mg　*Wasser*　　　　　40–50 ml/kg
Vitamin D　　　　　10 µg　*Ballaststoffe*　　　>0,5 g/kg
　　　　　(400 I. E.)　*Energie* ♂ ca. 3000 kcal = 12,5 MJ
Vitamin E　(D-α-Tocopheroläqui-　　　♀ ca. 2400 kcal = 10,0 MJ

Erwachsene (19–65 Jahre; leichte körperliche Arbeit)

Wünschenswerte tägliche Zufuhr:

Eiweiß　　　　　　0,8 g/kg　　*Thiamin* (Vit. B_1)
　　　　♂ 55 g, ♀ 45 g　　19–35jähr.　♂ 1,4 mg, ♀ 1,2 mg
Fett　　　　　　　　　　　　über 35jähr.　♂ 1,3 mg, ♀ 1,1 mg
　25–30% der Energiezufuhr　　*Riboflavin* (Vit. B_2)
　(ca. 30 g/1000 kcal; 7 g/MJ)　　　　　♂ 1,7 mg, ♀ 1,5 mg
Linolsäure　　　　　　　10 g　*Niacin* (+ Niacinäquivalente)
Kohlenhydrate　　　　　　　　　　　　♂ 18 mg, ♀ 15 mg
　50–65% der Energiezufuhr　*Vitamin B_6*
　(= ♂ ca. 275–400 g　　　　　　　　　♂ 1,8 mg, ♀ 1,6 mg
　　　♀ ca. 225–350 g)　*Pantothensäure*　　　8 mg
　　　　　　　　　　　　　　Folsäure
Natrium　　　　1100–3300 mg　(Gesamtfolat)　　　　400 µg
Chlorid　　　　1700–5100 mg　*Vitamin B_{12}*　　　　5,0 µg
Kalium　　　　　　3,0–4,0 g　*Biotin*　　　　　150–300 µg
Calcium　　　　　　　800 mg　*Vitamin C*　　　　　　75 mg
Phosphat　　　　　　 800 mg
Magnesium ♂ 350 mg, ♀ 300 mg　*Vitamin A* (Retinoläquivalente)
　　　　　　　　　　　　　　　　　　♂ 1,0 mg, ♀ 0,8 mg
Eisen　　♂ 12 mg, ♀ 18 mg　*Vitamin D*　　　　　　5 µg
(über 50jährige ♀ : 12 mg)　　　　　　　　(200 I. E.)
Jod　　　　　　　　200 µg　*Vitamin E*　(D-α-Tocopheroläqui-
(über 35jährige: 180 µg)　valente)　　　　　　　　12 mg
Fluorid　　　　　　1,5–4,0 mg　*Vitamin K*　　　　70–140 µg
Zink　　　　　　　　15 mg
Kupfer　　　　　　2,0–3,0 mg　*Wasser*　　　　30–45 ml/kg
Mangan　　　　　　2,5–5,0 mg　*Ballaststoffe*　　　>30–40 g
Chrom　　　　　　50–200 µg　*Energie*
Molybdän　　　　150–500 µg　　♂ 2200–2600 kcal = 9,0–11,0 MJ
Selen　　　　　　50–200 µg　　♀ 1800–2200 kcal = 7,5–9,0 MJ

Senioren (über 65 Jahre)

Wünschenswerte tägliche Zufuhr:

Eiweiß	0,8–1,0 g/kg	*Thiamin* (Vit. B_1)	
Fett		♂ 1,3 mg,	♀ 1,1 mg
25–30% der Energiezufuhr		*Riboflavin* (Vit. B_2)	
(ca. 30 g/1000 kcal; 7 g/MJ)		♂ 1,7 mg,	♀ 1,5 mg
Linolsäure	10 g	*Niacin* (+ Niacinäquivalente)	
Kohlenhydrate		♂ 18 mg,	♀ 15 mg
50–65% der Energiezufuhr		*Vitamin B_6*	
(= ♂ ca. 225–300 g		♂ 1,8 mg,	♀ 1,6 mg
♀ ca. 200–275 g)		*Pantothensäure*	8 mg
		Folsäure	
Natrium	1100–3300 mg	(Gesamtfolat)	400 µg
Chlorid	1700–5100 mg	*Vitamin B_{12}*	5,0 µg
Kalium	3,0–4,0 g	*Biotin*	150–300 µg
Calcium		*Vitamin C*	75 mg
♂ > 800 mg, ♀ > 1200 mg			
Phosphat	800 mg	*Vitamin A* (Retinoläquivalente)	
Magnesium ♂ 350 mg, ♀ 300 mg		♂ 1,0 mg,	♀ 0,8 mg
		Vitamin D	10 µg (400 I.E.)
Eisen	12 mg	*Vitamin E* (D-α-Tocopheroläqui-	
Jod	180 µg	valente)	12 mg
Fluorid	1,5–4,0 mg	*Vitamin K*	70–140 µg
Zink	15 mg		
Kupfer	2,0–3,0 mg	*Wasser*	30–45 ml/kg
Mangan	2,5–5,0 mg	*Ballaststoffe*	> 30–40 g
Chrom	50–200 µg	*Energie* ♂ ca. 1900 kcal = 8,0 MJ	
Molybdän	150–500 µg	♀ ca. 1700 kcal = 7,0 MJ	
Selen	50–200 µg		

2.1.2 Kritische Nährstoffe

Unter in Mitteleuropa vorherrschenden Ernährungsgewohnheiten bei bestimmten Personengruppen besonders zu beachtende Möglichkeit marginaler oder defizitärer Nährstoffversorgung:

Eiweiß, essentielle Aminosäuren: Senioren, Veganer aller Altersstufen.

Kalium: Senioren.

Calcium: Kinder, Jugendliche, stillende Mütter, Frauen im Klimakterium, Senioren, Veganer.

Magnesium:	Jugendliche, Erwachsene aller Altersstufen, Schwangere, stillende Mütter.
Eisen:	Säuglinge ab 2. Lebenshalbjahr, Kleinkinder, Jugendliche, Frauen im gebärfähigen Alter, Schwangere, stillende Mütter, Senioren, Veganer.
Jod:	Alle Altersstufen!
Fluorid:	Säuglinge, Kinder, Jugendliche, Erwachsene.
Zink:	Schwangere, Senioren, Veganer.
Thiamin, Riboflavin:	Kinder, Jugendliche, Erwachsene aller Altersstufen, Schwangere, stillende Mütter.
Niacin:	Schwangere, Senioren.
Vitamin B_6:	Schulkinder, Jugendliche, jüngere Erwachsene, Schwangere, stillende Mütter, Senioren.
Folsäure:	Jugendliche, Erwachsene aller Altersstufen, Schwangere, stillende Mütter, Alkoholiker.
Vitamin B_{12}:	Veganer (speziell Kleinkinder).
Vitamin C:	Kleinkinder, Schulkinder, Jugendliche, Schwangere, stillende Mütter, Senioren, Raucher.
Vitamin A:	Schwangere, stillende Mütter, Senioren, Veganer.
Vitamin D:	Säuglinge, Kleinkinder, stillende Mütter, Senioren.
Vitamin K:	Junge Säuglinge.
Wasser:	Kinder, Senioren.
Ballaststoffe:	Kinder, Jugendliche, Erwachsene aller Altersstufen.

2.1.3 Hinweise zur Kostgestaltung

2.1.3.1 *Säuglinge*

Muttermilchernährung[1]. *Allen anderen Formen der Säuglingsernährung überlegen.* Deckt allein den Energie- und fast den gesamten Nährstoffbedarf während der ersten 6 Lebensmonate in optimaler Weise. Erlaubt ein relativ freies Nahrungsregime. Kein starres Ernährungsschema erforderlich (Mahlzeitenzahl, Uhrzeit, Abmessung von Trinkmengen usw.). Trinkenlassen an der Brust nach Bedarf und nach Belieben (ad libitum). Zweckmäßig jedoch allmähliche Gewöhnung an zunächst 5-6 Mahlzeiten/Tag mit Nachtpause. Überwachung der Entwicklung des Körpergewichts (Wiegen 1-2mal wöchentlich). Kriterium bedarfsgerechter Nahrungszufuhr ein normales Gedeihen des Kindes (monatliche Gewichtszunahme im 1. Trimenon 800-900 g, im 2. Trimenon 600-700 g, im 3. Trimenon 400-500 g, im 4. Trimenon ca. 300 g; Verdoppelung des Geburtsgewichts nach etwa 5 Monaten, Verdreifachung mit etwa 1 Jahr). Trinkmenge in der Regel ausreichend, wenn die Windeln bei jedem Wechsel (ca. 5-6mal täglich) naß sind. Denkbare, bisher jedoch noch niemals objektivierte Nachteile einer Belastung der Muttermilch mit chlorierten Kohlenwasserstoffen (seit Jahren rückläufig)[1] werden nach allgemeinem Expertenurteil durch die *zahlreichen sicheren und beweisbaren Vorteile des Stillens* gegenüber der Flaschenernährung mehr als aufgewogen.

---

[1] Zusammensetzung der Frauenmilch s. S. 78.
[2] Richtwerte zur Abschätzung der Muttermilchmenge, die *in Sonderfällen* excessiver Belastung mit chlorierten Kohlenwasserstoffen (**H**exachlorbenzol, **H**exachlorhexane, **Hept**achlorepoxid, **D**ieldrin, **G**esamt-**DDT**, **p**olychlorierte **B**iphenyle) ein länger als 4 Monate voll gestillter Säugling fortan erhalten darf, ohne daß ein Sicherheitsfaktor von mindestens 10 unterschritten wird (DFG 1984; z.n.[361]):

Duldbare Konzentrationen in mg Rückstand/kg Milchfett								Zulässige Trinkmenge (ml/Tag)
HCB	α-HCH	β-HCH	γ-HCH	Hept.	Dieldrin	Ges.-DDT	PCB	
1,2	9,6	1,9	19,1	1,0	0,2	9,6	1,9	850
1,6	13,6	2,7	27,1	1,4	0,3	13,6	2,7	600
2,4	20,3	4,1	40,7	2,0	0,4	20,3	4,1	400
4,9	40,7	8,1	81,3	4,1	0,8	40,7	8,1	250

In der Regel erübrigen sich nach dieser Zeit (4 Monate) Untersuchungen der Rückstandswerte in der Muttermilch, wenn deren Anteil schrittweise nach dem 5.-7. Monat durch Beikost so vermindert wird, wie dies aus ernährungsphysiologischen Gründen heute empfehlenswert ist (G. SCHÖCH et al., 1984). Ausnahme: Rauchende Mütter.

Neugeborene. Fütterungsbeginn 3.-6. Lebensstunde. Erste zwei Mahlzeiten 10%ige Glucose oder Glucose-Saccharid-Lösung (Dextro®neonat) je 10-20 ml. Daneben frühzeitiges und häufiges (zunächst 6-10mal täglich) Anlegen an die Mutterbrust. Anfängliche Trinkmenge ca. 2% des Geburtsgewichts (bei GG 3000 g z. B. 60 ml) am 1. Tag, 4% des Geburtsgewichts am 2. Tag (120 ml), 6% (180 ml) am 3. Tag usw., bis nach etwa 8-10 Tagen das wünschenswerte Quantum von ⅙-⅕ des Körpergewichts (450-600 ml) erreicht ist. Spontanes Überschreiten der genannten Trinkmengen an der Brust ist unbedenklich. Bei zu geringer Brustmilchmenge (zu objektivieren durch Wiegen vor und nach jeder Mahlzeit) Flüssigkeitssupplementierung zunächst nur mit gezuckertem dünnen Tee (5% Glucose), Ringer-Traubenzucker-Lösung oder hypoallergener Proteinhydrolysatnahrung (S. 425) bis zur eindeutigen Klärung eventueller Indikation zur Zwiemilchernährung (s. u.). Unmittelbar nach der Geburt Vitamin K medikamentös *(→ *Phyllochinon-Mangel).*

Erstes Lebenshalbjahr. Bis etwa Ende des 6. Lebensmonats ist volles Stillen ohne weitere Nahrungszulagen möglich. Trinkmenge ad libitum, meist 850-1000 ml/Tag. Zusätzliche Fütterung von Rohsaft bei adäquater Ernährung der stillenden Mutter (Vitamin C!) nicht erforderlich. Medikamentöse Supplementierung von Vitamin D *(→ *Säuglinge: Rachitis)* und Fluorid *(→ *Zahncariesprävention),* zweckmäßigerweise in Form eines Kombinationspräparats (D-Fluoretten®, Fluor-Vigantoletten® o. ä.). Ab etwa 6. Monat nur noch 4 Mahlzeiten. Beginn mit Zufütterung von püriertem Gemüse (Karottenmus).

Zweites Lebenshalbjahr. In etwa 3wöchigem Abstand allmähliches Ersetzen von jeweils einer Brustmahlzeit durch eine Breimahlzeit (je ca. 200 g) in der Reihenfolge *1.* Gemüse-Kartoffelbrei mit Fett und Fleisch (auch Eigelb), *2.* Vollmilch-Getreidebrei (Grieß, Haferflocken, Reis, Weizenschrot), *3.* milchfreier Frischobst-Zwieback- oder Getreideflokkenbrei (unter Anreicherung mit ascorbinsäurereichen Rohsäften). Bis etwa 8. Lebensmonat Beibehaltung einer Brustmahlzeit. Ab 9. Monat 4 Breimahlzeiten (davon 2 Milchbreie; Beachtung ausreichender Fettzufuhr!) mit allmählichem Übergang auf die gemischte leichte Kost des Kleinkindes. Verzicht auf Kochsalzzusatz. Weiterhin medikamentöse Supplementierung von Vitamin D und Fluorid (s. o.). Zu erwägen: Vorsorgliche Eisenzulage *(→ *Säuglinge: Eisenmangel).*

Zwiemilchernährung. Vorteilhafter als ausschließliche Ernährung auf Kuhmilchbasis. *Indiziert erst nach sicherer Objektivierung eines Mangels an Muttermilch* (Hypogalaktie). Ersatz der fehlenden Menge durch entsprechendes Quantum an voll *adaptierter *Säuglingsmilchnahrung* ●. Ist das Kind nach dem Trinken an der Brust noch hungrig, Nachfütterung ad libitum aus dem schon fertig bereit gehaltenen erwärmten Fläschchen (kleines Saugerloch!). Übergang auf Beikost (Breie etc.) bei bis zum 6. Lebensmonat laufender Zwiemilchernährung mit mindestens 2 oder 3 Brustmahlzeiten wie bei Muttermilchernährung.

Flaschenernährung (sog. **künstliche Ernährung**). Ersatznahrung bei Unmöglichkeit der Ernährung an der Brust. Bestgeeigneter Muttermilchersatz für die ersten 3-4 Lebensmonate eine *voll adaptierte *Säuglingsmilchnahrung* ● (prinzipiell bis zum Ende des Flaschenalters anwendbar). Ermöglicht relativ freies Nahrungsregime. Bei ungenügender Sättigung kann, korrekte Auflösung des Pulvers bzw. Verwendung einer Flüssigfertignahrung vorausgesetzt, Trinkmenge unbedenklich gesteigert werden (ad-libitum-Fütterung). In manchen Fällen besser sättigend, überwiegend ab 2. Lebensmonat bis zum Ende des Flaschenalters einsetzbar, eine *teiladaptierte *Säuglingsmilchnahrung* ●. Alternative für Säuglinge ab 4.-5. Lebensmonat Milchnahrungen vom konventionellen Typ, entweder in Form eines kommerziellen Fertigpräparats (*nicht adaptierte *Säuglingsmilchnahrung* ●, Folgemilch, Anschlußnahrung) oder in Form einer in traditioneller Weise *selbsthergestellten *Säuglingsmilchnahrung* ● (*Zweidrittelmilch;* zu beachten: Häufigere Fehler und erhöhtes bakteriologisches Risiko bei Zubereitung durch die Mutter!).

Neugeborene. Fütterungsbeginn 3.-6. Lebensstunde und erste Nahrung in Form von Glucose-Lösung wie bei Muttermilchernährung (S. 72). Anschließender Kostaufbau erfolgt bei gleicher Steigerungsrate der Trinkmengen (Steigerung um je 2% des Geburtsgewichts mit jedem Tag, s. o.) mit einer *volladaptierten *Säuglingsmilchnahrung* ● anstelle von Muttermilch. Angestrebte Trinkmenge pro 24 Stunden ⅙ bis ⅓ des Körpergewichts in 5-6 Mahlzeiten. Unmittelbar nach der Geburt Vitamin K medikamentös *(→ *Phyllochinon-Mangel).*

Erstes Trimenon. Voll adaptierte oder *teiladaptierte *Säuglingsmilchnahrung* ●. Trinkmenge etwa ⅙ des Körpergewichts (bei voll adaptierter Milchnahrung auch mehr) bei 5 Mahlzeiten/Tag im 4-Stunden-Rhythmus. Ab 2. Monat können schon 3-4 Teelöffel Obst- oder Gemüserohsaft, ab 3. Monat etwas geriebener Apfel oder zerdrückte Banane zugelegt werden, beides jedoch noch nicht obligat. Supplementierung von Vitamin D und Fluorid wie bei Muttermilchernährung (s. o.).

Zweites Trimenon. Teiladaptierte *Säuglingsmilchnahrung●, ab 4.–5. Monat auch *nicht adaptierte *Säuglingsmilchnahrung● (Folgemilch)* oder – nur mit Zurückhaltung zu empfehlen – *selbsthergestellte *Säuglingsmilchnahrung●* (⅔-Milch). Trinkmenge etwa ⅐ des Körpergewichts. Ab etwa 5. Monat Übergang auf nur noch 4 Mahlzeiten und Beginn mit allmählichem Abbau der Milchnahrung zugunsten von Breinahrung. Zufütterung von geriebenem Apfel, Bananen- und Karottenmus. Ab 5. Monat täglich eine Breimahlzeit zu etwa 200 g (Gemüse, Kartoffeln, Fett, Fleisch, auch Eigelb). Ende des 6. Monats Einführung der zweiten Breimahlzeit (Vollmilchbrei mit Grieß, Haferflocken, Reis, Weizenschrot)[1]. Supplementierung von Vitamin D und Fluorid (s. o.), ab 4./5. Monat auch von Eisen (→ **Säuglinge: Eisenmangel).*

Zweites Lebenshalbjahr. Ab 7./8. Monat Umstellung auf nunmehr drei Breimahlzeiten durch Einführung eines milchfreien Obstzwiebackbreies o. ä. unter Beibehaltung noch einer Trinkmahlzeit (anstelle spezieller Säuglingsmilchnahrung fortan auch in Form abgekochter einfacher Molkereivollmilch). Beachtung ausreichender Fettzufuhr. Im Laufe des vierten Trimenons schrittweiser Übergang auf eine gemischte leichte Kleinkinderkost. Verzicht auf Kochsalzzusatz. Weiterhin Supplementierung von Vitamin D, Fluorid und Eisen (s. o.).

2.1.3.2 Kleinkinder, Vorschulkinder

Allmählicher Abbau der Breikost und mit zunehmender Entwicklung der Kaufunktion Übergang zu festerer Nahrung. Abwechslungsreiche Auswahl vom Tisch der Erwachsenen, etwa einer modifizierten (anfangs erforderlichenfalls zu pürierenden) **leichten Vollkost●* entsprechend. *Keine stark gesalzenen, scharf gewürzten oder stärker gezuckerten Zubereitungen.* Reichlich Obst (auch Rohobst), Gemüse, geeignete Vollkornprodukte (Haferflocken, Brot zunächst aus doppelt geschrotetem Mehl). 0,5 Liter Molkereivollmilch pro Tag. Milchmischgetränke. Zum Durstlöschen nur verdünnte Obstsäfte oder **schwach** gezuckerten Tee (Zuckerzusatz unter 4%). Keine süße „Nuckelflasche"! *Größte Zurückhaltung mit Süßigkeiten aller Art.* Noch keine Nüsse, Mandeln, Sonnenblumenkerne (Aspirationsgefahr). Steinobst und Kernobst zunächst nur entsteint bzw. entkernt. Gewöhnung an regelmäßige 3 Hauptmahlzeiten und 2 Zwischenmahlzeiten.

---

[1] Vor Ende des 6. Lebensmonats sollten vorsorglich keine glutenhaltigen Getreideerzeugnisse verfüttert werden.

2.1.3.3 Schulkinder, Jugendliche

Zusammensetzung und Zubereitung der Kost weitgehend identisch mit derjenigen einer biologisch vollwertigen Erwachsenenkost *(*Vollkost●)*. Reichlich Obst, Gemüse, Hülsenfrüchte und Vollkornprodukte aller Art. 0,5-0,75 Liter Molkereivollmilch pro Tag. Zeitlich geregelte Mahlzeiten. Sicherstellung eines soliden ersten Frühstücks und angemessener Pausenkost (belegtes Brot, Vollmilch, Obst). Unterbinden übermäßigen Konsums an gezuckerten Limonaden, Süßigkeiten und Fast-food-Produkten. Warnung vor vorzeitigem Beginn mit Alkoholgenuß.

2.1.3.4 Erwachsene (19-65 Jahre)

*Vollkost● freier Wahl, die in Zusammensetzung und Zubereitungsweise in weitem Rahmen variieren kann, deren Gehalt an Energie und essentiellen Nährstoffen jedoch dem individuellen Bedarf (S. 68) angemessen sein muß. *Zu beachten:* Übliche selbstgewählte Durchschnittskost („Normalkost") vieler Erwachsener erfüllt diese wichtigste Voraussetzung biologischer Vollwertigkeit nicht. Häufig korrekturbedürftig nicht nur Zustände unzureichender Versorgung mit einzelnen essentiellen Nährstoffen (*„kritische" Nährstoffe,* S. 69), sondern auch - unter den Bedingungen der Wohlstandsgesellschaft das größere Problem - vielfältige Formen pathogener *Luxuskonsumption* (Fett, Cholesterin, Schlachteiweiß, Purine, Zucker, Kochsalz, Alkohol). *Konsequenz für die Praxis:* Empfehlung einer Vollkost für nicht eigentlich diätbedürftige Patienten erst nach orientierender Ernährungsanamnese zwecks Erfassung und *Ausschaltung allfälliger fehlerhafter Ernährungsgewohnheiten.* Am häufigsten indizierte Korrekturen: *Mehr* Vollkornerzeugnisse, Gemüse, Hülsenfrüchte, Frischobst, Magermilchprodukte, Fisch; *weniger* Fleisch, fette Fleischwaren, jeder Art sonstiges Fett, Eier, Zucker, Kochsalz, Alkohol.

2.1.3.5 Senioren (über 65 Jahre)

*Vollkost● oder **leichte Vollkost●,* nach gleichen Grundsätzen zu gestalten wie vorstehend die Ernährung bei jüngeren Erwachsenen. Mit zunehmendem Alter *abnehmender Energiebedarf* (5. und 6. Jahrzehnt je minus ca. 5%, 7. und 8. Jahrzehnt je minus ca. 10%) und geringer werdende Nahrungsvolumina erfordern ein Nahrungsangebot von höherer Nährstoffdichte: *Einschränkung der „leeren" Energieträger* (Fett, Feinmehlerzeugnisse, Zucker, Süßwaren, Alkohol) zugunsten nährstoffreicherer Produkte (Milch, fettarme Milcherzeugnisse, mageres Fleisch, Fisch, Gemüse, Frischobst, Weizenkeime usw.). Reichlich Calcium und Vit-

amin D (S. 53). Häufig auch *erhöhter Ballaststoffbedarf.* Sicherstellung ausreichender *Flüssigkeitsversorgung* (Trinkmenge > 1500 ml/Tag); bei seniler Hypodipsie aufgrund abnehmenden physiologischen Durstgefühls notfalls auch nach Reglement („über den Durst") trinken lassen. Mit geringer werdender digestiver und metabolischer Kapazität häufigere kleinere Mahlzeiten, unter Gewährleistung weiterhin bedarfsgerechten Nährstoff- und Ballaststoffgehalts, erforderlichenfalls in leicht verdaulicher Abwandlung. Berücksichtigung allfälliger **Kauinsuffizienz.*

2.2 Ernährung unter erhöhter physiologischer Beanspruchung

2.2.1 Schwangere

Empfohlene *Mehrzufuhr* an Nährstoffen und Energie pro Tag (nach [84], [83], [284]):

Eiweiß[1]	30 g	*Niacin* (+ Niacinäquivalente)[1]	
Linolsäure[1]	1 g		2 mg
Natrium	70 mg	*Vitamin B_6*	1 mg
Calcium	> 400 mg	*Pantothensäure*[1]	2 mg
Phosphat	> 200 mg	*Folsäure* (Gesamtfolat)	400 µg
Magnesium[1]	100 mg	*Vitamin B_{12}*	1 µg
Eisen	7 mg	*Vitamin C*[1]	25 mg
Jod	30 µg	*Vit. A* (Retinoläquival.)[1]	0,3 mg
Zink	10 mg	*Vitamin D*[1]	5 µg
Thiamin (Vit. B_1)[1]	0,3 mg	*Vit. E* (D-α-Tocopheroläquivalente)[1]	2 mg
Riboflavin (Vit. B_2)[1]	0,3 mg	*Energie*[1]	300 kcal (1,2 MJ)

Wünschenswerte Nährstoff- und Energiezufuhr bei Schwangeren (*Gesamtzufuhr* pro Tag):

Eiweiß[1] *(1,3 g/kg)*	ca. 75 g	*Linolsäure*[1]	11 g/kg
Fett		*Kohlenhydrate*	
25–35% der Energiezufuhr (ca. 30–35 g/1000 kcal; 7–9 g/MJ)		50–65% der Energiezufuhr (ca. 300–400 g)	

---

[1]) Mehrzufuhr erst ab 4. Schwangerschaftsmonat.

Natrium	1200–3300 mg	Vitamin B_6	2,8 mg
Chlorid	2000–5100 mg	Pantothensäure[1]	10 mg
Kalium	3,0–4,0 g	Folsäure	
Calcium	1200 mg	(Gesamtfolat)	800 µg
Phosphat	1000 mg	Vitamin B_{12}	6,0 µg
Magnesium[1]	400–450 mg	Biotin	250–300 µg
		Vitamin C[1]	100 mg
Eisen	25 mg		
Jod	230 µg	Vitamin A (Retinoläquivalente)[1]	
Fluorid	1,5–4,0 mg		1,2 mg
Zink	25 mg	Vitamin D[1]	10–15 µg
Kupfer	2,0–3,0 mg		(400–600 I. E.)
Mangan	2,5–5,0 mg	Vitamin E (D-α-Tocopheroläqui-	
Chrom	50–200 µg	valente)[1]	14 mg
Molybdän	150–500 µg	Vitamin K	>150 µg (?)
Selen	50–200 µg		
		Wasser	30–45 ml/kg
Thiamin[1] (Vit. B_1)	1,6 mg	Ballaststoffe	>30–40 g
Riboflavin[1] (Vit. B_2)	2,0 mg		
Niacin (+ Niacinäquivalente)[1]		Energie[1]	ca. 2200–2800 kcal
	18 mg		(ca. 9–12 MJ)

Deckung des erhöhten Nährstoff- und Energiebedarfs bei ungestörtem Schwangerschaftsverlauf im allgemeinen durch gezielte Anreicherung der regulären *Vollkost● mit geeigneten Nahrungsmitteln (Molkereiprodukte, Fisch, Leber, Vollkornerzeugnisse, polyensäurereiche Pflanzenöle, Frischobst) problemlos möglich. Zusätzliche medikamentöse Supplementierung bei Möglichkeit bedarfsgerechter Kostgestaltung allenfalls für Jod (Jodmangelgebiete), für Eisen (Plasma-Ferritin <20 µg/l) und für Folsäure (Megaloblastose). *Bei geplanter Schwangerschaft ist Zustand optimaler Nährstoff- und Energieversorgung möglichst schon vor der Konzeption anzustreben.*

Zusätzlich zu beachten: Kein rohes oder halbgares Fleisch (→ *Toxoplasmoseprävention)! Auch rohe Eier, rohe Milch und daraus ohne Erhitzen hergestellte Zubereitungen sind zu meiden. Gemüse*roh*kost je nach Lage des Einzelfalls (örtlicher Hygienestandard, Hygienebewußtsein der Schwangeren), im Zweifelsfall besser Verzicht (→ *Listerioseprävention).* Aufwertung evtl. streng vegetarischer (veganischer) Kost durch adäquate diätetische Korrekturen (Eiweiß, Calcium, Eisen, Zink, Vitamin B_{12}). Maßhalten im Kochsalzverbrauch (nicht viel mehr als 6–7 g NaCl/Tag).

---

[1] Mehrzufuhr erst ab 4. Schwangerschaftsmonat.

Flüssigkeit ad libitum. Zurückhaltung mit coffeinhaltigen Getränken (erhöhtes Risiko für fetalen Entwicklungsrückstand beginnt möglicherweise bei täglicher Aufnahme von 150 mg Coffein, entsprechend etwa 3 Tassen Bohnenkaffee). Keine chininhaltigen Limonaden („Bitter Lemon"). Alkoholische Getränke werden am besten ebenfalls ganz gemieden (Untergrenze für embryotoxische Ethanoldosis nicht sicher definierbar). Häufiger am Tage etwas essen lassen. Keine unnötig langen Nüchternperioden.

Wochenbett: Bedarfsgerechte *leichte Vollkost* ● oder vorgegebene Diätkost. Trinkenlassen nach Belieben. Erforderlichenfalls diätetische Anpassung an Komplikationen der vorangegangenen Schwangerschaft und Entbindung.

2.2.2 Stillende Mütter

Eine dem lactationsbedingten Mehrbedarf[1]) angepaßte biologisch vollwertige Ernährung ist unerläßliche Voraussetzung für die Fähigkeit einer Mutter, ihr Kind genügend lange bedarfsgerecht zu stillen, ohne selbst in ein Nährstoffdefizit zu geraten. Empfohlene **Mehrzufuhr** an Nährstoffen und Energie pro Tag für voll stillende Frauen (nach [84], [83], [284]):

Eiweiß	20 g	*Natrium*	ca. 100 mg
Linolsäure	3 g	*Calcium*	400 mg

---

[1]) In 100 g **reifer Frauenmilch** enthaltene Nährstoffe (Mittelwerte; [383]):

Protein	1,1 g	*Molybdän*	1 µg
Fett	4,0 g	*Selen*	3,3 µg
Linolsäure	0,38 g		
α-Linolensäure	22 mg	*Thiamin*	15 µg
Lactose	7,0 g	*Riboflavin*	38 µg
Natrium	16 mg	*Niacin*	170 µg
Chlorid	40 mg	*Vitamin B_6*	13 µg
Kalium	53 mg	*Pantothensäure*	210 µg
Calcium	31 mg	*Folsäure*	5 µg
Phosphat	15 mg	*Vitamin B_{12}*	0,05 µg
Magnesium	3,8 mg	*Biotin*	0,58 µg
		Vitamin C	4,4 mg
Eisen	29 µg	*Vitamin A*	54 µg
Jod	6,3 µg	*Vitamin D*	0,05 µg (2 I.E.)
Fluorid	17 µg	*Vitamin E*	520 µg
Zink	220 µg	*Vitamin K*	3 µg
Kupfer	35 µg		
Mangan	1,4 µg	*Wasser*	87,5 g
Chrom	67 µg	*Energie*	71 kcal (0,3 MJ)

Phosphat	200 mg	Folsäure (Gesamtfolat)	200 µg
Magnesium	150 mg	Vitamin B_{12}	1 µg
Eisen	4 mg	Vitamin C	50 mg
Jod	60 µg	Vit. A (Retinoläquival.)	1 mg
Zink	10 mg	Vitamin D	5 µg (200 I.E.)
Thiamin (Vit. B_1)	0,5 mg	Vitamin E (D-α-Tocopheroläquivalente)	5 mg
Riboflavin (Vit. B_2)	0,8 mg		
Niacin (+ Niacinäquivalente)	5 mg	Energie	bis 700 kcal (3 MJ)
Vitamin B_6	0,6 mg	(ca. 85 kcal pro 100 ml sezernierte Milch)	
Pantothensäure	3 mg		

Wünschenswerte Nährstoff- und Energiezufuhr bei stillenden Müttern (*Gesamtzufuhr* pro Tag):

Eiweiß	65–70 g	Thiamin (Vit. B_1)	1,8 mg
(ca. 2,4 g Zulage pro 100 g sezernierte Milch)		Riboflavin (Vit. B_2)	2,4 mg
		Niacin (+ Niacinäquivalente)	20 mg
Fett			
25–35% der Energiezufuhr		Vitamin B_6	2,4 mg
(ca. 30–35 g/1000 kcal; 7–9 g/MJ)		Pantothensäure	11 mg
Linolsäure	13 g	Folsäure (Gesamtfolat)	600 µg
Kohlenhydrate		Vitamin B_{12}	6,0 µg
50–65% der Energiezufuhr (=bis ca. 375–475 g)		Biotin	250–300 µg
		Vitamin C	125 mg
Natrium	1200–3300 mg	Vitamin A (Retinoläquivalente)	1,8 mg
Chlorid	2000–5100 mg		
Kalium	3,0–4,0 g	Vitamin D	10–15 µg (400–600 I. E.)
Calcium	1200 mg		
Phosphat	1000 mg		
Magnesium	450–500 mg		
Eisen	22 mg	Vitamin E (D-α-Tocopheroläquivalente)	17 mg
Jod	260 µg	Vitamin K	>150 µg (?)
Fluorid	1,5–4,0 mg		
Zink	25 mg	Wasser	40–50 ml/kg (Trinkmenge 2–3 Liter)
Kupfer	2,0–3,0 mg		
Mangan	2,5–5,0 mg	Ballaststoffe	>30–40 g
Chrom	50–200 µg		
Molybdän	150–500 µg	Energie	ca. 3000 kcal = 12,5 MJ (variierend mit Stillvolumen)
Selen	50–200 µg		

Deckung des mit der sezernierten Milchmenge zunehmenden Nährstoff- und Energiebedarfs der stillenden Mutter durch adäquate Zulagen zur regulären *Vollkost●* (Vollmilch, fettarme Molkereiprodukte, Fisch, Leber, Vollkornerzeugnisse, Weizenkeime, polyensäurereiche Pflanzenöle, Obstrohkost usw.). Erforderlichenfalls Calcium (bei unzureichendem Konsum von Milch und Milchprodukten) und Eisen (bei fortbestehender Sideropenie) zusätzlich medikamentös. Reichlich Flüssigkeit (>1 g H_2O/kcal). Im Fall streng vegetarischer Ernährungsweise der Mutter (Veganerin) Kostkomplettierung durch geeignete Zulagen unumgänglich (Eiweiß, Calcium, Eisen, Zink, Vitamin B_{12}). *Extrem* hoher Obstverzehr ist zu vermeiden (begünstigt perianales Wundsein beim Kind). Vorsorglich Verzicht auf jeder Art rohes und halbgares Fleisch (→ *Toxoplasmoseprävention)* und auf rohe nicht pasteurisierte Milch (vgl. *Listerioseprävention*). Alkoholgenuß nur mit Zurückhaltung (nicht mehr als 1 Glas Bier oder 1 Glas Wein pro Tag), besser völlige Enthaltsamkeit bis Ende der Stillperiode. Maßhalten auch mit coffeinhaltigen Getränken (nicht mehr als 2-3 Tassen Bohnenkaffee oder schwarzer Tee pro Tag). Überwachung des Körpergewichts als Kriterium angemessener Energieversorgung der Stillenden.

2.2.3 Beanspruchung durch berufliche Arbeit

2.2.3.1 *Schwerarbeiter*

Mehrbedarf an Nahrungsenergie und essentiellen Nährstoffen entsprechend dem Schweregrad der Arbeit[1]. Schätzwerte für den Energie**mehr**bedarf pro Tag (gegenüber dem Bedarf des Leichtarbeiters) → S. 81. Kalkulation der im Einzelfall benötigten *Nahrungsenergie* empirisch nach der Entwicklung des regelmäßig zu kontrollierenden Körpergewichts (Ziel: Bei gleichbleibender Arbeitsbelastung konstantes Normalgewicht).

---

[1] **Beispiele für Berufsschweregruppen:**

Leichtarbeiter:	Büroangestellte, Laboranten, Feinmechaniker, PKW-Fahrer, Fließbandarbeiter
Mittelschwerarbeiter:	Autoschlosser, Verkäuferin, Anstreicher, hauswirtschaftliche Tätigkeiten mit größerem manuellen Aufwand
Schwerarbeiter:	Mehrere landwirtschaftliche Tätigkeiten, Maurer, Zimmermann, Dachdecker, Masseur
Schwerstarbeiter:	Waldarbeiter, Steinbrucharbeiter, Stahlarbeiter, Hochofenarbeiter, Kohlenhauer [84].

		kcal	MJ	Prozentualer Mehrbedarf
Mittelschwerarbeiter	♂	bis 500	bis 2,1	bis 20%
	♀	bis 450	bis 1,9	bis 20%
Schwerarbeiter	♂	500-1000	2,1-4,2	20-40%
	♀	450- 900	1,9-3,8	20-40%
Schwerstarbeiter	♂	>1000	>4,2	>40%
	♀	> 900	>3,8	>40%

Mehrzufuhr an Energie nicht überwiegend in Form „leerer", d. h. nährstoffarmer Calorienträger (Zucker, Fett, Alkohol). Fettanteil der Kost kann jedoch 35% (Schwerarbeiter) bzw. 40% (Schwerstarbeiter) der Gesamtenergiezufuhr durchaus erreichen. Anhebung der Zufuhr *essentieller Nährstoffe,* ausgehend vom Basisbedarf des Erwachsenen bei leichter körperlicher Arbeit (S. 68), um etwa den gleichen (bis 1½fachen) Prozentsatz wie die zur Erhaltung der Gewichtskonstanz benötigte Mehrzufuhr an Nahrungsenergie. Darüber hinausgehender Mehrbedarf bei schwerer und schwerster körperlicher Arbeit möglich für Natrium (Kochsalz), Kalium und Flüssigkeit (vgl. **Hitzearbeiter*). Richtwerte für den **Bedarf an Nahrungsenergie und einzelnen Nährstoffen beim Schwerarbeiter** (Gesamtbedarf pro Tag; nach [213]):

		kcal	MJ	Eiweiß g	Fett g	KH g	Vit. B_1 mg	Vit. B_2 mg
Mittel-schwer-arbeiter	♂	2400-3000	10-12,5	75-85	75-105	330-400	1,2-1,5	1,4-1,8
	♀	1900-2400	8-10	65-75	60- 85	260-320	1,0-1,2	1,2-1,4
Schwer-arbeiter	♂	3100-3600	13-15	90-105	115-135	400-470	1,6-1,8	1,9-2,2
	♀	2400-2800	10-11,7	75- 80	85-100	320-380	1,2-1,4	1,4-1,7
Schwerst-arbeiter	♂	3600-4200	15-17,6	105-125	135-160	470-540	1,8-2,1	2,2-2,5
	♀	2800-3300	11,7-13,8	80- 95	100-125	380-430	1,4-1,7	1,7-2,0

2.2.3.2 Nachtschichtarbeiter

Trotz erhöhter physischer Belastung bedingt Nachtschichtarbeit an sich keine nennenswerte Steigerung des Energie- und Nährstoffbedarfs, erfordert jedoch optimale *Anpassung von Nahrungszufuhr und Essenszeiten an den veränderten Circadianrhythmus.* Empfehlenswert Verteilung der Nahrungsaufnahme auf 3-4 Mahlzeiten außerhalb der Nachtschicht und 2 Mahlzeiten innerhalb der Nachtschicht.

Nachtschichtverpflegung: Leicht verdauliche, nicht zu fettreiche, blähende Produkte vermeidende Kost. Energiegehalt 30-35%, Gehalt an essentiellen Nährstoffen 35-50% des 24 Std.-Richtwertes der entsprechenden Berufsschweregruppe (vgl. S. 81). Wünschenswert eine warme Hauptmahlzeit von 600-750 kcal (günstigste Zeit zwischen 0 und 1 Uhr) und ein kalter Zwischenimbiß von 200-300 kcal (zwischen 4 und 5 Uhr), jeweils zu fest geregelter Uhrzeit. Gelegentlich eine Tasse Bohnenkaffee oder schwarzen Tees kann hilfreich sein. Vor übermäßigem Coffeinkonsum ist dagegen zu warnen. Letztes Essen spätestens 1-1½ Std. vor dem Schlafengehen.

2.2.3.3 Hitzearbeiter

Mehrbedarf an Flüssigkeit und Elektrolyten entsprechend den Verlusten durch vermehrte Schweißbildung (Schweißabgabe pro Arbeitsschicht durchschnittlich 5-8 Liter), Mehrbedarf an Nahrungsenergie proportional zum Grad der Hitzeexposition. Ausgehend von im Energie- und Nährstoffgehalt dem Schweregrad der Arbeit angepaßter Basiskost (vgl. *Schwerarbeiter;* Kostgestaltung für Hitzearbeiter zweckmäßigerweise nach den Grundsätzen einer gut gewürzten *leichten Vollkost●*) entsprechend dem *hitzebedingten Mehrbedarf* erhöhte Zufuhr von:

1. Flüssigkeit. Trainierte Hitzearbeiter **nach Durst trinken lassen:** Körperwarmen dünnen Tee oder Kaffee, verdünnte Fruchtsäfte, Mineralwasser, auch Fleischbrühe oder Gemüsebrühe. Möglichst jeweils nur kleine Portionen (bis etwa ¼ Liter). Sehr süße, sehr kalte (eisgekühlte, kühlschranktemperierte) oder alkoholische Getränke nicht empfehlenswert, ebenso einfaches kaltes Wasser. Frischobst als Durstlöscher gut geeignet. Kriterium ausreichender Trinkmenge: Kein Flüssigkeitsdefizit (d.h. kein Gewichtsverlust von mehr als 1,5% des Körpergewichts/Tag).

2. Kochsalz. Geschätzter *Mehrbedarf* von 1,5-2 g NaCl pro Liter substituierter Flüssigkeit wird zumeist allein durch den allgemein überhöhten Salzkonsum der Bevölkerung (10-15 g NaCl/Tag) abgedeckt, *ohne daß gesonderte Zulage erforderlich wäre.* Ausnahme: Salzarme Ernährungsweise, z. B. bei manchen Vegetariern.

3. Kalium. Geschätzter Mehrbedarf 0,5 g Kalium pro Liter substituierter Flüssigkeit.
4. Calcium, Magnesium. Geschätzter Mehrbedarf je etwa 50 mg Ca und Mg pro Liter substituierter Flüssigkeit.
5. Nahrungsenergie. Geschätzter Mehrbedarf 0,5% pro Grad der 30 °C überschreitenden Effektivtemperatur (z. B. +2,5% bei 35 °C), bezogen auf den Energiebedarf der entsprechenden Berufsschweregruppe (→ *Schwerarbeiter).

2.2.3.4 Kältearbeiter

Unter geregelten Arbeitsbedingungen bei adäquater Kleidung normalerweise kein ins Gewicht fallender Mehrbedarf an Energie und Nährstoffen gegenüber gleicher Arbeitsleistung bei gewöhnlicher Temperatur. Bei unter außergewöhnlichen Umständen verstärkter Kälteexposition (unzureichende Bekleidung, fehlende Aufwärmpausen, arktische Kältegrade, Notfallsituationen u. ä.) ist jedoch erhöhter Bedarf an Nahrungsenergie und im gleichen Verhältnis auch an essentiellen Nährstoffen zu veranschlagen. Abschätzung des Mehrbedarfs je nach Lage der Dinge im konkreten Fall. Variationen des Anteils der Hauptnährstoffe (Eiweiß, Fett, Kohlenhydrate) an der Gesamtenergiezufuhr ohne entscheidenden Einfluß auf die Kälteadaptationsfähigkeit des menschlichen Körpers.

2.2.3.5 Berufskraftfahrer

Energie- und Nährstoffbedarf, insbesondere beim PKW-Fahrer, meist nicht nennenswert über dem durchschnittlichen Bedarf eines Leicht- oder Mittelschwerarbeiters (S. 81). LKW-Fahrer mit Be- und Entladearbeiten überwiegend als *Schwerarbeiter* einzustufen.
Hinweise für die Praxis: Leicht verdauliche Kost, etwa einer *leichten Vollkost* ● entsprechend. **Antritt einer längeren Fahrt niemals mit leerem Magen.** Etwa alle 2 Stunden unter Fahrtunterbrechung Einnahme einer kleinen Zwischenmahlzeit mit ausreichend Flüssigkeit. Bohnenkaffee oder Colagetränke können hilfreich sein, jedoch kein Ersatz für solide feste Kost. Auf langer Fahrt auch am Steuer öfter zwischendurch ein Plätzchen, ein Stück Schokolade o. ä. Voluminöseres Essen (Hauptmahlzeit) zweckmäßigerweise erst nach Ende der Fahrt bzw. nach Arbeitsschluß.

2.2.3.6 sog. Manager

Eine spezielle „Manager-Diät" gibt es entgegen verbreiteter Annahme nicht. Kein eigentlicher Mehrbedarf an Nahrungsenergie oder einzelnen essentiellen Nährstoffen gegenüber den allgemeingültigen Richtwerten für die Ernährung Erwachsener von vergleichbarer körperlicher Aktivität. *Je höher die psychischen und physischen Leistungsanforderungen, um so wichtiger jedoch die Gewährleistung einer optimalen, d. h. in der Energie- und Nährstoffzufuhr voll bedarfsgerechten, dabei jede Luxuskonsumption ausschließenden Kostführung* (vgl. S. 75). Empfehlungen zum *praktischen Vorgehen:* Kohlenhydratreiches vollwertiges erstes Frühstück (Vollkornbrot). Zeitgerechtes zweites Frühstück. Auch im weiteren Tagesverlauf häufiger einen kleinen Imbiß nehmen lassen. Belegtes Brot oder Brötchen, eine Handvoll Nüsse oder Sonnenblumenkerne dabei zweckmäßiger als Plätzchen oder Süßigkeiten. Nur leichte Mittagskost. Keine zu opulente Einzelmahlzeit. *Konsequenter Ausgleich der bekannten Risiken häufigen Restaurantessens* (einseitige Fleischkost, Übermaß an Purinen, Fett, Cholesterin und Kochsalz, Mangel an Vitaminen und Ballaststoffen) durch das Korrektiv einer entsprechend zu gestaltenden häuslichen Kost (vermehrt Frischobst, Gemüse, Milcheiweiß, Weizenkeime, Frischkornbreie usw.). Im Falle drohenden Übergewichts rechtzeitige Limitierung „leerer" Calorienträger *(→ *Adipositas).*

2.2.4 Soldaten

Kalkulation des Energie- und Nährstoffbedarfs in Anpassung an den Grad der körperlichen Beanspruchung nach gleichen Grundsätzen wie bei den vergleichbaren Berufsschweregruppen im zivilen Bereich (Mittelschwerarbeiter, Schwerarbeiter, Schwerstarbeiter; S. 80f.). *Bezugswerte für leistungsgerechte Nahrungszufuhr* pro Tag bei der Deutschen Bundeswehr (nach [382]):

Körperliche Tätigkeit[1]	Energie		Fett	Tier. Eiweiß[2]	Vit. A[3]	Vit. B_1	Vit. C
	kcal	MJ	g	g	mg	mg	mg
leicht	2800	11,7	105	60	0,9	1,7	75
mittelschwer	3400	14,2	128	60	0,9	2,0	75
schwer	4000	16,7	150	60	0,9	2,4	75

Fußnoten [1] [2] [3] siehe Seite 85.

2.2.5 Leistungssportler

Basisernährung eine bedarfsgerechte ***Vollkost●**, zur Optimierung der nutritiven Kondition in Trainings- und Wettkampfperioden im Energie- und Nährstoffgehalt belastungsadäquat aufzuwerten nach etwa gleichen Grundsätzen wie bei der Ernährung der verschiedenen Kategorien von ***Schwerarbeitern** und von ***Hitzearbeitern**. *Zusätzliche Kostvariation und -supplementierung* entsprechend den besonderen Erfordernissen der jeweiligen Sportdisziplin und den individuellen Bedürfnissen und Wünschen des einzelnen Sportlers (Energie- und Nährstoffkonzentrate, Rehydratationslösungen usw.). *Richtwerte für die Basisernährung* von Leistungssportlern:

Sportarten[4]	Nahrungsenergie		Eiweiß	Kohlenhydrate	Fett max.
	kcal	MJ	g/kg	g/kg	Energie %	Energie %
Kraftsportarten	4000–6500	17–27	1,5–2,5	> 5	>45	30–35
Schnellkraftsportarten	3500–5500	15–23	1,5–2,5	> 8	>50	30
Kraft-Ausdauersportarten	4000–6000	17–25	1,5–2,5	> 9	>55	25
Ausdauersportarten	3500–6500	15–27	1,5–2,5	>10	>60	25

---

[1] *Beispiele für körperliche Tätigkeiten im Wehrdienst:*
  Sehr leicht: Tätigkeiten im Sitzen und Stehen, Fahren von PKW oder LKW, Wachdienst
  Leicht: Gehen 4–4,8 km/h, langsames Marschieren, Warten von Ausrüstung und Waffen, Formaldienst, Schießausbildung, Geländeausbildung
  Mittelschwer: Gehen 5,6–6,4 km/h, schnelles Marschieren, Marschieren mit voller Ausrüstung, Überwinden von Hindernissen, Geländelauf
  Schwer: Gehen mit Gepäck aufwärts, Marschieren im Wettkampf, Arbeiten mit Spitzhacke und Spaten, Nahkampfausbildung, Schwimmen [382].
[2] Gesamteiweiß 100 g/Tag für alle Tätigkeitsgruppen.
[3] Wünschenswert nach den Empfehlungen der Deutschen Gesellschaft für Ernährung (1985) 1,0 mg Vitamin A/Tag.
[4] *Beispiele für Sportartengruppen:* s. Fußnote Seite 86.

Bruttoenergieumsatz bei einigen Sportarten (kcal bzw. kJ/min, Trainingswerte; nach [412]):

	kcal	kJ
Hochsprung	6,2	26,0
Tischtennis	6,4	26,8
Volleyball	8,6	36,0
Gymnastik, Barren ♀	9,6	40,2
Eiskunstlauf, Kür ♀	10,9	45,7
Paddeln	11,0	46,1
Skirennen	12,1	50,7
Gewichtheben, Reißen	12,8	53,6
Speerwerfen	14,1	59,1
Eiskunstlauf, Kür ♂	14,3	59,9
Fußballspielen	14,3	59,9
Gewichtheben, Stoßen	15,6	65,4
Boxkampf	16,0	67,0
Basketballspiel	17,5	73,3
Weitsprung	20,5	85,9
Boxen, Sandsacktraining	21,9	91,8

Häufigste **kritische Nährstoffe** (vgl. S. 69) bei Leistungssportlern: Eisen, Magnesium, Kalium, Natrium, Calcium, Zink, Thiamin, Riboflavin, Vitamin B_6, Folsäure.

Hinweise für die Praxis: Beginn mit **kohlenhydratreicher Ernährung** spätestens einige Tage vor jeweiliger Leistungsphase. An Sporttagen ein polysaccharidreiches Frühstück. Letzte Hauptmahlzeit vor dem Wettkampf (einzunehmen spätestens 3 Stunden vor Beginn) sollte stets kohlenhydratreich und dabei fettarm sein. An Trainingstagen mit mehreren

---

[4]*Beispiele für Sportartengruppen:*
Kraftsport: Gewichtheben, Kugelstoßen, Hammerwurf, Diskuswerfen
Schnellkraftsport: Kurzstreckenlauf, leichtathletischer Mehrkampf, moderner Fünfkampf, Radsport (Bahn), Schwimmen (100 m), Skisport (alpin), Eisschnellauf, Tischtennis, Turnen, Eiskunstlauf, Skispringen
Kraft-Ausdauersport: Ausdauersportarten mit hohem Krafteinsatz, z. B. Skilanglauf, Radsport (Straße), Bergsteigen, Eisschnellauf (ab 1500 m), Rennrudern, Schwimmen (200-1500 m), Boxen, Ringen, Judo, Karate, Fußball, Handball, Eishockey, Volleyball, Wasserball, Tennis
Ausdauersport: Mittel- und Langstreckenlauf, Marathonlauf, 20-50-km-Gehen [237]

Trainingszeiten und bei Wettkämpfen mit mehreren über den Tag verteilten Starts häufiger zwischendurch eine kleinere kohlenhydratreiche Mahlzeit. *Substitution von Flüssigkeit und Elektrolyten schon vor Auftreten von Durstgefühl.* Im Verlauf von Ausdauerleistungen 5-7% Kohlenhydrate (zweckmäßigerweise Maltodextrin) enthaltende Getränke von hypotonem Elektrolytgehalt in häufigeren kleinen Portionen (z. B. Langstreckenlauf bei warmem Wetter: Etwa alle 15-20 Minuten 100-200 ml). Im *Höhenklima* Verbesserung der sportlichen Leistungsfähigkeit durch vermehrt kohlenhydratangereicherte (KH bis >70% der Energiezufuhr), fettreduzierte, flüssigkeitsreiche Kost (vgl. **Hochgebirgsadaptationssyndrom*). *Über den Bedarf hinausgehende Nährstoffzufuhr* (Eiweiß, Vitamine, Mineralstoffe) bringt bei bereits vollwertiger Ernährung *keine weitere Leistungssteigerung* (weitere Details: [286], [237], [21], [279]).

Nachwettkampfernährung: Wiederauffüllung der Glykogenreserven (Maltodextrin, leicht assimilierbare Polysaccharide). Ausgleich der Flüssigkeits- und Elektrolytverluste. Leichtverdauliche kohlenhydrat-, kochsalz-, kalium- und magnesiumreiche Kost mit baldiger Rückkehr zu adäquater Basisernährung.

2.2.6 Touristen

2.2.6.1 Zeitzonen-Flugreisende

Ernährungsempfehlung für eine bessere Anpassung an den veränderten Circadianrhythmus beim schnellen Überwinden großer Entfernungen in Ost-West- oder West-Ost-Richtung (*„Anti-Jet-Lag-Diät"*, einzuhalten ab 3. Tag vor Reisebeginn bis Ende des Fluges; [106]):
1. Dritter Tag vor Reisebeginn. Ausgiebiges eiweißreiches Frühstück. Reichhaltige Mittagsmahlzeit, ebenfalls eiweißreich. Kohlenhydratreiche Abendmahlzeit, möglichst eiweißarm. Coffeinhaltige Getränke (Bohnenkaffee, schwarzer Tee, Colagetränke) nur zwischen 15 und 17 Uhr.
2. Zweiter Tag vor Reisebeginn. Knappe Kost in häufigeren kleinen Mahlzeiten: Obst, Gemüserohkost, magere Brühe, leichte Suppen, etwas Salat, etwas trockenen Toast, Zwieback o. ä. Minimierung der Kohlenhydrat- und Energiezufuhr (<1000 kcal/Tag). Coffeinhaltige Getränke nur zwischen 15 und 17 Uhr.
3. Letzter Tag vor Reisebeginn. Gleiche Ernährung wie am dritten Tag vor Reisebeginn (s. o.). Coffeinhaltige Getränke nur zwischen 15 und 17 Uhr.
4. Tag der Reise. a. Flug in Ostrichtung: Ganztägig knappe Kost wie am 2. Tag vor Reisebeginn (s. o.). Coffeinhaltige Getränke nur zwischen 18 und 23 Uhr Heimatzeit. Kein Alkoholgenuß im Flugzeug. Erste normale

Mahlzeit ein ausgiebiges eiweißreiches Frühstück am Reiseziel zur dort normalen Frühstückszeit. Weitere Mahlzeiten dann zu dort üblichen Essenszeiten. *b.* Flug in *Westrichtung:* Knappe Kost (s. o.). Kein Alkohol. Wenn coffeinhaltige Getränke, dann nur *vor* dem Abflug. Erste normale Mahlzeit ein ausgiebiges eiweißreiches Frühstück am Reiseziel zur dort normalen Frühstückszeit. Weitere Mahlzeiten dann zu dort üblichen Essenszeiten.

2.2.6.2 Automobiltouristen

Gleiche Ernährungsempfehlungen wie für **Berufskraftfahrer* (S. 83) unter vergleichbaren Bedingungen.

2.2.6.3 Aufenthalt im heißen Klima

Mehrbedarf an Flüssigkeit und Elektrolyten entsprechend den Verlusten durch gesteigerte Perspiration und Schweißbildung. Kalkulation adäquater Versorgung mit Flüssigkeit, Nährstoffen und Energie nach etwa gleichen Grundsätzen wie beim **Hitzearbeiter* (S. 82).

2.2.6.4 Aufenthalt im kalten Klima

Kostgestaltung nach etwa gleichen Grundsätzen wie beim **Kältearbeiter* (S. 83).

2.2.6.5 Allgemeine Hinweise

Wichtig die Beachtung des auf Reisen aus vielerlei Gründen meist *erhöhten Flüssigkeitsbedarfs,* insbesondere für Kinder, für Senioren, für Flugreisende auf Langstrecken, bei eingeschränkter Nierenfunktion und bei Neigung zu habitueller Obstipation. Prävention der Reisekrankheit → **Kinetose* (S. 243). Durchfallsprophylaxe auf Reisen → **Reisediarrhoe* (S. 331). Ratschläge zur Einhaltung spezieller Diätkost auf Reisen → [492].

2.3 Sog. alternative und religiös-weltanschaulich begründete besondere Ernährungsweisen

2.3.1 Anthroposophische Ernährungsweise

Vornehmlich auf Vollkornerzeugnissen, einheimischem Gemüse und Obst, Milchprodukten und Ei basierende, Eiweiß im Übermaß vermeidende, zuckerarme, ballaststoffreiche Kost. Wesentliches Merkmal die ausschließliche Verwendung von landwirtschaftlichen Erzeugnissen aus sog. „biologisch-dynamischem" Anbau (d. h. insbesondere Anwendung „natürlicher" Düngung mit Stallmist, Kompost, Gesteinsmehlen u. ä. unter striktem Vermeiden von üblichem kommerziellem Mineraldünger sowie chemischen Unkraut- und Schädlingsbekämpfungsmitteln) und die konsequente Ausschaltung chemischer Lebensmittelzusatzstoffe (Farb-, Konservierungs-, Aromastoffe, Pökelsalz u. ä.). Von R. STEINER ursprünglich keineswegs als obligat fleischfrei konzipierte, von vielen seiner Anhänger jedoch weitgehend ovolactovegetabil praktizierte Ernährungsform. *Bedarfsgerechte Energie- und Nährstoffversorgung* (soweit Lebensmittel aus „biologisch-dynamischem" Anbau ausreichend verfügbar) *bei Erwachsenen und älteren Kindern problemlos* möglich, bei nach anthroposophischen Vorstellungen künstlich ernährten Säuglingen und bei Kleinkindern dagegen nicht in jedem Fall vorauszusetzen (Ablehnung der industriell gefertigten adaptierten Säuglingsmilchnahrungen, der Vitamin D-Supplementierung zur Rachitisprophylaxe, der Fluoridverabfolgung zur Cariesprävention u. ä.).

2.3.2 Dr. ATKINS-Energiediät

In verschiedenen Variationen abgestufte *kohlenhydratarme Kost* (meist ca. 60 g KH/Tag) mit belastend hohem Anteil an Fleisch, Fett, Purinen und Cholesterin. Ohne zusätzliche Substitution *defizitär an wasserlöslichen Vitaminen, Mineralstoffen und Ballaststoffen.* Auch mit medikamentöser Zulage von Vitaminen und Mineralstoffen (schon von ATKINS selbst empfohlen) in der bisherigen Form keine vertretbare Ernährungsalternative.

2.3.3 BIRCHER-BENNER-Kost

Umfaßt in der hierzulande meist praktizierten Form verschiedene Variationen einer pflanzlichen Rohkost (Obst, Gemüse, Rohsäfte, Nüsse, kaltgepreßte Pflanzenöle, Getreiderohbreie, sog. Müslis), die stufenweise durch Milch und Milchprodukte (Kondensmilch, Sauermilchen, Quark) und schließlich gegarte Getreide-, Gemüse- und Kartoffelgerichte sowie durch Schrotbrot erweitert wird. In der Aufbaustufe einer ausreichend milcheiweißhaltigen *lactovegetabilen Kost● für bedarfsgerechte Versorgung mit Energie, essentiellen Nährstoffen und Ballaststoffen durchaus geeignet.* Vorteilhaft der geringe Gehalt an gesättigten Fetten, Cholesterin, Purinen und Natrium. Möglicherweise *kritische Nährstoffe:* Eisen, Zink, Calciferol.

2.3.4 HAY'sche Trennkost

Vegetabilienreiche (80% der Nahrung Obst und Gemüse, überwiegend als Rohkost), vollkornbetonte, fettlimitierte (bis 60 g Fett/Tag, vorwiegend polyensäurereiche Pflanzenöle), zuckerarme Kost [421], die bei adäquater Nahrungswahl eine *bedarfsgerechte Energie- und Nährstoffversorgung sehr wohl ermöglicht.* Auf das von HAY postulierte Trennprinzip (zeitlich getrennter Verzehr eiweißreicher und kohlenhydratreicher Lebensmittel in mehrstündigem Abstand zu verschiedenen Mahlzeiten) – mit letzter Konsequenz ohnehin kaum realisierbar, zudem jeder wissenschaftlichen Grundlage entbehrend – kann von den Anhängern dieser Kostform ohne Nachteil verzichtet werden.

2.3.5 LUTZ-Diät

Kohlenhydratarme Kost mit maximal ca. 70 g (6 BE) KH/Tag („Leben ohne Brot"). Fleisch, Fleischwaren, Fisch, Eier, Molkereierzeugnisse und Fette ad libitum. Gemüse „in vernünftiger Menge" [262]. Auswahl zulässiger Nahrungsmittel bei sorgfältiger Kalkulation für eine bedarfsgerechte Energie- und Nährstoffversorgung im Rahmen dieser Kost ausreichend, Deckung des Ballaststoffbedarfs jedoch oft problematisch (vgl. [211]). LUTZ-Diät verleitet die Patienten meist zu *überhöhtem Fett- und Fleischkonsum* mit der Folge unerwünschter Cholesterin- und Purinbelastung. Diskutabel allenfalls in abgewandelter Form (Fett- und Fleischlimitierung, Fettmodifizierung, Ballaststoffaufwertung), etwa als Grundlage calorienreduzierter Ernährung bei Adipositas.

2.3.6 Makrobiotische Ernährungsweise

Auf naturwissenschaftlich nicht nachvollziehbaren Vorstellungen fernöstlicher Mystik beruhender, in 10 Stufen sehr unterschiedlicher biologischer Wertigkeit konzipierter Komplex unkonventioneller Ernährungsformen. Differenzierung der jeweils praktizierten Variation makrobiotischer Ernährung (Stufen -3 bis -1, $+1$ bis $+7$, diese von den Patienten häufig nur sehr ungenau zu erfahren) erfordert in jedem Falle eine subtile Ernährungsanamnese. *Je höher die Makrobiotikstufe, um so defizitärer die Kost:*

Stufe	Getreide-(Vollkorn-)Produkte %	Gemüse %	„Suppen" %	Tierische Produkte %	Salate u. Obst %	süße Speisen %
(+) 7	100	–	–	–	–	–
(+) 6	90	10	–	–	–	–
(+) 5	80	20	–	–	–	–
(+) 4	70	20	10	–	–	–
(+) 3	60	30	10	–	–	–
(+) 2	50	30	10	10	–	–
(+) 1	40	30	10	20	–	–
– 1	30	30	10	20	10	–
– 2	20	30	10	25	10	5
– 3	10	30	10	30	15	5

(nach [145])

Makrobiotische Kost ist allgemein vergleichsweise eiweißarm, fettarm und zuckerarm, dabei ballaststoffreich, kochsalzreich (Meersalz) und knapp an Getränken. Die *niederen Stufen* (Stufe -3 bis etwa Stufe $+1$) bieten bei geschickter Handhabung genügend Spielraum für eine einigermaßen bedarfsgerechte Nahrungswahl. Die *höheren Stufen* verlangen spezielle Ernährungskenntnisse zur Sicherstellung adäquater Nährstoffversorgung im Rahmen der verbliebenen beschränkten Lebensmittelauswahl. *Kritische Nährstoffe:* Eiweiß, Vitamin B_{12}, Calcium, Eisen, Zink, Riboflavin, Ascorbinsäure, Vitamin D. Die *höchsten Stufen* verkörpern eine *ausgesprochene Mangelkost* und sind ohne korrigierende Supplemente auf Dauer lebensbedrohend. Für Säuglinge, Kleinkinder, Schwangere und stillende Mütter ist makrobiotische Ernährung ungeeignet, auch für ältere Kinder wenig empfehlenswert. Vor dem Verzehr angeschimmelten Getreides (von G. OHSAWA ausdrücklich empfohlen) ist dringend zu warnen.

2.3.7 Mazdaznan-Ernährung

Variante der *ovolactovegetabilen Kost* (S. 93), vollkorn- und rohkostbetont, zuckerarm, ballaststoffreich. Betonte Anpassung an Jahreszeit und Lebensalter. Nachdrückliches Vermeiden jeglicher Überernährung. *Bedarfsgerechte Energie- und Nährstoffversorgung* im Rahmen dieser Ernährungsform *problemlos.*

2.3.8 Reform-Ernährung

Überwiegend *ovolactovegabile Kost,* häufig gestaltet nach den Grundsätzen der **Vollwert-Ernährung.* Schwerpunkt Vollkornerzeugnisse aller Art, Milch und Milchprodukte, Obst, Gemüse (Rohkost), Hülsenfrüchte, Nüsse. Weitgehender Ausschluß „leerer" Calorienträger (reiner Zucker, Stärkemehle, Feinmehle, raffinierte Fette). Moderate Beschränkung des Verzehrs von Fleisch und Fleischwaren. Bevorzugung von Lebensmitteln aus sog. biologischem Anbau (d. h. ohne chemischen Pflanzenschutz, ohne synthetischen Stickstoffdünger usw.). Limitierung der Verwendung von Lebensmittelzusatzstoffen. *Bedarfsgerechte Energie- und Nährstoffversorgung* im Rahmen dieser Ernährungsform *problemlos möglich.* Zufuhr an gesättigten Fetten, Cholesterin, Purinen und Zucker bei konsequent eingehaltener Reform-Ernährung in der Regel geringer als durchschnittlich bei konventioneller Ernährungsweise.

2.3.9 SCHNITZER-Kost

Intensivkost. *Streng vegetarische (veganische) Rohkost* auf Vollkorngetreidebasis. Enthält keinerlei erhitzte Lebensmittel, kein Brot, keine Kartoffeln, kein Eiweiß tierischer Herkunft. Ballaststoffreich, zuckerarm, natriumarm. Ca. 1500 kcal (6,3 MJ)/Tag. Defizitär an essentiellen Aminosäuren, Calcium, Eisen, Zink, Vitamin B_{12}, Vitamin A. Ohne adäquate Nährstoffkomplettierung (z. B. in Form von Milch und Milchprodukten) *als Dauerkost ungeeignet.*

Normalkost. Ovolactovegetabil erweiterte SCHNITZER-Intensivkost von nur noch teilweisem Rohkostcharakter. Enthält Milch, Käse, Eier sowie Vollkornbrot, Kartoffeln, Reis u. a. *Ermöglicht Bedarfsdeckung an Energie und essentiellen Nährstoffen* im gleichen Umfang wie jede vergleichbare sonstige *ovolactovegetabile Kost* (s. u.).

2.3.10 Vegetarische Ernährungsweisen

Ernährung ausschließlich oder weit überwiegend von pflanzlicher Kost:
  1. Streng vegetarische Kost *(Veganer):* Ernährung allein mit Lebensmitteln pflanzlicher Herkunft.
  2. Erweiterte vegetarische Kostformen.
  a. Lactovegetabile Kost *(Lactovegetarier):* Erweiterung der streng vegetarischen Kost durch Zulage von Milch und Milchprodukten.
  b. Ovovegetabile Kost *(Ovovegetarier):* Erweiterung durch Zulage von Ei (anstelle von Milch und Milchprodukten).
  c. Ovolactovegetabile Kost *(Ovolactovegetarier):* Erweiterung durch Zulage von Milch, Milchprodukten und Ei.
  d. Piscovegetabile Kost *(Piscovegetarier):* Erweiterung durch Zulage von Milch, Milchprodukten, Ei und Fisch.
  e. Semivegetabile Kost *(Semivegetarier):* Erweiterung durch Zulage von Milch, Milchprodukten, Ei, Fisch und Huhn (jedoch keine sonstigen Fleischarten oder Fleischprodukte).

1. Streng vegetarische Kost. Sicherstellung qualitativ und quantitativ bedarfsgerechter veganischer Ernährung erfordert überdurchschnittliche lebensmittelkundliche Kenntnisse und sorgfältige Kalkulation der Vegetabilienzufuhr nach Art und Menge. Voraussetzungen dafür nicht immer gegeben. Nährstoffgehalt der Veganerkost deshalb *häufig defizitär,* folgenschwer insbesondere für Säuglinge und Kleinkinder sowie für Schwangere und Stillende. *Kritische Nährstoffe* (vgl. S. 69): Essentielle Aminosäuren, Vitamin B_{12}, Retinol, Calciferol, Riboflavin, Calcium, Eisen, Zink, weitere Spurenelemente. Das überraschend seltene Vorkommen *manifester* B_{12}-Mangelzustände selbst bei langjährigen Veganern läßt okkulte bakterielle Cobalaminquellen (Dünndarmascension B_{12}-produzierender Bakterien?) vermuten.

Wichtigste *pflanzliche Proteinträger:* Soja, sonstige Hülsenfrüchte, Vollkorngetreide, Kartoffel, Nüsse, Mandeln, Sonnenblumenkerne. *Aufwertung der biologischen Wertigkeit des Eiweißes durch kombinierte Zufuhr verschiedener eiweißhaltiger Vegetabilien* (Komplettierung der Aminosäurenspektren, vgl. S. 2, 12 f.). *Empfehlenswerte Kombinationen* (nach [35]):

Vollkornweizen	mit Hülsenfrüchten + Erdnuß
	mit Sesam + Soja
Vollreis	mit Hülsenfrüchten + Sesam
Mais	mit Hülsenfrüchten
Bohnen	mit Vollkornweizen + Mais
Soja	mit Vollkornweizen + Vollreis
	mit Vollkornweizen + Sesam
	mit Erdnuß + Sesam
	mit Erdnuß, Vollkornweizen + Vollreis
Sesam	mit Bohnen, Erdnuß + Soja
	mit Soja + Vollkornweizen
Erdnuß	mit Sonnenblumenkernen

2. Erweiterte vegetarische Kostformen. Ermöglichen in allen Variationen, sorgfältige Kostwahl im jeweiligen Rahmen vorausgesetzt, eine bedarfsgerechte Energie- und Nährstoffversorgung für praktisch jedes Lebensalter. Die erweiterte vegetarische Kost enthält in ihrer meist benutzten Form (ovolactovegetabile Kost) im Durchschnitt *weniger* Eiweiß, gesättigte Fette, Cholesterin, Purine, Vitamin B_{12} und ausnutzbares Eisen, dagegen *mehr* Polyensäuren, Vitamine (meiste B-Vitamine, Ascorbinsäure, Vitamine A, E, K), Kalium, Calcium, Magnesium und mehr Ballaststoffe als eine calorisch vergleichbare fleischhaltige Mischkost konventioneller Art (vgl. [338]). *Zahlreiche sog.* **Zivilisationskrankheiten sind beim Vegetarier seltener als bei Nichtvegetariern** (habituelle Obstipation, Adipositas, Hyperlipoproteinämien, arterielle Hypertonie, Hyperurikämie, Gicht, Typ II-Diabetes, coronare Herzkrankheit, Cholelithiasis, Nephrolithiasis, Colondivertikulose, Osteoporose, bestimmte Carcinome).

2.3.11 Vollwert-Ernährung

Spezielle, auf W. KOLLATH („Laßt unsere Nahrung so natürlich wie möglich!") zurückgehende getreide- und rohkostbetonte Variante einer überwiegend *ovolactovegetabilen Kost* mit allen ernährungsphysiologischen Eigenschaften dieser Ernährungsweise (S. 93). Besonderes Merkmal der Vollwert-Ernährung die Klassifizierung der Lebensmittel in „Wertstufen" nach dem Grad ihrer *„Vollwertigkeit"* im Sinne von Naturbelassenheit und möglichst geringer Veränderung durch lebensmitteltechnologische und küchenmäßige Verarbeitung sowie nach ihrem *„Reinwert"* im Sinne von Fremdstoff- und Schadstoffarmut [232]. Zu diesem Zweck differenzierte Unterteilung aller für das Kostprinzip möglicherweise in Frage kommenden Erzeugnisse in *1.* „unveränderte" (=besonders empfehlenswerte), *2.* „bearbeitete" (=sehr empfehlenswerte), *3.* „erhitzte" (=empfehlenswerte), *4.* „verarbeitete" (=weniger empfehlenswerte) Lebensmittel und *5.* „isolierte Lebensmittelsubstanzen und Fertig-Produkte" (=nicht empfehlenswert). Das Resultat dieser in der bisherigen Form zwar nicht in allen Details uneingeschränkt akzeptablen Auswahlkriterien ([85], [438]) ist immerhin eine vitamin-, mineralstoff- und ballaststoffreiche, zucker- und kochsalzarme, durchaus vielseitige, auf Fleisch nicht ganz verzichtende Mischkost, in deren Rahmen eine *bedarfsgerechte Energie- und Nährstoffversorgung* bei richtiger Nahrungswahl für alle Altersklassen ab 2. Lebensjahr *problemlos möglich* ist. Ob die effektive Schadstoffaufnahme bei Vollwert-Ernährung in praxi diejenige bei konventioneller Ernährungsweise tatsächlich nennenswert unterschreitet, ist noch Gegenstand der Diskussion.

Vollwertkost nach M. O. BRUKER: Restriktivere Abwandlung der Vollwert-Ernährung. Strengere Beschränkung auf sog. „lebendige und natürliche" Lebensmittel (Vollkornprodukte, Obst- und Gemüserohkost, kaltgeschlagene Öle, Butter, nicht pasteurisierte Rohmilch, rohe Eier). Unvorteilhaft die Einschränkung des Käseverzehrs (Calcium!), unzweckmäßig der Verzicht auf Zwischenmahlzeiten. Bedarfsgerechte Energie- und Nährstoffversorgung erfordert geschickte Auswahl der für diese Kostform zulässigen Lebensmittel. Für Säuglinge und Kleinkinder ist BRUKER-Kost (insbesondere Rohmilch und sog. Frischkornmilch) nicht empfehlenswert.

2.3.12 WAERLAND-Kost

Rohkostbetonte, sehr ballaststoffreiche Variante (Kleie, Leinsamen, Kruska, grobes Schrotbrot) der *lactovegetabilen Kost* (vgl. S. 93), fettarm, cholesterinarm, purinarm, zuckerarm, natriumarm. Enthält keinerlei Feinmehlerzeugnisse. Bevorzugte Eiweißträger Sauermilchzubereitungen und Quark. Alle Lebensmittel nur aus sog. biologischem Anbau (d. h. ohne Kunstdünger und ohne chemischen Pflanzenschutz). Die sehr voluminöse Kost ermöglicht bei sorgfältiger Nahrungswahl eine bedarfsgerechte Energie- und Nährstoffversorgung (besonders zu beachten: Milch und Milchprodukte in ausreichender Menge!). *Als Dauerkost durchaus geeignet,* erfordert meist jedoch längere Eingewöhnungszeit. Für Säuglinge und Kleinkinder nicht empfehlenswert.

2.3.13 Ernährungsgebote und Ernährungsbräuche von Religionsgemeinschaften

7-Tage-Adventisten. Proteinreduzierte Ernährung. Wahlweise *1. Streng vegetarische (veganische) Kost* oder *2. Ovolactovegetabile Kost* (etwa 50% aller Adventisten) oder *3. Fleischarme konventionelle Kost* unter gänzlichem Verzicht auf Schweinefleisch und Schweinefleischprodukte, auf Schalentiere und Blut. Bei jeder Kost sehr reichlich Vollkornerzeugnisse, Obst und Gemüse. Keine scharfen Gewürze. Keine coffeinhaltigen oder alkoholischen Getränke. Nur drei Mahlzeiten im Tagesverlauf ohne Zwischenmahlzeit.

Baptisten. Genügsamkeit im Essen. Alkoholkarenz.

Buddhisten. Moderates Fleischverbot. Überwiegend *lactovegetabile Kost.*

Hare Krishnas. Rohkostbetonte *lactovegetabile Kost* oder (seltener) *streng vegetarische (veganische) Kost.* Keine coffeinhaltigen oder alkoholischen Getränke.

Hindus. *1. Niedere Kasten:* Mischkost mit allenfalls *knappem Fleischanteil* (Lamm, Hammel, Ziege, Schwein, Geflügel, Fisch). Kein Fleisch von Rind, Kalb oder Büffel. *2. Höhere Kasten* (Brahmanen): *Lactovegetabile Kost.* Konsequenter Ausschluß von jederart Fleisch und Fisch sowie meist auch von Eiern (vgl. [38]).

Juden (koschere Kost). In weitem Rahmen variationsfähige, jegliches Übermaß vermeidende, durch unterschiedliche nationale Verzehrsgewohnheiten vielfältig mit geprägte gemischte Kost mit *sehr detaillierten Regeln,* insbesondere *den Fleischverzehr betreffend.* Koschere Kost, in der Regel fettärmer und kohlenhydratreicher als vergleichbare konventionelle Kost, ermöglicht *bedarfsgerechte Energie- und Nährstoffversorgung* bei geeigneter Nahrungswahl *problemlos für alle Altersstufen.*
Hinweise für die Praxis: 1. Auswahl der Schlachttiere, rituelle Schlachtung und Zubereitung des Fleisches nur nach den strengen Vorschriften der jüdischen Speisegesetze durch dazu von der jüdischen Gemeinde ermächtigten und kontrollierten Schlächter. *2. Erlaubt* Fleisch von Rind, Ziege, Schaf, Vögeln (außer Aasfressern und Raubvögeln), Fischen, die Schuppen und Flossen haben. *Verboten* das Fleisch von Schwein, Pferd, Kamel, Raubtieren, Nagetieren, Aasfressern, Raubvögeln, Aal, Tintenfisch, ferner Muscheln und Krebse sowie Milch und Eier von verbotenen („unreinen") Tieren. *3.* Kein Blut, kein nicht völlig ausgeblutetes Fleisch,

kein Eingeweidefett (Gekröse, Nierenfettkapsel), keine Mitverwendung des Ischiasnervs (sog. „Jakobssehne"). *4.* Bezugsquelle für koscheres Fleisch (fertig zubereitet und gegart) nur über eine jüdische Gemeinde. *5.* Kein gleichzeitiger Genuß von Milch und Fleisch! Milch nur kurz vor oder frühestens 5-6 Stunden nach einer fleischhaltigen Mahlzeit. *6.* Völlige Trennung der Zubereitung von milchhaltigen und fleischhaltigen Gerichten. Koch- und Eßgeschirr, Eßbesteck und Serviette gesondert für milchhaltige und für fleischhaltige Mahlzeiten. *7.* Fisch, Ei und alle Produkte vegetabilischer Herkunft dürfen zugleich entweder mit Fleisch oder mit Milch und Molkereierzeugnissen verzehrt werden. *8.* Zur Passahzeit (jüdisches Osterfest) nur ungesäuertes Brot. *9.* Beachtung für die koschere Kost relevanter unsichtbarer Bestandteile (Milcheiweiß, Gelatine, Fleischextrakt usw.) in Backwaren, Brotaufstrichen, Fertigsuppen, Margarine, Geleespeisen, Eiscreme, Schokolade u. ä. *10.* Sämtliche Koch- und Eßutensilien (Doppelausstattung für Fleisch- und für Milchprodukte) gesondert nur für die koschere Kost. Auch Abwaschen und Aufbewahren dieses Geschirrs getrennt vom übrigen Geschirr. *11.* Wichtig bei natriumarmer Kost: **Natriumgehalt** koscheren Fleisches kann zubereitungsbedingt (Salzung) ein Mehrfaches dessen von konventionellem Fleisch betragen. *12.* Verwendung nichtkoscherer Produkte für jüdische Patienten nur im akuten Notfall zulässig, wenn zur Abwendung unmittelbarer Lebensgefahr unverzichtbar. *13.* Einfache **Alternative, Notbehelf und Kompromiß** für viele Fälle: **Lactovegetabile Kost!** *14.* In allen Zweifelsfällen Rückfrage beim nächsterreichbaren Rabbiner.

Katholiken. Am Aschermittwoch und für die Dauer der Fastenzeit jeweils am Freitag Verzicht auf Fleisch und Fleischwaren (auch Bratensoße, Fleischbrühe u. ä.). Ersatzweise Fisch oder ovolactovegetabile Kost.

Mormonen. Gebot zum **Maßhalten im Fleischkonsum.** Dementsprechend im Durchschnitt geringere Zufuhr an Eiweiß, Fett, Cholesterin und Purinen, andrerseits höhere Vitamin- und Ballaststoffzufuhr als bei Nichtmormonen. Verzicht auf Alkohol und coffeinhaltige Getränke. Bemerkenswert die signifikant geringere Carcinomincidenz und die höhere durchschnittliche Lebenserwartung bei Mormonen und Adventisten im Vergleich zur übrigen Bevölkerung.

Moslems. Vielfältige Formen einer gemischten Kost, im weitläufigen Verbreitungsgebiet des Islams regional sehr unterschiedlich praktiziert, deren wichtigste gemeinsame Merkmale der **strikte Ausschluß von Schweinefleisch** und allen sonstigen vom Schwein stammenden Produkten (Fleischbrühe, Gelatine usw.), die Innehaltung eines **vorgeschriebenen**

Schlachtritus (Schächten) und ein generelles *Alkoholverbot* sind. Kein Blut! Keine Backfette tierischer Herkunft. Keine gelatinehaltigen Süßigkeiten oder Speisen. Nutritive Wertigkeit der in den einzelnen moslemischen Ländern vorherrschenden Ernährungsweisen – weniger von der Art des Fleischverzehrs als von der übrigen Kostzusammensetzung (Getreideerzeugnisse, Obst, Gemüse, Milch usw.) abhängig – variiert in weitem Rahmen.

Fastenmonat Ramadan: Keine Aufnahme von fester Nahrung oder von Flüssigkeit während der Tagesstunden bei prinzipiell unverändert bleibender Kostzusammensetzung (in der Regel zwei Mahlzeiten, kurz nach Sonnenuntergang bzw. kurz vor Sonnenaufgang). Problematisch für Schwerarbeiter, Berufskraftfahrer und Hitzearbeiter [356].

Empfehlung für moslemische Patienten hierzulande: Basiskost zweckmäßigerweise zunächst eine *erweiterte vegetarische Kost* (ovolactovegetabil, piscovegetabil, semivegetabil; vgl. S. 93), die durch Zulage für Moslems erlaubter Fleischarten (Rind, Lamm, Hammel usw.) nach Wunsch komplettiert wird [135].

Quäker. Anspruchslose Kost. Alkoholverbot.

Rosenkreuzer. Lactovegetabile Kost. Verzicht auf Alkohol.

Sikhs. Verzehr von Rindfleisch untersagt. Alkoholverbot.

Trappisten. Ovolactovegetabile Kost.

Zeugen Jehovas. Genügsamkeit und Vermeiden von jeder Art Luxus im Essen. Keine Fleischwaren, die Blut oder Blutplasma enthalten. Alkoholische und coffeinhaltige Getränke verboten.

3 Krankenernährung

3.1 Anmerkungen zum praktischen Vorgehen

*1. Ausgangspunkt, Richtwert und Zielpunkt für alle diätetischen Bemühungen ist die im Nährstoff- und Energiegehalt bedarfsgerechte Kost des Gesunden (*Vollkost●). Die **Indikation für eine spezielle Diät** ist immer dann gegeben, wenn durch diese die benötigte Menge an Nährstoffen und Nahrungsenergie effektiver und tolerabler zuzuführen und damit der Krankheitsverlauf, belastende Krankheitssymptome oder ein begleitender Fehlernährungszustand voraussichtlich günstiger zu beeinflussen sind als durch die normale Vollkost.*

*2. Auch diätetische Maßnahmen, welche die Heilung zwar nicht zu beschleunigen bzw. die Langzeitprognose nicht entscheidend zu verbessern, jedoch gravierende Begleitsymptome oder subjektive Beschwerden wesentlich zu lindern vermögen, können zwingend indiziert sein **(symptombezogene Maßnahmen).***

*3. Allgemeine Grundsätze für die **Gestaltung einer Diätkost**: **1.** Bedarfsgerechte Zufuhr von Energie und allen essentiellen Nährstoffen. **2.** Gezielte Variation des Anteils enthaltener Nährstoffe entsprechend ihrer gesicherten Wirkung auf den Verlauf und/oder die Symptome der zu behandelnden Erkrankung. **3.** Ausschaltung schädlicher oder unverträglicher Nahrungsbestandteile. **4.** Dem Funktionszustand des Verdauungsapparates angepaßte Auswahl der Nährstoffträger und des Zufuhrweges (oral, gastral/enteral, parenteral). **5.** In den Details der Kostgestaltung Anpassung an die Besonderheiten des Einzelfalls, besonders beim gleichzeitigen Vorliegen mehrerer diätetisch behandlungsbedürftiger Störungen. **6.** Weitestmögliche Berücksichtigung individueller Wünsche, soweit der therapeutische und ökonomische Rahmen das zuläßt.*

4. *Arzt und Diätassistentin müssen wissen, wie ihr Patient sich bisher ernährt hat. Nur an Hand einer präzisen* **Ernährungsanamnese**[1] *lassen sich bisherige Eß- und Trinkgewohnheiten, allfällige Ernährungsfehler und möglicherweise bestehende Nahrungsmittelintoleranzen aufdecken. Erst die Kenntnis dieser Daten verhilft zu einem einigermaßen realistischen Ansatz für indizierte diätetische Korrekturen.*

5. *Alle die Krankenernährung betreffenden Überlegungen müssen von der Tatsache ausgehen, daß ein großer Teil der Patienten sich bis dahin nicht optimal ernährt hat.* **Fehlernährungszustände** *der verschiedensten Art (calorische Überernährung, Fett-, Fleisch-, Zucker- und Kochsalzhyperalimentation, Vitamin- und Ballaststoffmangel usw.) sind, wie Ernährungsanamnesen und körperliche Befunde in der Praxis es tagtäglich ausweisen und die Ernährungsberichte der Deutschen Gesellschaft für Ernährung es im großen bestätigen, bei den Patienten hierzulande eher die Regel als die Ausnahme.*[2]

6. *Die Verneinung der Diätbedürftigkeit einer Erkrankung („keine Indikation für eine spezielle Diät") schließt eine* **Korrekturbedürftigkeit bisheriger Essensgewohnheiten** *keineswegs aus. Allein schon die Ausschaltung mancher Arten von Fehlernährung vermag viele Befindensstörungen nachhaltig zu*

---

[1] Bewährter **Stichwortkatalog für die routinemäßige Ernährungsanamnese:** Veränderungen des Körpergewichts in letzter Zeit? (Zunahme, Abnahme, ggf. wieviel und seit wann). Werden Einschränkungen im Essen oder Trinken befolgt? (Ja/Nein, ggf. welche). Alternative oder konfessionell begründete besondere Ernährungsweise? (Ja/Nein, ggf. welche). Nahrungsmittelunverträglichkeiten oder -allergien? (Ja/Nein, ggf. welche). Medikamenteneinnahme? (Ja/Nein, ggf. welche). Vitaminpräparate? (Ja/Nein, ggf. welche). Kauprobleme? (Ja/Nein). Schluckstörungen? (Ja/Nein). Darmentleerung wie oft? Stuhlgangsprobleme? (Harter Stuhl, Durchfallsneigung?). Regelmäßige Mahlzeiten? (Ja/Nein). Wieviel Mahlzeiten am Tage? Kurze Charakterisierung der einzelnen Mahlzeiten (Tageszeit, Zusammensetzung). Wer kocht zu Hause? Wie oft Essen in Kantine oder Restaurant? Kommen folgende Produkte täglich zum Verzehr (jeweils Ja/Nein, ggf. ungefähre tägliche oder wöchentliche Menge): Milch, Käse, Fleisch, Fleischwaren, Fisch, Eier, Gemüse, Obst (Rohkost?), Brot (Vollkorn?), Kartoffeln, Butter, Margarine, Pflanzenöle, Süßigkeiten, Bohnenkaffee, Tee, Alkoholica? Gebrauch von Zucker, Süßstoffen, Kochsalz? (jeweils Ja/Nein, ggf. wie oft, wieviel). Bevorzugte Durststiller? (Art, Tagesmenge). Abschließende Kontrollfragen: Wieviel Tassen Kaffee täglich? Wie oft am Tag ein Glas Milch oder einen Joghurt? Wieviele Fleischmahlzeiten, wieviele Eier pro Woche? Zu welcher Tageszeit üblicherweise das erste alkoholische Getränk? Wieviele Flaschen Alkoholica (welche?) werden zu Hause pro Woche eingekauft, bestimmt für wieviele Personen?

[2] HERBERTH's pointierte Formulierung („Wer auch immer der Vater einer Krankheit war, die Ernährung war sicher die Mutter", z. n. [403]) ist insofern nicht ohne realen Hintergrund.

bessern. Unabhängig vom aktuellen Anlaß der Arztkonsultation oder Krankenhausaufnahme ist deshalb bei jeder als Nebenbefund registrierten Manifestation fehlerhafter Ernährung (Adipositas, Hyperlipoproteinämie, Hyperuricämie, habituelle Obstipation usw.) neben der Behandlung des Hauptleidens deren diätetische Sanierung in Angriff zu nehmen.

7. Der Aufbau einer jeden differenzierteren Diätkost erfordert sorgfältige **Anpassung an die besonderen Umstände des Einzelfalls** *(Effektivität bisheriger Maßnahmen, Bekömmlichkeit, individuelle Nahrungsmittelaversionen und -intoleranzen, spezielle Essenswünsche u. ä.) und laufende persönliche Abstimmung des diätetischen Vorgehens mit dem Patienten. Kein abruptes und kommentarloses Umsetzen auf eine andere Kost oder auf dem Patienten unbekannte Zubereitungen! Keinen diätetischen Perfektionismus betreiben wollen, wo er nicht unbedingt erforderlich ist! Auch an unkonventionellen Ernährungsweisen nur soviel korrigieren, wie aus ernährungsphysiologischen Gründen oder diätetischer Indikation unvermeidlich! Keine unrealistischen Erwartungen an Compliance und Disziplin des Patienten! „Wichtiger als die optimale Diät ist die praktikable Diät" (G. WOLFRAM).*

8. Im Rahmen jeder Kostform ist eine voll bedarfsgerechte Versorgung mit Energie und essentiellen Nährstoffen anzustreben. Diätformen, für welche die **nutritive Vollwertigkeit** *aus zwingenden Gründen nicht zu verwirklichen ist (z. B. die restriktive Anfangskost bei akuten Erkrankungen des Verdauungsapparats), bedürfen bei mehr als 3–5tägiger Anwendungsdauer einer geeigneten Supplementierung (Nährstoffkonzentrate, medikamentöse Substitution, ggf. adjuvante parenterale Ernährung).*

9. Aus vielfältigen Gründen sind bei fast allen diätetischen Indikationen **häufigere kleine Mahlzeiten** *im Tagesverlauf zweckmäßiger als etwa nur 3 größere Mahlzeiten.*

10. Vor Beginn einer *Arzneimitteltherapie ist zu prüfen, ob deren Effizienz und Toleranz möglicherweise durch adjuvante diätetische Maßnahmen zu verbessern oder ob das Medikament gar durch eine geeignete Diätbehandlung ganz zu ersetzen ist (Adipositas, Typ II-Diabetes, Hyperlipoproteinämien, Hyperuricämie, arterielle Hypertonie, Ödemzustände, habituelle Obstipation, Durchfallsstörungen u. v. a.). Ernährungsfaktoren können die Bioverfügbarkeit von Medikamenten beeinflussen. Medikamente andrerseits können diätetisch korrekturbedürftige digestive und metabolische Störungen hervorrufen. Kost und Mahlzeitenfolge müssen mit der Medikation abgestimmt werden (S. 120f.).

11. *Aufwendigere Ernährungspraktiken in problematischen Fällen und bei Langzeit- oder Dauerbehandlung erfordern objektive* **Erfolgskontrollen** *(aktuelles Körpergewicht in Prozent des Sollgewichts, Hautfaltendicke, Oberarmumfang, Plasmaproteine von kurzer biologischer Halbwertszeit[1], Konzentration von Nährstoffen und Nährstoffmetaboliten im Blut, ihrer Ausscheidung mit dem Urin u. ä. je nach Lage des Einzelfalls).*

12. *Jede Möglichkeit einer* **Kostliberalisierung** *ist zu nutzen; sie darf jedoch nicht auf Kosten des Behandlungserfolgs und damit zu Lasten des Kranken gehen. Auch Ulcus-, Hepatitis- und Gallepatienten bedürfen nach wie vor einer kunstgerechten individuellen diätetischen Betreuung. Mit der Bagatellisierung ihrer Nahrungsmittelintoleranzen als nur „persönlichkeitsbedingt", der Abqualifizierung gewisser im Rahmen gezielter digestiver Entlastung oft unumgänglicher Kosteinschränkungen (Stichwort Schonkost, vgl. S. 433) als „pseudowissenschaftlich" und dem von einzelnen Gastroenterologen daraus bereits gefolgerten völligen diätetischen Nihilismus („Diät ist obsolet"; [295]) wird man den Bedürfnissen und Erwartungen dieser so oft fehlernährten Kranken nicht gerecht. Den negativen Auswirkungen praxisferner Fehlinformationen solcher Art auf die Compliance der Patienten hat das Ernährungsgespräch mit Nachdruck zu begegnen. Der Behandlungserfolg überzeugt verunsicherte Kranke dann meist sehr schnell vom Nutzen einer adäquat gestalteten Kost.*

13. *Die beliebte pauschale Empfehlung* **„Essen Sie, was Ihnen schmeckt und bekommt"** *sollte ohne Kenntnis der Ernährungsgewohnheiten des Patienten (Ernährungsanamnese!) nicht zu oft gegeben werden. Es kann böse Überraschungen geben, wenn im nachhinein herauskommt, was der ahnungslose Kranke daraufhin alles gegessen (und getrunken) und welche wichtigen Nahrungsbestandteile andrerseits er sich vorenthalten hat. Diese Art von „Diätberatung" wird ihn von keinem seiner bisherigen Ernährungsfehler abbringen; im Gegenteil wird er fragwürdige Eß- und Trinkgewohnheiten fortan als auch vom Arzt sanktioniert betrachten und damit noch weniger geneigt sein, irgend etwas zu korrigieren.*

14. *Die Dauerhaftigkeit des Behandlungserfolges hängt bei allen diätetischen Maßnahmen entscheidend davon ab, daß es gelingt, den Patienten genügend zu motivieren und ihm (und ggf. seinem Lebenspartner) in der* **Diätberatung** *das notwendige Ernährungswissen zu vermitteln. Wichtigste*

---

[1] Retinolbindendes Protein (Normalbereich 3-6 mg/dl), Präalbumin (15-40 mg/dl), Transferrin (160-360 mg/dl).

Beratungspunkte: 1. Die Gründe für die Notwendigkeit einer dauerhaften Ernährungskorrektur. Sinn und Ziel der Diät. 2. Die Wirkungsweise der beim Patienten indizierten Kostumstellungen. 3. Erläuterung der diätetischen, lebensmittelkundlichen und küchentechnischen Details (möglichst unter Aushändigung einer schriftlichen Kostvorschrift oder Benennung geeigneter Patientenliteratur). 4. Neben der „Negativliste" der auszuschaltenden Lebensmittel und Genußmittel stets auch Anbieten einer „Positivliste" unbedenklicher und erwünschter („Ersatz"-)Produkte. 5. Information über mögliche Begleiterscheinungen und Nebenwirkungen der neuen Kost. 6. Hinweis auf die Tatsache, daß das weitaus größte Ernährungsrisiko derzeitig nicht in den Zusatzstoffen, Rückständen und immer neuen imaginären „Giftstoffen" aus dem Horrorszenario der Massenmedien liegt, sondern im falschen persönlichen Ernährungsverhalten des einzelnen Konsumenten (Fett, Zucker, Kochsalz, Alkohol usw.; vgl. S. 75). 7. Unmißverständliche Darlegung möglicher Konsequenzen bei nachlässiger Handhabung der Kostempfehlungen. Gegebenenfalls auch Hinweis auf im Falle eines Abbruchs der Diät drohende sehr viel schwerwiegendere Einbußen an Lebensqualität im Vergleich zu den durch die diätetischen Einschränkungen bedingten. 8. Abschließende Kontrollfragen, für den Patienten zur Festigung des frisch erworbenen Ernährungswissens, für den Diätberater zur Vergewisserung darüber, daß seine Ausführungen vom Patienten verstanden und behalten wurden.

Empfehlenswert die Diätberatung in wiederholten Sitzungen. Auf internistischen Krankenstationen sollte der Patient täglich Gelegenheit haben, die Diätassistentin zu sprechen. Sehr vorteilhaft die Gesprächsführung in kleinen Gruppen, wo die Kranken anfängliche Hemmungen leichter verlieren, sich freier an der Diskussion beteiligen und Impulse durch Mitpatienten erhalten.

*15. Häufigste **Ursachen für Unzulänglichkeiten in der Krankenernährung:** Nicht voll bedarfsgerechtes Nährstoffangebot der Kost (insbesondere an wasserlöslichen Vitaminen, Calcium, Magnesium, Ballaststoffen). Zu wenig Obst, Gemüse und Vollkornprodukte. Mangelnde Phantasie der Küche in der Zubereitung von Milchmischgetränken und sonstigen Gerichten mit Milcheiweiß, von pflanzlicher Rohkost und Getreiderohbreien. Ungenügende Überwachung von Verzehrsmenge und Flüssigkeitsaufnahme des Kranken. Zu geringe Flexibilität in der Anpassung an die Besonderheiten des Einzelfalls, häufig in Verbindung mit unzureichend differenziertem Krankenkostprogramm der Küche (je weniger vorgehaltene Kostformen, desto zahlreicher und aufwendiger erfahrungsgemäß die Extraanforderungen von den Stationen!). Unbedacht lange Hungerperioden während tagelanger kumulierter Diagnostikprogramme. Voreiliger Einsatz von Medika-*

menten anstelle gleich wirksamer, aber nebenwirkungsärmerer (und kostengünstigerer) Diätkost, etwa bei Hyperlipoproteinämien, Typ II-Diabetes, Hyperuricämie, habitueller Obstipation oder Durchfallsstörungen. Vornahme großer (elektiver) chirurgischer Eingriffe ohne Beseitigung vorbestehender Fehlernährung. Mangelhafte Berücksichtigung des erhöhten Nährstoffbedarfs nach Operationen, schweren Traumen und Infektionen. Totale parenterale Ernährung zu lange allein mit Glucose- und Elektrolytlösungen. Verspäteter Übergang von parenteraler auf gastral/enterale Sondenernährung. Versäumen der Ernährungsanamnese oder Unterlassung klinisch-biochemischer Objektivierung möglicher Fehlernährung mit der Konsequenz des Unterbleibens indizierter diätetischer Korrekturen. Ungenügende Kommunikation und Kooperation zwischen Station (Arzt) und Küche (Diätassistentin). Unterlassene oder zu wenig informative Diätberatung. Diätassistentin zu selten am Krankenbett (Fehlen regelmäßiger Diätvisiten). Therapieplanung ohne Berücksichtigung der diätetischen Erfordernisse. Leistungsfähigkeit neuzeitlicher Ernährungstherapie bleibt ganz ungenutzt (Therapeut in Ernährungsfragen inkompetent).

3.2 Spezielle Indikationen

Abetalipoproteinämie, hereditäre

Fettarme (der reduzierten Toleranz entsprechende Einschränkung der langkettigen gesättigten Fette), überwiegend *MCT-Fette▲ und ausreichend essentielle Fettsäuren (*Linolsäure▲, *α-Linolensäure▲) enthaltende, im übrigen altersgemäß bedarfsgerechte Kost (→ *MCT-Kost●). Kontrollierte hochdosierte, erforderlichenfalls parenterale Substitution der fettlöslichen Vitamine A, K und E (Vitamin E bei ophthalmologischer und neuromuskulärer Symptomatik versuchsweise 50–100 mg/kg/Tag), bei ausgeprägter Anämie ferner Eisen, Folsäure und Vitamin B_{12}. Gelegentlich Lactoseintoleranz (→ *Lactasemangel). Vgl. *Malabsorption.

Acetonämisches Erbrechen

Vorsichtige orale (teelöffelweise!) Zufuhr eisgekühlter zucker- und elektrolythaltiger Flüssigkeit, z. B. in Form einer Mischung von ⅓ gut gezuckertem schwarzem Tee, ⅓ frisch gepreßtem Orangensaft und ⅓ Ringer-

Lösung oder der Lösung eines Rehydratationspräparats (Oralpädon®, Elotrans® o. ä.), behelfsmäßig auch CO_2-reduzierte (ausgequirlte) Limonade oder Cola-Getränk mit Salzzusatz. Nach Sistieren des Erbrechens vorsichtiger Übergang zu fester, kohlenhydrat-, obst- und salzreicher, anfangs fettarmer Kost (modifizierte *leichte Vollkost●). In schweren Fällen Beginn mit parenteraler Flüssigkeits-, Glucose-, Natrium- und Kaliumsubstitution. Zweckmäßigkeit alkalisierender Lösungen umstritten. Vgl. *gehäuftes *Erbrechen.*

Achalasie, oesophageale (sog. Cardiospasmus)

Flüssigkeitsreiche Kost mit sorgfältiger Auswahl von Speisen und Getränken nach individueller Verträglichkeit unter Beachtung der oftmals bereits bestehenden Mangelernährung mit erhöhtem Nährstoff- und Energiebedarf *(→ protein-calorische *Unterernährung).* Scharf gewürzte Zubereitungen, größere Fleischportionen, saure Säfte, heiße und sehr kalte Getränke werden meist nicht gut toleriert. Häufige (6–8) kleine Mahlzeiten, in ungestörter Ruhe einzunehmen. Patient ist anzuhalten langsam zu essen, gründlich zu kauen und möglichst zu jedem Bissen einen Schluck zu trinken. Hilfreich ist gelegentlich die Einnahme der Mahlzeiten im Stehen oder im entspannten Auf- und Abgehen. 2 Stunden vor dem Schlafengehen völlige Nahrungs- und Flüssigkeitskarenz. In Problemfällen Übergang auf eine abwechslungsreiche bedarfsgerechte passierte Kost *(*flüssig-breiige Kost●)* oder *Flüssigkost● (nährstoffkomplett),* erforderlichenfalls auch vorübergehend (insbesondere präoperativ) *Sondenernährung●* oder *parenterale Ernährung●.* Nach erfolgreicher Bougierungsbehandlung oder Operation für einige Wochen * *leichte Vollkost* ● unter Ausschluß von Alkohol, Bohnenkaffee, scharfen Gewürzen, Eisgetränken und ähnlichen Schleimhautirritantien.

Achlorhydrie; Achylia gastrica

Vollkost● unter Ausschaltung individuell unverträglicher Bestandteile. Als Alternative *leichte Vollkost●*. *Zu beachten:* Aufgrund veränderter Resorptionsverhältnisse möglicherweise erhöhter Bedarf an Calcium, Eisen und wasserlöslichen Vitaminen (Ascorbinsäure, B-Vitamine, speziell Vitamin B_{12})!

Acidose, metabolische

In besonders gelagerten seltenen Fällen, z. B. wenn alkalisierende Medikation nicht genügend einsetzbar, kann bei ungestörter Nierenfunktion und der Möglichkeit ausreichender oraler Nahrungsaufnahme eine alkalisierende eiweißarme Milch-Obst-Kartoffel-Gemüse-Kost (20–40 g Protein/Tag) mit calorisch bedarfsgerechtem Fett-, Stärke- und Zuckergehalt (Ausschluß von Fleisch und Fleischwaren, Getreidevollkornerzeugnissen aller Art, Eiern, Hülsenfrüchten, Nüssen) als adjuvante Maßnahme von Nutzen sein *(*alkalisierende Kost ●)*.

Adipositas; Fettsucht; calorische Überernährung

Behandlungsindikation: Überschreiten des individuellen Normalgewichts um 20% (Broca-Index 1,2)[1] oder mehr. Beim Vorliegen von weiteren Risikofaktoren oder fettsuchtsabhängigen Folgekrankheiten (Diabetes mellitus, arterielle Hypertonie, Hyperlipoproteinämie, Gicht, coronare Herzkrankheit) ist auch jedes geringere Übergewicht (Broca-Index über 1,0, Body mass index über 27,5) eine Indikation für gewichtsreduzierende Diätmaßnahmen.

Behandlungsprinzip: 1. Langfristige Negativierung der Energiebilanz durch Herabsetzung der Calorienzufuhr. 2. Bedarfsgerechte Versorgung mit allen essentiellen Nährstoffen. 3. Hohe Ballaststoffzufuhr. 4. Akzeptabilität der Kost für den Patienten über die benötigte Anwendungsdauer. Die Erfüllung dieser Kriterien bestimmt den Stellenwert der einzelnen Kostformen in der breiten Palette der diätetischen Behandlungsmöglichkeiten der Adipositas.

1. Langzeitreduktionsdiäten

Vollkostähnliche Kostformen von vergleichsweise hohem Sättigungswert, welche dem vorgenannten Prinzip in allen Punkten gerecht werden. Einsetzbar *von Anfang an* für die ganze erforderliche Behandlungsdauer.

*Mischkostreduktionsdiät ● *(energiereduzierte Mischkost, S. 438):* Einziger zeitlich unbegrenzt anwendbarer Reduktionskosttyp. In vielfältigen Abwandlungen in Gebrauch, die sich vor allem im Grad der Energiereduktion und in der Relation der Hauptnährstoffe unterscheiden. Ob

---

[1] Broca-Index = Istgewicht, bezogen auf ein fiktives, nach der Broca-Formel (Normgewicht in kg = Differenz aus Körpergröße in cm minus 100) geschätztes sog. Sollgewicht oder Normalgewicht (Broca-Index 1,0 = „Broca 100%").

überwiegend Kohlenhydrat- oder Fett- oder Eiweißcalorien zugeführt werden, ist von nur unwesentlichem Einfluß auf die Langzeiteffektivität und Bekömmlichkeit, solange extreme Imbalancen vermieden werden und Nährstoff- und Ballaststoffgehalt bedarfsgerecht bleiben. Bei höherem Eiweiß- und Fettanteil ist Sättigungswirkung meist besser als bei überwiegendem Kohlenhydratanteil. Unerwünschte Effekte eines relativ hohen (polyensäurereichen) Fettanteils bei der engen calorischen Limitierung der Kost kaum zu erwarten. Den individuellen Gegebenheiten angepaßte *Mischkostreduktionsdiät* stellt *die „sanfteste" und nebenwirkungsärmste Form der Adipositasbehandlung* dar, bewirkt *keine Einschränkung der körperlichen Leistungsfähigkeit,* weist die *höchste Patientencompliance* und *die besten Langzeiterfolge* auf. Entsprechendes gilt für einige unter publikumsbekannteren Namen laufende, ihrer Zusammensetzung nach weitgehend als Mischkostreduktionsdiät einzustufende Kostformen: Weight Watchers-Diät, Brigitte-Diät, PRITIKIN-Diät 1200, MENDEN-Brot-Diät, HUMPLIK-Kur, einzelne industriell gefertigte Fertigdiäten bzw. Fertiggerichtprogramme gleichen Typs.

2. Kurzzeitreduktionsdiäten

Weniger konventionelle Kostformen, überwiegend Formuladiäten (Trinknahrungen), bei meist strengerer Energierestriktion im Gehalt an essentiellen Nährstoffen überwiegend dem eingangs genannten Prinzip entsprechend, nicht aber in den übrigen Kriterien. Führen als Ganztagsnahrung zu *schnellerer Gewichtsabnahme,* von Nachteil jedoch geringere Abwechslungsmöglichkeit, weniger anhaltende Sättigung, fehlende Langzeitakzeptanz, z. T. auch häufigere Nebenwirkungen. Einsatz meist als *Anfangskost* („Starthilfe") vor dem Übergang auf Mischkostreduktionsdiät oder als Wiederholungskur für jeweils einige Wochen, darüber hinaus auch langzeitig intermittierend für wöchentliche *Schalttage* oder als Einzelgericht zum regelmäßigen Ersatz einzelner Mahlzeiten.

Zu den Kostformen dieser Kategorie gehören: Einfaches **Mixfasten* ● mit energiearmen Milchmischgetränken, durch Zulage von Trägern essentieller Nährstoffe aufgewertetes **modifiziertes Fasten* ● und diesem entsprechende energiereduzierte Formeldiäten (Modifast® Ulmer Trunk III, Bionorm®, DEM®, Forsana®, Metrecal® u. ä., Einzelheiten → [78]), als besser sättigende Alternative ferner die ballaststoffreiche nährstoffkomplettierte Weizendiät (Dr. Kousa Vollweizen Gel®, Dr. Ritters Weizendiät®), eiweißangereicherte *vegetabile Rohkost* oder **Reis-Obst-Diät* ● und als „physiologischste" Möglichkeit schließlich proteinangereicherte **Gemüsekost* ● mit 600–800 kcal (2500–3350 kJ), die strenge Anfangsform der **Mischkostreduktionsdiät* ● (S. 438). Im Interesse größerer Abwechslung Zusammenstellung der Tageskost zweckmäßigerweise aus Einzelmahlzeiten zugleich mehrerer der vorgenannten Kostformen bzw. Produktgruppen (z. B. Mixfasten kombiniert mit Weizendiät o. ä.).

3. Nur in Spezialabteilungen einsetzbare Reduktionsdiäten
Energierestriktive, relativ einseitige, überwiegend flüssige Kostformen von nur teilweise bedarfsgerechtem Gehalt an essentiellen Nährstoffen, praktisch nur in Stoffwechselkliniken und Spezialsanatorien kurmäßig zur Anwendung kommend. In Anbetracht ihrer problematischen Nährstoffversorgung und des höheren Risikos von Nebenwirkungen, nicht nur bei unsachgemäßer Handhabung, sollte der Einsatz von Reduktionsdiäten dieser Art den damit erfahrenen Spezialisten vorbehalten bleiben. Das gilt insbesondere für „*Fastenkuren*" mit Säften, Tee, Mineralwasser (Übersicht [111]) und Molke ([431]), für die SCHROTH-Kur (eiweiß- und fettarme Getreidekost mit wechselweisen Trocken- und Trinktagen), für Kuren mit SCHNITZER-Intensivkost (eiweißarme getreidebetonte Rohkost, → S. 92) und ähnliche Karenzkostformen (kontraindiziert bei ketoacidotisch entgleistem Diabetes, instabiler Angina pectoris, schwerer Herzinsuffizienz, ernsteren Herzrhythmusstörungen, Nieren- und Leberinsuffizienz, Elektrolytstörungen, Psychosen, in der Schwangerschaft und in der Pubertät). Auch nach strengen Kuren dieser Art *Erfolg auf Dauer nur zu sichern durch anschließend konsequent bis zum Erreichen eines stabilen Normalgewichts einzuhaltende *Mischkostreduktionsdiät* ● (s. o.).

4. Fragwürdige Reduktionsdiäten
Schlankheitskostempfehlungen von unterschiedlicher Rationalität und kontrovers beurteilter Zweckmäßigkeit gibt es in großer Zahl. Solange ihr Aufbau nicht annähernd den bewährten Prinzipien der Fettsuchtbehandlung entspricht oder kontrollierte Studien nicht einen echten Behandlungsfortschritt belegen, steht ihr Einsatz in der Routinepraxis nicht ernsthaft zur Diskussion. Das Problem einer effizienteren Adipositastherapie liegt weniger im Ausprobieren immer neuer Kostformen als vielmehr in der *Verbesserung von Diätberatung, psychologischer Führung und Verhaltenstherapie* (vgl. [313], [314], [255]).

Zum praktischen Vorgehen:
Die *Gewichtsreduktion* soll *allmählich, aber beständig* erfolgen und braucht beim Erwachsenen nicht mehr als durchschnittlich 0,5–0,75 kg pro Woche zu betragen; subjektives Befinden und körperliche Leistungsfähigkeit erleiden dann praktisch keine Einbuße. *Es gibt nur sehr selten eine zwingende medizinische Indikation für den Aufwand und die Risiken einer übermäßig schnellen (und dann meist nicht lange anhaltenden) Gewichtsabnahme!* Die Schlankheitstherapie läßt sich ohne die strengen Kurzzeit-

reduktionsdiäten allein mit einer calorisch abgestuften Mischkostreduktionsdiät sehr erfolgreich betreiben.

Anstelle umständlicher täglicher Calorienberechnungen erfolgt Steuerung der Energiezufuhr in der Praxis zweckmäßigerweise nach der Entwicklung des **wöchentlich zu kontrollierenden Körpergewichts.** Dieses ist Gradmesser des Diäterfolges und zugleich **Richtmaß für eventuell notwendige Kostkorrekturen** (Verschärfung oder Auflockerung der Energierestriktion).

Die Einschränkung der Energiezufuhr hat sich auf **alle Nahrungsmittel höherer Energiedichte** zu erstrecken, wobei Getränke (Alkoholica, gezuckerte Säfte, Limonaden) sowie Träger „versteckter" Calorien (Fast-Food-Produkte, Wurstwaren, fettreiche Käsesorten und Backwaren) als häufigste Fehlerquellen besondere Aufmerksamkeit verlangen. Das gilt auch für die Ernährung bei *Magenballonbehandlung und unterstützende chirurgische Behandlungsverfahren der Adipositas (***Magenverkleinerungsplastik, Gastroplastik,** *Gastrojejunostomie u. ä.).

Zur Reduktionskost, besonders in ihren strengeren Varianten, gehört in der Regel eine **erhöhte Flüssigkeitszufuhr** (2½–3 Liter pro Tag, calorienarm!).

Natriumarme Gestaltung der Reduktionskost (<100 mmol $= <2,4$ g Na pro Tag) verringert die bei Adipositas häufig erhöhte Neigung zu Wasserretention und erhöhtem Blutdruck, ist jedoch nur in einem Teil der Fälle (und dann meist auch nur zu Beginn der Behandlung) erforderlich.

Wichtig für die Compliance: Im Rahmen des Prinzips der Mischkostreduktionsdiät weitestmögliche Freiheit der **individuellen Nahrungswahl** für den Patienten!

5–6 kleinere Mahlzeiten täglich (ohne jedoch deshalb mehr zu essen!) sind zweckmäßiger als wenige große. Vorteilhaft ist die Einschaltung von 1–2 strengen Diättagen **(Schalttage)** pro Woche, etwa in Form von Obsttagen (→ *****Obstdiät ●),** Gemüsetagen (→ *****Gemüsekost ●),** Milch-Mix-Tagen (→ *****Mixfasten ●)** oder Formuladiättagen (→ Kurzzeitreduktionsdiäten S. 107), wodurch sich die Energiezufuhr weiter reduzieren läßt.

Ist das wünschenswerte Körpergewicht erreicht, erfolgt unter fortgesetzter Gewichtskontrolle vorsichtig der **Aufbau der Dauerkost.** Als Basis dafür beläßt man die bis dahin benutzte Reduktionsdiät in ihren wesentlichen Bestandteilen und legt entsprechend den Wünschen des Patienten nach und nach das Quantum an Nahrungsmitteln zu, das ohne neuerliche Gewichtszunahme toleriert wird. Ziel der Bemühungen ist eine calorisch angemessene, im Nährstoff- und Ballaststoffgehalt bedarfsgerechte, vielseitige und abwechslungsreiche Kost, die vom Patienten akzeptiert wird und ihm eine dauerhafte Stabilisierung der erreichten Gewichtsabnahme ermöglicht.

Schwangerschaft bei Adipositas. Kein empfehlenswerter Zeitpunkt für Entfettungskuren (Risiko für den Fetus). Energiezufuhr darf 30 kcal (125 kJ) pro kg Sollgewicht nicht wesentlich unterschreiten (Gefahr unzureichender Nährstoffversorgung). Deshalb *keine strengen Fastendiäten*, auch nicht für Schalttage! Allenfalls Einschränkung eines überhöhten Konsums an konzentrierten „leeren" Calorienträgern (Zucker, Feinmehlerzeugnisse, Fett). Einzig diskutable Schlankheitskost für die Schwangere ist eine sehr moderate, dem erhöhten Bedarf an essentiellen Nährstoffen voll genügende *Mischkostreduktionsdiät* ● von mindestens 1600 kcal (6700 kJ). Ketonämie und Ketonurie, Anzeichen zu weitgehender Calorienrestriktion und wahrscheinlich Risikofaktoren für den Fetus, sind zu vermeiden. *Behandlungsziel:* Keine stärkere Gewichtszunahme im Verlauf der Gravidität als üblicherweise bei der normalgewichtigen Schwangeren (1–2 kg während der ersten 3 Monate, von da ab 0,40–0,35 kg pro Woche, insgesamt 10–12 kg bis Ende der Schwangerschaft, 20 kg bei Zwillingsschwangerschaft). Günstigere Gelegenheit zum Abbau von Übergewicht kommt, adäquate Kostführung vorausgesetzt (volle Deckung des weiterhin erhöhten Nährstoffbedarfs bei nunmehr eher möglicher stärkerer Calorieneinschränkung), mit der *Stillperiode.* In der Regel ist es jedoch risikoärmer, dafür das Ende auch der Lactation abzuwarten.

Adipositas im Kindesalter. *1. Adipöse Kleinkinder und Vorschulkinder; Schulkinder mit leichterer Adipositas* (unter 20% Übergewicht): Altersstufengerechte ballaststoffreiche Kost mit Vollkornprodukten und reichlich Gemüse. Obst (außer Banane und Weintrauben) anstelle von Süßspeisen und Süßigkeiten. Ausschaltung zuckerhaltiger Getränke. *2. Schulkinder und Jugendliche mit mehr als 20% Übergewicht:* Behutsame Umstellung auf eine ballaststoff- und flüssigkeitsreiche *Mischkostreduktionsdiät* ● [93] mit einem Energieangebot von etwa 70% der jeweiligen Altersnorm unter voller Deckung des altersentsprechenden Bedarfs an essentiellen Nährstoffen. Ausschaltung von Schnellimbißgerichten aller Art, von Speiseeis, Cola- und ähnlichen zuckerhaltigen Erfrischungsgetränken. Bei jüngeren Kindern vor Abschluß der Wachstumsphase genügt es häufig, nur eine weitere Gewichtszunahme zu verhindern, bis sich das Übergewicht mit weiterer Längenzunahme allmählich „ausgewachsen" hat. Überwachung der Wachstumsgeschwindigkeit ist empfehlenswert. Jugendliche, bei denen kein nennenswertes Längenwachstum mehr zu erwarten ist, müssen das Übergewicht durch diätetische Maßnahmen nach den gleichen Grundsätzen reduzieren wie Erwachsene. Auf modifiziertes Fasten und ähnliche strenge Kurzzeitreduktionsdiäten sollte bei ihnen jedoch nach Möglichkeit verzichtet werden ([180], [179], [93]).

Adrenogenitales Syndrom (AGS), angeborenes

21-Hydroxylasemangel: Bei dekompensiertem Salzverlust in Unterstützung der Corticosteroid-Substitution Kochsalzzulage (2-6 g NaCl pro Tag und mehr je nach Serumnatriumspiegel) und reichliche Flüssigkeitszufuhr. Erforderlichenfalls Kaliumrestriktion (→ *Hyperkaliämie).
11β-Hydroxylasemangel (sog. hypertensive Form des AGS): *Natriumarme Kost● mit reichlich Flüssigkeit. Ggf. Kaliumanreicherung.

Aerophagie

Patient soll seine Mahlzeiten langsam und in Ruhe einnehmen. Vermeiden von Schluckakten in der Inspirationsphase. Trinken nur außerhalb der Mahlzeiten, nur in kleinen Schlucken und nicht mit Strohhalm. Keine CO_2-haltigen Getränke, keinen Kaugummi, kein Lutschen von Bonbons!

Afferent-loop-Syndrom; Syndrom der zuführenden Schlinge

Leichte Vollkost●, zuckerarm abgewandelt (→ *zuckerarme Kost●), in häufigeren kleinen Mahlzeiten. Fettzufuhr nach Toleranz, erforderlichenfalls Zulage von MCT-Fetten. Trinkenlassen nur zwischen den Mahlzeiten. Bei bereits deutlicher Mangelernährung Energie-, Eiweiß- und Vitaminanreicherung (auch B_{12}!) der Kost (→ *protein-calorische *Unterernährung, *Magenresektion*).

Ahornsirup-Krankheit; Verzweigtkettenketonurie; Leucinose

Behandlungsprinzip: Beschränkung der Zufuhr verzweigtkettiger Aminosäuren (Leucin, Isoleucin, Valin) auf die eben lebensnotwendige Menge (Kriterium: Plasmaleucinspiegel 2-4 mg/dl, 0,2-0,5 mmol/l). Ersatz des normalen Nahrungseiweißes durch ein leucin-, isoleucin- und valinfreies Aminosäurengemisch, dem die verzweigtkettigen Aminosäuren (möglichst in Form natürlicher Proteine) toleranz- und bedarfsgerecht zugelegt werden.
Im *akuten Stadium* der *klassischen Form* hochcalorische aminosäurenfreie enterale oder parenterale Ernährung. Mit Absinken der Leucinwerte im Blut vorsichtiger Übergang auf gastrale, sodann perorale Zufuhr eines zunächst leucin-, isoleucin- und valinfreien, später mit diesen Aminosäu-

ren schrittweise zu komplettierenden Aminosäuregemischs (Präparate Maizena ILV-AM 1 und 2, Milupa MSUD 1 und 2). Zur *Langzeiternährung* (unter fortgesetzter engmaschiger Plasmakontrolle) möglichst konventionell gestaltete, im Gehalt an sonstigen essentiellen Nährstoffen und an Energie bedarfsgerechte altersgemäße Kost mit gerade so viel natürlichem Eiweiß (Säuglinge: Muttermilch, adaptierte Säuglingsmilchnahrung), daß der Leucinplasmaspiegel den Grenzwert nicht übersteigt. Ein dabei verbleibendes Proteindefizit wird in Form der genannten verzweigtkettenfreien Aminosäurengemische abgedeckt. **Beibehaltung der Diät wahrscheinlich lebenslang erforderlich.**

Bei der weniger schweren sog. *intermediären Form* ermöglicht oftmals allein eine altersstufengerechte **eiweißarme Kost*● ausreichende Proteinbedarfsdeckung. Die *intermittierende Form* bedarf nur während akuter Episoden einer entsprechenden Behandlung, jedoch empfiehlt sich generell der Verzicht auf überhöhten Eiweißkonsum. Die *thiaminabhängige Form* spricht ohne spezielle Diät allein auf auszutestende hochdosierte orale Thiamingaben (10–200 mg/Tag) an [400].

AIDS (acquired immune deficiency syndrome)

Hinweise mehren sich, daß der Ernährungszustand den Verlauf der AIDS-Infektion wesentlich mit bestimmen kann ([23], [294]). Der bei diesen Patienten überdurchschnittlich häufigen Unterernährung und qualitativen Fehlernährung [326] ist durch geeignete, meist oral mögliche Supplementierungsmaßnahmen rechtzeitig zu begegnen (energie- und nährstoffangereicherte **Aufbaukost*●, zusätzliche Formula-Trinknahrungen, erforderlichenfalls entsprechende Sonden- oder parenterale Ernährung, auch als Langzeiternährung zu Hause; → *protein-calorische *Unterernährung*). Diätetische **Toxoplasmoseprävention*. Wichtig auch das Vermeiden von ** Lebensmittelvergiftungen* aller Art (vgl. **Reisediarrhoe*). Behutsame Korrektur nährstoffdefizitärer alternativer Ernährungsweisen (Makrobiotiker, Veganer u. ä.). Symptombezogene Maßnahmen: → **Appetitlosigkeit, *Rachenentzündungen, *Schluckstörungen, *Übelkeit, gehäuftes *Erbrechen, *Diarrhoe, *Malabsorption, *Infektionskrankheiten, *Infektresistenzschwäche.* Keine Muttermilchernährung für HIV-negativen Säugling HIV-infizierter Mutter!

Akne vulgaris

Seit langem vermutete Zusammenhänge mit der Ernährung bisher nicht sicher präzisierbar. Hinweise sprechen dafür, daß eine fettlimitierte (25-30% der Energiezufuhr), relativ polyensäurereiche, lactovegetabile, ballaststoffangereicherte Kost, Zinkanreicherung (20-40 mg/Tag) sowie die Beseitigung einer allfälligen *Adipositas* das Abklingen der Akne begünstigen kann. Bestätigungen bleiben abzuwarten. Von den Patienten gelegentlich als Auslöser von Akneschüben genannte Produkte (z. B. Schokolade, Nüsse, Marzipan, Schweinefett, bestimmte Gewürze und bestimmte alkoholische Getränke) sollten gemieden werden [110]. Unabhängig von der Frage der Beeinflußbarkeit der Akne bietet die von den geplagten Kranken häufig gewünschte diätetische Beratung Gelegenheit zur Korrektur der bei den meist jugendlichen Patienten ohnehin oft verbesserungsbedürftigen Ernährungsweise (Ernährungsanamnese!).

Akrodermatitis enteropathica; hereditäre primäre Zinkmalabsorption

Der aufgrund der enteralen Resorptionsstörung bestehende überhohe (etwa dem 10fachen normalen Tagesbedarf entsprechende) Zinkbedarf läßt sich allein durch diätetische Maßnahmen nicht decken. Hochdosierte *medikamentöse Substitution* (Zinkaspartat, Zinksulfat, Zinkorotat) ist lebenslang erforderlich. Vgl. *Zinkmangel*.

Alkalose, metabolische

Adjuvante diätetische Maßnahme neben der parenteralen Therapie: Flüssigkeitsreiche, kaliumreiche (→ *Hypokaliämie)* ggf., z. B. bei Magensaftverlust, mit Kochsalz anzureichernde Kost. Bei gastrischer Alkalose und anderen mit primärer Chloriddepletion verbundenen Alkalosen (Diureticatherapie, faecale Chloridverluste) genügt meist Kochsalzsupplementierung als alleinige Maßnahme. Vorsicht damit bei mit metabolischer Alkalose einhergehenden Ödemkrankheiten!

Alkaptonurie

Der praktische Nutzeffekt einer theoretisch vielleicht indizierten lebenslangen *phenylalanin- und tyrosinarmen Diät●* dürfte in den meisten Fällen in keinem vernünftigen Verhältnis zum Aufwand stehen. Eine C-vitaminreiche Kost mit Vermeiden jeglicher Eiweißhyperalimentation (Begrenzung der Proteinzufuhr in Höhe der Empfehlungen für die Ernährung des Gesunden: 0,8 g/kg/Tag) ist jedoch empfehlenswert.

Alkoholismus; Alkoholkrankheit

Entscheidende Maßnahme der *völlige Alkoholverzicht*. Karenz nicht nur hinsichtlich alkoholischer Getränke, sondern auch sonstiger alkoholhaltiger Produkte (Weinbrandbohnen, Cognackirschen, entsprechend gefüllte Bonbons, Pralinen, alkoholhaltige Eisspezialitäten, Joghurtvariationen, Desserttörtchen usw; vgl. **Ethanolintoleranz)* und Arzneizubereitungen (alkoholhaltige Stärkungsmittel, Hustensäfte u. ä.; Deklaration beachten!) sowie sog. alkoholfreien Biers (enthält bis 0,5% Ethanol) und Weins. Konzessionen an die Forderung absoluter Abstinenz führen fast immer zu Rückfällen, Fähigkeit zum „kontrollierten" Trinken bei diesen Kranken kaum je a priori voraussetzbar.

Kostprinzip: Korrektur der vielfältigen Formen alkoholinduzierter Fehlernährung: *1.* der Folgen der in frühen Phasen nicht seltenen calorischen Überernährung (→ **Adipositas, *Hypertriglyceridämie), 2.* des in fortgeschrittenen Stadien häufigen Marasmus (→ *protein-calorische *Unterernährung), 3.* der fast nie fehlenden *qualitativen Fehlernährung,* wobei das Nährstoffdefizit neben essentiellen Aminosäuren und Linolsäure *alle* wasserlöslichen Vitamine (vor allem Folsäure und Thiamin; [39], [31]), die meisten fettlöslichen Vitamine (A, D, E) sowie Magnesium, Kalium, Calcium, Phosphat, Zink, Selen u. a. betreffen kann.

Praktisches Vorgehen: Dem jeweiligen *Energiebedarf* und dem erhöhten Nährstoffbedarf angepaßte, anfangs vitamin- und (im präcirrhotischen Stadium) eiweißangereicherte (80–120 g Protein pro Tag) leichtverdauliche Kost *(*Aufbaukost●)* mit allmählichem Übergang auf eine normale **Vollkost●*. Medikamentöse Vitaminsubstitution nicht immer erforderlich, zu Beginn jedoch und beim Vorliegen von Resorptionsstörungen (u. U. parenteral) oft zweckmäßig (vor allem B-Vitamine, s. o.). Reichlich Vollkornprodukte, Gemüse, Obst, Rohsäfte, auch Weizenkeime und polyensäurereiche Öle in geeigneter Zubereitung. In Problemfällen *(→ *Appetitlosigkeit)* Kostsupplementierung mittels Formuladiäten, vorübergehender Sondenkost oder parenteraler Zusatzernährung. Die häufigen individuellen Intoleranzen und Aversionen sowie ernährungsrelevante sekundäre Organmanifestationen der Alkoholkrankheit sind besonders zu berücksichtigen *(→ *Fettleber, *Lebercirrhose, *hepatische Encephalopathie, *Ascites, *Oesophagusvarizen, *Hepatitis, chronische*

*Gastritis, *Pankreatitis, *WERNICKE-KORSAKOW-Syndrom, *Delirium tremens, *Polyneuropathie).* Durch Thiaminmangel hervorgerufene *Lactatacidose:* Thiamin hochdosiert i. v. (1. Tag 100–300 mg; weiter 100 mg/Tag für einige Tage).

Allergosen; allergische Diathese

Diätetisch beinflußbar *1.* durch Ausschaltung objektivierter *nutritiver Allergene (→ *Nahrungsmittelallergie), 2.* durch Versuch einer *peroralen Hyposensibilisierung* (zur Technik → *Nahrungsmittelallergie).* Bisherige Ergebnisse mit diesem zweckmäßigerweise nur in einem allergologischen Zentrum durchzuführenden Verfahren widersprüchlich. *3.* in Einzelfällen, speziell bei fehlender Eliminierbarkeit des auslösenden Allergens, nicht zur Diskussion stehendem oder erfolglosem Hyposensibilisierungsversuch und zugleich bestehender calorischer, Fett- oder Fleischüberernährung (Ernährungsanamnese!), *„unspezifische Umstimmung"* in Form mehrwöchiger energiearmer Karenzkur (sog. Heilfastenkur, z. B. mit vegetabiler Rohkost, BIRCHER-BENNER-Anfangskost, Gemüsekost, Obstdiät, Saftdiät o. ä.), die durch geeignete Abwandlung jedoch den Mindestbedarf an essentiellen Nährstoffen decken sollte, *4.* gelegentlich allein schon durch konsequente Beseitigung eines offensichtlichen *Dysalimentationszustandes,* z. B. einer *Adipositas* oder einer sonstigen gravierenden qualitativen Fehlernährung (fehlender Obst- und Gemüseverzehr, hochgradiger Ballaststoffmangel u. ä.).

Aminosäurenstoffwechselstörungen, hereditäre

Nur beim kleineren Teil der über 60 bekannten hereditären Transport- und Abbaustörungen von Aminosäuren, in der vorliegenden Darstellung jeweils mit gesondertem Stichwort aufgeführt, ist bisher eine Ernährungstherapie erfolgversprechend. Die Details ihrer Behandlung (eiweißarme Kost, selektive Aminosäurenlimitierung usw.) variieren mit der Art des biochemischen Defekts, dem Lebensalter des Patienten und dem Manifestationsgrad der Erkrankung. Hier nicht mit einem Stichwort vertretene Störungen dieser Art sind einer Diätbehandlung entweder nicht bedürftig oder noch nicht zugängig. Generell sollte die diätetische Führung und die Überwachung hereditärer Aminosäurenstoffwechseldefekte ebenso wie die Behandlung der meisten sonstigen angeborenen Stoffwechselerkrankungen nur in engem Zusammenwirken mit einer darauf spezialisierten Fachabteilung erfolgen.

Anämien, alimentäre

Vorkommen keineswegs nur in den Ländern der Dritten Welt. Auch hierzulande nicht ganz selten, insbesondere bei Kindern und Schwangeren aus alternativ lebenden Kreisen (S. 89f.), bei Alkoholikern, bei altershinfälligen und bei psychiatrischen Patienten (Ernährungsanamnese!). Häufigste Ursache bei **mikrocytären Anämien** exogener *****Eisenmangel**, ferner *****Kupfermangel** oder *****Pyridoxin-(Vitamin B$_6$-)Mangel**, bei **makrocytären (megaloblastären) Anämien** *****Folsäuremangel**, *****Cobalaminmangel**, Eiweißmangel (→ **protein-calorische** *****Unterernährung**) oder (selten) schwerer *****Ascorbinsäure-(Vitamin C-)Mangel**. Oftmals betrifft das exogene Defizit zugleich mehrere der für die Blutbildung wichtigen Nährstoffe (z. B. Folsäure **und** Eisen). Diätetische Korrektur je nach Art des zugrundeliegenden Nährstoffmangels mit dem Ziel einer nährstoffkompletten bedarfsgerechten Dauerkost. Zusätzliche medikamentöse Eisen- bzw. Vitaminsupplementierung zu Anfang meist empfehlenswert.

Die **hereditäre thiaminresponsive megaloblastäre Anämie** spricht im Gegensatz zu vorstehend genannten Anämieformen nur auf eine hochdosierte medikamentöse Zufuhr des defizitären Vitamins (Thiamin: 20–50 mg/Tag) an [98].

Analekzem; Pruritus ani

Versuchsweise Ausschaltung eines zu reichlichen Genusses von scharf gewürzten Speisen (Pfeffer, Curry, Paprika usw.), säurereichen Früchten (Citrusfrüchte, Sauerkirschen, Himbeeren, Erdbeeren), Kakaoerzeugnissen und alkoholischen Getränken (Ernährungsanamnese!). Beseitigung einer allfälligen **habituellen** *****Obstipation** (→ *****ballaststoffreiche Kost●**) oder Durchfallsneigung (z. B. mittels *****Pectinkost●**-Zulage; → *****Diarrhoe**). Möglichkeit einer *****Nahrungsmittelallergie** bedenken!

Analfissur

Kurativ und zur Rezidivprophylaxe **flüssigkeitsangereicherte** *****ballaststoffreiche Kost●** zwecks Erzielung eines weichen, geschmeidigen Stuhls und müheloser Defäkation (→ **habituelle** *****Obstipation**). Bei den selteneren Fissuren im Gefolge langanhaltender Durchfälle nach Möglichkeit gezielte (z. B. bei → *****Lactasemangel**, *****Coeliakie** usw.), sonst symptomatische antidiarrhoische Maßnahmen (z. B. *****Pectinkost●**-Zulage; → *****Diarrhoe**).

Anorexia nervosa

Behandlungsprinzip: Beseitigung der bestehenden Unterernährung (angestrebter Gewichtsanstieg: Broca-Index > 0,85) und qualitativen Fehlernährung durch eine den individuellen Gegebenheiten angepaßte, nicht zu sehr forcierte Substitution von Energie und Nährstoffen mit dem Endziel der Gewichtsstabilität unter einer von der Patientin akzeptierten bedarfsgerechten Dauerkost.

Praktisches Vorgehen: Je nach Schwere der Erkrankung und erkennbarer Patientencompliance: *1.* Behutsame mengenmäßige Steigerung (ausgehend in etwa vom bisherigen Nahrungsvolumen) einer wunschgerechten, auf erhöhten Vitamin- und Mineralstoffbedarf abgestellten Kost von hoher Energiedichte (Ausgangsbasis: **Leichte Vollkost●* plus **nährstoffdefinierte Formeldiät ●* als Trinknahrung), in häufigen kleinen Mahlzeiten [197]. Zur diätetischen Technik → **Appetitlosigkeit. 2.* Erforderlichenfalls (Broca-Index < 0,6) adjuvante oder voll bedarfsdeckende **Sondenernährung ●. 3.* Als ultima ratio (Broca-Index < 0,45, unzureichende enterale Ernährungsmöglichkeit) partielle oder totale **parenterale Ernährung ●*, welche den vergleichsweise raschesten Aufbau einer adäquaten Energie- und Nährstoffzufuhr (auf ca. 2000 kcal ab 3. Tag; zunächst ohne Fettemulsionen) ermöglicht.

Besonders zu beachten: Häufig Defizit an Kalium (→ **Hypokaliämie)*, Calcium, Linolsäure, fettlöslichen Vitaminen, Zink! Proteinzufuhr von 1 g pro kg Sollgewicht/Tag in der Regel ausreichend. Keine Essenszubereitung durch Patientin selbst! Nicht alleine essen lassen! Je mehr im übrigen individuellen Wünschen gefolgt werden kann (Liste der bevorzugten Speisen anlegen!), je mehr das Eßverhalten betreffende freiwillige Vereinbarungen mit Patientin zustandekommen, je vertrauensvoller die gesamte Atmosphäre, desto eher ist das diätetische Behandlungsziel erreichbar. Bei fehlender Motivierbarkeit andrerseits und drohender Lebensgefahr strenges Regime und notfalls Zwangsernährung mittels gastraler (PEG) oder jejunaler Sonde. Unerläßlich ist von Anfang an enges Zusammenwirken und Abstimmung mit dem Psychiater.

Apolipoprotein-CII-Mangel, familiärer

Begrenzung der Aufnahme herkömmlicher (LCT-)Fette einschließlich des versteckten Fettes auf ca. 25 g pro Tag (davon etwa die Hälfte in Form polyensäurereicher Öle oder entsprechender Produkte; → **fettarme Kost●*) und Ersatz durch Zulage von **MCT-Fetten▲* (25–50 g pro Tag; **MCT-Kost●). → *Chylomikronämie-Syndrome.*

Appendicitis

Als *Präventivmaßnahme* empfehlenswert **ballaststoffreiche Kost* ● (> 50 g Ballaststoffe pro Tag, nach bisher unbestätigten Angaben besonders wirksam in Form grüner Gemüse [20]).

Appetitlosigkeit

In Anpassung an die durch das Grundleiden bestimmten diätetischen Maßnahmen: *1.* Leicht verdauliche, nicht zu fettreiche Kost (1 g Fett/kg/Tag) von hoher Nährstoff- und Energiedichte *(*Aufbaukost* ●*)* mit reichlichem Flüssigkeitsangebot (> 2 l/Tag). *2.* Häufige kleine Mahlzeiten mit attraktiven Zwischenimbissen. *3.* Die dem Patienten angenehmste Speisenkonsistenz (fest, breiig, flüssig) herausfinden. *4.* Sorgfältiges Abschmecken unter bestmöglicher Nutzung aller verfügbaren Würztechniken. *5.* Individuelle Wünsche weitestgehend berücksichtigen, nicht zusagende Nahrungsmittel und Gerichte vermeiden. *6.* Abwechslung im Speiseplan und in der Zubereitungsweise der Mahlzeiten, Auswahlmöglichkeit geben (Speisekarte!). *7.* Appetitliches Anrichten des Essens, aufmerksames Servieren. *8.* Einen Schwerpunkt auf das erste Frühstück legen, das häufig am besten von allen Mahlzeiten angenommen wird. *9.* Vor den Hauptmahlzeiten ein Gläschen Wein oder einen Aperitif servieren (sofern keine Kontraindikation für Alkohol besteht). *10.* Statt üblicherweise bereitgehaltener calorienarmer Getränke (Kaffee, Tee, Obstsäfte) öfter ein Milchmischgetränk oder eine Formula-Trinknahrung anbieten. *11.* An die Möglichkeit religiös-weltanschaulicher Vorbehalte gegen bestimmte Nahrungsmittel (S. 96 f.) denken. *12.* In schweren Fällen und bei trotz allen Bemühens unbefriedigender Beeinflußbarkeit der Inappetenz rechtzeitig die Alternative einer adjuvanten Sonden- oder parenteralen Ernährung in Erwägung ziehen.

Appetitlosigkeit bei organisch gesunden *Kindern* erfordert, abgesehen vom Angebot einer altersgemäß bedarfsgerechten schmackhaften Kost, weniger diätetische als psychologische und erzieherische Maßnahmen: Mahlzeiten möglichst nur im Familienkreis einnehmen lassen. Keine strengen Reglementierungen, keinen Zwang zum Essen, keine Drohungen, keine Versprechungen. „Das Kind darf essen, muß aber nicht." Keine zu große Nahrungsmenge unbedingt aufessen lassen. Das Kind soll seine Essensmenge selbst bestimmen. Nicht geleerte Teller kommentarlos abräumen und bei nächster Mahlzeit weniger große Portion zuteilen. Wichtigste Maßnahme die *konsequente Unterbindung aller Essensmöglichkeiten (auch calorienreiche Getränke!) und Näschereien außerhalb der festgesetzten Mahlzeiten,* was meist zur raschen Wiederkehr eines normalen Appetitverhaltens führt. In Zweifelsfällen Gewichtskontrolle, Ernährungsprotokoll und ggf. Überprüfung der Diagnose.

Argininosuccinacidurie; Argininbernsteinsäure-Krankheit; Argininosuccinatlyase-Mangel

In Einzelfällen wirksam eine *eiweißarme Kost●* (1,5-0,5 g/kg/Tag je nach Lebensalter), erforderlichenfalls angereichert mit essentiellen Aminosäuren (Präparat UCD 1 bzw. UCD 2, Fa. Milupa) oder ihren Ketoanalogen [422]. Supplementierung von Arginin (4-5 mmol/kg/Tag) nur bei der neonatalen Form der Erkrankung. In der akuten Phase mit *Hyperammoniämie* vorübergehend eiweiß- und aminosäurenfreie, hochcalorische, zweckmäßigerweise parenterale Ernährung. Überwachung von Ammoniak und Aminosäuren im Plasma sowie der Argininbernsteinsäureausscheidung im Urin.

Arteriosklerose, obliterierende periphere

Kostumstellung zwecks Beseitigung von *Hypercholesterinämie* und *Hypertriglyceridämie,* gesicherten Risikofaktoren auch der peripheren arteriellen Verschlußkrankheit (→ *cholesterinreduzierende Kost●*, *triglyceridreduzierende Kost●*, vgl. *Makrelendiät●*). Zusätzlich entsprechende Maßnahmen im Falle zugleich bestehender *Adipositas* (Calorienrestriktion), *Hypertonie* (Natriumrestriktion), *Hyperuricämie* (*purinarme Kost●*) oder bei *Diabetes mellitus* (Optimierung der Stoffwechseleinstellung). Das Programm deckt sich weitgehend mit dem der Ernährungsprävention der *coronaren Herzkrankheit.*

Arthritis, rheumatoide; primär-chronische Polyarthritis

Eine eigentliche „Rheumadiät" ist bisher nicht definierbar [406]. In Einzelfällen kann Ernährungsumstellung Verlauf und Krankheitsschwere jedoch verbessern [77]. Versuchsweise zu empfehlen, besonders für übergewichtige Patienten: Saftdiät oder vegetabile Rohkost (auch *BIRCHER-BENNER-Kost*) kurmäßig für einige Wochen unter Deckung des Minimalbedarfs an essentiellen Nährstoffen durch geeignete Zulagen (Magermilcherzeugnisse, Weizenkeime, polyensäurereiche Pflanzenöle; vgl. „unspezifische Umstimmung", S.115). Auf lange Sicht Beseitigung der bei Rheumatikern häufig zu findenden Fehlernährung (calorische Überernährung, Fett- und Fleischhyperalimentation, nicht ganz selten andererseites auch *protein-calorische *Unterernährung*, Mangel an Vitaminen, Calcium, Magnesium, Zink; [239]) durch Gewährleistung bedarfsgerechter Nährstoff- und angemessener Energiezufuhr, nach Möglichkeit im Rahmen einer modifizierten **Vollkost* ●. Berücksichtigung des erhöhten Nährstoffbedarfs während akut-entzündlicher Schübe. Ausschaltung der vom Patienten als beschwerdeverstärkend angegebenen Nahrungsfaktoren (Ernährungsanamnese!). Neuere Befunde sprechen für gewisse günstige Effekte einer mit Eikosapentaensäure (1,8 g pro Tag [242]) oder mit Olivenöl (20 g/Tag) angereicherten fettmodifizierten Kost (PS-Quotient 1,4; vgl. **Makrelendiät* ●); Bestätigungen bleiben abzuwarten. Aufgrund antirheumatischer Medikation indizierte adjuvante diätetische Maßnahmen → **Arzneimitteltherapie.*

Arthrosen (Gonarthrose, Coxarthrose, Spondylarthrose)

Wichtigste Maßnahme der Abbau des meist zugleich bestehenden Übergewichts *(→ *Adipositas).* Beseitigung häufig begleitender Nährstoffmängel (Calcium, Vitamin D, Thiamin, Riboflavin; Ernährungsanamnese!). Im Experimentierstadium: Pyridoxinanreicherung der Kost; diesbezügliche Empfehlungen noch nicht möglich.

Arzneimitteltherapie, adjuvante diätetische Maßnahmen

Nahrungsfaktoren können Bioverfügbarkeit, Wirksamkeit und Verträglichkeit von Arzneimitteln in vielfältiger Weise beeinflussen. Im Interesse optimaler Effizienz der medikamentösen Therapie und zur bestmöglichen Herabsetzung des Nebenwirkungsrisikos ist der Zeitpunkt der Mahlzeit auf denjenigen der Arzneimitteleinnahme abzustimmen und die Ernährung erforderlichenfalls an nutritive oder metabolische Auswirkungen der Medikation anzupassen.

Die meisten Pharmaka sind zweckmäßigerweise *während einer Mahlzeit* oder unmittelbar danach (mit reichlich Flüssigkeit, am besten einem Glas einfachen Wassers) einzunehmen. *Je voluminöser (d. h. meist je ballaststoffreicher) die Mahlzeiten bei der Arzneieinnahme, um so besser in der Regel die Magenverträglichkeit des Medikaments!* Arzneimittel, die verordnungsgemäß während oder direkt nach dem Essen einzunehmen sind, sollten deshalb *möglichst nur zu Hauptmahlzeiten* genommen werden, insbesondere wenn ohnehin ein Depoteffekt erwünscht ist. In vielen Fällen läßt sich die Magenverträglichkeit eines schleimhautbelastenden Arzneimittels durch Ballaststoffaufwertung der Kost (→ **ballaststoffreiche Kost●*) entscheidend verbessern. *Oftmals wird eine störungsfreie Langzeitmedikation durch diese diätetische Korrektur überhaupt erst ermöglicht* (zur diätetischen Technik vgl. **Reizmagen)*. Nennenswerter Wirksamkeitsverlust dadurch bei ohnehin am besten auf vollen Magen einzunehmenden Mitteln nach bisheriger Erfahrung nicht zu erwarten. Bei einigen Mitteln ist die Einnahme zugleich mit *Milch oder Milchprodukten zu vermeiden* (Bisacodyl, Eisen II-Salze, Etidronsäure, Methotrexat, Natriumfluorid, Sotalol, Tetracyclin, Oxytetracyclin, Demeclocyclin), bei anderen (Glucocorticoide, Tetracycline) der gleichzeitige Verzehr von *Weizenkleie und Getreiderohbreien,* bei zahlreichen Medikamenten (Sedativa, Tranquilizer, Neuroleptica, Sulfonylharnstoffe u. v. a.) darüber hinaus auch der gleichzeitige Genuß von *Alkohol.*

Eine halbe bis eine Stunde *vor der Mahlzeit* (und ebenfalls mit viel Flüssigkeit) einzunehmen sind Captopril, Oral-Cephalosporine (außer Cefadroxil), Clemastin, Distigmin, Domperidon, Eisensalze (Problem der Nüchterntoleranz!), Erythromycin, Fluorouracil, Isoniazid, Levothyroxin, Lincomycin, Lomustin, Mebeverin, Methotrexat, Metoclopramid, Oral-Penicilline, D-Penicillamin, Pentaerythrityltetranitrat, Pirenzepin, Propanthelin, Rifampicin, Sotalol, Sucralfat, Zinkpräparate u. a. (Einzelheiten: [164], [275], [331], [345] und Fachinformation des jeweiligen Pharmaherstellers).

Aus der Pharmakodynamik einzelner Arzneistoffe (*zusätzlich* zu den beim jeweiligen Grundleiden indizierten Ernährungsmaßnahmen) sich ergebende *spezielle diätetische Konsequenzen:*

ACE-Hemmer (Captopril, Enalapril); Aldosteronantagonisten (Spironolacton, Kaliumcanrenoat): Vorsicht mit kaliumreichen Vegetabilien und Säften! Keine (kaliumreichen) Kochsalzersatzpräparate! Überwachung des Kaliumspiegels. Bei Hyperkaliämie **kaliumarme Kost●*.

Aminoglykosid-Antibiotica (Gentamicin, Tobramycin, Sisomicin, Amikacin): Magnesiumreiche Kost (>400 mg Mg/Tag; → **Hypomagnesiämie*), erforderlichenfalls zusätzliche medikamentöse Mg-Substitution.

Analgetica, stark wirksame ("Opiate"): **Ballaststoffreiche Kost●*, erforderlichenfalls in breiiger oder flüssiger (sondenfähiger) Form, mit reichlich Flüssigkeit (2-3 l/Tag).

Antacida, aluminium- und magnesiumhaltige: Ballaststoff-, calcium-, B- und D-vitaminreiche Kost. Keine Citrusfrüchte oder Citrussäfte. Kontraindikation für phosphatarme Diätformen (Ausnahme: Behandlung der *Hyperphosphatämie*).

Antiarrhythmica: *Kaliumreiche Kost* ●. Überwachung des Kaliumspiegels im Blut.

Antibiotika: Bei Neigung zu dyspeptischen Störungen *leichte Vollkost* ●, flüssigkeitsreich, in häufigen kleinen Mahlzeiten. Berücksichtigung der Möglichkeit eines erhöhten Nährstoffbedarfs bei länger dauernder Medikation (Eiweiß, B-Vitamine, Vitamin K, Kalium, Magnesium, Eisen, Zink). Initiale leichte Durchfallsneigung häufig durch antidiarrhoische Kostabwandlung beherrschbar (Zulage von *Pectinkost* ●-Gerichten, Wasserkakao, Bitterschokolade, Johannisbrotmehl usw. → *Diarrhoe*). Vgl. **antibioticaassoziierte** *Colitis*.

Anticoagulantien vom Dicoumaroltyp: In den Grundzügen gleichbleibende normale Vollkost oder indizierte Diätkost ohne extreme Bevorzugung oder Ausschaltung bestimmter Gerichte. *Die Ernährungsweise, unter der die Anticoagulantieneinstellung erfolgte, ist im Prinzip beizubehalten,* insbesondere hinsichtlich des Verzehrs Vitamin-K-haltiger Nahrungsmittel (Blattgemüse, Leber usw., vgl. S. 55). Die besonders K-vitaminreichen Gemüse Spinat, Kohl und Sauerkraut sollten nur ausnahmsweise gereicht werden [209]. Begrenzung der Fettzufuhr auf die Höhe der Empfehlungen für die Ernährung des gesunden Erwachsenen (< 30% der Energiezufuhr). *Vermeiden von Alkoholexzessen.* Waldmeisterbowle ist zu verbieten. Keine hochdosierte (medikamentöse) E-Vitaminzufuhr! Kein unkontrollierter Übergang auf *Makrelendiät* ●.

Anticonvulsiva: Langzeittherapie mit Phenytoin und Phenobarbital kann den Bedarf an Vitamin D (bis auf etwa das 2½fache der altersgemäßen Norm), Calcium, B-Vitaminen (B_2, Folsäure, Biotin, B_6) und Vitamin K erhöhen. Vorsorglich deshalb entsprechend *calcium- und vitaminreiche Kost* (Erwachsene 1200–1500 mg Ca/Tag, Kleinkinder altersentsprechend weniger)! Medikamentöse D-Vitaminsubstitution (25 µg = 1000 I. E. und ggf. mehr) in Abhängigkeit von alkalischer Serumphosphatase und Calciumausscheidung im Urin. Vorsicht mit hochdosierter *medikamentöser* Folsäure- und B_6-Zufuhr (Gefahr des Blutspiegelabfalls und Wirkungsverlusts der Antiepileptica). Bei Schwangeren Überwachung der phyllochinonabhängigen Gerinnungsfaktoren und ggf. Substitution von Vitamin K. *Alkoholkarenz.* Bei Kleinkindern und Vorschulkindern mit petit-mal-Anfällen kann im Falle eines unbefriedigenden Behandlungserfolges *ketogene Diät● den anticonvulsiven Effekt der Medikation verbessern (→ *Epilepsie).

Antidepressiva: *Ballaststoffreiche Kost●. Bei pharmakogen induzierter unerwünschter Gewichtszunahme rechtzeitig behutsame Umstellung auf eine *Mischkostreduktionsdiät ● (→ * Adipositas). Vgl. *Psychopharmaka.*

Antirheumatica, nicht steroidale: Medikamenteneinnahme nur zu voluminösen (Haupt-)Mahlzeiten! *Reichlich Ballaststoffe* in individuell bestverträglicher Form. Bei Durchfallsneigung antidiarrhoisch wirkende Kostzulagen (*Pectinkost●-Gerichte, Wasserkakao, Bitterschokolade, Johannisbrotmehl usw.; → *Diarrhoe). Ascorbinsäure- und folsäurereiche Ernährung.

Betareceptorenblocker: Wenn Präparat unverzichtbar, Versuch des Ausgleichs der insbesondere bei sog. nicht cardioselektiver β_1/β_2-Blockade vorkommenden metabolischen Nebenwirkungen auf diätetischem Wege: → *Hypertriglyceridämie, *Hypercholesterinämie, Kohlenhydrattoleranzverschlechterung und Neigung zu maskierter *Hypoglykämie* bei *Diabetes mellitus, verstärkte Neigung zu *Hyperkaliämie bei *Niereninsuffizienz.

Calcitriol: Sorgfältige Einstellung der alimentären Calciumzufuhr in Höhe von 800–1000 mg/Tag (Erwachsene) unter Überwachung von Plasmacalciumwerten und renaler Calciumausscheidung. Vgl. *Vitamin D▲.

Calciumantagonisten: *Ballaststoffreiche Kost● mit reichlich Flüssigkeit. Vgl. *Verapamil.*

Carbenoxolon: *Kaliumreiche Kost●. Bei Entwicklung von Ödemen, Hypernatriämie oder Hypertonie, falls Medikament unverzichtbar, Kochsalzeinschränkung (→ *natriumarme Kost●).

Chinidin: *Kaliumreiche Kost ●. Vermeiden extremer Schwankungen der Säure-Basen-Wertigkeit der Nahrung (*alkalisierende Kost● erhöht, *säuernde Kost● senkt den Chinidin-Blutspiegel). Reichlich Ballaststoffe.

Chinolone (Enoxacin, Ciprofloxacin): Vermeiden übermäßiger Coffeinzufuhr (Bohnenkaffee, schwarzer Tee, Colagetränke).

Ciclosporin: Magnesiumreiche Kost (> 500 mg Mg/Tag), erforderlichenfalls medikamentöse Supplementierung (renaler Magnesiumverlust bis zu 500 mg/Tag). Überwachung des Serum-Mg-Spiegels. Begrenzung der Kaliumzufuhr auf 1,5-2,5 g (40-60 mmol) pro Tag. In der Diskussion: Nucleotidfreie (streng purinarme) Kost (S. 453; [57]).

Cisplatin: Magnesium- und zinkreiche Kost, zusätzlich medikamentöse Mg-Substitution (unter Kontrolle des Serum-Mg-Spiegels). Im übrigen → *Cytostatica.*

Codein: **Ballaststoffreiche Kost* ●.

Colchicin: Bei Auslösung von **Steatorrhoe* für die Dauer der Medikation **MCT-Kost* ●, bei Zeichen verringerter Lactaseaktivität **lactosearme Kost* ●.

Colestyramin: Ballaststoffreiche (außer bei **chologenen Diarrhoen*), fettreduzierte, fettmodifizierte **cholesterinreduzierende Kost* ●. Bei Malabsorption langkettiger Fettsäuren *(*Steatorrhoe)* Zulage von **MCT-Fetten* ▲. Reichlich Magermilcherzeugnisse (Calcium!). Parenterale Vitaminsubstitution (A, D, E, K, Folsäure, B_{12}), in seltenen Fällen auch Eisensupplementierung, kann bei Langzeittherapie erforderlich werden.

Contraceptiva, orale: B-vitaminreiche Kost (in der Diskussion erhöhter Bedarf an B_6, Folsäure, Thiamin, Riboflavin, B_{12}). Bei contraceptivaassoziierter Hyperlipoproteinämie ist, wenn diese auch nach Übergang auf stoffwechselneutraleres Präparat fortbesteht und Abbruch der Ovulationshemmerbehandlung nicht zur Diskussion steht, lipidsenkende Diät indiziert *(→ *Hypertriglyceridämie, *Hypercholesterinämie).* Diabetikerinnen benötigen unter hormonaler Kontraception strengere Stoffwechselüberwachung und ggf. Diätanpassung.

Cortisonderivate (Pharmakodynamische Langzeitbehandlung): Kost reich an Eiweiß (> 1 g/kg), Kalium (> 4 g = 100 mmol), Calcium (> 1000 mg), Magnesium (> 400 mg), Vitamin D (800 I. E.= 20 µg) und Flüssigkeit (2,5-3 l/Tag). Natriumlimitierung auf < 100 mmol (2,4 g Na) pro Tag. Zurückhaltung im Alkoholkonsum (Ulcusgefährdung). Bei Cortisonpolyphagie Calorienbegrenzung und Ballaststoffanreicherung. Bei corticoidinduzierter Hyperlipoproteinämie lipidsenkende Diät *(→ *Hypertriglyceridämie, *Hypercholesterinämie).* Bei Prädiabetes oder **Diabetes* entsprechende Stoffwechseleinstellung und engmaschige Überwachung.

Cytostatica: Versuch der Beseitigung bestehender protein-calorischer *Unterernährung möglichst schon vor Beginn der Chemotherapie und Aufrechterhaltung eines guten Ernährungszustandes über die ganze Behandlungsdauer mittels energie- und nährstoffreicher *Aufbaukost●, hochcalorischer *Sondenernährung● oder *parenteraler Ernährung● (→ maligne *Tumoren). Flüssigkeitsreiches Regime (Ziel: Urinmenge > 2,5 l/Tag), mineralstoffreich (Kalium, Natrium, Magnesium, Zink). Diätetisches Vorgehen nach etwa gleichen Gesichtspunkten wie bei *Strahlentherapie. Bei Behandlung mit alkylierenden Mitteln in der Diskussion: Supplementierung von *Selen▲. Life island-Ernährung → *Sterilpflege. Diätmaßnahmen bei Cytostaticanebenwirkungen → *Appetitlosigkeit, *Übelkeit, *Erbrechen, *Stomatitis, *Malabsorption, *Diarrhoe, *Hypercalcämie. Einzelne Präparate → *Arzneimitteltherapie: Cisplatin, Methotrexat, Procarbazin, Vincristin.

Diaminoxydasehemmer (Dihydralazin, Chloroquin, Carbocromen, Clavulansäure, Pirenzepin u. a.): In der Diskussion: *Histaminarme Kost● ([349], [350]). Weitere Erfahrungen bleiben abzuwarten.

Diazoxid: *Natriumarme Kost ●. Kalium >4 g=100 mmol/Tag.

Digitalisglykoside: Kaliumreiche (> 4 g = 100 mmol Kalium/Tag, Überwachung des Serum-K-Spiegels) und magnesiumreiche (> 500 mg Mg/Tag) Kost. Natriumrestriktion nur bei Herzinsuffizienz. Ballaststoffgehalt der Kost ohne wesentlichen Einfluß auf Bioverfügbarkeit von Digoxin und Digitoxin.

Disopyramid: *Ballaststoffreiche Kost●, kaliumreich.

Diuretica: *1. Thiazid- und Schleifendiuretica:* *Natriumarme Kost●, reich an Kalium (> 4 g =100 mmol Kalium/Tag), Magnesium (> 500 mg Mg/Tag) und wasserlöslichen Vitaminen (B-Komplex, Vitamin C). Bei Langzeitbehandlung mit Furosemid und Etacrynsäure calciumreiche Kost (> 1000 mg Ca/Tag). Bei diureticaassoziierter Hyperlipoproteinämie, wenn Präparat unverzichtbar, lipidsenkende Diät (→ *Hypertriglyceridämie, *Hypercholesterinämie;* [144]), bei Glucosetoleranzverschlechterung Kaliumzufuhr verbessern und ggf. Anpassung der Diabeteseinstellung, bei Hyperuricämie *purinarme Kost● und Alkoholrestriktion. Bei übermäßiger Natriurese *(→ *Hyponatriämie)* kann vorsichtige orale oder parenterale Kochsalzsubstitution (0,9%ige Lösung) erforderlich werden (→ hypotone *Dehydratation). *2. Kaliumsparende Diuretica:* Ernährung wie vorstehend, jedoch in der Regel keine besondere Kalium- und

Magnesiumanreicherung (K-Zufuhr 2-3 g = 50-75 mmol/Tag). Verzicht auf kaliumhaltige Kochsalzersatzpräparate. Überwachung des Kaliumspiegels im Blut!

Eisenpräparate: Wenn erstrebenswerte Nüchterneinnahme unbekömmlich, führt fraktionierte Einnahme zugleich mit kleinen fleisch- oder wursthaltigen Zwischenmahlzeiten häufig zu noch ausreichender Fe-Resorption. *Proteinzufuhr überwiegend in Form von Fleisch, Fisch, Geflügel* anstelle von Milch, Ei und Soja [157]. Reichlich C-vitaminhaltige Vegetabilien und Säfte. Ausreichende Zufuhr von Vitamin D. Keine Getreiderohbreie, keine Kleie. Zurückhaltung mit schwarzem Tee und Bohnenkaffee.

Griseofulvin: Einnahme zugleich mit fettreicher Mahlzeit oder mit Milch.

Hydralazin: Supplementierung von Vitamin B_6 (20 mg/Tag).

Indometacin: Ballaststoff-, eisen- und C-vitaminreiche Kost. Alkoholkarenz. Bei Ödemneigung Kochsalzrestriktion (→ **natriumarme Kost●*).
→ Nichtsteroidale *Antirheumatica.*

Isoniazid (INH): B-vitaminreiche Kost. Zusätzlich medikamentös Vitamin B_6 (20 mg pro 100 mg INH) und, insbesondere bei Unterernährung und Alkoholismus, Niacin (100-200 mg/Tag). Bei Verdacht auf MAO-Hemmer-Empfindlichkeit (postprandiale hypertensive Attacken!) Ausschaltung besonders tyramin- und dopaminreicher Nahrungsmittel (→ **tyramin- und dopaminarme Kost●*). Alkoholkarenz.

Laxantien: Flüssigkeitsreiche (> 2 l/Tag), vitamin-, kalium-, magnesium- und kochsalzreiche Kost. Ballaststoffzufuhr je nach Lage des Einzelfalles (vgl. **Laxantienabusus*).

Levodopa: Möglichst keine eiweißhaltigen Mahlzeiten in zeitlichem Zusammenhang mit der Levodopaeinnahme! Dementsprechend Empfehlung weitgehend *eiweißfreier Kost tagsüber* (bis etwa 18 Uhr) und Zufuhr einer noch ausreichenden Proteinmenge (>0,6-0,7 g/kg) ausschließlich zur Abendzeit [301]. **Kaliumreiche Kost●*. Detaillierte Diätberatung unerläßlich. Zurückhaltung mit Schokolade und Bohnenkaffee. Keine hochdosierte (medikamentöse) Vitamin-B_6-Therapie bei Behandlung mit Levodopapräparaten ohne Decarboxylasehemmer. Reichlich Ballaststoffe (→ **ballaststoffreiche Kost ●*).

Lithium: Wichtigste Maßnahme die *gleichbleibend ausreichende Zufuhr von Kochsalz und Flüssigkeit!* Keine stärkeren Schwankungen in der Höhe der Salzaufnahme! Jeder Kochsalzmangel (natriumarme Kost, starkes Schwitzen, Fieber, Erbrechen usw.) verstärkt den Lithiumeffekt (Intoxikationsgefahr!), überreichliche Salzzufuhr andrerseits reduziert die therapeutische Wirkung. Bei Polyurie und Polydipsie calorienarme Flüssigkeit (Mineralwasser, ungezuckerter Kaffee oder Tee, verdünnte Säfte) in einer der Harnausscheidung des Vortages entsprechenden Menge. Kaliumreiche Kost. Bei der häufigen unerwünschten Gewichtszunahme *rechtzeitig* eine ausreichend salzhaltige **Mischkostreduktionsdiät●* geben. Keine strengen Fastenkuren! Beim Diabetiker Anpassung an verringerte KH-Toleranz. Bei Exsiccosezuständen, postoperativ und bei Verdacht auf Lithiumintoxikation dringlichste Maßnahme die (ggf. parenterale) *Auffüllung des Kochsalz- und Flüssigkeitsdefizits.*

Methotrexat: Calciumreiche Kost! Folsäuresubstitution (wie Folinsäure-Rescue) in der Regel erst nach Beendigung der Methotrexatapplikation.

Misoprostol: Bei Durchfallneigung vorübergehende antidiarrhoische Kostabwandlung (Zulage von **Pectinkost●*-Gerichten, von Wasserkakao, Bitterschokolade, Johannisbrotmehl usw. → **Diarrhoe).*

Monoaminoxidase-(MAO-)Hemmer, nichtselektive (z. B. Tranylcypromin in Parnate®, Jatrosom® u. a.): Reduktion der Aufnahme von Tyramin, Dopamin und Dopa mit der Nahrung (auf < 5 mg Tyramin/Tag; → **tyramin- und dopaminarme Kost●*) von 1 Tag vor Beginn bis 4 Wochen nach Beendigung der Medikation. Auf *maßvollen* Genuß von Schokolade, coffeinhaltigen (Bohnenkaffee, schwarzer Tee, Colagetränke) und tyraminfreien alkoholischen Getränken (Korn, Whisky, Wodka, Gin) muß nur bei Verdacht auf individuelle Unverträglichkeit verzichtet werden. Kein alkoholfreies Bier!

Neomycin: Vitamin-, kalium- und calciumreiche, leichtverdauliche Kost *(→ *leichte Vollkost●).* Bei **Steatorrhoe* Fettaustausch mit **MCT-Fetten*▲ und parenterale Substitution der fettlöslichen Vitamine A, D, E und K. Bei **Lactasemangel* Reduktion des Milchzuckers *(→ *lactosearme Kost●).* Überwachung des Eisen- und des B_{12}-Haushaltes.

Neuroleptica: **Ballaststoffreiche Kost●*. Reichlich B-Vitaminträger. Zurückhaltung mit coffeinhaltigen und alkoholischen Getränken. Bei Fluphenazin und Haloperidol keine Einnahme des Medikaments mit Bohnenkaffee oder schwarzem Tee. Bei unerwünschter Gewichtszunahme rechtzeitiger Übergang auf eine *Mischkostreduktionsdiät●. Bei Diabetikern ggf. Anpassung der Stoffwechseleinstellung an Verschlechterung der KH-Toleranz. Vgl. *Psychopharmaca.*

Oestrogene: Bei vermehrter Flüssigkeitseinlagerung (Ödemneigung) Kochsalzrestriktion (→ *natriumarme Kost●;* Gewichtskontrolle!). Bei östrogeninduzierter depressiver Verstimmung, wenn Abbruch der Medikation nicht zur Diskussion steht, versuchsweise hochdosierte Vitamin B_6-Zulage (40 mg Pyridoxin/Tag oral). Kostanpassung an allfällige pharmakogene *Hypercholesterinämie.*

Paraaminosalicylsäure (PAS): *Kaliumreiche Kost●*. Überwachung des B_{12}-und Folsäurehaushalts und ggf. parenterale Cobalamin- und Folsäuresubstitution. Bei PAS-induzierten Malabsorptionszuständen, wenn Präparat unverzichtbar, entsprechende Kostanpassung (→ *Malabsorption, *Steatorrhoe, *chologene Diarrhoe).*

Parasympatholytica, Anticholinergica (Atropin, Scopolamin, Buscopan^R usw.): *Ballaststoffreie Kost●*, ggf. in schonkostgerechter Abwandlung.

D-Penicillamin: Mineralstoffreiche (Magnesium > 500 mg/Tag! Spurenelemente!) *Vollkost●*, durch Vitamin B_6-Zulage (40 mg/Tag) anzureichern. Bei Spurenelementverlust (Fe, Zn, Mn; Hinweis *Geschmackssinnsstörungen!)* medikamentöse Substitution (Biometalle II-Heyl® Cuhaltig, Biometalle III-Heyl® Cu-frei).

Phosphatbinder (Aluminiumhydroxidpräparate für Indikation der PO_4-Reduktion): *Phosphatreduzierte Kost●*, calciumreich, ballaststoffreich, mit Vitamin A- und Carotinträgern anzureichern. Einnahme des Medikaments nur während einer Mahlzeit.

Procarbazin (Natulan®): Besonders tyraminreiche Produkte sind zu meiden *(→ *tyramin- und dopaminarme Kost●).* Alkoholkarenz. Im übrigen → *Cytostatica.*

Psychopharmaca: Zur Linderung häufiger Hyposalivationsbeschwerden flüssigkeitsreiche Kost (Details → *Mundtrockenheit).* Reichlich Ballaststoffe *(→ *ballaststoffreiche Kost●).* Vorsicht mit alkoholischen Getränken.

Retinoide: Angesichts der Häufigkeit von *Hyperlipoproteinämien* unter den bisher verfügbaren Präparaten von vornherein Begrenzung des Fett-

und Zuckerverzehrs auf die Höhe der Empfehlungen für die Ernährung des Gesunden (S. 15, 24), Bevorzugung hochungesättigter Fette (vgl. *Hyperlipoproteinämie-Basisdiät* ●). Alkoholkarenz. Engmaschige Blutfettkontrolle. Im Falle dauerhaft erhöhter Lipidwerte, wenn Retinoidtherapie unverzichtbar, konsequente Einstellung auf lipidsenkende Kost (→ *Hypertriglyceridämie*, *Hypercholesterinämie),* insbesondere bei Patienten ab 5. Lebensjahrzehnt. Während einer Retinoidbehandlung keine medikamentöse Vitamin A-Zufuhr!

Sulfasalazin, Salazosulfapyridin: B-vitaminreiche (insbesondere folsäurereiche) Kost mit reichlich Flüssigkeit (> 2 l/Tag).

β_2-Sympathicomimetica (Salbutamol, Terbutalin, Fenoterol, Ritodrin): *Kaliumreiche Kost* ● (> 6 g = 150 mmol Kalium/Tag). Magnesium > 500 mg/Tag.

Theophyllin, Theophyllinderivate: Keine überhöhte Eiweißzufuhr (nicht über 1,2 g/kg/Tag). Vermeiden extremer Schwankungen im Proteinanteil der Mahlzeiten, zu denen das Präparat eingenommen wird.

L-Tryptophan: Applikation jeder Einzeldosis zugleich mit einer kohlenhydratreichen, möglichst proteinarmen vegetabilen Mahlzeit. Zeitlicher Abstand zur vorangegangenen und zur evtl. darauffolgenden proteinreichen Mahlzeit jeweils mindestens 2 Stunden. Keine Einschränkung der durchschnittlichen täglichen Gesamtproteinzufuhr (0,8 g/kg/Tag). In der Diskussion: Zusätzliche (medikamentöse) Vitamin-B_6-Gabe (40 mg) zu jeder L-Tryptophaneinnahme.

Valproinsäure: In der Diskussion: Carnitinreiche Ernährung und medikamentöse Carnitinsupplementierung *(→ L-*Carnitin* ▲).*

Verapamil: *Ballaststoffreiche Kost* ●. Bei verapamilinduzierter Flüssigkeitsretention (Knöchelödeme) versuchsweise Kochsalzrestriktion *(→ *natriumarme Kost* ●)*.

Vincristin: Kochsalzreiche Kost. Bei *Hyponatriämie* Flüssigkeitsrestriktion und Natriumsubstitution *(→ *SCHWARTZ-BARTTER-Syndrom)*.

Ascites, nicht maligner

Natriumarme (< 50 mmol = < 1,2 g Na/Tag; → *natriumarme Kost●*), kaliumdefinierte (je nach Serumkaliumspiegel und diuretischer Medikation), flüssigkeitslimitierte (1000-1200 ml/Tag), im übrigen an das Grundleiden (zumeist → *Lebercirrhose*) und allfällige Begleitstörungen (z. B. → *hepatische Encephalopathie*) angepaßte, im Nährstoffgehalt vollwertige, calorisch eben bedarfsgerechte Kost. Eiweißzufuhr überwiegend in lactovegetabiler Form. Berücksichtigung von Proteinverlusten bei häufigerer Ascitespunktion. In problematischen Fällen weitergehende Natriumbeschränkung (< 20 mmol = 0,45 g Na/Tag, in der Regel nur stationär praktikabel). *Je strenger die Natriumrestriktion, um so liberaler kann im allgemeinen die Flüssigkeitszufuhr gehandhabt werden.* Bei Hypokaliämie frühzeitig *kaliumreiche Kost●*, erforderlichenfalls auch medikamentöse Kaliumsubstitution.

Bei therapieresistentem Ascites Versuch mit **totalem Fasten nach MENGHINI** [274]: Während 4-5 Tagen ausschließlich „Wasserkost", bestehend aus Tee mit Zitrone oder einfachem Wasser (kein CO_2-haltiger Sprudel, kein Mineralwasser!) in unbegrenzter Menge; danach für 3-4 Wochen (bis zur Stabilisierung des Körpergewichts) eine **streng *natriumarme Kost●*** (< 20 mmol = 0,45 g Na/Tag) mit 800 kcal (3350 kJ) und 40 g Protein/Tag, daran anschließend für längere Zeit bei gleichbleibender Natriumrestriktion eine 1200 kcal- (5000 kJ-)Kost mit 50-60 g Protein/Tag.

Bei Ascites mit ***Hyponatriämie** (Serumnatrium < 125 mmol/l) Einschränkung der Flüssigkeitszufuhr auf 500-800 ml/Tag, bei Entwicklung einer Oligurie harnmengengerechte Bilanzierung *(→ *hepatorenales Syndrom)*. Gewährleistung ausreichender Kaliumversorgung. Zunächst kein Versuch einer Kochsalzsubstitution! Weiteres Vorgehen → *Verdünnungs-*Hyponatriämie* (S. 230).

Ascorbinsäure-(Vitamin C-)Mangel; Skorbut

Zulage von ascorbinsäurereichen Rohvegetabilien und Rohsäften in einer etwa 100-200 mg Vitamin C entsprechenden Tagesmenge zur Kost. Besonders geeignet Citrusfrüchte und je nach Jahreszeit Erdbeeren, Johannisbeeren, Himbeeren, alle Kohlgemüse (als Rohkostzubereitung), roher Kohlrabi, Rettich, rohe Steckrübe *(→ *Vitamin C ▲)*. Bei **manifestem Ascorbinsäuremangel (Skorbut)** zusätzlich über 10-14 Tage **Vitamin C medikamentös** (Erwachsene 400-1000 mg, Kinder 100-400 mg pro Tag, aufgeteilt auf 4 perorale Einzelgaben). Prinzipiell ist zwar jedes C-Vitamindefizit allein auf diätetischem Wege rasch zu beheben, für schwere Skorbutfälle sollte jedoch angesichts der akuten Gefährdung dieser Kranken auf die hochdosierte Zusatzmedikation von Ascorbinsäure nicht verzichtet werden.

Asthma bronchiale

In Einzelfällen hilfreiche diätetische Maßnahmen: *1.* Ausschaltung *gesicherter* nutritiver Allergene und Pseudoallergene (Kuhmilch- und Hühnereiweiß, Senf, Rettich, Sulfite, Natriumglutamat, Tartrazin, Salizylate usw.; → **Nahrungsmittelallergien und -pseudoallergien). Vorsicht mit Expositionsversuchen!* 2. Beseitigung von Überernährungs- und Fehlernährungszuständen, Versuch einer „unspezifischen Umstimmung" (→ **Allergosen). 3.* Vermeiden belastender opulenter Mahlzeiten! Besser verträglich: Häufige kleine Mahlzeiten. *4.* Bei drohendem Asthmaanfall bringen, falls gewohntes Medikament nicht verfügbar, 2–3 Tassen eines kräftigen Bohnenkaffees oder starken schwarzen Tees gelegentlich rasche Erleichterung.

Adjuvante diätetische Maßnahmen bei medikamentöser Behandlung → **Arzneimitteltherapie: β_2-Sympathicomimetica, Theophyllin, Theophyllinderivate, Cortisonderivate.*

Augenoperationen

Nährstoffkomplette **Flüssigkost* ●, **flüssig-breiige Kost* ●, pürierte **leichte Vollkost* ● oder indizierte spezielle Diät in pürierter Form je nach Ausdehnung und Schwere des Eingriffs über etwa 3–10 Tage.

Autoimmunerkrankungen; Kollagenosen

Bisherige tierexperimentelle und klinische Befunde, zwar noch sehr begrenzt [22], lassen gewisse diätetische Korrekturen bei diesen Kranken zweckmäßig erscheinen: Abbau überhöhten Fleisch- und Fettkonsums. Limitierung der Zufuhr von Eiweiß (0,8 g/kg/Tag) und Fett (< 30% der Energiezufuhr) in Höhe der Empfehlungen für die Ernährung des Gesunden. Fettmodifizierte Kost (P/S-Quotient > 1,0), versuchsweise mit hohem Anteil von ω-3-Polyensäuren (→ **Eikosapentaensäure* ▲). Reichlich Ballaststoffe. Normalisierung des Körpergewichts. Weitere Erfahrungen bleiben abzuwarten.

BARTTER-Syndrom

Kalium-, Kochsalz- und magnesiumreiche Kost. Zusätzlich meist medikamentöse Kaliumsubstitution (bis zu 10 mmol/kg/Tag und mehr) erforderlich. Steuerung der K-, Na- und Mg-Zufuhr nach dem entsprechenden Serumspiegel, der Flüssigkeitszufuhr nach der Höhe der Urinausscheidung (Harnmenge des Vortages plus 0,5-0,75 l).

Beatmung, apparative

Sondenernährung ● oder *parenterale Ernährung* ●. Stufenweiser Nahrungsaufbau über 3-5 Tage (je nach zugrundeliegender Erkrankung) bis auf 1,5-2,0 g Protein bzw. Aminosäuren, 4,5-5,0 g Kohlenhydrate und 1,5-2,0 g Fett pro kg/24 Std. Restriktive Flüssigkeitszufuhr, zunächst mit negativer Bilanz (Minus von ca. 500-750 ml/Tag; < 100 mmol Na/ 24 Std.) für die ersten Tage und weiterhin sorgfältiges Vermeiden jeglicher „Überinfusion" (Überwachung der Flüssigkeitsbilanz anhand der Urinausscheidung). Energiezufuhr entsprechend dem jeweiligen aktuellen Bedarf, soweit möglich bevorzugt in Form von Fett. Frühzeitiger Ausgleich eines evtl. Phosphatmangels (→ *Hypophosphatämie)*. Wenn pulmonale Funktionsreserve den metabolischen Erfordernissen nicht mehr gerecht wird, versuchsweise Reduktion der Kohlenhydratzufuhr bis auf 1,5 g/kg/24 Std. unter entsprechender Anhebung des Fettanteils (z. B. COPD-adaptierte fettreiche, kohlenhydratarme Sondennahrung Pulmocare®, Fa. Ross Laboratories Columbus/Ohio USA). Vgl. *Respiratorische Insuffizienz.*

Benzoatintoleranz

Ausschaltung aller mit Benzoesäure (E 210), Benzoaten (E 211, E 212, E 213) oder mit p-Hydroxybenzoesäure-(PHB-)Estern (E 214 bis E 219) konservierten Lebensmittel (→ *benzoatarme Kost* ●). Von Natur aus Benzoesäure enthaltende Lebensmittel (Erdbeeren, Himbeeren, Johannisbeeren, Preiselbeeren, Pflaumen, Zimt, Gewürznelken u. a.) werden zumeist gut vertragen. Häufig zugleich *Salicylatintoleranz.* Vgl. *Nahrungsmittelallergien und -pseudoallergien.*

Biotinidasemangel, hereditärer; biotinresponsiver multipler Carboxylasemangel

Altersentsprechend bedarfsgerechte Normalkost (*Vollkost●), zusätzlich hochdosierte medikamentöse Biotingabe (1-2 mg/kg, mindestens 10 mg/Tag, oral; [336]).

Biotinmangel

Kostkorrektur zwecks ausreichender Biotinversorgung: Zulage von Leber, Hülsenfrüchten, Weizenkeimen, Hefe, Nüssen, Milchpulver (→ *Biotin▲). Einstellen eines übermäßigen Verzehrs *roher* Eier und rohen Eiklars (*„Rohe-Eier-Krankheit"*, *„Zuckereikrankheit"*; 1 Mol Eiklar-Avidin entzieht der Nahrung durch irreversible Komplexbildung 1 Mol Biotin). Bei langzeitiger totaler parenteraler Ernährung, insbesondere unter gleichzeitiger Breitbandantibioticabehandlung, rechtzeitig medikamentöse Supplementierung von Biotin (100 µg/Tag)!

Blindsack-Syndrom; blind loop-(contamined small bowel-)syndrome; Dünndarmdivertikel

Hochcalorische, eiweißreiche, *fettarme Kost●, angereichert mit *MCT-Fetten▲ (30-60 g/Tag, je nach Grad der Steatorrhoe und Höhe des Energiebedarfs, → *MCT-Kost●), reich an Vitaminen, Mineralstoffen (Calcium!) und Spurenelementen. Einschränkung des Ballaststoff- und ggf. Lactosegehalts (→ *lactosearme Kost●). Parenterale Supplementierung von Vitamin B_{12} und fettlöslichen Vitaminen (A, D, E, K), erforderlichenfalls (seltener) auch von Folsäure und Eisen. Häufige kleine Mahlzeiten.

Blutnachweis im Stuhl (Haemoccult-Test u. ä.)

Der Nutzen diätetischer Vorbereitungsmaßnahmen ist zweifelhaft [230]. Vorsichtshalber sollten bei den *Tests auf Guajacbasis* besonders *peroxidaseaktive Nahrungsmittel* (rohes Fleisch, Blutwurst, rohes Gemüse, Citrusfrüchte; vgl. [60]) und *überreichliche C-Vitaminzufuhr* (C-vitaminreiche Getränke, Ascorbinsäuretabletten) ab 4. Tag vor der ersten Stuhlprobenentnahme gemieden werden. Ballaststoffanreicherung der Kost bringt keine bessere Ausbeute an positiven Befunden. Erwägenswert ist Stuhluntersuchung zunächst unter der gewohnten Normalkost und nur bei positivem Ausfall Wiederholung unter peroxidasearmer Kost. Der *Blutnachweis auf immunologischer Basis* erfordert nach bisherigem Kenntnisstand *keine diätetische Vorbereitung*.

Botulismus

Bedarfsgerechte Nährstoff- und Energieversorgung, je nach Lage des Einzelfalles in Form von **Flüssigkost* ● (nährstoffkomplett), gastral/jejunaler **Sondenernährung* ● (nährstoffdefinierte bzw. Oligopeptiddiät) oder **parenteraler Ernährung* ●. Versuchsweise hochdosiert Thiamin (100 mg/Tag parenteral).

Prävention: Ausreichendes Erhitzen aller Gemüsekonserven (besondere Vorsicht bei hausgemachten Konserven!) sowie aller für Hitzegarung in Frage kommenden Fleisch- und Fischwaren vor dem Verzehr (15 min bei 100°). Keine zu warme Lagerung und Beförderung vakuumverpackter verderblicher Lebensmittel. *Verdächtige Nahrungsmittel* (bombierte Dosenkonserven, Gasentwicklung aufweisende Glaskonserven usw.) *grundsätzlich verwerfen!* Kein Versuch, sie durch Aufkochen genießbar zu machen! Auf Räucherwurst, luftgetrocknete Wurst, rohen Schinken, Räucherfisch, Salzfisch, Marinaden u. ä. bei geringstem Zweifel verzichten! Kein Vorkosten suspekter Produkte, auch nicht in kleinsten Proben! In der Säuglingsernährung keinen Naturhonig verwenden!

Bulimie; Eß-Brechsucht

Behandlungsprinzip: Beseitigung der fast immer bestehenden Fehlernährung im Rahmen der Wiedererlangung eines sinnvoll geregelten, kontrollierten Eßverhaltens unter psychotherapeutischer Behandlung. Keine diätetische Maßnahme ohne Abstimmung mit dem Verhaltenstherapeuten.

Praktisches Vorgehen: Gemeinsam mit der Patientin Erarbeitung eines individuell strukturierten Eßplans mit *zeitlich festgelegten regelmäßigen (4-6) Mahlzeiten definierter Zusammensetzung,* zunächst unter Einbeziehung möglichst vieler von ihr gern gegessener Nahrungsmittel in vertretbaren Mengen *("energiebilanzierte Wunschkost").* Dabei frühzeitig Ausgleich einer allfälligen *protein-calorischen *Unterernährung* und erkennbarer sonstiger Nährstoffdefizite (Kaliummangel, Chloridmangel, Hypovitaminosen usw.). *Keine Nahrungsaufnahme außerhalb der festgesetzten Mahlzeiten.* Führung eines Ernährungsprotokolls kann hilfreich sein.

Wöchentliche Kontrolle des Körpergewichts. Zeichnet sich Stabilisierung eines geordneten Eßverhaltens ab, einvernehmlich mit der Patientin behutsamer Übergang auf erstrebenswerte, im Energie- und Nährstoffgehalt bedarfsgerechte Dauerkost (Ziel: **Leichte Vollkost●, *Vollkost●*). Bei Adipositasneigung oder besonders ausgeprägter Furcht vor Übergewicht Anlehnung an die Prinzipien der **Mischkostreduktionsdiät●* (Limitierung von gesättigten Fetten, Zucker, Feinmehlerzeugnissen, Alkohol; Ballaststoffanreicherung), ggf. Empfehlung einer Calorienaustauschtabelle.

Burning-feet-Syndrom

Beseitigung der zugrundeliegenden Fehlernährung, insbesondere **B-Vitaminmangel* (Pantothensäure, Thiamin, Riboflavin, Pyridoxin, Niacin) und *protein-calorische *Unterernährung.* Versuch einer Beeinflussung des pathogenetisch beteiligten Grundleidens *(*Malabsorption, *Alkoholismus).*

B-Vitaminmangel

Defizit fast immer komplex, d. h. mehrere Vitamine der B-Gruppe betreffend. Differenzierung in isolierte Mangelzustände einzelner Vitamine (Thiaminmangel, Riboflavinmangel usw.) ist mehr von akademischem Interesse als von praktisch-diätetischer Konsequenz (Ausnahme: **Cobalaminmangel*). Empfehlenswert in jedem Fall von vornherein *kombinierte Zufuhr aller B-Vitamine,* möglichst im natürlichen Verband geeigneter Lebensmittel (Getreidevollkornerzeugnisse, Weizenkeime, Kleie, Fleisch und Fleischwaren, Leber, Milch, Hülsenfrüchte, Trockenhefe usw.). Erst in zweiter Linie, z. B. bei extremen Mangelzuständen (manifesten Avitaminosen), unzureichender Nahrungsaufnahme oder gestörter Resorption *(→ *Malabsorption),* zusätzliche medikamentöse Substitution in Form eines oral oder ggf. parenteral zu applizierenden Polyvitaminpräparates.

Calciferol-(Vitamin D-)Mangel, alimentärer (jenseits des Säuglingsalters)

Calciferolsubstitution medikamentös (ca. 1000 I. E. = 25 µg/Tag, enthalten z. B. in 1 Tabl. Vigantoletten® 1000 oder in 10–12 g **Lebertran** DAB 7). Bei Resorptionsstörungen parenterale Verabfolgung. Alleinige diätetische

Calciferolzufuhr (fetter Fisch, Leber, Eigelb usw.) zur *raschen* Behebung von Mangelzuständen in der Regel nicht ausreichend. *Calciumreiche Kost●*. Ausreichende Fettversorgung. Überwachung des Calciumhaushalts (Serumspiegel, renale Ausscheidung)! Beseitigung zugrundeliegender Fehlernährung (streng vegetarische Kost o. ä.; → *Vitamin D ▲)*

Calciferolüberdosierung; D-Hypervitaminose

Sofortiges Stoppen jeglicher weiteren medikamentösen Zufuhr von Calciferol oder Calciferolmetaboliten sowie eventueller Verabfolgung von Lebertran. Ausgleich allfälliger Flüssigkeits- und Elektrolytimbalancen (Plasmaionogramm!). Flüssigkeitsreiche, ballaststoffangereicherte, streng *calciumarme Kost●* (< 300 mg Ca/Tag). Vermeiden besonders calciferolreicher Lebensmittel wie fetter Fisch, Leber, Butter, Käse, Sahne und Eigelb in größerer Menge (Säuglinge: Altersstufengerechte spezielle calciumarme Milchnahrung, z. B. der Firma Milupa AG). Keine Phosphatanreicherung der Kost. Symptombezogene Maßnahmen → *Hypercalcämie, *Hypercalciurie, *Dehydratation, *Hypokaliämie, *Appetitlosigkeit, *Übelkeit, *Erbrechen, chronische *Obstipation, *Niereninsuffizienz.*

Calciumbilanzanalysen

Erfordern meist Standardisierung der alimentären Calciumzufuhr (z. B.: 200 mg, 400 mg, 1000 mg/Tag je nach Methode, ab 3.–5. Tag vor Untersuchungsbeginn). Ausgehend von *calciumarmer Kost●* (mit 200 mg Ca/Tag) oder (zweckmäßiger) einer bilanzierten Formeldiät medikamentöse Supplementierung der jeweils in Frage kommenden Calciumdosis.

Carbamoylphosphatsynthetase-Mangel, hereditärer
(Hyperammoniämie Typ I)

Eiweißarme Kost● mit Zulage einer speziellen Mischung von Aminosäuren (Präparat UCD 1 bzw. UCD 2 Fa. Milupa, mit Arginin anzureichern, Dosierung je nach Körpergewicht, Lebensalter und individueller Proteintoleranz) oder ihrer Ketoanalogen. Details noch im Experimentierstadium (Übersicht: [422]; vgl. *Hyperammoniämie infolge hereditärer Stoffwechselstörungen).*

Carcinoid-Syndrom

Kaliumreich abzuwandelnde *eiweißreiche Kost●* (> 1 g Protein/kg/Tag), insbesondere beim Bestehen chronischer Durchfälle mit enteralem Eiweißverlust (→ *Diarrhoe; *exsudative Gastroenteropathien). Medikamentöse Supplementierung von Niacin (50-100 mg/Tag).

Carnitinmangel, systemischer; Carnitinmangelmyopathien

Kohlenhydratreiche, *fettarme Kost●* mit Substitution von *MCT-Fetten▲ (→ *MCT-Kost●)*. Versuchsweise hochdosierte orale Zufuhr von L-*Carnitin▲ (50 mg/kg und mehr; bei systemischem Carnitinmangel offenbar eher wirksam als bei den myopathischen Formen) und Riboflavin (100 mg/Tag).
 Keine längeren Nüchternperioden, kein Hungern, keine Fastenkuren! Keine vegetarische Kost (beim Säugling keine ausschließliche Sojamilchernährung) ohne gleichzeitige Carnitinmedikation! Bei metabolischen Krisen vorübergehend fettfreie parenterale Ernährung. Bei längerdauernder körperlicher Belastung häufige kleine Kohlenhydratmahlzeiten. Bei sekundären Carnitinmangelzuständen Anpassung der genannten Maßnahmen an die Behandlung des Grundleidens ([109], [130], [386]).

Carotinämie; Carotinodermie; sog. Carotinikterus

Nicht behandlungsbedürftig, *keine Gefahr einer A-Hypervitaminose*. Wenn rasche Rückbildung erwünscht: Rat zur Einstellung des *überreichlichen* Konsums carotinreicher Gemüse, Früchte und Säfte (Karotte, Orange, Mandarine, Aprikose, Kürbis, Tomate, Paprikaschote, grüne Blattgemüse). Ungefähre Schwellendosis für Entwicklung einer Carotinodermie: täglicher Genuß von 5 g/kg Karottensaft oder 20-30 g/kg Orangensaft oder 10-15 Apfelsinen [253].

Carpaltunnel-Syndrom

Im Hinblick auf die Hypothese eines bei dieser Erkrankung wirksamen Pyridoxineffekts: In operativ nicht voll sanierbaren Fällen versuchsweise B-vitaminreiche Kost *(→ *B-Vitaminmangel)* mit Zulage von Vitamin B_6 (100-150 mg/Tag). In kleiner Serie als wirksam befunden ([107] u.a.). Gesicherte Empfehlungen noch nicht möglich.

sog. Cellulitis (Dermatopanniculosis deformans)

Frühzeitiger Abbau des meist bestehenden Übergewichts (→ *Adipositas).* Versuchsweise *natriumarme Kost* ● (< 100 mmol Na/Tag).

Cerebralsklerose; Prävention des apoplektischen Insults

Den Gegebenheiten des Einzelfalles mit besonderer Sorgfalt anzupassende bedarfsgerechte Kost (→ Ernährung des Gesunden: *Senioren)* unter Vermeiden bzw. Beseitigung von stärkerer *Adipositas* (Broca-Index etwa ab > 1,2), Fetthyperalimentation, *Hypertriglyceridämie,* höhergradiger *Hypercholesterinämie* (ca. ab > 250 mg/dl), Ballaststoffmangel (→ *ballaststoffreiche Kost* ●) und *Dehydratation.* Praktisches Vorgehen zweckmäßigerweise ausgehend von *Hyperlipoproteinämie-Basisdät* ●, die den individuellen Bedürfnissen angepaßt, erforderlichenfalls mit Kalium (auf > 4 g = > 100 mmol/Tag; vgl. [214]) und nach Möglichkeit mit ω-3-Fettsäuren (Fisch) angereichert wird (→ *Thromboseprävention).* Abbau überhöhten Alkoholkonsums. Berücksichtigung der häufigen Begleitkrankheiten (→ arterielle *Hypertonie,* *coronare Herzkrankheit,* *Diabetes mellitus, senile *Demenz).* Bei hypotoniebedingten nächtlichen Verwirrtheitsepisoden oftmals hilfreich: 1-2 Tassen eines guten Bohnenkaffees. *Häufigster Fehler:* Unzureichende Flüssigkeitszufuhr!

Cheilitis angularis; Mundwinkelrhagaden

Beseitigung der meist zugrundeliegenden Fehlernährung (Ernährungsanamese!): *B-Vitaminmangel* (Riboflavin, Niacin, Pyridoxin), *Eisenmangel.* Bei Candidainfektion *zuckerarme Kost* ● (Anti-Pilz-Diät; → *Hefe-Mykosen).*

Chloriddiarrhoe, kongenitale

Lebenslang einzuhaltende *sehr flüssigkeits-, kochsalz- und kaliumreiche Ernährung* (Basiskost für Patienten ab 3. Lebensjahr: Altersstufengerechte flüssigkeits- und kochsalzangereicherte *kaliumreiche Kost* ●) mit kontrollierter *oraler NaCl- und KCl-Supplementierung* entsprechend dem jeweiligen individuellen Bedarf (3,5-10 mmol Chlorid/kg/Tag für jüngere Kinder, 2,5-5 mmol Chlorid/kg/Tag für ältere Kinder und Erwachsene; bei der Substitution anzustrebende Na/K-Relation 2:1 für Kinder unter 3 Jahren, 6:5 für ältere Kinder und Erwachsene). Bewährte (*hyperosmolare*!) Substitutionsmischlösung: 1,8% (307 mmol/l) NaCl + 1,9% (255 mmol/l) KCl (Selbstherstellung aus Abpackungen je 18 g NaCl + 19 g KCl durch Auflösung in 1 l Wasser). Bei Neigung zu Hypokaliämie Erhöhung des KCl-Gehalts auf 2,3% (309 mmol/l; [187]). Substitutionslösung wird auf mindestens 3 Mahlzeiten im Tagesverlauf verteilt und dafür geeigneten Zubereitungen zugesetzt (Bouillon, Suppen, Soßen, Gemüsegerichten usw.). Der *hohe Flüssigkeitsbedarf* dieser besonders dehydratationsgefährdeten Patienten ist zu beachten! Interkurrente Erkrankungen erfordern meist zusätzliche parenterale Flüssigkeits- und Elektrolytsubstitution. Überwachung von Plasmaionogramm und renaler Chloridausscheidung (Ziel: Plasmachlorid > 95 mmol/l, Harnchlorid > 40 mmol/24 Std.). Vgl. **Hypochlorämie, hypotone *Dehydratation, *Säuglinge: Chloriddiarrhoe.*

Cholecystektomie

*Parenterale Ernährung●. Trinkenlassen meist ab 1. postoperativen Tag möglich (klare **Flüssigkost*●). Mit dem Wiedereinsetzen der Darmtätigkeit (meist ab 2.-3. postoperativen Tag) Kostaufbau über **Schleimdiät*●, fettarme nährstoffkomplette **Flüssigkost*● und **flüssig-breiige Kost*● binnen weniger Tage zu **leichter Vollkost*● (5-6 Mahlzeiten). Während einiger Wochen Zurückhaltung mit sehr fettreichen Gerichten und blähenden Gemüsen. Auf Dauer meist keine diätetische Einschränkung erforderlich. Vgl. **Postcholecystektomie-Syndrom.*

Cholecystitis; Cholangitis; Gallenkolik

In *akuten Fällen* und perioperativ zunächst **parenterale Ernährung*●. Frühestmöglich orale Zulage von klarer **Flüssigkost*● (Tee, verdünnte Säfte, magere Brühe). Allmählicher Übergang auf bedarfsgerechte, fettarm zu gestaltende nährstoffkomplette **Flüssigkost*●, **Schleimdiät*● und **flüssig-breiige Kost*● je nach individueller Toleranz und Akzeptanz (6-8 Mahlzeiten am Tag). Flüssigkeitsbilanzierung. Behutsamer weiterer Kostaufbau unter vorerst noch beizubehaltender Fettrestriktion (zunächst < 40 g, später 50-75 g/Tag) und konsequenter Ausschaltung individuell unverträglicher Produkte mit dem Ziel einer bedarfsgerechten Langzeit- bzw. Dauerkost, entsprechend etwa einer nicht zu fettreichen (Fett < 30% der Energiezufuhr) **leichten Vollkost*●. Dabei größte Vorsicht weiterhin mit hocherhitzten Fetten, Schlachtfett aller Art, Räucherwaren, Eierspeisen, Mayonnaise, Steinobst, Schlagsahne, Speiseeis, Bohnenkaffee (auch coffeinfreiem und sog. Schonkostkaffee), kalten Getränken, Alkohol. Bei Übergewicht Calorienrestriktion (→*Adipositas*). Von vielen Gallepatienten wird mit der Zeit eine **Vollkost* ● (ggf. mit kleinen Einschränkungen) als Dauerkost wieder vertragen.

Chronische Cholecystocholangiopathien: Nach den gleichen Grundsätzen wie vorstehend beim Kostaufbau akuter Fälle den Gegebenheiten des Einzelfalls angepaßte **leichte Vollkost* ● oder **Vollkost* ●. Fettzufuhr je nach individueller Toleranz, jedoch nicht über die Höhe der Empfehlungen für die Ernährung des Gesunden hinausgehend (< 30% der Energiezufuhr). → **Cholelithiasis.*

Choledochoduodenostomie

Totale **parenterale Ernährung* ● für 4–5 Tage postoperativ. Anschließender Kostaufbau *(*Flüssigkost* ●, **Schleimdiät* ●, **flüssig-breiige Kost* ●*)* zu fettarmer **leichter Vollkost* ● gelingt meist nicht ganz so schnell wie nach einfacher **Cholecystektomie.* Häufiger verbleibende individuelle Nahrungsmittelintoleranzen (ähnlich denen bei **Cholecystitis*) erfordern sorgfältige diätetische Anpassung.

Cholelithiasis

Stadium manifester Beschwerden: *Leichte Vollkost ● in häufigen (5–6) kleinen Mahlzeiten. Fettlimitierung (< 30% der Energiezufuhr); die mancherseits vermutete gleich gute Fetttoleranz bei Gallenkranken wie bei Gesunden bestätigt sich in der Praxis häufig nicht. Ausschaltung aller individuell unverträglichen Nahrungsmittel und Zubereitungsweisen (Ernährungsanamnese!). Vorsorglich empfiehlt sich Zurückhaltung mit hocherhitzten Fetten, Schlachtfetten, Räucherwaren, Eierspeisen, Mayonnaise, Schlagsahne u. ä. auch dann, wenn noch keine diesbezügliche Intoleranz vom Patienten ausdrücklich angegeben.

Akute Komplikationen: → **Cholecystitis, Cholangitis, Gallenkolik.*

Cholelitholysebehandlung: Als adjuvante diätetische Maßnahme fettarme (< 60 g Fett/Tag), streng cholesterinarme (100–200 mg Cholesterin/Tag), erforderlichenfalls gallenschongerecht (s. o.) abzuwandelnde **ballaststoffreiche Kost* ●. Vor dem abendlichen Schlafengehen 1 Glas Vollmilch oder Vollmilchkakao. Bei Übergewicht Calorienrestriktion (→ **Adipositas).*

*Latentes (asymptomatisches) Stadium, Rezidivprophylaxe, Primärpräven-

tion: Im Energie- und Nährstoffgehalt bedarfsgerechte **ballaststoffreiche Kost●* (> 60 g Ballaststoffe/Tag; ggf. Kleiezulage) unter Ausschaltung einer überhöhten Aufnahme von Fett (< 30% der Energiezufuhr), Cholesterin (< 300 mg/Tag; Unterbindung überhöhten Fleischkonsums!) und Zucker (< 10 Energie%). Behutsamer Abbau von Übergewicht (→ **Adipositas)* und Hyperlipoproteinämien *(*Hypercholesterinämie, *Hypertriglyceridämie)*. Bei zu vermutendem erhöhtem Steinrisiko Vermeiden zu langer nächtlicher Nüchternperioden (Spätmahlzeit zweckmäßig). Die meisten genannten Maßnahmen sind im Rahmen einer modifizierten **Vollkost●* realisierbar. Vegetarische Ernährungsweise *(*lactovegetabile Kost●)* verringert die Gallensteininzidenz. Als zusätzliche Maßnahme in der Diskussion: Kostanreicherung mit ω-3-Polyensäuren *(→ *Eikosapentaensäure* ▲*;* vgl. **Makrelendiät ●)*. *Mäßiger* Alkoholgenuß (< 30 g Ethanol/Tag) ist offenbar kein Risikofaktor für die Entwicklung von Cholesterinsteinen.

Cholera

Behandlungsprinzip: Rehydratation. Wiederherstellung und Stabilisierung eines ausgeglichenen Elektrolyt- und Säure-Basen-Haushalts. Beseitigung der Mangelernährung.

Praktisches Vorgehen: Wenn Voraussetzungen gegeben, Beginn mit rascher i. v. Infusion von 0,9%iger Kochsalzlösung (1000 ml-3000 ml in 1 Std.!). Anschließend unter Gewichtskontrolle und exakter Flüssigkeitsbilanzierung permanente hochdosierte Zufuhr (> 500 ml/Std., 10-20 l pro Tag und mehr) geeigneter Glucose-Elektrolyt-Lösungen möglichst auf oralem Wege, andernfalls per Sonde oder in schwersten Fällen (unstillbares Erbrechen, Durchfallsmenge > 10 l/Tag) parenteral. WHO-Empfehlung zur *oralen Rehydratation* („Oralyte"): Kochsalz 3,5 g, Trinatriumcitrat 2,9 g, Kaliumchlorid 1,5 g, Glucose 20,0 g auf 1000 ml Wasser (Handelspräparate in Deutschland, Österreich und in der Schweiz: Elotrans®, Normolytoral®, Saltadol®, Milupa GES 45, Oralpädon®). Zahlreiche Improvisationsmöglichkeiten unter Benutzung von Fruchtsäften oder verdünnten Colagetränken (Salz zusetzen!), Mineralwasser (Zucker zusetzen), Backnatron, Kochzucker, Honig, Sirup u. ä. (vgl. S. 167). WHO-Empfehlung für intravenöse Rehydratation („Diarrhoea Treatment Solution" DTS): Natriumchlorid 4,0 g, Natriumacetat 6,5 g, Kaliumchlorid 1,0 g, Glucose 10,0 g Aqua ad 1000 ml. Nach Abschluß der Rehydratation vorsichtiger Kostaufbau zur Beseitigung des Durchfalls und der meist schwerwiegenden Mangelernährung *(→ *Diarrhoe, protein-calorische *Unterernährung)*.

Cholestatische Syndrome

Im Energie- und Nährstoffgehalt bedarfsgerechte **fettarme Kost*● (insbesondere bei Entwicklung einer **Steatorrhoe*) mit Substitution von MCT-Fetten 30–50 g/Tag *(*MCT-Kost●)*, calciumreich (> 1,5 g Ca/Tag). Medikamentöse Supplementierung der fettlöslichen Vitamine (A, D, E, K) oral oder (zuverlässiger) parenteral. Anpassung an diätetische Erfordernisse des jeweiligen Grundleidens.

Chologene Diarrhoe

Bei gleichzeitiger *Steatorrhoe: Toleranzentsprechende Reduktion der LCT-Fette (→ **fettarme Kost●*) und Ersatz durch **MCT-Fette*▲ (→ **MCT-Kost●*), jedoch unter Gewährleistung bedarfsgerechter Versorgung mit essentiellen Fettsäuren. **Calciumreiche Kost* ● (> 1,5 g Ca/Tag, ggf. medikamentöse Supplementierung), oxalatarm (→ **oxalatarme Kost* ●), flüssigkeitsreich, ballaststoffarm. Häufigere (5–6), nicht zu große Mahlzeiten. Medikamentöse Substitution der fettlöslichen Vitamine (A, D, E, K), erforderlichenfalls auch von Vitamin B_{12} und Eisen. Bei persistierenden Durchfällen antidiarrhoische Kostabwandlung (s. u.).

Chologene Diarrhoen ohne nennenswerte Steatorrhoe: Flüssigkeitsreiche, fettlimitierte (25% der Energiezufuhr) **leichte Vollkost* ●, ballaststoffreduziert und je nach Schweregrad der Durchfälle antidiarrhoisch abgewandelt (Zulage von **Pectinkost* ●-Gerichten, von Wasserkakao, Johannisbrotmehl usw. → **Diarrhoe*).

Chrommangel

Parenterale Substitution von dreiwertigem Chrom (50–250 μg = 1–5 μmol/Tag, je nach Schwere des Defizits) über 2 Wochen. Kostanreicherung mit chromreichen Nahrungsmitteln (→ **Chrom*▲). Empfehlung für präventive Versorgung bei totaler parenteraler Ernährung: 10–20 μg Cr/Tag intravenös [13].

Chylomikronämie-Syndrome

Behandlungsprinzip: Weitestmögliche Reduktion der Zufuhr langkettige (gesättigte, einfach ungesättigte, ω-6-mehrfach ungesättigte) Fettsäuren enthaltender Fette.

Akute Phase: Hypocalorische, annähernd fettfreie, im übrigen Nährstoffgehalt nach Möglichkeit bedarfsgerechte Kost (800-1200 kcal = 3350-5000 kJ, Protein 20%, Kohlenhydrate 80% der Energiezufuhr), aufbauend z. B. auf einer modifizierten *Reis-Obst-Diät● (Zusatz von Magermilchprodukten, Rohobst, Obstsäften) oder einer geeigneten Formuladiät. Deckung des verbleibenden Vitaminbedarfs (insbesondere Vitamin A, D, E, K) auf medikamentösem Wege. In krisenhaften Phasen (Erbrechen, Bauchkoliken, akute *Pankreatitis*) hypocalorische fettfreie *parenterale Ernährung●.

Langzeiternährung: Streng *fettarme Kost● (Fettanteil zunächst < 10% der Energiezufuhr; dabei ausreichend *Linolsäure ▲ und *α-Linolensäure ▲). Entsprechend strenge Cholesterineinschränkung nicht unbedingt erforderlich. Mageres Fleisch, Magerfisch, Magermilcherzeugnisse in angemessener Menge verwendbar, ebenso *MCT-Fette▲ (bis 30 g/ Tag) und *versuchsweise* ω-3-Fette (fetter Fisch → *Eikosapentaensäure▲). *Zuckerarme Kost●. Alkoholkarenz. Bei *Adipositas* Calorienrestriktion bis Gewichtsabnahme auf Broca-Index < 1,0. Engmaschige Überwachung der Plasmalipidwerte! Gelingt dauerhafte Normalisierung der Triglyceride, kann vorsichtige schrittweise Anhebung des Fettanteils der Kost bis maximal etwa 25% der Energiezufuhr (einschließlich MCT- und ω-3-Fette) versucht werden ([48], [73]).

Chylothorax; chylöser Ascites; Chylurie

*MCT-Kost●, bei der meist bestehenden Unterernährung, bei malignen Tumoren, bei Chylusfisteln u. ä. hochcalorisch und proteinreich, bei Hypoproteinämie zusätzlich natriumarm (→ *natriumarme Kost●), bei Säuglingen (MCT-Formeldiät, z. B. Portagen®) und Kindern dem Alter entsprechend zu gestalten. Erforderlichenfalls Substitution der fettlöslichen Vitamine A, D, E, K. In Fällen von Therapieresistenz (bei nicht malignem Grundleiden) bietet vorübergehende totale *parenterale Ernährung● wirkungsvolle Alternative.

Citrullinämie (Argininosuccinatsynthetase-Mangel)

*Eiweißarme Kost● mit Zulage einer mit Arginin anzureichernden speziellen Mischung von Aminosäuren (Präparat UCD 1 bzw UCD 2, Fa. Milupa) oder ihrer Ketoanalogen. Hinsichtlich der weiteren Details (Übersicht: [422]) gesicherte Empfehlungen noch nicht möglich. → *Hyperammoniämie.*

Cobalamin-(Vitamin B$_{12}$-)Mangel

Primärer (exogen-alimentärer) Mangel: Korrektur der cobalamindefizitären Ernährungsweise (z. B. einer streng vegetarischen oder einer makrobiotischen Ernährung von Säuglingen und Kleinkindern) durch Zulage geeigneter Vitamin B$_{12}$-Träger (Milch, Milchprodukte, Leber, Fleisch, Fisch, Ei). In Problemfällen medikamentöse Supplementierung.

Sekundärer Mangel (Resorptionsstörungen, intermediäre Verwertungsstörungen, erhöhter Bedarf): 1000 µg Hydroxocobalamin oder Cyanocobalamin intramuskulär täglich über 7-10 Tage, sodann in abfallender Häufigkeit etwa 1mal wöchentlich bis 1mal alle 2-3 Monate je nach Lage des Einzelfalls.

Coeliakie; Glutenenteropathie; einheimische Sprue

Behandlungsprinzip: Konseqente Eliminierung der in bestimmten Getreidearten (Weizen, Roggen, Gerste, Hafer, Grünkern, Dinkel) enthaltenen Klebereiweiß-(Gluten-)Fraktion. Beseitigung der Folgen der coeliakiebedingten *Malabsorption (→ *Diarrhoe, *Steatorrhoe, *Lactasemangel, protein-calorische *Unterernährung).*

Akute Phase: (Coeliakiekrise): Totale *parenterale Ernährung* ● für einige Tage bis Wochen mit Auffüllung des Flüssigkeits- und Elektrolytdefizits. Anschließend stufenweiser Aufbau enteral-oraler Ernährung über Elektrolyt-Glucose-Lösungen, chemisch definierte *(*Oligopeptiddiät* ●*)* sowie *nährstoffdefinierte Formeldiät* ●, *Pectinkost* ●, fettarme *MCT-Kost* ●, *leichte Vollkost* ●, sämtlich glutenfrei bzw. in glutenfreier Zubereitung. Bei Säuglingen und Kleinkindern nach parenteraler Ernährung und Gabe oraler Elektrolyt-Glucose-Lösung schrittweiser Kostaufbau über glutenfreie antidiarrhoische *Heilnahrung* ● auf Milchbasis (Al 110®, Aledin®, Heilnahrungen Humana®, Milupa®, Töpfer®, ferner Nutramigen®, Portagen®, Pregestimil®, Pregomin® o. ä.; auch für ältere Kinder und für Erwachsene geeignet) in Verbindung mit *Pectinkost* ● (Karottensuppe, Banane) zu altersgemäßer glutenfreier Dauerkost. Nach Remission zunächst weiterhin Restriktion von Fett (anfangs 20-30 g/ Tag), Lactose und Saccharose, zusätzliche Nährstoffsupplementierung (Calcium, Kalium, Magnesium, Vitamine A, D, E, K, B$_6$, B$_{12}$, Folsäure, B-Vitamingesamtkomplex, Eisen, Zink) sowie anschließendes proteinreiches und hochcalorisches Regime je nach verbleibender klinischer und biochemischer Symptomatik, nach Krankheitsschwere und Besserungstendenz im Einzelfall. Ausschaltung individuell unverträglicher Nahrungsbestandteile.

Latentes (Dauerkost-)Stadium: Im Nährstoff- und Energiegehalt altersentsprechend bedarfsgerechte streng **glutenfreie Kost●*, während der ersten 6-8 Behandlungsmonate zweckmäßigerweise fettarm mit MCT-Zusatz (→ **MCT-Kost●;* Gesamtfettmenge < 50 g/Tag) und lactosearm *(→ *lactosearme Kost●)* zu gestalten. Solange Steatorrhoe besteht, Beibehaltung der MCT-Kost, Beschränkung der Oxalatzufuhr *(*oxalatarme Kost●),* Calciumanreicherung sowie Substitution von fettlöslichen Vitaminen und ggf. weiteren defizitären Nährstoffen (s. o.). Bei fortbestehender Lactoseintoleranz weiter lactosearmes Regime. Hinsichtlich Lebensmittelauswahl und Zubereitungsweise im übrigen mit zunehmender Toleranzverbesserung frühestmöglich Vollkostcharakter anstreben. *Strikt glutenfreie Ernährung muß (auch beim Verschwinden aller klinischen Symptome) auf Lebenszeit beibehalten werden!*

Colica (Colitis) mucosa

*Ballaststoffreiche Kost● unter Ausschluß blähender Gemüse *(→ *Meteorismus)* sowie aller individuell unverträglichen Nahrungsmittel (Ernährungsanamnese!). → **Colon irritabile.*

Colitis, antibioticaassoziierte

*Parenterale Ernährung● unter Ersatz des meist höhergradigen Elektrolyt- und Flüssigkeitsverlustes (kaliumangereicherte Ringer-Lactat-Lösung). Frühestmöglicher Übergang zu flüssigkeits-, kochsalz- und kaliumreicher antidiarrhoischer Diät (z. B. **Schleimdiät●* in Verbindung mit eiweißangereicherter **Pectinkost●*) mit stufenweisem weiteren Kostaufbau *(→ Diarrhoe).*

Colitis ulcerosa

Behandlungsprinzip: Vorübergehende funktionelle Entlastung des Darms mit Versuch der Eliminierung (hypothetischer) pathogener Nahrungsbestandteile [258]. Beseitigung krankheitsbedingter *protein-calorischer *Unterernährung* und sonstiger Nährstoffmängel (Mineralstoffe, Vitamine, Spurenelemente). Linderung begleitender enteraler Funktionsstörungen (**Diarrhoe, *Malabsorption, *Steatorrhoe* usw.).
Akute Phase (schwere Fälle): Je nach Krankheitsschwere und Komplikationen hochcalorische nährstoffkomplette **parenterale Ernährung●* (40-70 kcal/kg Sollgewicht/24 Std., 1,5-2,0 g Aminosäuren/kg/24 Std.,

Kohlenhydrate ca. 50%, Fett ca. 30% der Energiezufuhr) oder (in der Mehrzahl der Fälle gleich wirksam und in der Regel frühestmöglich anzustreben) entsprechend zusammengesetzte vollbilanzierte niedermolekulare, ballaststofffreie Formeldiät (*Elementardiät, *Oligopeptiddiät●*, per Magen- oder besser Jejunalsonde) je nach Lage des Einzelfalls über 4 Wochen oder länger (auch als Heimernährung praktikabel). Flüssigkeitsreiches Regime (> 3 l/Tag). Im Bedarfsfall (Plasmaspiegelkontrolle bzw. Ernährungsanamnese!) zusätzlich gezielte Substitution defizitärer Nährstoffe (Kalium, Calcium, Magnesium, Eisen, Zink, Vitamin B_{12}, Folsäure, sonstige wasserlösliche sowie fettlösliche Vitamine). Stufenweiser oraler Kostaufbau über nährstoffkomplette **Flüssigkost●* (incl. nährstoffdefinierter Formeldiäten), ballaststoffreduzierte **flüssig-breiige Kost●* zu (anfangs pürierter) eiweißangereicherter **leichter Vollkost●*. Bei unbefriedigender Besserungstendenz versuchsweise milcheiweiß- oder lactosearme Kostabwandlung (vgl. **milcheiweißfreie Kost●*, **lactosearme Kost●*) für jeweils 10-14 Tage oder (noch im Experimentierstadium) Zulage von **Eikosapentaensäure▲* (3-4 g/Tag, vgl. → **Makrelendiät●*) für 2-3 Monate. Bei fortbestehenden Durchfällen eiweißangereicherte **Schleimdiät●* in Verbindung mit **Pectinkost●* oder Reis-Apfel-Diät (350 g Reis/Tag; vgl. **Reis-Obst-Diät●*) oder notfalls neuerlicher Beginn mit Elementardiät und anschließendem noch vorsichtigerem Kostaufbau. Bei vordergründiger Steatorrhoe fettarme **MCT-Kost●*. Auf jeder Koststufe Sicherstellung einer ausreichenden Versorgung mit Energie und allen essentiellen Nährstoffen!

Perioperative Ernährung: Mehrere Wochen präoperativ (möglichst bis zur Optimierung des Ernährungszustandes) und 1-2 Wochen postoperativ je nach Krankheitsschwere hypercalorische totale **parenterale Ernährung●* oder **Sondenernährung●* (Oligopeptiddiät jejunal; ggf. als heimenterale Ernährung) mit anschließendem Kostaufbau wie vorstehend (→ akute Phase).

Leichtere Fälle, Latenzstadium, Rezidivprophylaxe (Dauerkost): **Leichte Vollkost●*, energie- und eiweißreich (>1 g Protein/kg/Tag), Ballaststoffgehalt nach Toleranz. Sorgfältige Ausschaltung individuell unverträglicher Kostbestandteile (Ernährungsanamnese!). Vorsicht insbesondere mit blähenden Gemüsen (→ **Meteorismus),* Speiseeis, kalten Getränken und Alkohol. In einem Teil der Fälle ist **milcheiweißfreie Kost●* oder **lactosearme Kost* ●(dabei zu beachten: Calciumversorgung!) hilfreich, gelegentlich auch die Ausschaltung *gesicherter* Nahrungsmittelallergene (→ **Nahrungsmittelallergie).* Bei **Steatorrhoe* weiter **MCT-Kost●* und Substitution fettlöslicher Vitamine. In Problemfällen versuchsweise **kohlenhydratarme Kost●* (< 70 g KH/Tag). Nur ein kleiner Teil der Colitispatienten toleriert als Dauerkost wieder eine uneingeschränkte **Vollkost●*.

Colon irritabile; Reizdarm-Syndrom

Einige einfache diätetische Korrekturen können sehr wesentlich zur Linderung subjektiver Beschwerden beitragen.
Allgemeine Empfehlungen: Ballaststoff- und flüssigkeitsangereicherte, im Nährstoff- und Energiegehalt bedarfsgerechte **Vollkost●* mit in Höhe der Empfehlungen für die Ernährung des Gesunden limitiertem Fettanteil (< 30% der Energiezufuhr). Ausgleich der nicht ganz seltenen subklinischen Nährstoffdefizite (B-Vitamine, Ascorbinsäure, Retinol, Kalium, Magnesium usw.; Ernährungsanamnese!) durch geeignete Kostzulagen. *Ausschaltung aller individuell unverträglichen Nahrungsmittel und Zubereitungsweisen!* Allgemein Vorsicht mit blähenden Gemüsen *(→ *Meteorismus)*, hocherhitztem Fett, scharfen Gewürzen, kalter Milch, CO_2-haltigen Getränken, Bohnenkaffe, Alkohol. Nicht zu große Einzelmahlzeiten.

Symptombezogene Maßnahmen: Bei Neigung zur **Obstipation* schrittweise Anhebung des Ballaststoffgehalts der Kost, u.a. durch Zulage von Weizenkleie oder Leinsamenschrot (bis je 30-40 g/Tag und mehr) in Form von Rohbreien („Müsli") zugleich mit reichlicher Flüssigkeitszufuhr (2-2½ l Trinkmenge pro Tag; → **ballaststoffreiche Kost●*). Neigung zu Durchfällen schwindet in vielen Fällen ebenfalls unter Zugabe von Weizenkleie (!) oder Guarmehl, andernfalls empfehlenswert **Pectinkost●-*Zulage zu 2-3 Mahlzeiten täglich *(→ *Diarrhoe)* für die Dauer der labilen Phase. Rezidivierende *Darmspasmen* („Koliken") erfordern besonders sorgfältige Fahndung nach dem meist identifizierbaren Auslöser und dessen konsequente Ausschaltung *(→ unspezifische *Nahrungsmittelintoleranz)*. Bei Therapieresistenz an die Möglichkeit zugrundeliegender pathobiochemischer Störungen denken, die spezieller diätetischer Maßnahmen bedürfen (**Lactasemangel, *Sorbitintoleranz,* latente **Coeliakie,* echte **Nahrungsmittelallergie* usw.).

Coloncarcinom, inoperables

Leicht verdauliche Wunschkost von hoher Nährstoffdichte (modifizierte **leichte Vollkost●* oder **leicht verdauliche Kost●*). In fortgeschrittenen Fällen, insbesondere bei stenosierendem Prozeß im Colon descendens, ballaststoffarme, flüssigkeitsreiche Ernährung *(*flüssig-breiige Kost●, *Flüssigkost●, *Sondenernährung●).* Totale **parenterale Ernährung●* (auch unter cytostatischer Therapie) meist ohne nennenswerten Vorteil, Alternative nur bei Unmöglichkeit enteraler Nahrungszufuhr. Vgl. *maligne *Tumoren; onkologische Erkrankungen.*

Colonchirurgie

Präoperativ (elektive Eingriffe): Ab etwa 10. präoperativem Tag im Nährstoff- und Energiegehalt bedarfsgerechte **ballaststoffarme Kost●*, ab etwa 6. Tag flüssigkeitsreiche vollbilanzierte *Elementardiät (*Oligopeptiddiät●)* oder totale **parenterale Ernährung●*, ggf. in Verbindung mit *hypercalorischer Ernährung (→ *Colitis ulcerosa)*.
   Postoperativ: 5 Tage (kritische Fälle: 7-10 Tage oder länger) totale **parenterale Ernährung●*. Ab 3. Tag zusätzlich 250 ml Tee/24 Std. Etwa ab 5. Tag Trinkmenge frei. Ab 5.-10. Tag Beginn mit Kostaufbau: **Flüssigkost● (*Schleimdiät●, *nährstoffdefinierte Formeldiät● als Trinknahrung), *flüssig-breiige Kost●*, pürierte **leichte Vollkost●* usw. Alternative zur parenteralen Ernährung (weniger schwere Fälle): Vollbilanzierte *Elementardiät (*Oligopeptiddiät●)* per Nasojejunalsonde ab 1. postoperativem Tag über 3-6 Tage, anschließend weiterer Kostaufbau wie vorstehend.

Colondivertikulose

*Ballaststoffreiche Kost● mit genügender Flüssigkeitszufuhr (Trinkmenge > 1,5 l/Tag). Einsatz ballaststoffreicher Lebensmittel aller Art (Vollkornprodukte, Grobgemüse, rohes Obst usw.) je nach Jahreszeit, individuellem Geschmack und Toleranz. Grobe Weizenkleie (schrittweise Zulage bis je 30-40 g/Tag und mehr; Kriterium ausreichender Ballaststoffzufuhr: Voluminöser geschmeidiger Stuhlgang ohne Defäkationsprobleme). Keine Nüsse, kein Leinsamenschrot, keine Kerne von Apfel, Birne u. ä. Abbau des häufig zugleich bestehenden Übergewichts *(→ *Adipositas)*.
   Akute Diverticulitis: Totale **parenterale Ernährung●* oder *Elementardiät (*Oligopeptiddiät●)* jejunal. Mit Abklingen der akuten Phase Kostaufbau über **Flüssigkost●, *nährstoffdefinierte Formeldiäten●* (als Trinknahrung), **flüssig-breiige Kost●, *leichte Vollkost●* zur als Dauerkost unbedingt anzustrebenden **ballaststoffreichen Kost●*.

Colonkontrasteinlauf

Diätetische Vorbereitung: Über 3 bis (bei vorbestehender hartnäckiger Obstipation) 5 Tage ausschließlich klare **Flüssigkost●* (> 2000 ml/Tag) oder (besser sättigend) eine ballaststofffreie **nährstoffdefinierte Formeldiät●* als Trinknahrung (1500 ml/Tag). CO_2-freies Mineralwasser, verdünnter Saft, gezuckerter Tee oder Kaffee (ohne Milchzusatz!) in beliebiger Menge, mindestens 500-1000 ml/Tag. Keine zusätzliche Nahrungsaufnahme! Nach peroraler Sennosidmedikation am Tage vor der Untersuchung zusätzlich weitere 2 Liter an Getränken der genannten Art in stündlichen Portionen je 250 ml. Bei stenosefreiem Darm *nach der Untersuchung* für einige Tage erhöhte Ballaststoffzufuhr zwecks beschleunigter Entleerung des oftmals stopfend wirkenden Bariumbreis (→ *ballaststoffreiche Kost●).

Colonpolyposis

Als Präventivkost in der Diskussion (vgl. [181]): *Ballaststoffreiche Kost●*, C-vitaminreich, mit reichlichem Gehalt an grünen Gemüsen. Begrenzung der Fettzufuhr auf die empfehlenswerte Höhe für den gesunden Erwachsenen ($< 30\%$ der Energiezufuhr, z. B. 65-80 g Gesamtfett bei einer Energiezufuhr von 2400 kcal $= 10$ MJ). Vgl. *Krebsprävention.*

Coloskopie

Diätetische Vorbereitung: Über 2-3 Tage vor der Untersuchung ausschließlich klare *Flüssigkost●* (> 2000 ml/Tag) oder (besser sättigend) eine ballaststofffreie *nährstoffdefinierte Formeldiät●* (Biosorbin®-MCT, Fresubin® flüssig, Salvimulsin® MCT o. ä. als Trinknahrung 1500 ml/Tag; zusätzlich Tee oder verdünnter Saft nach Belieben, mindestens 500-1000 ml/Tag). Keine zusätzliche Nahrungsaufnahme! Keine Milch. Ab Mittag des Tages vor der Untersuchung (im Anschluß an perorale Sennosidmedikation) zusätzlich 1-2 Liter klare Flüssigkeit (Bouillon, CO_2-freies Mineralwasser, verdünnter Saft, gezuckerter Tee oder Kaffee ohne Milchzusatz) in stündlichen Portionen je 250 ml. (Gesamte Flüssigkeitszufuhr an diesem Tag somit etwa 3-4 Liter!). Auch am Morgen des Untersuchungstages bis 2 Std. vor der Spiegelung ist Trinken erlaubt. Im Falle der Verabfolgung einer *salinischen Lavage* am Untersuchungstag ist besondere diätetische Vorbereitung an den Vortagen nicht erforderlich, Einschränkung der Ballaststoffzufuhr *(*ballaststoffarme Kost●)* jedoch zweckmäßig.

Vorbereitung zur *Sigmoideoskopie:* Am Vortag ausschließlich klare *Flüssigkost●* (> 3 Liter!). Am Untersuchungstag ist Trinken bis 2 Std. vor der Spiegelung erlaubt.

Colostomie

Behandlungsziel: Normale Stuhlkonsistenz und Defäkationsfrequenz sowie Minimierung von Flatulenz, Geruchsbildung und peristomaler Hautreizung unter einer bedarfsgerechten, weitestmöglich konventionellen Ernährung.

Postoperativer Kostaufbau: Anfangskost → *Colonchirurgie.* Weiterer Aufbau zunächst unter Bevorzugung antidiarrhoisch wirkender Kostbestandteile (*Schleimdiät● in Verbindung mit *Pectinkost●, Zwieback, Weißbrot, Magerquark, Kakao usw. → *Diarrhoe).* Mit Rückgang der anfangs häufiger bestehenden Durchfallsneigung schrittweise Weiterentwicklung zur Dauerkost.

Dauerkost: Eine Einheitsdiät für Stomaträger gibt es nicht! *Für jedes Nahrungsmittel und jede Zubereitungsweise muß individuelle Toleranz ausgetestet werden* (Kriterium Stuhlkonsistenz, Defäkationsfrequenz usw. s. o.), um so mit der Zeit die für den einzelnen Patienten beste Ernährungsweise herauszufinden. Pro Tag höchstens *ein* neues Nahrungsmittel in nicht zu großer Menge zulegen, Bekömmlichkeit notieren (Tagebuch führen lassen), als unbekömmlich erkannte Produkte fortan meiden (evtl. nach einigen Monaten erneut probieren). *Beachtung schon präoperativ vorhanden gewesener Nahrungsmittelaversionen und -intoleranzen!* Mit bedarfsgerechter Energie- und Nährstoffzufuhr weitestmöglichen *Vollkostcharakter anstreben.* Flüssigkeitszufuhr je nach Harnmenge (die über 1200 ml/Tag betragen soll) und Verlusten mit dem Stuhl. Gesonderter Ersatz erhöhter fäkaler Kochsalzverluste bei der hierzulande allgemein ohnehin sehr NaCl-reichen Ernährungsweise in der Regel nicht erforderlich. Abbau allfälligen Übergewichts (→ *Adipositas).* Keine zu voluminösen Einzelmahlzeiten. Regelmäßige Essenszeiten. Mehrzahl der Colostomieträger ernährt sich binnen eines Jahres weitgehend normal.

Symptombezogene Maßnahmen:
Durchfall: „Stopfende" Kost: *Schleimdiät●, *Pectinkost●, Magerquark, feingewiegtes Magerfleisch, Kartoffelbrei, Zwieback, Weißbrot, Kakao, Bitterschokolade usw. (→ *Diarrhoe).* Vermeiden von Milchzucker, kalten Getränken (auch Bier) und „stuhlgangsfördernden" Produkten (s. u.). Keine Einschränkung der Flüssigkeitszufuhr!

Verstopfung: „Stuhlgangsfördernde" = *ballaststoffreiche Kost● : Rohobst, Trockenobst, Rhabarber, Gemüse, Vollkornerzeugnisse, Weizenkleie, Leinsamen, Sauermilchen; Trinkmenge erhöhen (Fruchsäfte, Mineralwasser, Kräutertee). Vermeiden „stopfender" Produkte (s. o.).

Flatulenz: Ausschalten von Hülsenfrüchten, blähenden Gemüsen (Kohlgerichte, Sauerkraut, Steckrübe), Zwiebeln, backstubenfrischem

Schwarzbrot, CO_2-haltigen Getränken (auch Bier). Kein Bonbonlutschen oder Kaugummikauen (→ *Meteorismus).

Verstärkte Geruchsbildung: Einschränkung der bekannterweise stärker geruchsbildenden Nahrungsmittel Ei und Eiprodukte, Fisch, scharfe Käsesorten, Pilze, Zwiebeln, Schnittlauch, Sellerieknollen, Rettich, Spargel, Porree, Meerrettich, Senf, scharfe Gewürze, Knoblauch, Alkohol, Bohnenkaffee, Trockenhefe, B-Vitaminpräparate. *Geruchshemmend* können wirken Blattsalat, Spinat, Petersilie, Heidelbeeren (und Saft), Preiselbeeren (und Saft), Sauermilchen, Milchzucker, Weizenkleie, Leinsamenmehl.

Peristomale Hautreizung: Einschränkung aller Art von säurereichem Obst und sauren Säften (Citrusfrüchte, Erdbeeren, Himbeeren, Johannisbeeren, Kirschen usw.), Rhabarber, Essiggemüse, scharfen Gewürzen. In Problemfällen vorübergehend *ballaststoffarme Kost●*, ballaststofffreie *nährstoffdefinierte Formeldiät* ● oder *Elementardiät (*Oligopeptiddiät ●)*.

Coronare Herzkrankheit

Primär- und Sekundärprävention: Behandlungsprinzip die Verhütung bzw. Beseitigung der ernährungsabhängigen Risikofaktoren, insbesondere Hyperlipoproteinämie, Hypertonie und Adipositas. Im Nährstoff-, Energie- und Ballaststoffgehalt bedarfsgerechte Kost unter Ausschaltung jeder Art von Überernährung und Luxuskonsumption.

Allgemeine Empfehlungen: *Vollkost●. In Übereinstimmung mit den Richtlinien für die Ernährung des Gesunden (S. 68 f.) *Begrenzung der Fettzufuhr* auf 25-30% der Energiezufuhr (entsprechend z. B. 65-80 g Gesamtfett bei einer Energiezufuhr von 2400 kcal = 10 MJ; = Stufe 1 der Empfehlungen der American Heart Association), davon etwa ⅓ hochungesättigte, ⅓ einfach ungesättigte und maximal ⅓ gesättigte Fette. Vorschlag für die Praxis: Olivenöl, Sonnenblumenöl (oder ähnlich polyensäurereiches Öl) und tierisches Fett (incl. pflanzlicher Hartfette) je zu einem Drittel. Limitierung auch der Zufuhr von **Cholesterin*▲ (< 300 mg/Tag, erfordert Abbau überhöhten Konsums an Fleisch, Fleischwaren und Eiern!). Mindestens 2-3 Fischmahlzeiten pro Woche (Makrele, Lachs, Forelle, Hering; vgl. **Makrelendiät●). Ballaststoffreiches Regime* (> 40 g Ballaststoffe/Tag; Vollkornerzeugnisse, Hülsenfrüchte, grobe Gemüse, Rohobst). Beseitigung allfälligen Magnesiummangels (→ **Hypomagnesiämie).* Zuckerkonsum nicht über 10% der Energiezufuhr (< 25 g/1000 kcal). Maßhalten mit Bohnenkaffee (Empfehlung: Nicht über 4 Tassen/Tag) und Alkohol (Empfehlung: weniger als 35 g Ethanol/Tag). *Calorienzufuhr auf tatsächlichen Bedarf begrenzen* (Gewichtskontrolle! Broca-Index < 1,0). Programmierung als *Dauerkost* mit frühestmöglichem Beginn (wenn äußere Voraussetzungen gegeben, Einsatz in altersstufengerechter Abwandlung bereits im Kindesalter).

Symptombezogene Maßnahmen: **Hypercholesterinämie,* **Hypertriglyceridämie:* Entsprechend den Empfehlungen der American Heart Association [9] weitere Reduktion des Fettanteils der Kost auf 25% der Energiezufuhr (= Stufe II) und schließlich (häufig zunächst nur stationär realisierbar) auf 20% der Energiezufuhr (= Stufe III) des Energiegehalts zugunsten des auf 60 bzw 65% der Energiezufuhr zu erhöhenden Kohlenhydratanteiles. P/S-Quotient > 1,5 *(→ *Fett▲).* Begrenzung der Cholesterinzufuhr auf 200–250 mg/Tag (Stufe II) bzw. 100–150 mg/Tag (Stufe III). Weitere Details → **cholesterinreduzierende Kost●, *triglyceridreduzierende Kost●.* Behandlungsziel: Plasmacholesterin (Gesamt) < 200 mg/dl (unter 30-Jährige < 180 mg/dl, über 65-Jährige < 240 mg/dl), LDL < 140 mg/dl, Triglyceride < 200 mg/dl. Weitere ggf. erforderliche Kostabwandlungen → *isolierte *HDL-Hypocholesterinämie, *Hyperuricämie, *Adipositas,* arterielle **Hypertonie, *Diabetes mellitus, *Herzinsuffizienz.*

Angina pectoris: Im symptommanifesten Stadium knappe, leichtverdauliche Wunschkost, deren Zusammensetzung in den wesentlichen Punkten jedoch den vorstehend skizzierten Grundsätzen entsprechen soll. Beliebt ist flüssigkeitsangereicherte **Reis-Obst-Diät●* (Zulage von energiereduzierten nährstoffdefinierten Trinknahrungen, Milchmischgetränken u. ä.). Keine CO_2-haltigen oder eisgekühlten Getränke. Häufige kleine Mahlzeiten (vgl. *ROEMHELD-Syndrom*).

Akute Phasen der coronaren Herzkrankheit → **Herzinfarkt, *Herzchirurgie.*

CROHN'sche Krankheit; Enteritis regionalis

Behandlungsprinzip: Vorübergehende funktionelle Entlastung des Darms und Versuch der Eliminierung (hypothetischer) pathogener Nahrungsbestandteile. Beseitigung krankheitsbedingter Ernährungsmängel und sonstiger Sekundärstörungen.

Akute Phase, florides Stadium, perioperative Ernährung: Das praktische Vorgehen entspricht weitgehend dem in vergleichbaren Fällen von **Colitis ulcerosa.*

Latenzstadium, Intervallbehandlung, Rezidivprophylaxe (Dauerkost): Auffassungen über zweckmäßigste Ernährungsweise bisher kontrovers. Effizienz spezieller Kostformen (**zuckerarme Kost●, *ballaststoffreiche*

Kost ●, **kohlenhydratarme Kost* ●, chemisch aufbereitete, hydrierte Fette vermeidende Kost u. a.) noch umstritten. Weitgehende Einmütigkeit besteht jedoch hinsichtlich der Notwendigkeit *1.* einer bedarfsgerechten Versorgung mit Energie und essentiellen Nährstoffen (Basis: **leichte Vollkost* ●) unter sorgfältiger Berücksichtigung individueller Nahrungsmittelintoleranzen (Ernährungsanamnese!), *2.* zusätzlicher diätetischer Maßnahmen zum Ausgleich bestehender Begleit- und Folgestörungen: *Protein-calorische *Unterernährung,* isolierte sonstige Nährstoffdefizite (Magnesium, Eisen, Zink, Vitamin A, D, B_{12}, Folsäure), **Diarrhoe, *Malabsorption, *Steatorrhoe, *Lactasemangel,* gesicherte **Nahrungsmittelallergien* (Milcheiweiß, Hühnereiweiß, Schimmelpilz usw.), **Darmstenosen, *Fisteln* sowie *alimentärer *Minderwuchs* bei Kindern und Jugendlichen.

CRONKHITE-CANADA-Syndrom

Hypercalorische totale **parenterale Ernährung* ● oder entsprechende **Oligopeptiddiät* ● (Nasojejunalsonde) mit Auffüllung des Flüssigkeits- und Elektrolytdefizits (Kalium, Natrium, Calcium, Magnesium). Vorsichtiger Versuch eines oralen Kostaufbaus (Ziel: Leichtverdauliche energie- und nährstoffreiche **Aufbaukost* ●). Supplementierung defizitärer Nährstoffe (Vitamine, Spurenelemente). → **Malabsorption, *exsudative Gastroenteropathien, protein-calorische*Unterernährung.*

CURTIUS-Syndrom; vegetativ-endokrines Syndrom der Frau

Wichtigste Maßnahme die Beseitigung der meist im Vordergrund der Beschwerden stehenden *habituellen *Obstipation (→ *ballaststoffreiche Kost* ●*).* Bei Neigung zu (idiopathischen) Ödemen versuchsweise Natriumrestriktion (< 100 mmol = 2,4 g Na/Tag; → **natriumarme Kost* ●). *Korrektur der häufig defizitären Ernährung* (B-Vitamine, Ascorbinsäure, Kalium, Magnesium; Ernährungsanamnese!) sowie begleitender **Adipositas, *Hypertriglyceridämie* und **Hypercholesterinämie.* Geregelte Essenszeiten mit vernünftigem ersten und zweiten Frühstück *(→ *Hypotonie-Syndrom).*

CUSHING-Syndrom

Eiweißreich modifizierte *Vollkost* ● (> 1 g Protein/kg Normalgewicht/Tag).

Symptombezogene Maßnahmen (Ernährungsanamnese!): Anreicherung von Kalium (> 4 g = 100 mmol), Calcium (> 1000 mg), Vitamin D (800–1000 I. E./Tag), Flüssigkeit (harnmengengerecht). Natriumrestriktion (< 2,4 g = 100 mmol Na/Tag), Limitierung der Kohlenhydrat- (Zucker!) und Energiezufuhr. Im übrigen → *arterielle *Hypertonie, *Adipositas, *Diabetes mellitus, *Hypertriglyceridämie, *Hypercholesterinämie.*

Cystathioninurie, primäre hereditäre (γ-Cystathionasemangel)

Pathologische Cystathioninausscheidung schwindet meist unter hochdosierter Vitamin B_6-Zufuhr (100–500 mg/Tag oral; erforderliche Dosis individuell auszutitrieren), bei fehlender B_6-Responsivität möglicherweise auch unter *methioninarmer Kost* ●. Frage der Behandlungsbedürftigkeit der Cystathioninurie bisher umstritten.

Cystenniere; polycystische Nierenerkrankung

Flüssigkeitsreiche (Harnmenge des Vortages plus 750 ml), ausreichend salzhaltige Kost. Möglichst keine Natriumeinschränkung unter 100 mmol/Tag; nicht selten sogar Kochsalz*zulage* indiziert. Bei Dehydratationsgefahr durch Schwitzen, Durchfall u. ä. *frühzeitiger* Ersatz von Flüssigkeit und Elektrolyten. Solange Serumkreatininwert unter 3 mg/dl (265 mmol/l), ist Eiweißrestriktion nicht erforderlich; überhöhter Eiweißkonsum (> 0,8 g kg/Tag) sollte jedoch vermieden werden.
→ *Chronische *Niereninsuffizienz.*

Cystinose; Cystinspeicherkrankheit
(infantile und adoleszente nephropathische Form)

Der jeweiligen Nierenfunktion angepaßte, im Nährstoff- und Energiegehalt bedarfsgerechte, flüssigkeitsreiche Kost (→ *chronische *Niereninsuffizienz*). Bilanzierung von Kalium, Natrium, Calcium und Phosphat. Korrektur der metabolischen Acidose (Natrium- und Kaliumcitrat). Hochdosierte Vitamin D-Gabe (ca. 5000–15000 I. E. = 125–375μg/Tag) unter Überwachung von Serumcalciumspiegel (maximal 10,5 mg/dl =

2,6 mmol/l) und renaler Calciumausscheidung (maximal 6 mg Ca/kg/ Tag). Keine Indikation für methioninarme oder cystinarme Kost! Die *adulte Form* der Cystinose bedarf in der Regel keiner diätetischen Behandlung.

Cystinurie

Sehr reichliche Flüssigkeitszufuhr (4-5 Liter/24 Std. und mehr! Trinkenlassen auch des nachts! Ziel: Harnmenge > 3 Liter/24 Std., spezifisches Gewicht ständig < 1010) zugleich mit medikamentöser *Harnalkalisierung* (z. B. K-Na-Citratpräparat Uralyt U®; mittlere Tagesdosis enthält ca. 44 mmol Na). Alkalische (Hydrogencarbonat-)Mineralwässer (z. B. Fachinger; vgl. *alkalisierende Kost●)*. Zu erwägende methionin- und cystinarme Kost (< 0,5 g Protein/kg/Tag plus methionin- und cystinfreies Aminosäuregemisch) als Dauerkost kaum praktikabel, Effizienz zudem fraglich. Empfehlenswert jedoch Ausschaltung überhöhten Fleischkonsums und *Begrenzung der Proteinzufuhr auf 0,8 g/kg Normalgewicht/Tag* (Erwachsene). Neuerdings in der Diskussion [201]: *Natriumarme Kost●* (< 50 mmol Na/Tag; Problem dabei: Harnalkalisierung ohne zu starke Erhöhung der Natriumzufuhr!). Weitere Erfahrungen bleiben abzuwarten *(→ *Nephrolithiasis)*.

Darmblutung, akute

Flüssigkeitsreiche *Elementardiät (*Oligopeptiddiät●)* oder ballaststofffreie *nährstoffdefinierte Formeldiät●* bis zur Klärung der Situation.

Darmstenosen (Ileum, Colon)

Je nach Akuität und Schweregrad der Störung leichtverdauliche **ballaststoffarme Kost●*, ballaststofffreie *nährstoffdefinierte Formeldiät●* gastral oder *Elementardiät (*Oligopeptiddiät●)* jejunal. Flüssigkeitsreiches Regime. Häufige kleine Mahlzeiten bzw. kontinuierliche Zufuhr. Ausgleich malabsorptionsbedingter Nährstoffverluste (Calcium, fettlösliche Vitamine usw., → **Malabsorption, *Steatorrhoe)*. In problematischer Situation (Unmöglichkeit ausreichender oral-enteraler Nahrungszufuhr, drohender Ileus) rechtzeitig Übergang auf **parenterale Ernährung●*. In leichteren Fällen postoperativer peritonealer Verwachsungen genügt häufig allein Zulage von Leinsamenschrot (30-50 g/Tag), Milchzucker oder

Lactulose sowie der Ausschluß obturationsbegünstigender Nahrungsbestandteile (strohige Citrusfrüchte, Ananas, Kerngehäuse von Apfel und Birne, Trockenobst, Nüsse, Kleie, Pilze, zähes Fleisch u. ä.; vgl. *alimentärer *Ileus*) bei im übrigen normal zusammengesetzter, erforderlichenfalls *(→ *Kauinsuffizienz)* zu pürierender **Vollkost* ●. Vgl. **Enddarmstenose.*

Decubitus

Beseitigung von **Dehydratation, protein-calorischer *Unterernährung* und sonstigen bei diesen Patienten häufiger vorkommenden Nährstoffmängeln (meist wasserlösliche Vitamine, Calcium, Eisen und Zink betreffend) durch flüssigkeitsreiche, leicht verdauliche Kost (ausgehend z. B. von **leichter Vollkost* ●) von hoher Nährstoffdichte und bedarfsgerechtem Energiegehalt. In Fällen von **Adipositas* vorsichtige Calorienrestriktion. Beachtung der diätetischen Erfordernisse des jeweiligen Grundleidens.

Dehydratation; extracelluläres Flüssigkeitsdefizit

Behandlungsprinzip: Auffüllung des Defizits an Flüssigkeit und ggf. an Natrium unter Beibehaltung bzw. Wiederherstellung einer ausgewogenen (isotonen) Relation. Art des diätetischen Vorgehens richtet sich danach, ob Natriumdefizit und Flüssigkeitsdefizit in ausgewogenem Verhältnis (isotone Dehydratation) oder in unausgewogenem Verhältnis (hypotone oder hypertone Dehydratation) vorliegen.

Isotone Dehydratation (Natrium- und Flüssigkeitsdefizit im isotonen Verhältnis): Flüssigkeitsreiche, kochsalzreiche (> 10 g NaCl/24 Std.), kaliumbilanzierte Kost. Trinkenlassen von gezuckertem Tee, gesalzener Brühe, Obstsäften (Kalium!), Limonaden, Mineralwasser u. ä. in beliebiger Menge (bis zu mehreren Litern pro Tag). Falls orale Flüssigkeitsaufnahme unzureichend: Parenterale Substitution isotoner (0,9%iger) Kochsalzlösung oder Ringer-Lösung.

Hypotone Dehydratation (Salzmangelexsiccose; Natriumdefizit relativ größer als Flüssigkeitsdefizit): Flüssigkeitsreiche, verstärkt kochsalzangereicherte (15–20 g NaCl/24 Std.), kaliumbilanzierte Kost. Reichlich trinken lassen. Falls orale Flüssigkeitsaufnahme unzureichend: Parenterale Substitution isotoner, nur bei stärkerer **Hyponatriämie* (Serum-Na < 120 mmol/l) hypertoner (3%iger) Kochsalzlösung. *Keinen übereilten parenteralen Ausgleich des Salz- und Flüssigkeitsdefizits* (< 48 Std.) *anstreben!* Keine Erhöhung des Serumnatriumspiegels um mehr als 12 mmol/

l/Tag oder 25 mmol/l in den ersten 48 Stunden, keine unbedingte Normalisierung der Serumwerte vor Ablauf von 2 Tagen!

Hypertone Dehydratation (Durstexsicose; Flüssigkeitsdefizit relativ größer als Natriumdefizit): Elektrolytarme Flüssigkeit (gezuckerter, dünner schwarzer Tee oder Kräutertee, auf 1:10 verdünnter Obstsaft, mineralarmes Tafelwasser u. ä.) im Überschuß (d. h. um mindestens 1 Liter über die Harnmenge des Vortages hinaus) bis zur Normalisierung von Serumelektrolyten und -osmolarität. Solange Hypernatriämie besteht (Serum-Na > 150 mmol/l): *Natriumarme Kost*●. Falls orale Flüssigkeitsaufnahme unzureichend: Parenterale Substitution zunächst isotoner oder ½isotoner NaCl-Lösung, später elektrolytfreier Flüssigkeit (z. B. 5%ige Glucose-Lösung). *Keinen übereilten parenteralen Ausgleich des Flüssigkeitsdefizits* (< 48 Std.; s. o.) *anstreben!* Parenterale Flüssigkeitszufuhr maximal 45 ml/kg/24 Std. Flüssigkeitssubstitution bis zum Absinken der Harnosmolarität unter 400 mOsm/l (oder D < 1015).

Bei allen Dehydratationszuständen *vordringlich die Beseitigung der Hypovolämie* (im Falle parenteraler Substitution zunächst durch isotone Elektrolytlösungen) und erst danach Feinkorrektur der Osmolarität unter weiterer laufender Überwachung des Elektrolyt- und Flüssigkeitshaushalts. Ausgleich des häufig begleitenden Kaliummangels *(→ *Hypokaliämie)*. Kostgestaltung im übrigen je nach Grundleiden (Durchfallsstörung, Nierenerkrankung, Diabetes usw.).

Delirium tremens; Alkoholdelir

Soweit möglich enteral-orale Ernährung (flüssigkeitsangereicherte *nährstoffdefinierte Formeldiät*●, *Flüssigkost*●, *flüssig-breiige Kost*● o. ä.), erforderlichenfalls vorübergehend adjuvante oder (bei Unmöglichkeit enteraler Nahrungszufuhr oder Miterkrankung des Pankreas) totale *parenterale Ernährung*● (ab etwa 3. Tag 35 kcal = 150 kJ/kg/24 Std., maximal 1 g Aminosäuren/kg/24 Std.). Bilanzierte Flüssigkeits- und Elektrolytsubstitution je nach Lage des Einzelfalls. Bei möglicher Leberbeteiligung Eiweiß- bzw. Aminosäurenreduktion *(→ *hepatische Encephalopathie)*. Vitaminsupplementierung: B_1 (einige Tage je 100 mg), B-Vitaminkomplex und Vitamin C (anfangs parenteral). Gezielter Ersatz defizitärer Nährstoffe (Kalium, Natrium, Magnesium, Phosphat, Zink). Frühestmöglich Aufbau oraler Ernährung (Ziel: *leichte Vollkost*●, *Vollkost*●) unter Beachtung häufiger Begleiterkrankungen *(*Lebercirrhose, *Pankreatitis, protein-calorische *Unterernährung* usw.; → *Alkoholismus)*. Frage der Zweckmäßigkeit postoperativer Alkoholgaben (1 g Ethanol/kg/24 Std.) zur Delirprophylaxe bei chirurgischen Eingriffen an Alkoholikern umstritten.

Demenz, senile; ALZHEIMER'sche Krankheit

Beseitigung des häufigen latenten *Thiamin-, *Folsäure- und *Cobalaminmangels* [384] sowie allfälliger sonstiger Fehlernährungszustände (Eiweiß-, C-Vitamin-, Ballaststoffmangel; Ernährungsanamnese!). Sicherstellung bedarfsgerechter Ernährung auch im Stadium fortgeschritteneren cerebralen Abbaus (Reglementierung von Mahlzeitenfolge und Trinkmengen). Vgl. *Cerebralsklerose.*

Depressive Syndrome; endogene Depression

Bedarfsgerechte *leichte Vollkost* ● oder *Vollkost* ● mit bestmöglicher Anpassung an individuelle Wünsche und Berücksichtigung diätetisch relevanter Sekundärstörungen. Beseitigung häufig begleitender Energie-, Flüssigkeits- und Nährstoffdefizite (→ *Psychosen).*

Symptombezogene Maßnahmen: Bei anorexiebedingter *protein-calorischer *Unterernährung* hypercalorische Kost von hoher Nährstoffdichte (Proteine, B-Vitamine, Vitamin C) in häufigen kleinen Mahlzeiten (energie- und nährstoffangereicherte *Aufbaukost* ● ; → *Appetitlosigkeit).* Bei therapiebedingter *übermäßiger* Gewichtszunahme rechtzeitig vorsichtige Calorienrestriktion, zweckmäßigerweise beginnend mit dem Ersatz der von diesen Patienten oft besonders reichlich genossenen zuckerreichen Limonaden u. ä. durch calorienarme Getränke (→ *Adipositas).* Bei habitueller *Obstipation* (bei diesen Kranken sehr häufig!) flüssigkeitsangereicherte *ballaststoffreiche Kost* ●. Adjuvante diätetische Maßnahmen bei antidepressiver Medikation → *Arzneimitteltherapie: Lithium; Monoaminoxydase-(MAO-)Hemmer; Psychopharmaca.* In Fällen schwerer Depression mit Unmöglichkeit ausreichender oraler Nahrungszufuhr künstliche Ernährung *(*Sondenernährung* ●, *parenterale Ernährung* ●).

Dermatitis herpetiformis DUHRING

Glutenfreie Kost ● führt in einem Teil der Fälle zum Rückgang der Hauterscheinungen, indiziert insbesondere bei gleichzeitiger intestinaler Symptomatik (Durchfallsneigung, Steatorrhoe usw.) und beim Vorliegen eines granulären dermalen IgA-Ablagerungsmusters (ca. 85% der DUHRING-Patienten; [391]). Auffüllung des häufig bestehenden *Cobalaminmangels* und *Eisenmangels.* Im Erfolgsfall (oft erst nach ½–¾ Jahr erkennbar) ist glutenfreie Kost lebenslang beizubehalten. Bei Therapieresistenz und zu vermutender Empfindlichkeit gegen jodhaltige Nahrungsbestandteile *(„Jodidiosynkrasie")* versuchsweise vorübergehende Einschränkung der Jodzufuhr: Ausschluß von jodiertem Speisesalz, Seefisch, jodhaltigen Heilwässern, jodhaltigem Lebensmittelfarbstoff Erythrosin = E 127 (eine angesichts der defizitären Jodversorgung in weiten Teilen Mitteleuropas problematische Maßnahme, dennoch wiederholt empfohlen, da offenbar in Einzelfällen als wirksam befunden). *Zu beachten:* Vermutete Jodempfindlichkeit dieser Kranken möglicherweise nur gegen jodhaltige Lebensmitteladditiva oder in Küche oder Lebensmittelbetrieben benutzte jodhaltige Reinigungsmittel gerichtet, so daß auf Einschränkung der physiologischen Jodzufuhr nach Möglichkeit zunächst verzichtet werden sollte. Rolle des Jods bei dieser Erkrankung letztlich noch ungeklärt.

Dermatosen, großflächig exfoliativ-nässende

Hypercalorische eiweißreiche Ernährung (z. B. energie- und eiweißreiche *Aufbaukost●*, zusätzlich *nährstoffdefinierte Formeldiät●* als Trinknahrung). Ausgleich des meist bestehenden Flüssigkeits- und Elektrolytdefizits. Erforderlichenfalls *Sondenkost●* oder *parenterale Ernährung●*. Diätetische Technik und Kostaufbau im übrigen etwa wie bei *Verbrennungskrankheit.*

Diabetes insipidus

Renale und vasopressinresistente cerebrale Formen:
 Behandlungsprinzip: Verminderung des Anfalls osmotisch wirksamer harnpflichtiger Substanzen (Natriumchlorid, Harnstoff), Substitution zu Verlust gehender Flüssigkeit und Elektrolyte.
 Praktisches Vorgehen: Flüssigkeitsreiche (Trinkmenge 3–5 Liter/Tag, erforderlichenfalls wesentlich mehr, je nach Harnvolumen), *natriumarme Kost●* (< 50 mmol Na = < 1,2 g Na/Tag). Flüssigkeitszufuhr möglichst auf Tag- und Nachtstunden verteilen. *Keine Versuche einer Flüssigkeitsrestriktion!* Bei fehlender Artikulationsfähigkeit von Durstgefühl (Bewußtseinsstörungen, Säuglinge, Kleinkinder) ggf. kontinuierliche bilanzierte Gabe natriumfreier Flüssigkeit durch Magendauersonde. Im Falle einer evtl. Infusionstherapie zunächst keine NaCl-haltigen Lösungen verwenden! Überwachung des Natriumspiegels im Blutserum (Möglichkeit korrekturbedürftiger *Hyponatriämie). Begrenzung der Proteinzufuhr* in Höhe der Empfehlungen für die jeweilige Altersstufe beim Gesunden (im Säuglingsalter möglichst lange Muttermilchernährung).

Sicherstellung ausreichender Kaliumzufuhr (Obst, Gemüse, Säfte; erforderlichenfalls medikamentöse Substitution) je nach Höhe des (besonders unter Thiazidtherapie) laufend zu kontrollierenden Serumkaliumwertes. Übrige Kostgestaltung je nach Grundleiden und begleitenden sonstigen Nierenfunktionsstörungen.

Vasopressinresponsive cerebrale Formen:
Zu Beginn der Vasopressintherapie kontrollierte *Einschränkung der Flüssigkeitszufuhr* (Gefahr der hypotonen **Hyperhydratation*). Im weiteren Verlauf meist rasche Auflockerung des Trinkmengenlimits möglich.

Diabetes mellitus

Behandlungsziel: Bedarfsgerechte Energie- und Nährstoffversorgung bei normnahen Blutzuckerwerten (70-160 mg/dl im Tagesverlauf), Harnzucker- und Ketonkörperfreiheit, normalem Körpergewicht, normalen Plasmalipidwerten, uneingeschränkter Vitalität und bei Kindern altersgemäß normaler körperlicher und geistiger Entwicklung.

Diätetisches Prinzip: Modifizierte Vollkost mit Anpassung der Zufuhr von Kohlenhydraten (Auswahl, Menge, Verteilung über den Tag) an die jeweilige individuelle Toleranz. Beseitigung ernährungsabhängiger Begleit- und Folgestörungen (Adipositas, Hyperlipoproteinämien usw.).

Allgemeine Richtlinien: Energiezufuhr nach individuellem Bedarf (20-45 kcal = 85-190 kJ/kg), Kriterium das jeweilige Körpergewicht (Ziel: Stabilisierung bei Broca-Index ca. 0,85-1,0; „individuelles Idealgewicht"). Anzustrebende *Relation der Hauptnährstoffe* (in Prozent der Energiezufuhr): >55% Kohlenhydrate, maximal 30% Fett (= in den meisten Fällen ca. 60-80 g/Tag, davon etwa ⅓ gesättigte, ⅓ einfach ungesättigte und ⅓ mehrfach ungesättigte Fette, einzuplanen zu etwa ⅓ als Streichfett, ⅓ als Kochfett, ⅓ als verborgenes Fett), maximal 15% Eiweiß (0,8 g/kg Sollgewicht/Tag; Erwachsene). *Kohlenhydratzufuhr* überwiegend in Form ballaststoffreicher Stärketräger (Ballaststoffzufuhr > 40 g/Tag, auch Frischkornbreie u. ä.). Austauschmöglichkeit nach Austauschgruppen (→ **Diabeteskost* ● *)*. *Zucker vom Glucosetyp* (Glucose, Saccharose, Invertzucker, Maltose, auch Maltodextrin) sowie zuckerreiche Produkte aller Art *sind zu vermeiden* (Ausnahme: akute Hypoglykämie). Neuerdings zur Diskussion gestellte Liberalisierung des Zuckerkonsums (30 g Saccharose/Tag) zur allgemeinen Empfehlung *nicht* geeignet. Zum Süßen *Zuckeraustauschstoffe* (Fructose, Sorbit, Xylit; mit den Kohlenhydraten anrechnungspflichtig!) und nichtnutritive *Süßstoffe* (Saccharin, Cyclamat, Aspartame, Acesulfam). In einem Teil der unkomplizierten Fälle kann alleinige Festlegung der Kohlenhydratzufuhr unter Verzicht auf strengere

Direktiven für Fett, Eiweiß und Gesamtcalorien ausreichend sein (diszipliniert normalgewichtige normolipämische Diabetiker, insbesondere unter intensivierter Insulintherapie). Sicherstellung bedarfsgerechter Versorgung mit *Vitaminen, Mineralstoffen* und *Spurenelementen* entsprechend den Empfehlungen für die Ernährung des Gesunden (S. 68 f.). Vermeiden überhöhter Kochsalzzufuhr (< 6-7 g NaCl/Tag). Limitierung des Konsums von *Alkohol* (auf die Energiezufuhr anrechnungspflichtig!) nach Quantität (Empfehlung: Nicht über 30 g Ethanol/Tag) und Art der Getränke (Kriterium: Zuckergehalt). Keine hochprozentigen Alkoholica ohne gleichzeitige Kohlenhydratzufuhr (Hypoglykämiegefahr!). In Nahrungsmittelauswahl und -zubereitungsweise im übrigen *weitestgehende Wahrung des Vollkostcharakters* und Berücksichtigung individueller Ernährungsgewohnheiten *(→ *Diabeteskost●)*. Empfehlenswert 6-7 Mahlzeiten (3 Hauptmahlzeiten, 3-4 Zwischenmahlzeiten incl. Spätmahlzeit) pro Tag in etwa 2-2½-stündigem Abstand.

Typ-I-Diabetes: Diätetische Führung je nach Art der zur Anwendung kommenden Insulinbehandlungsmethode: *1. Traditionelle Insulintherapie:* Feststehendes („konventionelles") Diätprogramm mit zeitlich konstanter Mahlzeitenfolge, gleichbleibendem Kohlenhydratgehalt jeder Mahlzeit und streng nach Plan einzuhaltender Menge insbesondere der Kohlenhydrathaltigen Nahrungsmittel. Kosteinstellung zweckmäßigerweise ausgehend von einer Basisdiät von 15 BE (180 g KH; → **Diabeteskost●*) unter sukzessiver Abwandlung entsprechend den Erfordernissen des Einzelfalls (Kohlenhydrat- und Energiebedarf, Mahlzeitengestaltung, Nahrungsmittelauswahl usw.) *bis zum Erreichen uneingeschränkter Akzeptanz als Dauerkost durch den Patienten.* Fortgesetzte detaillierte Diätberatung unerläßlich, frühzeitige Mitwirkung der Diätassistentin oder Diabetesberaterin empfehlenswert. *2. Intensivierte Insulintherapie* (nahe-normoglykämische Insulinsubstitution NIS, Basis-Bolus-Insulinkonzept, kontinuierliche subcutane Insulin-Infusion CSII, Insulinpumpenbehandlung): *„Liberalisierte" Diät* mit flexiblerer Nahrungsaufnahme und Wegfall des strikten zeitlichen Regimes. Essenszeitpunkt und Mahlzeitenzahl dürfen variieren, ebenso Kohlenhydratgehalt der einzelnen Mahlzeit (Selbstbemessung durch den Patienten). *Vorbedingung:* Zuverlässige regelmäßige Selbstkontrolle (Blutzucker!) und Fähigkeit zur Taxierung des Kohlenhydratgehalts der vorgesehenen Mahlzeit zwecks Abschätzung der präprandial benötigten Insulindosis (ca. 1-2,5 Einh./BE; [68]) und Kalkulation des Spritz-Eß-Abstands. Mindestens 6 Mahlzeiten im Tagesverlauf weiterhin empfehlenswert. Zu große Essenszeitverschiebungen von Tag zu Tag und übergroße Variationen im Kohlenhydratgehalt nicht zur Regel werden lassen! *Zucker vom Glucosetyp sollten nach überwiegender Experten-*

meinung nach wie vor gemieden werden. Strengere Vorschriften über Fett- und Energiezufuhr im allgemeinen nicht erforderlich (solange Körpergewicht und Blutfette im Normbereich), ratsam jedoch einige grundsätzliche Empfehlungen zur wünschenswerten Nahrungsmittelauswahl (ungesättigte Fette, Vitamine, Kochsalz, Ballaststoffe usw.) *Warnung vor zu weitgehender Liberalisierung der Diät* (Calorien! Alkohol! Zucker!) und Gefahr unerwünschter Gewichtszunahme. Trotz vielfältiger Erleichterungen stellt diese Behandlungsform höchste Ansprüche an Kooperationsbereitschaft, Disziplin und Ernährungswissen der Patienten. *Optimale Schulung ist unerläßliche Voraussetzung* ([192], [68]).

Diabetes im Kindesalter (Typ Ia): Energie- und Nährstoffzufuhr entsprechen den Bedarfszahlen für gesunde Kinder der jeweiligen Altersstufe (S. 61 f.). Außer leicht erhöhtem Eiweißanteil (ca. 20% der Energiezufuhr) annähernd gleiche Relation der Hauptnährstoffe (50:30:20) wie beim Erwachsenendiabetes: Kohlenhydrate 6–8 g/kg (Kleinkinder und Säuglinge 10–12 g/kg), Fett 2,0–4,0 g/kg (Säuglinge bis 5,0 g/kg), Eiweiß 1,5–2 g/kg Körpergewicht. Bei normalgewichtigen und normalgroßen Kindern genügt in vielen Fällen alleinige Bilanzierung der diabetesgerecht auszuwählenden Kohlenhydrate (Formel: 100 + Lebensjahre × 10 ergibt KH-Menge pro Tag in Gramm; [212]).

Typ-II-Diabetes: Bei Neuerkrankten *vor Einleitung einer Sulfonylharnstofftherapie* zunächst konsequente Diäteinstellung über genügend lange Zeit (2–3 Monate), die allein schon (besonders bei zugleich bestehendem Übergewicht) in der Mehrzahl der Fälle zur Normalisierung des Blutzuckers führt. Vielfach bewährt der Beginn mit *8-10 Gemüsetagen* (angereichert mit 30–35 g magerem Fleisch- oder Milcheiweiß pro Tag; → *Gemüsekost●*) und anschließendem Aufbau einer calorisch knappen, ballaststoffreichen *Mischkostreduktionsdiät●* (→ *Adipositas),* die in diabetesgerechter Abwandlung mindestens bis zur unbedingt anzustrebenden Gewichtsnormalisierung beizubehalten, aber auch als Grundlage der anschließenden Dauerkost sehr zweckmäßig ist. Innehaltung häufiger (6–7) kleinerer Mahlzeiten zwar auch bei alleiniger Diätbehandlung vorteilhaft, aber nicht in jedem Fall unbedingt vonnöten. Sulfonylharnstoffbehandlung erfordert adäquate Festlegung der Menge und tageszeitlichen Verteilung der Kohlenhydratzufuhr, eine (traditionelle) Insulintherapie darüber hinaus die Einhaltung konstanter Essenszeiten. Als diätetische Alternative neuerdings (wieder) in der Diskussion: Fettreiches Regime (50% der Energiezufuhr als Fett, ⅔ davon in Form einfach ungesättigter Fette; [125]); Erfahrungen bleiben abzuwarten.

Malnutritionsbedingter „tropischer" (Typ-III-)Diabetes: Diätetische Führung zunächst wie bei traditioneller Insulintherapie des Typ-I-Diabetes

(s. o.) in Verbindung mit Maßnahmen zur Beseitigung noch bestehender *protein-calorischer* *Unterernährung* und begleitender sonstiger Nährstoffmängel. Energie- und Proteinanreicherung dabei entsprechend der individuellen metabolischen Toleranz. Gestaltung der Dauerkost je nach Schwere und indizierter (Insulin- oder Sulfonylharnstoff-)Behandlung der verbleibenden diabetischen Störung.

Verminderte Glucosetoleranz (WHO-Klassifikation): Abbau bestehender Überernährung (Calorien-, Fett-, Alkoholrestriktion) mit dem Ziel einer Normalisierung des Körpergewichts (→ *Adipositas).* Ausschaltung der Zucker vom Glucosetyp. Steigerung der Ballaststoffzufuhr (> 40 g/Tag: Vollkornprodukte, Hülsenfrüchte, Grobgemüse, Kleie, Guarmehl usw.). Häufige (6–7) kleine Mahlzeiten.

Körperliche Belastungen: Wenn Belastung unvorhergesehen und Reduktion der Insulindosis nicht mehr möglich: Zusätzliche Kohlenhydrataufnahme (1–4 BE). Je kürzer letzte Insulininjektion zurückliegt, desto höher meist der zusätzliche Kohlenhydratbedarf. Bei kurzdauernder sportlicher Belastung (etwa bis zu 1 Stunde) zusätzliche Kohlenhydratzufuhr (etwa 2 BE), bei längerer nicht alltäglicher Belastung (anstrengende Bergtour o. ä.) dagegen Reduktion der Insulindosis empfehlenswert. Entsprechendes gilt für mit Sulfonylharnstoffpräparaten behandelte Diabetiker. *Stets Traubenzuckerreserve für den Fall einer Hypoglykämie bereithalten lassen!*

Labiler Diabetes: Exakte Einhaltung und gegebenenfalls bessere Koordinierung von Insulingabe und Essenszeit. Vermehrung der Zahl der Mahlzeiten. Erhöhung des Ballaststoffgehalts der Kost (Hülsenfrüchte, Grobgemüse, Kleie, Guarmehl usw.). Geringer verarbeitete Vegetabilien bevorzugen (grobes Schrot statt Mehl, Rohkost statt gekochten Gemüses usw.). Versuchsweise Erhöhung des Anteils der Nicht-Kohlenhydrate (Fett, Eiweiß) und geringere Trinkmengen zu den Hauptmahlzeiten. Fahndung nach verborgenen Diätfehlern (wiederholte Ernährungsanamnese!).

Insulinresistenz: Im Falle bestehenden Übergewichts energische Calorienrestriktion in Form einer der zahlreichen Kurzzeitreduktionsdiäten, z. B. proteinangereicherter *Gemüsekost●,* der 600 kcal-Anfangsform der *Mischkostreduktionsdiät●* (zu beachten: Herabsetzen der Insulindosis!) zum Zweck einer durchgreifenden Gewichtsreduktion (→ *Adipositas).* In der Diskussion: Kostanreicherung mit ω-3-Fettsäuren (*Eikosapentaensäure▲;* vgl. *Makrelendiät●).*

Hypoglykämie: Sofort 2–5 Stück Würfelzucker (entsprechend etwa 1–2 BE) oder entsprechende Traubenzuckermenge (1–3 Täfelchen) mit Flüssigkeit oder ein Glas gezuckerten Tees, Fruchtsafts, Limonade, Cola-Getränks o. ä., notfalls auch Fructose- oder Sorbitlösung einnehmen lassen, erforderlichenfalls wiederholt. Dazu Gabe der gleichen Menge eines langsam resorbierbaren Kohlenhydrats (z. B. 1 Scheibe Brot). Bei Handlungsunfähigkeit Zuckerapplikation buccal (durch Hilfsperson) und baldmöglichst 20 bis 40%ige Glucose i. v. (ggf. mit Gabe von Glucagon). *Prävention:* Bei Insulin- oder Sulfonylharnstoffbehandlung *keine Mahlzeit ausfallen lassen!* Keine außerplanmäßige Verringerung der Kohlenhydrataufnahme. Keine außergewöhnliche körperliche Belastung ohne vorbeugende Maßnahmen (s. o.). Größere Vorsicht mit dem Genuß von Alkohol und Bohnenkaffee. *Keine konzentrierten Alkoholica außerhalb der Mahlzeiten.* Bei gehäuften Hypoglykämien stets um die gleiche Tageszeit Frage der Kohlenhydratanreicherung der vorangegangenen Mahlzeit (oder Kürzung der präprandialen oder der basalen Insulindosis) prüfen. Häufigere Blutzuckerselbstkontrollen!

Leichtere Ketoacidose: Je nach auslösender Ursache vorübergehende oder dauerhafte Erhöhung des Kohlenhydratanteils der Diät auf Kosten des Fettanteils (erforderlichenfalls mit Anpassung der Insulindosis). *In der Praxis immer wieder bewährt* (und bei richtiger Handhabung keinesfalls veraltet) *die einfache, in vielfältiger Weise schmackhaft zu variierende fettarme *Haferdiät●* mit Obstzulage (KH-Tagesmenge 120–200 g = 10–16 BE), auch **Reis-Obst-Diät●* und ähnliche relativ kohlenhydratreiche Kostformen, für einige Tage bis zum meist raschen Verschwinden der Ketonurie, mit anschließendem Aufbau der (ggf. korrigierten) Dauerkost. Kontraindikation für MCT-Fette.

Coma diabeticum: Isotone (0,9%ige) Kochsalzlösung als Infusion (erste 2 Stunden ca. 1 Liter/Std., danach zunächst 0,3–0,5 Liter/Std.) unter kontinuierlicher Insulinzufuhr bis Absinken des Blutzuckers auf < 250 mg/dl, sodann Übergang auf 5%ige Glucose-Lösung (mit 0,3% NaCl). Korrektur des gesamten Flüssigkeitsdefizits (3–5 Liter und mehr) möglichst innerhalb etwa 48 Stunden, *jedoch keine übereilte Rehydratation anstreben (→ *Dehydratation).* Substitution von Kalium (12–15 mmol/Std. und mehr unter Überwachung des Serumkaliumspiegels, meist > 200 mmol Kalium/24 Std. erforderlich) und ggf. Phosphat (i. v. oder oral). Baldmöglichst Übergang zu peroraler Flüssigkeitszufuhr (Mineralwasser, Tee, verdünnter Obstsaft, gesalzene Brühe). Mit weiterem Abklingen der Ketose über **Haferdiät●* o. ä. Aufbau einer adäquaten Diabetesdauerkost.

Hyperosmolares, hyperglykämisches, nichtketoacidotisches Dehydratationssyndrom: Parenteraler Flüssigkeitsersatz mittels isotoner (0,9%iger), bei Hypernatriämie (> 150 mmol Na/Liter) halbisotoner Kochsalzlösung unter niedrigdosierter kontinuierlicher Insulinzufuhr. Nach (nicht vor 24–48 Std. und nicht schneller als 50–100 mg/dl je Stunde anzustrebendem) Blutzuckerabfall auf < 300 mg/dl Übergang auf 5%ige Glucoselösung. Keine Fructoseinfusionen. Kaliumsubstitution wie bei Coma diabeticum. Frühestmöglich Beginn mit oraler Flüssigkeitszufuhr (vgl. *hypertone *Dehydratation*) und Aufbau einer adäquaten Diabetesdauerkost. Kontraindikation für MCT-Fette.

Schwangerschaft bei Diabetes: Kostgestaltung nach den gleichen Grundsätzen wie allgemein bei Typ-I-Diabetes mit traditioneller bzw. (vorzuziehen) intensivierter Insulintherapie (S. 161f.), jedoch mit noch strengerer, scharf an die Grenze der Hypoglykämie gehender *normoglykämischer Einstellung* (Ziel: Blutzucker nüchtern < 90 mg/dl, postprandial < 140 mg/dl), bei geplanter Schwangerschaft möglichst schon zum Zeitpunkt der Konzeption. Behandlungsziel der *weitestmögliche Ausschluß sowohl hyperglykämischer und ketoacidotischer als auch hypoglykämischer Episoden.* 7-8 Mahlzeiten incl. Spätmahlzeit in maximal 2-stündigem Abstand. Berücksichtigung des in der Schwangerschaft erhöhten Nährstoff- und Energiebedarfs. Ab 4. Monat etwa 1,3-1,5 g Protein/kg/Tag (80-100 g). Orientierung im übrigen an den Bedarfszahlen für die gesunde **Schwangere* (S. 76f.). Zur weiteren Verbesserung der KH-Toleranz in der Diskussion: Zulage von Vitamin B_6 (40 mg/Tag). *Unter der Entbindung* kontrollierte Glucoseinfusion (5%ige Lösung i. v., ca 10-12 g Glucose/Std.) unter Insulinabdeckung (ca. 1,5-2,5 Einh./Std.) und laufender Blutzuckerüberwachung. *Postpartal* rascher Neuaufbau adäquater Dauerkost (Insulinneueinstellung). Stillen eines Kindes erschwert die Diäteinstellung der Mutter nicht nennenswert. Kostanpassung an erhöhten Nährstoffbedarf *(→ *stillende Mütter).* Gut geführter Diabetes in der Regel *kein Grund zum Stillverzicht* [116].

Perioperative Ernährung bei Diabetes: Voraussetzung für elektive Eingriffe: Guter Ernährungszustand und ausgeglichene Stoffwechsellage. Bis zum Tag vor der Operation (abgesehen von aus Gründen der Operationsvorbereitung erforderlichen Abwandlungen; → **perioperative Ernährung*) in der Regel Beibehaltung der gewohnten Diabeteskost. Am Operationstag ab morgens kontinuierliche Infusion von 5%iger Glucoselösung (mit 0,3% NaCl) präoperativ, intraoperativ und postoperativ unter fortlaufender Blutzuckerüberwachung und Insulinsubstitution, bis nach chirurgisch-anästhesiologischer Indikation (ggf. nach zwischenzeitlicher parenteraler Ernährung und/oder Sondenernährung) perorale Nahrungsaufnahme wieder möglich. Weiterer Kostaufbau über diabetesgerecht abgewandelte **Flüssigkost●, *Schleimdiät●, *flüssig-breiige Kost●, *Haferdiät●* o. ä. zur meist der vorherigen Stoffwechseleinstellung entsprechenden Diabeteskost.

Nach *Noteingriffen* vordringlich Korrektur bestehender akuter Stoffwechselentgleisungen sowie Flüssigkeits- und Elektrolytdefizite, bevor je nach chirurgischer Situation mit Ernährung nach Plan (diabetesgerechte parenterale Ernährung, Sondenernährung, peroraler Kostaufbau s. o.) begonnen werden kann.

Adipositas bei Typ-I-Diabetes: Calorienrestriktion durch kontrollierte Herabsetzung der Kohlenhydrat- und Fettzufuhr (zu beachten: Anpassung der Insulindosierung!). Strengere Kurzzeitreduktionsdiäten (S. 107) sind zwar unter sachgemäßer diabetologischer Führung praktikabel, beinhalten im Vergleich zur „sanften" Calorienrestriktion nach dem Prinzip der **Mischkostreduktionsdiät●* für die meisten Typ-I-Diabetiker jedoch mehr Nachteile als Vorteile.

Hyperlipoproteinämien bei Diabetes: Wichtigste Maßnahme die Optimierung der Stoffwechseleinstellung, was allein schon in vielen Fällen zur Normalisierung der Blutfette (insbesondere der Triglyceride) führt. Zusätzliche Maßnahmen: Calorienrestriktion bei Übergewicht, Alkoholkarenz, fettmodifizierte Kost *(→ *Hypertriglyceridämie, *Hypercholesterinämie).*

Hyperuricämie und Gicht bei Diabetes: Purinarme Abwandlung der jeweils indizierten Diabeteskost *(→ *purinarme Kost●).* Calorienrestriktion bei Übergewicht. Strengere Limitierung des Alkoholgenusses. Bei parenteraler Ernährung Vermeiden von Fructose, Sorbit, Xylit.

Arterielle Hypertonie bei Diabetes: Kochsalzarme (< 100 mmol Na = < 2,4 g Na/Tag; → **natriumarme Kost●*) und kaliumreiche (> 150 mmol = > 6 g Kalium/Tag; → **kaliumreiche Kost●*) Abwandlung der jeweils indizierten Diabeteskost. Calorienrestriktion bei Übergewicht. Abbau bestehender Hyperlipoproteinämie. Strengere Limitierung des Alkoholkonsums. Im übrigen → *arterielle *Hypertonie.*

Diabetische Nephropathie: Anpassung der Diabeteskost an die eingeschränkte Nierenfunktion nach den gleichen Grundsätzen wie beim Nichtdiabetiker: Eiweißlimitierung, Bilanzierung von Natrium, Kalium, Flüssigkeit usw. je nach Lage des Einzelfalls *(→ chronische *Niereninsuffizienz, *Hämodialyse).* Bei **Peritonealdialyse* Berücksichtigung der Glucoseaufnahme aus dem Dialysat. *Wichtigste vorbeugende Maßnahme eine dauerhaft optimale Stoffwechseleinstellung.* Von präventiver Bedeutung beim Erwachsenendiabetes zudem das *Vermeiden einer zu eiweißreichen Ernährung* (maximal 0,8 g Protein/kg Sollgewicht/Tag; vgl. [72], [163]).

Pankreopriver Diabetes: Anpassung der Diabeteskost an die Bedingungen der herabgesetzten oder ausgefallenen Pankreasfunktion (Details → *chronische *Pankreasinsuffizienz).*

*Sondenernährung● bei Diabetes: Kontrollierte kontinuierliche Substratzufuhr (z. B. Fresubin® diabetes, Nutricomp® Intensiv; zweckmäßig der Zusatz sondenfähiger Ballaststoffe, z. B. Präparat Ballaston® o. ä.) unter Abdeckung durch Langzeit-Insulin (2 Injektionen/24 Std.) oder kontinuierliche Insulinzufuhr. Engmaschige Blutzuckerüberwachung.

***Parenterale Ernährung●** **bei Diabetes:** Nach Korrektur von Dehydratation bzw. Hyperhydratation, Elektrolyt- und Stoffwechselentgleisungen (Blutzucker < 250 mg/dl) kontrollierter stufenweiser Aufbau einer adäquaten parenteralen Nährstoff- und Energiezufuhr innerhalb mehrerer Tage (Insulinabdeckung). Relation der Hauptnährstoffe: *Glucose* (gegebenenfalls incl. Xylit, maximal 0,125 g/kg/Std., sowie nach Ausschluß diesbezüglicher Intoleranz auch Fructose und Sorbit, zusammen maximal 0,25 g/kg/Std.; vgl. S. 448) ca. 50% der Energiezufuhr (mindestens 200 g/24 Std.), *Fett* bis 30% der Energiezufuhr (Kontraindikation: Hyperlipoproteinämien u. a.; vgl. S. 449), *Aminosäuren* 15-20% der Energiezufuhr (0,8-1,6 g/kg/Tag). *Energie:* ca. 30-35 kcal (125-150 kJ)/kg/Tag(Ruheumsatz + 25% + ggf. „bedingter Zuschlag"). *Natrium* 40 mmol/l, *Kalium* 30-40 mmol pro 1000 kcal (4200 kJ), *Magnesium* 5-7 mmol/l. Etwa 2000-3000 ml (1,5 Liter pro m^2 Körperoberfläche) *Flüssigkeit* pro Tag unter Bilanzierung von Ein- und Ausfuhr.

Diarrhoe; Durchfallserkrankungen

Behandlungsprinzip: Unabhängig von Ätiologie und Pathogenese rasche Auffüllung des bestehenden Elektrolyt- und Flüssigkeitsdefizits. Kostaufbau unter Anpassung an jeweilige digestive Funktionsminderung. Beseitigung primärer oder sekundärer Mangelernährung.
Akute Diarrhoe: Einleitung der Behandlung je nach Krankheitsschwere und verfügbaren diätetischen Mitteln mit Rehydratationsmaßnahmen der Stufe 1 oder 2. Mit Abklingen der diarrhoischen Störung stufenweiser Kostaufbau über Stufe 3 (kann in leichteren Fällen übersprungen werden) zu Stufe 4.
Stufe 1: Orale Rehydratation: Erster und wichtigster Behandlungsschritt für jede schwerere Diarrhoe die frühzeitige perorale Zufuhr einer der Standardempfehlung der WHO („Oralyte", S. 141) entsprechenden *Glucose-Elektrolyt-Lösung.* Selbstbereitung möglich aus Kochsalz (3,5 g = 1 knapper Teelöffel), Kaliumchlorid (1,5 g = ⅓ Teelöffel), Natriumcarbonat = Backnatron (2,5 g = ½ Teelöffel), Traubenzucker (20 g = 1½-2 Eßlöffel) *oder* Rohrzucker (40 g = 3-4 Eßlöffel) auf 1 Liter Wasser (auch Tee, Obst- oder Gemüsesaft). Geeignete Handelspräparate in Deutschland, Österreich und der Schweiz z. B. Elotrans®, Saltadol®, Milupa GES 45®, Oralpädon®, Normolytoral®. Benötigte *Tagesmenge* abhängig vom Grad der Dehydratation, beim Erwachsenen meist 2-3 Liter (weitere Getränke daneben in beliebiger Menge). *Alternativmöglichkeit* für Komplettlösungen vorstehend genannter Art: Kräftig gesalzene Brühe, kaliumreiche Obstsäfte (auch Getränke aus kaliumhaltigen

Brausetabletten), gezuckerter Tee, verdünnte zuckerhaltige Limonaden oder Colagetränke in adäquater Kombination und Menge (einfachstes Rezept: Saft von 5 Orangen mit abgekochtem Wasser oder mit Tee auf 1 Liter auffüllen, Zusatz von 1 Teelöffel Kochsalz und 10 Teelöffeln Zukker). Teepause alter Art (ohne Zucker, ohne Salzzulage) nicht empfehlenswert. *Orale Rehydratation ausschließlich in Form vorgenannter Lösungen in der Regel nicht länger als 24-48 Stunden,* danach Übergang auf substanzreichere Form der Elektrolyt- und Flüssigkeitssubstitution (Stufe 2). Falls ausreichende Flüssigkeitszufuhr oral oder per Sonde nicht möglich (Bewußtseinsstörung, persistierendes Erbrechen, Schock): Bilanzierte Flüssigkeits- und Elektrolytsubstitution auf parenteralem Wege. Als zusätzliche Maßnahme in der Diskussion: Frühzeitig Folsäure medikamentös (15 mg/Tag; [154]).

Stufe 2: Zwischendiät: Alle Formen von **Schleimdiät●* (Haferschleim, Reisschleim, auch als Fertigpräparate) und **Pectinkost●* (Karottensuppe, geriebener Rohapfel, fein geschlagene Banane) in variabler Kombination in kleinen Portionen über den Tag verteilt unter Beibehaltung eines gewissen Quantums an Zucker-Elektrolyt-Lösungen, gesalzener Brühe, kaliumreicher Säfte usw. (Stufe 1) je nach Besserung des klinischen Bildes. *Keine mengenmäßige Begrenzung der Kost.* Weiterhin flüssigkeitsreiches Regime.

Stufe 3: Toleranzgerechter Kostaufbau (Realimentation): Mit fortschreitender Besserung von Allgemeinbefinden und Stuhlbeschaffenheit schrittweise Erweiterung der für einige Tage noch beizubehaltenden Schleim- und Pectinmahlzeiten der Stufe 2 durch Zulage vor allem von *lactose- und fettarmem Eiweiß,* in zweiter Linie von *ballaststoffarmen Kohlenhydraten* und schließlich von *leicht verdaulichem Fett* (flexible Handhabung, Kriterium für Möglichkeit der Kosterweiterung das subjektive Befinden sowie die jeweilige Beschaffenheit und Frequenz der Stühle). *Eiweiß:* Buttermilchsuppe (gekocht), industriell gefertigte *antidiarrhoische *Heilnahrungen●* auf Milchbasis (in Kombination mit Schleim-, Karotten- oder Kakaosuppe, geriebenem Rohapfel, fein geschlagener Banane oder als Milchmischgetränk sehr empfehlenswert für problematische Fälle auch bei älteren Kindern und bei Erwachsenen; besonderer Vorteil das gut tolerable breite Spektrum der enthaltenen Nährstoffe), Magerquark, Magermilchpulver, weichgekochtes Ei, mageres Kalbfleisch, mageres Geflügel (ggf. passiert), gekochter Fisch, Gelatinespeisen mit Kakao. *Kohlenhydrate:* Stärkemehl, Grieß, feine Teigwaren, Reis, Zwieback, Toast, Weißbrot, sog. Butterkeks, Kartoffelpüree, leichtverdauliche Gemüse püriert (Karotte, Spinat usw.). *Fett:* Verwendung nur von Butter, Diätmargerine und guten Pflanzenölen. Fettarme Zubereitung aller Gerichte. Fett nicht mit erhitzen, sondern erst nach dem Garen zusetzen.

Häufige kleine Mahlzeiten. Weiterhin viel trinken lassen (schwarzer Tee, Wasserkakao, Obstrohsäfte), auch zwischen den Mahlzeiten. Keine zu kalten Speisen oder Getränke. Medikamentöse Vitaminsubstitution.
Hilfreich bei verzögertem Abklingen der Diarrhoe: Pectinkostanteil der Kost (geriebener Rohapfel, fein geschlagene Banane) nicht zu früh absetzen. Häufiger am Tage eine Portion Wasserkakao. Heidelbeersaft. Bittere Schokolade. Johannisbrotmehl (Präparat Arobon®) 20-60 g über den Tag verteilt (3-10%ig in Wasser, Milch oder Suppen). Bei Möglichkeit kunstgerechter Ernährungsbehandlung sind *antidiarrhoische („stopfende") Medikamente fast immer entbehrlich!*

Stufe 4: Übergang zur normalen Dauerkost: Mit dem Erreichen normaler Stuhlfrequenz und -beschaffenheit vorsichtiger Übergang auf gewohnte Normalkost *(*leichtverdauliche Kost●, *leichte Vollkost●, *Vollkost●)* unter besonderer Beachtung verbliebener Nahrungsmittelunverträglichkeiten und der Notwendigkeit des Ausgleichs unter der diarrhoischen Erkrankung entstandener Defizite an Nährstoffen und Energie.

Durchfallsprävention: → **Reisediarrhoe.*

Chronische Diarrhoe (symptomatische Behandlung): Leicht aufschließbare, im Nährstoff- und Energiegehalt bedarfsgerechte Kost nach den Grundsätzen des toleranzgerechten Kostaufbaus (Stufe 3) bei akuter Diarrhoe (S. 168). Ausschaltung aller für Durchfallskranke erfahrungsgemäß wenig bekömmlichen Nahrungsmittel (Hülsenfrüchte, Kohlgemüse, grobes Brot, Fettgebratenes, Mayonnaise, Pilze, Nüsse, Trockenobst usw.); späterer Wiedereinsatz nur nach Bekömmlichkeitsprüfung. Sorgfältige Ernährungsanamnese zwecks Ermittlung und Eliminierung individuell unverträglicher Erzeugnisse und Zubereitungsweisen. Bei Therapieresistenz vorübergehend *Elementardiät (*Oligopeptiddiät●)* mit überlappendem vorsichtigem neuerlichen Kostaufbau. Beseitigung bestehender *protein-calorischer *Unterernährung,* Substitution defizitärer Nährstoffe (Kalium, Kochsalz, Calcium, Magnesium, Spurenelemente, Vitamine). Bei begleitender **Steatorrhoe* partieller Fettaustausch mit MCT-Fetten (→ **MCT-Kost●).* Im Falle akuter diarrhoischer Exacerbationen Rehydratationsmaßnahmen und Diätaufbau wie bei akuter Diarrhoe (S. 167f.). In Problemfällen mit ungeklärter Pathogenese eventuelle Wirksamkeit von **glutenfreier●, *laktosearmer●, *fructosereduzierter●, *milcheiweißfreier●, *kohlenhydratarmer Kost●* und *Eliminationsdiäten* (Ausschluß einer **Nahrungsmittelallergie*) überprüfen mit gegebenenfalls zu ziehenden diätetischen Folgerungen.

Disaccharidasemangel, generalisierter; allgemeine Disaccharidmaldigestion

*Kohlenhydratarme Kost● (KH-Anteil anfangs 10–15% der Energiezufuhr) mit individuell toleranzgerechter Einschränkung der Lactose-, Saccharose-, Maltose- und Stärkezufuhr (→ *zuckerarme Kost●, *lactosearme Kost●, *saccharosearme Kost●). Säuglinge: Muttermilch oder lactosearme Semielementardiäten (Alfaré®, Humana HS®, Nutramigen®, Portagen®, Pregestimil®, Pregomin®) nach individueller Toleranz. Übrige Kostgestaltung (einschließlich eventueller späterer Reexpositionsversuche mit Lactose, Saccharose usw. zwecks Klärung der Frage möglicher Kostliberalisierung) je nach Art und Entwicklungstendenz des Grundleidens (vgl. *Lactasemangel, *Saccharase-Isomaltase-Mangel). Sorgfältige Kalkulation bedarfsgerechter Nährstoffversorgung (wasserlösliche Vitamine! Calcium!), u. U. mit Hilfe industriell gefertigter KH-freier Spezialnahrung (z. B. M-3423 Nestlé), der die im Einzelfall verträglichen Kohlenhydrate zugegeben werden.

Dolichocolon; Sigma elongatum

Ausreichende Deckung des bei dieser Anomalie beträchtlich erhöhten Ballaststoff- und Flüssigkeitsbedarfs („Je länger der Darm, um so höher der Ballaststoffbedarf!"): *Ballaststoffreiche Kost● (> 60 g Ballaststoffe/Tag, > 2 Liter tägliche Trinkmenge), bei Kleinkindern in altersstufengemäß adäquater Abwandlung, als lebenslange Dauerkost. Häufige kleine Mahlzeiten. Für Zwischenmahlzeiten besonders geeignet Rohkost aller Art, Backobst, Frischkornbrei (Müsli), Sauermilchen. Phantasiereiches Variieren zum Herausfinden der im Einzelfall wirksamsten Nahrungsmittel und Gerichte. Generelle Zurückhaltung mit Schokolade, kakaohaltigen Zubereitungen, Bananen und zu reichlichem Fleischverzehr. Entscheidendes Kriterium erfolgreicher Kostgestaltung: Regelmäßiger Stuhlgang (in höchstens 2–3 tägigem Abstand) ohne Defäkationsprobleme (→ chronische habituelle *Obstipation).

Drogenabhängigkeit

Beseitigung der fast immer bestehenden *protein-calorischen *Unterernährung* oder qualitativen Fehlernährung (Ernährungsanamnese!) ist wichtige Voraussetzung einer erfolgreichen Entzugs- und Rehabilitationsbehandlung: Leichtverdauliche hypercalorische Kost von hoher Nährstoffdichte *(*Aufbaukost●)* in häufigen kleinen Mahlzeiten. Einzelheiten des diätetischen Vorgehens entsprechen denen bei **Alkoholkrankheit*. Besonders zu berücksichtigen die häufig bestehende **Appetitlosigkeit* und die begleitende chronische habituelle **Obstipation*.

Dünndarmresektion

Präoperativ hochcalorische, erforderlichenfalls parenterale Ernährung zur Korrektur von allfälliger Mangelernährung, Flüssigkeits- und Elektrolytdefiziten. Postoperativ nach Erreichen ausgeglichener Flüssigkeits- und Elektrolytbilanz totale **parenterale Ernährung●* (50–60 kcal = 210–250 kJ/kg/Tag, davon ca. 60 Energie% Kohlenhydrate, 25 Energie% Fett, 15 Energie% Aminosäuren, 40–50 ml/kg/Tag Flüssigkeit) für je nach Resektionsausmaß und Anastomosenverhältnissen etwa 5–15 Tage. Frühestmöglich (auch bei noch erhöhten Stuhlvolumina) Beginn mit stufenweisem enteral-oralem Kostaufbau (pumpengesteuerte **Oligopeptiddiät●*, anfangs verdünnt auf physiologische Osmolarität von ca. 300 mOsmol/l, ggf. **nährstoffdefinierte Formeldiäten●*, **Malassimilationsdiät●*, **leichtverdauliche Kost●*) bei zunächst noch (für 1–3 Wochen, bis zur Stufe 4 der Malassimilationsdiät) beizubehaltender, schrittweise zu reduzierender adjuvanter parenteraler Ernährung ([62], [49]). Ziel eine der jeweiligen Toleranz angepaßte (Problem: Ermittlung der individuellen Fetttoleranz!), hochcalorische, im Nährstoffgehalt bedarfsgerechte, anfangs zu pürierende Kost. Fettzufuhr (LCT-Fette) ist in Abhängigkeit von fortbestehender **Steatorrhoe* und **chologenen Diarrhoen* zu begrenzen (< 40 g/Tag) unter Anreicherung mit MCT-Fetten *(→ *MCT-Kost●)*. Kost eiweißreich, lactose-, oxalat- und ballaststoffarm (< 15 g Ballaststoffe/Tag). Mindestens 6–8 Mahlzeiten über den Tag verteilt. Substitution defizitärer Nährstoffe (Natrium, Kalium, Calcium, Magnesium, Folsäure, Vitamin B_{12}, fettlösliche Vitamine). Bei anhaltender Durchfallsneigung versuchsweise Pectinzulage *(*Pectinkost●)*. Wenn bei zu geringer verbliebener Resorptionsfläche positive Natrium- und Flüssigkeitsbilanz nicht mehr erreichbar, kann Natriumsupplementierung in Form von **Glucose-Elektrolyt-Lösungen** (Elotrans®, Oralpädon® u. ä., [143]; → **Diarrhoe*) hilfreich sein. Nach 6 bis 9 Monaten durch Probebelastung Austestung des Regenerationsgrades der Dünndarmfunktion zwecks Ermittlung möglicher Diätauflockerungen und Festlegung geeigneter Dauerkost *(→ *Kurzdarmsyndrom)*. Bei End-zu-End-Resektionen von weniger als 50% des Dünndarms und fehlender Beteiligung des distalen Ileums in vielen Fällen dann keine größeren diätetischen Einschränkungen mehr erforderlich.

Dumping-Syndrom

Relativ eiweiß- und fettreiche *zuckerarme Kost* ● (Kohlenhydrate maximal 40%, Eiweiß ca. 20%, Fett 40% der Energiezufuhr), schonkostgerecht (Basis: *Leichte Vollkost* ●), ballaststoffreich (Vollkornerzeugnisse, Pectin- oder Guarzulage). Kohlenhydrate weitestmöglich in polymerer Form (Stärke), gleichmäßig über den Tag verteilt. *Häufige (6-8) kleine „trockene" Mahlzeiten.* Keine stark gesalzenen Gerichte. Flüssigkeit jeder Art (auch Kaffee und Tee) nur zwischen den Mahlzeiten (frühestens 45-60 Min. nach Aufnahme fester Nahrung), Einzelportion nicht über 0,125 Liter. Keine zu kalten, keine CO_2-haltigen Getränke, keine Obstsäfte, kein Bier. Milch nach Toleranz. Im Hinblick auf möglicherweise bestehende *Malabsorption* sorgfältige Kalkulation bedarfsgerechter Nährstoff- (Calcium-, Eisen-, Vitamin-) Versorgung. Ausschaltung individuell unverträglicher Kostbestandteile (Ernährungsanamnese!). Patienten sollen langsam und in Ruhe essen. Halbstündiges Liegen postprandial oder Einnahme der Mahlzeiten im Liegen kann in Problemfällen hilfreich sein. Im Laufe der Zeit meist Kostauflockerung möglich. Im übrigen → *Magenresektion.*

Dyschezie; rectale Obstipation

Rezidivprophylaxe nach Beseitigung des rectalen Kotstaus: Verkürzung der Colontransitzeit durch schrittweise Steigerung des Ballaststoff- (auf > 50 g/Tag) und Flüssigkeitsgehalts der Kost (Trinkmenge > 2 Liter/Tag). Zufuhr der **Ballaststoffe** bei diesen Patienten **nur im natürlichen Verband pflanzlicher Nahrungsmittel** *(→ *ballaststoffreiche Kost* ●)*, nicht in Form medikamentöser Konzentrate (Kleietabletten u. ä.), die erfahrungsgemäß oft mit unzureichender Flüssigkeitsmenge eingenommen werden (häufige Dyschezieauslöser!). Zulage von Milchzucker oder Lactulose. Im Falle einer Kauinsuffizienz (häufig bei den von Dyschezie betroffenen Senioren) Verabfolgung der Kost in passierter Form bis zur Wiederherstellung der Kaufunktion. Kriterium für ausreichende Ballaststoffzufuhr: Regelmäßiger Stuhlgang (in höchstens 2-3-tägigem Abstand) ohne Defäkationsprobleme *(→ chronische habituelle *Obstipation).*

Dysenterie; bakterielle Ruhr

Rehydratation, Kostaufbau und Beseitigung verbleibender Mangelernährung nach den gleichen Grundsätzen wie bei anderen schweren Durchfallserkrankungen (→ *Diarrhoe)*. Aufbau einer bedarfsgerechten Dauerkost *(*leichte Vollkost●, *Vollkost●)* nicht selten nur mit Verzögerung möglich. Diätetisch zu berücksichtigende *unspezifische *Nahrungsmittelintoleranzen* (Ernährungsanamnese!) verbleiben häufig für längere Zeit.

Eingeweidewürmer

*Wurmkuren: *Ballaststoffarme Kost●* ab 3. Tag vor Kurbeginn bis zum letzten Tag der Anthelminticaeinnahme. Ausgleich evtl. verbleibender Nährstoffdefizite (Eisen, Vitamin B_{12} usw.).
  *Stuhluntersuchung auf Wurmeier: *Ballaststoffarme Kost●* ab 3. Tag vor bis Ende der Stuhlprobenentnahmen.
  Prävention: 1. Rinder- und Schweinebandwurm: Nur gekochtes oder gut durchgebratenes Fleisch zum Verzehr kommen lassen (kein Tatar, keine Rohwurst, Plockwurst, Teewurst u. ä., kein Räucherfleisch). Besondere Vorsicht beim Garen im Mikrowellengerät. *2. Fischbandwurm, Heringswurm:* Nur ausreichend durchgegarten oder durchgeräucherten Fisch verwenden. Sicheren Schutz bietet Erhitzen auf > 75 °C Kerntemperatur für mindestens 5 Minuten oder Einfrieren auf unter − 18 °C für 3 Tage. *3. Spulwurm (Ascaris):* Gründliche Säuberung von zum Rohverzehr bestimmtem Gemüse (auch Erdbeeren, Gurken u. ä.) unter fließendem Wasser. In Endemiegebieten (Jauchedüngung!) zuvor Wässern in 2%iger Kochsalzlösung oder kurzes Eintauchen in kochendes Wasser.

Einzelniere

Solange das Risiko des vorzeitigen Verschleißes gesunden Nierenparenchyms durch ständig überhöhten Eiweißverzehr (seitens der Experten bisher kontrovers beurteilt; [46], [45], [367], [140]) nicht sicher ausgeschlossen werden kann, empfiehlt sich Ausschaltung insbesondere eines übermäßigen Fleischkonsums (Ernährungsanamnese!) und *Begrenzung der Proteinzufuhr in Höhe der Empfehlungen für die Ernährung des Gesunden* (0,8 g/kg Sollgewicht/Tag; Erwachsene). Bei guter Compliance darüber hinaus zu erwägen: Moderate weitergehende Eiweißbeschränkung (0,6-0,7 g Protein/kg Sollgewicht/Tag; → *eiweißarme Kost●).

Eisenmangel

Verbesserung des alimentären Eisenangebotes und der Resorptionsbedingungen für Eisen durch Zulage von Fleisch und Fleischwaren aller Art (auch Innereien), Fisch, C-vitaminreichem Obst und Gemüse, Fruchtsäften, Hülsenfrüchten (→ *Eisen).* Zurückhaltung mit schwarzem Tee, Bohnenkaffee, Getreiderohbreien (Müslis) und Kleie. Häufig reicht verbesserte alimentäre Eisenzufuhr allein zur Beseitigung des Defizits innerhalb angemessenen Zeitraums nicht aus. Problematisch dann oftmals die für einen Teil der Patienten nicht verträgliche, aus Gründen der besseren Resorption aber prinzipiell anzustrebende interprandiale bzw. Nüchterneinnahme des verordneten medikamentösen Eisenpräparats. Vertretbarer Kompromiß in leichteren Fällen die Eiseneinnahme in Verbindung mit einer vom Patienten auszuprobierenden kleinen fleisch- oder obsthaltigen Zwischenmahlzeit (ohne Milchprodukte!). Eisenmangel bei Säuglingen: S. 343.

Ekzem, endogenes; atopische Dermatitis; Neurodermitis

Eine spezielle, generell wirksame Ekzemdiät gibt es nicht. In Einzelfällen, insbesondere im Säuglings- (S. 344) und Kleinkindesalter sowie bei bestehender Fehlernährung, kann adjuvante diätetische Korrektur jedoch zu nachhaltiger Besserung führen.

In jedem Fall zu empfehlende Maßnahmen: **1.** Ausgewogene Kost mit bedarfsgerechtem Energie- und Nährstoffgehalt. Beseitigung jeder Art von Überernährung (**Adipositas,* ernährungsabhängige *Hyperlipoproteinämien,* Fett-, Fleisch-, Zuckerhyperalimentation) oder Unterernährung (*protein-calorische* **Unterernährung,* *Linolsäuremangel,* Vitaminmangel usw.), auch Ballaststoffmangel und **Alkoholismus.* **2.** Ausschaltung *gesicherter* Nahrungsmittelallergene (Kuhmilch, Ei, Fisch, Erdnüsse usw.; → **Nahrungsmittelallergie*). **3.** Zurückhaltung mit nutritiven Pruritogenen (Juckreizverstärker): Scharfe Gewürze, Citrus- u. ä. saure Säfte, starker Bohnenkaffe, konzentrierte Alkoholica. **4.** Ausschaltung aller Nahrungsmittel, von denen Patient glaubt, daß sie sein Ekzem verschlechtern (Ernährungsanamnese! Ernährungstagebuch führen lassen!).

Zur Diskussion stehende, **unter besonderen Umständen zu erwägende Maßnahmen:** „Unspezifische Umstimmung" (→ **Allergosen),* ballaststoffangereicherte **lactovegetabile Kost* ● [173], Reduktion überhöhter Kochsalzzufuhr (**natriumarme Kost* ●*),* Anhebung des P/S-Quotienten der Kost auch ohne Vorliegen einer Hypercholesterinämie (→ **cholesterinreduzierende Kost* ●*),* Zulage von **γ-Linolensäure* ▲ ([272], [427]) oder

ω-3-Fettsäuren ([343]; vergl. *Makrelendiät●, bei Kindern zu erwägen: Lebertran). Diesbezügliche gesicherte Empfehlungen noch nicht möglich.

Enddarmstenose

„*Austitrierung*" *der Ballaststoffmenge und Ballaststoffart,* welche zur beschwerdefreien Defäkation noch ausreichend weiche Stuhlbeschaffenheit, jedoch kein zu großes Stuhlvolumen bewirkt. Steinobst (auch Backpflaumen), Beerenobst, Hülsenfrüchte, grobes Gemüse (alle Kohlarten, Sauerkraut, erforderlichenfalls püriert) bei dieser Indikation erfahrungsgemäß zweckmäßiger als Kleie oder pharmazeutische Ballaststoffkonzentrate. *Reichlich Flüssigkeit* (> 2½ Liter/Tag, Obst- und Gemüsesäfte, Mineralwasser u. ä.; Zurückhaltung mit schwarzem Tee). Sauermilchen. Milchzucker- oder Lactulosezulage. Kein überhöhter Fleischkonsum! Keine Kakaoerzeugnisse. Keine Bananen (vgl. *chronische habituelle *Obstipation*).

Enkopresis („obstipierte Überlaufenkopresis")

Adjuvante diätetische Maßnahme: Altersstufengerecht variierte **ballaststoffreiche Kost*● mit reichlich Flüssigkeit (vgl. *chronische habituelle *Obstipation*).

Enteritis, eosinophile

Kostgestaltung entsprechend der jeweils vordergründigen Manifestationsform: **Exsudative Gastroenteropathien*, **Steatorrhoe*, **Malabsorption*, *unspezifische* **Nahrungsmittelintoleranz*, **Nahrungsmittelallergie*, **Ascites*.

Enuresis nocturna

Mehrzahl der betroffenen Kinder bedarf, abgesehen von Einschränkung gewohnheitsmäßigen Vieltrinkens und Vermeiden einer zu reichlichen abendlichen Flüssigkeitszufuhr, keiner besonderen Ernährungsbehandlung. *In schwierigen Fällen können adjuvante diätetische Maßnahmen jedoch hilfreich sein: 1.* Ab 17 Uhr keine Getränke mehr zulassen. Zur Abendmahlzeit keine Suppen, keine Breie, kein Obst, kein Gemüse. *2.* Zum

Abendbrot reichlich zusalzen lassen (2-3 g Kochsalz). *3.* Altersstufengerecht gestaltete *ballaststoffreiche Kost* ● zur Beseitigung der häufig begleitenden, pathogenetisch möglicherweise mit beteiligten *chronischen habituellen *Obstipation* [293].

Epilepsie; cerebrale Anfallsleiden

Flüssigkeitszufuhr nur in kleinen Portionen über den Tag verteilt. Keine Trinkstöße. Am Abend keinen Bohnenkaffee, keinen starken schwarzen Tee, keine Colagetränke. Dringend empfehlenswert ist *Alkoholkarenz,* unbedingt erforderlich die Vermeidung von Alkoholexzessen. B-vitaminreiche Ernährung (B_2, Folsäure, B_6, Biotin; → **Arzneimitteltherapie: Anticonvulsiva,* S. 122).

Bei *Kindern* Vermeiden übermäßigen Trinkens. Keine coffeinhaltigen oder alkoholischen Getränke. Zurückhaltung mit dem Gebrauch von Kochsalz. Wenn Kleinkinder oder Vorschulkinder mit akinetischen oder myoklonischen Anfällen auf Anticonvulsiva nicht genügend ansprechen oder erforderliche höhere Dosis schlecht tolerieren: Versuch mit adjuvanter **ketogener Diät* ● für einige Wochen bis Monate (schrittweiser Aufbau, Calcium-, C- und B-Vitaminsupplementierung; anticonvulsiver Effekt nur bei kompromißloser Einhaltung der auf Dauer nicht ganz einfach zu praktizierenden Kost!). Pyridoxinabhängige Krampfleiden → **Pyridoxin-(Vitamin B_6-)Mangel.*

An Epilepsie leidende *junge Mütter:* Wenn unter Phenobarbital stehend, nach der Entbindung frühestmöglich mit dem Stillen beginnen, um möglichen Anfällen ihres an dieses Anticonvulsivum gewöhnten Säuglings vorzubeugen. Wenn Stillperiode zu Ende, kein zu schnelles Abstillen, sondern besonders vorsichtiges „Ausschleichen" mit der Muttermilchernährung. Säuglinge unter Phenytoin stehender Mütter bedürfen erhöhter Vitamin-K-Supplementierung.

Erbrechen, gehäuftes

Auffüllung des entstandenen Flüssigkeits- und Elektrolytdefizits (Natriumchlorid, Kalium) nach Möglichkeit auf oralem Wege: Flüssigkeitsreiche (meist > 3,5 Liter/24 Std. erforderlich), kochsalzreiche (>10 g NaCL/24 Std.), kaliumreiche (>6 g = 150 mmol Kalium/24 Std.) Kost in toleranzgerechter Form (**Flüssigkost* ●, **flüssig-breiige Kost* ●, **leichtverdauliche Kost* ● o. ä.). Stündliche kleine Mahlzeiten (Wunschkost!). Immer wieder zum Trinken animieren (schluckweise heiße gesalzene

Brühe, eisgekühlte kaliumangereicherte Obstsäfte u. ä.). Bei unzureichender oraler Flüssigkeitsaufnahme oder unbeherrschbarem Erbrechen parenterale Substitution von Flüssigkeit, Kochsalz (→ *Dehydratation)* und Kalium (40-60 mmol KCl pro Liter isotoner NaCl-Lösung) sowie vorübergehend *parenterale Ernährung* ●.

Ergometrie; Belastungselektrokardiogramm

Zum *Ausschluß nahrungsabhängiger Störfaktoren* standardisierter leichter Imbiß (ca. 20 g KH als Weißbrot oder Brötchen, 10 g Margarine, Marmelade, Getränk nach Wunsch) 3-4 Stunden vor der Untersuchung. Zwischenzeitlich keine weitere Nahrungsaufnahme.

Ethanolintoleranz

Nicht ganz seltene, insbesondere im Rahmen defektgeheilter Hepatitiden (Posthepatitissyndrome) verbleibende *Unverträglichkeit für schon kleinste Alkoholdosen* (gelegentlich als vermeintliche „Alkoholallergie" fehlgedeutet). Erfordert systematische Ausschaltung nicht nur aller alkoholischen Getränke (von den Patienten zumeist schon selbst eliminiert) einschließlich sogenannten alkoholfreien Biers und Weins, Weinbrandkirschen, Cognacbohnen u. ä., sondern auch sämtlicher Ethylalkohol nur in sehr viel geringerer Menge enthaltenden Produkte wie Kefir und alkoholversetzter Zubereitungen aller Art (Fruchtsuppen, Fruchtsoßen, Obstsalate, Konfitüren, Joghurtdesserts, Milchmischgetränke, Cremespeisen, Speiseeis, Kuchenfüllungen, Savarinkuchen u. ä.). Problematisch die (im Gegensatz zu ethanolhaltigen Arzneimitteln) meist fehlende Deklaration des für den Konsumenten nicht immer rechtzeitig wahrnehmbaren Alkoholzusatzes zu Lebensmitteln und Restaurantgerichten.

Ethylmalonadipinacidurie

Hochdosierte Riboflavinzufuhr (2 mal täglich 100 mg). Spezielle Diät (fettarme Kost?) vorerst nicht definierbar [139].

Exsudative Gastroenteropathien; enterale Eiweißverlustsyndrome

Energiereiche leichtverdauliche *MCT-Kost●* (Minimierung der Zufuhr langkettiger Fette; > 50 g MCT-Fett/Tag) unter Gewährleistung ausreichender Versorgung mit essentiellen Fettsäuren *(*Linolsäure▲, *α-Linolensäure▲)* und fettlöslichen Vitaminen (A, D, E, K). Bei Proteinexsudation vornehmlich in distalen Darmbereichen (Ileum, Colon) Eiweißanreicherung (1,2 -2,0 g Protein/kg/Tag) entsprechend der zu vermutenden Höhe des Verlustes. Bei Dünndarmerkrankungen mit Störung der Aminosäurenresorption parenterale Zufuhr von Aminosäuren oder (insbesondere präoperativ) Eiweiß (Humanalbumin, teuer!). Im Hinblick auf häufig bestehende Ödemneigung Kochsalzrestriktion *(→ *Ödeme; *natriumarme Kost●)*. Supplementierung defizitärer Nährstoffe (Kalium, Calcium, Magnesium, Eisen, Zink, Kupfer). Formeldiäten oft hilfreich. Alkoholkarenz empfehlenswert. Kostgestaltung im übrigen je nach Grundleiden. Vgl. *protein-calorische *Unterernährung.*

sog. Fäulnisdyspepsie

1-2 Tage klare **Flüssigkost●* (gezuckerter Tee, gesalzene Gemüsebrühe, Obstpreßsäfte) mit Zwieback oder getoastetem Weißbrot. Übergang auf eine flüssigkeitsreiche, kein tierisches Eiweiß enthaltende, nicht zu fettreiche Kohlenhydratkost: **Schleimdiät●*, **Haferdiät●*, **Reis-Obst-Diät●*, **Pectinkost●*, **Obstdiät●* in toleranzgerechter (Stuhlüberwachung!) und den individuellen Wünschen entgegenkommender Kombination. Zulage von Milchzucker oder Lactulose (2-3mal 1 Eßlöffel pro Tag). Nach Normalisierung der Stühle schrittweiser Aufbau adäquater Eiweißzufuhr, zweckmäßigerweise beginnend mit Sauermilchen (Joghurt, Dickmilch, Buttermilch), Quark und zartem mageren Fleisch. Kein Überschreiten der empfehlenswerten Tagesmenge an Eiweiß (0,8 g/kg, Erwachsene). Weiterer Kostaufbau über **leichtverdauliche Kost●* und **leichte Vollkost●*. Übrige Kostdetails je nach Grundleiden (Pankreasinsuffizienz, postdystrophische Zustände u.ä.). Prävention bei bekannter Gefährdung: Vermeiden überhöhten Fleischkonsums.

FANCONI-(de TONI-DEBRÉ-)Syndrom; Phosphoglucosaminoacidurie

Ausgleich der renalen Verluste an Flüssigkeit und Elektrolyten: Flüssigkeitsreiche, harnmengenadaptierte (Harnmenge des Vortages plus

500-750 ml) *kaliumreiche Kost● (Überwachung des Serumkaliums). Zufuhr von Phosphat, D-Vitamin (→ *Phosphatdiabetes), Natriumbicarbonat usw. je nach Lage des Einzelfalls. Flüssigkeits- und Elektrolytsubstitution in häufigen, nach Möglichkeit gleichmäßig über Tag und Nacht verteilten Einzelportionen. Bei ausgeprägter Hypoglykämieneigung häufige (6-7) kleine polysaccharid- und ballaststoffreiche Mahlzeiten (erforderlichenfalls auch Nachtmahlzeit). Übrige Kostgestaltung je nach Grundleiden (*Cystinose, *WILSON'sche Krankheit, *Galactosämie, *Fructoseintoleranz, *HARTNUP-Syndrom, *Hypertyrosinämie Typ I usw.) sowie Art und Schwere begleitender sonstiger renaler Funktionsausfälle (→ chronische *Niereninsuffizienz).

Fettbestimmung im Stuhl

Erfordert *Standardisierung der Fettzufuhr* (Erwachsene meist auf 100 g ± 10 g Fett/Tag, Kinder auf 2 g Fett/kg/Tag oder 35% der Energiezufuhr) während 4tägiger Testperiode und (falls keine Markierung von deren Beginn und Ende durch Einnahme von Kohletabletten erfolgt) vorangehender 3tägiger Vorbereitungsperiode. Herstellung der Kost aus auf festgelegte Fettmenge (s. o.) kalkulierter *leichter Vollkost●* oder durch Zulage definierter Fettmenge in Form von Butter, Diätmargarine, Vollmilcherzeugnissen u. ä. zu einer weitgehend fettfreien, mäßig ballaststoffhaltigen Basiskost. Letztgenanntes Vorgehen nach entsprechender Beratung auch für ambulante Patienten praktikabel (Ernährungstagebuch führen lassen!). *Formeldiäten für Probekost ungeeignet.* Völliger Ausschluß von Obst, Gemüse, Brot, Wurst, Käse und Pflanzenölen (wie z. B. bei der traditionellen SCHMIDT-STRASBURGER'schen Probekost; [78]) für die übliche Routine im allgemeinen nicht erforderlich.

Fettleber

Behandlungsprinzip: Beseitigung häufig bestehender Fehlernährung. Einstellung auf calorisch angemessene, nährstoffkomplette Dauerkost. Ausschaltung individuell unverträglicher Nahrungsmittel und Zubereitungsweisen. Alkoholkarenz.
Praktisches Vorgehen: 1. Mastfettleber: Abbau erhöhten Körpergewichts (→ *Adipositas). Herabsetzung insbesondere des Konsums an Zucker und feinen Teigwaren. Reichlich Ballaststoffe in jeder Form. Begrenzung der Fettzufuhr auf die Höhe der Empfehlungen für die Ernährung des Gesunden (< 30% der Energiezufuhr, entsprechend ca. 65-80 g Fett pro

Tag) unter Anhebung des Anteils hochungesättigter Fettsäuren (anzustrebender P/S-Quotient > 1,0) auch in Fällen ohne Hyperlipoproteinämie. Alkoholkarenz. *2. Alkoholische Fettleber:* Wichtigste Maßnahme die Unterbindung jeglichen Alkoholgenusses. Ausschaltung der häufig zugleich bestehenden Mastkomponente (s. o.) und sonstiger alkoholassoziierter Ernährungsmängel (→ *Alkoholismus). *3. Mangelfettleber:* Beseitigung der zugrundeliegenden Mangelernährung (→ *protein-calorische Unterernährung, *Kwashiorkor, *Biotinmangel, *Malabsorption). *4. Diabetische Fettleber:* Optimierung der Stoffwechseleinstellung (→ *Diabetes mellitus). *5. Hypertriglyceridämische Fettleber: *Triglyceridreduzierende Kost●* (vgl. *Hyperlipoproteinämie Typ IV). *6. Fettleber bei Fructoseintoleranz: *Fructosereduzierte Kost●* (→ *Fructoseintoleranz). *7. Galactosämie-Fettleber: *Galactosefreie Kost●* (→ *Galactosämie). *8.Kryptogene („idiopathische") Fettleber,* nach Ausschluß bzw. Beseitigung allfälliger alimentärer Ursachen (s. o.) fortbestehend: Im Energie- und Nährstoffgehalt bedarfsgerechte Kost *(*leichte Vollkost●, *Vollkost●).* Berücksichtigung individueller Nahrungsmittelintoleranzen. Alkoholkarenz. In Problemfällen versuchsweise fettangereicherte (P/S-Quotient>1,25) *kohlenhydratarme Kost●.*

Fieber; Status febrilis

Flüssigkeits-, kochsalz- und kaliumreich zu gestaltende (Trinkmenge > 2 Liter, NaCl > 10 g, Kalium > 4 g pro Tag) gut gewürzte *leichtverdauliche Kost●* oder *leichte Vollkost●* (Zulage von C-vitaminreichen Obst- und Gemüsesäften, Rohkostsalaten, Kompott, Fruchtsuppen, Milchmischgetränken, nährstoffdefinierten Trinknahrungen, Quarkspeisen, Speiseeis), erforderlichenfalls in Form einer *flüssig-breiigen Kost●.* Kostdetails nach Möglichkeit individuell wunschgerecht. Häufige kleine Mahlzeiten. Bei länger als 3 Tage anhaltenden Fieberzuständen und in der Rekonvaleszenz erhöhten Bedarf an Energie (etwa 10-12% Mehrbedarf je 1°C Temperaturerhöhung) und essentiellen Nährstoffen, insbesondere an Eiweiß und Vitaminen, einkalkulieren! (→ *Aufbaukost●).

Fisteln, gastrointestinale äußere postoperative

Behandlungsprinzip: Bedarfsgerechte Versorgung mit Nährstoffen und Energie sowie Beseitigung der durch Fistelausfluß und Malabsorption bedingten Mangelernährung bei weitestmöglicher Entlastung des Magendarmtrakts.

Praktisches Vorgehen: Hochcalorische künstliche Ernährung (3000-4000 kcal = 12500-16750 kJ/Tag) über genügend lange Zeit (einige Wochen bis 1-2 Monate), je nach Schweregrad und sonstigen Umständen der Erkrankung in Form totaler **parenteraler Ernährung* ●, bei distaler Darmfistel ggf. auch vollbilanzierter **Oligopeptiddiät* ● oder ballaststofffreier **nährstoffdefinierter Formeldiät* ●. Zusätzlich gezielter Ausgleich der oftmals beträchtlichen Flüssigkeits- und Elektrolytdefizite *(→ *Dehydratation, *Hypokaliämie;* auch **Zinkmangel).* Erst nach dem (unter dieser Ernährung häufig spontan eintretenden) Verschluß der Fistel Beginn mit vorsichtigem weiterem oralen Kostaufbau (**flüssig-breiige Kost* ●, pürierte **leichtverdauliche Kost* ●, **leichte Vollkost* ●, **Vollkost* ● *).*

Foetor ex ore; Halitose; übler Mundgeruch

Soweit durch überhöhten Anteil *resorbierter geruchsbildender Darmgase* in der Exspirationsluft bedingt, ist Foetor ex ore in Einzelfällen durch diätetische Maßnahmen reduzierbar: *1.* Abbau überhöhten Fett- und Fleischkonsums. Zu Beginn streng fettarme (Fettanteil < 15% der Energiezufuhr) **lactovegetabile Kost* ● für 10-14 Tage. Anschließend Übergang auf fettarme (30-60 g Fett/Tag; → **fettarme Kost* ●) und möglichst fleischarme, überwiegend lactovegetabile Dauerkost. Ausschluß aromaintensiver Pyrolyseprodukte (Röststoffe, hocherhitztes Fett, gebratenes oder geschmortes Fleisch, größere Mengen Bohnenkaffee). *2.* Zulage gärungsfördernder Nahrungsbestandteile (Milchzucker, Sauermilchen, Obst- und Gemüserohkost). *3.* Einschränkung geruchsbildender Nahrungsmittel (Ei und Eiprodukte, Fisch, scharfer Käse, Zwiebel, Schnittlauch, Sellerieknollen, Spargel, scharfe Gewürze, Knoblauch). *4.* Vermeiden stärker blähender Produkte (Hülsenfrüchte, Rosenkohl, frisches Brot, CO_2-haltige Getränke usw.; → **Meteorismus).* 5. Zurückhaltung mit alkoholischen Getränken, insbesondere Bier, aromareichen Likören, Wermut u. ä. *6.* Berücksichtigung pathogenetisch möglicherweise beteiligter Begleitstörungen (*chronische habituelle *Obstipation, *Malabsorption, *Steatorrhoe, *Lactasemangel, *Pankreasinsuffizienz, *Gastritis* u. ä.).

Folsäuremangel

Adjuvant zur medikamentösen Substitution (zumeist oral 3 × 5 mg/Tag oder bei Resorptionsstörungen parenteral 15-20 mg Folsäure 2-3mal pro Woche) in Anpassung an das jeweilige Grundleiden folsäurereiche

Ernährung unter ausreichender Verwendung von grünen Gemüsen, Hülsenfrüchten, Vollkornerzeugnissen, Weizenkeimen usw. (→ *Folsäure▲). Zurückhaltung im Alkoholkonsum. Medikation allein mit Folsäure (ohne gleichzeitige Zufuhr von Vitamin B_{12} in adäquater Dosis) nur zulässig, wenn Möglichkeit eines zugleich bestehenden *Cobalaminmangels* sicher ausgeschlossen.

Fructose-1,6-diphosphatasemangel

Weitgehender Ausschluß von Saccharose, Fructose und Sorbit aus der Ernährung (→ *fructosereduzierte Kost●). Gleiches diätetisches Vorgehen wie bei **hereditärer *Fructoseintoleranz**. Wichtig das Einhalten häufiger kleiner Mahlzeiten. Keine längeren Nüchternperioden. Dauer der nächtlichen Nahrungskarenz maximal 8–10 Stunden. Bei hypoglykämischen und ketoazidotischen Krisen Glucose und Natriumbicarbonat parenteral. Zur Hypoglykämieprävention in Problemfällen versuchsweise hochdosierte Folsäuremedikation (30 mg/Tag).

Fructoseintoleranz, hereditäre

Lebenslang weitestgehender Ausschluß von Saccharose, Fructose und dem Fructosepräcursor Sorbit aus der Ernährung (→ *fructosereduzierte Kost●). Keine saccharose- oder fructosehaltigen Medikamente (Vorsicht auch mit zuckerüberzogenen Dragees), keine Zuckeraustauschstoffe („Ersatzzucker") für Diabetiker, keine Lactulose, keine fructose- oder sorbithaltigen Infusionslösungen! Etwa normale Relation der Hauptnährstoffe (Kohlenhydrate 50–55%, Eiweiß 15%, Fett 30–35% der Energiezufuhr). Häufige kleine Mahlzeiten. Keine längeren Nüchternperioden. Im Säuglingsalter als einzige Milchnahrung Muttermilch, voll adaptierte Milchen oder sonstige saccharose- und fructosefreie Milchnahrungen. Im ersten Lebensjahr kein Obst oder Gemüse. Medikamentöse Supplementierung wasserlöslicher Vitamine. Bei intercurrenten Erkrankungen mit Inappetenz und Notwendigkeit parenteraler Ernährung Kohlenhydratzufuhr ausschließlich in Form von Glucose. Bei massiver *Fructoseintoxikation* (Hypoglykämie) intravenöse Glucosegabe (unter engmaschiger Überwachung und ggf. Korrektur von Blutzucker und Plasmaelektrolyten).

Krankenernährung 183

Fructosemalabsorption

Einschränkung der Fructose- und Saccharosezufuhr entsprechend dem Grad verbliebener Resorptionsfähigkeit für Fructose (→ *fructosereduzierte Kost●).

Fructosurie, essentielle; hepatischer Fructokinasemangel

Bis zu 20% zugeführter Fructose verlassen den Körper ungenutzt. Besondere diätetische Maßnahmen in der Regel jedoch nicht erforderlich. Bei begleitender Hefemykose des Urogenitaltrakts *fructosereduzierte Kost●.

Frühgeburt, drohende

Unter *Tokolysebehandlung* mit $β_2$-Sympathicomimetica (Fenoterol, Buphenin, Ritodrin) *kaliumreiche Kost● (> 6 g = 150 mmol Kalium/Tag). Reichlich *Magnesium▲, erforderlichenfalls medikamentös.

sog. Gärungsdyspepsie

1-2 Tage flüssigkeitsbilanzierte kohlenhydratarme klare *Flüssigkost● (ungezuckerter Tee, gesalzene Fleischbrühe, verdünnter ungezuckerter Obstpreßsaft). Frühzeitig Beginn mit Aufbau einer fett- und kohlenhydratarmen, weiterhin flüssigkeitsreichen Eiweißkost (Buttermilchsuppe, Magerquark, mageres Fleisch usw.) in gleicher Weise wie allgemein bei Durchfallserkrankungen (→ *Diarrhoe:* Aufbaustufe 3, S. 168). Erst nach Eintritt wesentlicher Besserung mit Normalisierung der Stühle schrittweise Wiedereinführung leicht aufschließbarer Polysaccharide (*Schleimdiät●, Stärkemehle, feiner Grieß, Sago, Zwieback, Pectinträger usw., vgl. S. 168) und leichtverdaulicher Fette (ggf. *MCT-Fette▲) in den Ernährungsplan. Keine eisgekühlten oder CO_2-haltigen Getränke. Weiterer Kostaufbau über *leichtverdauliche Kost● und *leichte Vollkost●. Bei chronischen Störungen überhöhtes Kohlenhydratangebot vermeiden. Ballaststoffzufuhr (Art, Menge) nach individueller Toleranz. Frage der Indikation für *kohlenhydratarme Kost● prüfen. Spezieller Diät bedürftige Grundleiden berücksichtigen (*Malabsorptions*-Zustände, *Lactasemangel, *Glucose-Galactose-Malabsorption, *Saccharasemangel u. ä.).

Galactosämie

Galactose-1-phosphat-uridyl-transferasemangel, Galactokinasemangel: Vom Zeitpunkt der Verdachtsdiagnose an konsequent lactose- und galactosefreie, hinsichtlich aller essentiellen Nährstoffe (kritisch: Calcium, Riboflavin) bedarfsgerechte Ernährung *(→ *galactosefreie Kost●)*, bei gesicherter Diagnose *lebenslang beizubehalten.* Keinerlei Milchprodukte! Auch keine Muttermilch! Anstelle üblicher Säuglingsmilchen Säuglingsnahrungen auf Proteinhydrolysatbasis oder (wegen geringen Gehalts an Galactose in Oligosaccharidform nicht ganz unproblematisch) auf Sojabasis. Ausschluß milchzucker- oder milchpulverhaltiger Arzneizubereitungen, lactosehaltiger Zahnpasta u.ä. Kontraindikation auch für Lactulose. Kriterium korrekter Diätführung der in Zweifelsfällen zu kontrollierende Galactose-1-phosphatgehalt der Erythrocyten (< 4 mg/dl).

Schwangerschaft: Einhaltung streng galactosefreier Kost erforderlich bei *1.* Galactosämiepatientinnen, *2.* bekannterweise heterozygoten Frauen, *3.* Müttern, die bereits früher ein Kind mit Galactosämie geboren haben.

Generalisierter UDP-Galactose-4-epimerasemangel: In der Diskussion: Aufgelockerte, geringe Galactosemengen (< 2 g/Tag) enthaltende Kost (unter Überwachung des Galactose-1-phosphatgehalts der Erythrocyten s. o.).

Isolierter UDP-Galactose-4-epimerasemangel: Altersstufengerechte Normalkost ohne diätetische Einschränkung.

Gastritis

Akute Gastritis: 1–3 Tage klare **Flüssigkost●* (ungezuckerter oder schwach gesüßter Kräutertee oder dünner schwarzer Tee, Fleischbrühe, zimmerwarmes CO_2-freies Mineralwasser, verdünnte Obstpreßsäfte usw.) schluckweise bzw. in häufigen kleinen Einzelportionen bis zum Schwinden von **Erbrechen* und den übrigen akuten Symptomen. Beseitigung begleitender Elektrolytimbalancen. Danach meist rascher Kostaufbau möglich: **Schleimdiät●* mit Zwieback, **nährstoffdefinierte Formeldiäten●* als Trinknahrung, **flüssig-breiige Kost●* (auch in Kombination), flüssigkeitsreiche **leichte Vollkost●* je nach Besserungsgrad. Wiedereinsatz uneingeschränkter **Vollkost●* im allgemeinen nicht vor Ablauf von 7–10 Tagen empfehlenswert.

Chronische Gastritis: Ziel diätetischer Maßnahmen die Linderung subjektiver Beschwerden und die Gewährleistung dauerhaft bedarfsgerechter Nährstoff- und Energieversorgung. Zweckmäßig zunächst Einstellung auf *leichte Vollkost* ● unter Ermittlung (Ernährungsanamnese!) und Ausschaltung individuell unverträglicher Kostbestandteile. Generell Zurückhaltung mit schwerverdaulichen Fetten, Bohnenkaffee, Alkohol, eisgekühlten und CO_2-haltigen Getränken. Supplementierung defizitärer Nährstoffe (B-Vitamin-Komplex, Cobalamin, Eisen). Zeitlich geregelte häufigere (6-7) kleine Mahlzeiten. Baldmöglichst versuchsweiser Übergang auf stets anzustrebende *Vollkost* ●, die nach Anpassung an individuelle Wünsche, Aversionen und Intoleranzen in vielen Fällen problemlos beibehalten werden kann. *Zu beachten:* Für Akzeptanz als Dauerkost unerläßliche Ausschaltung unerwünschter und unverträglicher Nahrungsbestandteile darf Vollwertigkeit des Nährstoffgehalts (B-Vitamine, Ascorbinsäure, Calcium, Ballaststoffe) nicht beeinträchtigen. Alternativen anbieten, bis auch bei sehr ausgeprägter Magenempfindlichkeit befriedigende Lösung gefunden! Vgl. *Reizmagen.*

Gastroenterocolitis, akute infektiöse

Adjuvante diätetische Maßnahmen je nach vordergründiger Symptomatik: → *Diarrhoe, akute *Gastritis, *Dehydratation, *Fieber.*

Gastrojejunostomie; sog. Magen-Bypass (bei Adipositas)

*Prinzipien der Entfettungskost (→ *Adipositas) bleiben weiterhin indiziert,* insbesondere die Negativierung der Energiebilanz bei bedarfsgerechter Versorgung mit allen essentiellen Nährstoffen. Anpassung an die nach Gastrojejunostomie verringerten Volumina möglicher Nahrungsaufnahme und an die häufig veränderte individuelle Nahrungswahl (weniger Milch und Milchprodukte, weniger Gemüse, Rohobst usw.; Ernährungsanamnese!). Calorisch knappe Kost von hoher Nährstoffdichte (Basis: *Mischkostreduktionsdiät* ●) in 5-7 kleineren Einzelportionen. In vielen Fällen gezielte Anreicherung mit den Trägern defizitärer Nährstoffe erforderlich (Protein, Kalium, Calcium, Magnesium, Eisen, B-Vitamine incl. Folsäure und Cobalamin, Retinol, Tocopherol; vgl [158]). Polyvitaminpräparat empfehlenswert. Ballaststoffzufuhr nach individueller Toleranz. Symptomatische Behandlung möglicher Sekundärstörungen: → *Dumping-Syndrom, *Malabsorption.*

Gastrostomie, percutane endoskopische (PEG)

Je nach Indikation im Einzelfall (digestive Belastbarkeit) und Position des Ernährungskatheters *nährstoffdefinierte Formeldiät ● (intragastrale Lage) oder Elementardiät (*Oligopeptiddiät ●, intraduodenale Lage). Stufenweiser Kostaufbau (Steigerung um ca. 0,5 l Nährlösung/Tag). In der Nachtpause 0,5 l dünner Tee/9 Std. Beschickung der Sonde mit Nährlösung nur tagsüber (zwischen 6 und 21 Uhr) und möglichst nur bei aufrechtem Oberkörper, d. h. im Sitzen oder im Stehen (falls jedoch nur im Liegen praktikabel: Keine Linksseitenlage). Bei Beendigung der PEG-Sondenernährung vorsichtiger schrittweiser Übergang zu oraler Nahrungsaufnahme. Vgl. *Sondenernährung ●.

Geschmackssinnsstörungen (Hypogeusie, Dysgeusie, Parageusie)

Versuchsweise Variation des Anteils und der Verteilung der besonders aromaintensiven Nahrungsbestandteile im Speiseplan (gegrilltes, gebratenes, geschmortes, geräuchertes Fleisch, Gewürze, Citrussäfte, Alkoholica usw.), bis für den Patienten akzeptable Lösung zur dauerhaften Sicherstellung ausreichender Energie- und Nährstoffaufnahme gefunden (vgl. *Appetitlosigkeit). Übermäßig starkes Süßen, Salzen oder Würzen meist nicht zweckmäßig. Geschmacklich indifferente Zusätze (Stärkemehl, Maltodextrin, Pflanzenöle, nährstoffdefinierte Formuladiäten) zur Energieanreicherung oft hilfreich. Beseitigung allfälliger Nährstoffdefizite, insbesondere *Zinkmangel (!), *Cobalaminmangel, *Retinol-(Vitamin A-)Mangel und *Kupfermangel. Geschmackssinnsstörung oftmals Nebenwirkung eines Arzneimittels.

Gicht

Behandlungsprinzip: Ausschaltung hyperuricämiebegünstigender Ernährungsfaktoren, insbesondere calorischer Überernährung, überhöhter exogener Purinzufuhr und übermäßigen Alkoholkonsums. Kriterium des Behandlungserfolgs: Abklingen der Hyperuricämie unter den Sättigungsbereich ($< 6,5$ mg/dl $= 385$ µmol/l Harnsäure im Serum), in leichteren und incipienten Fällen allein durch konsequente Diätbehandlung erreichbar.

Praktisches Vorgehen: 1. Abbau bestehender *Adipositas durch überwiegend lactovegetabile *Mischkostreduktionsdiät ● mit anfangs strengerer (ca. 1000 kcal $= 4200$ kJ), später aufzulockernder Calorienrestriktion.

Keine strengen Fastenkuren, kein sog. Heilfasten, keine fleisch- und fettreichen Außenseiterdiäten! *2. *Purinarme Kost●* (< 300 mg Purin pro Tag): Beschränkung des Konsums von Fleisch, Fleischwaren und Fisch auf 100 g pro Tag. Ausschaltung aller Innereien. Bevorzugung fettarmer Milchprodukte als Quelle tierischen Eiweißes. Besonders zu beachten: Hoher Anfall von Harnsäurebildnern aus bestimmten nur mäßig purinreichen Vegetabilien (Kohlarten, Spinat, Spargel), wenn in mehr als verzehrsüblicher Menge zur Verwendung kommend! Ob mengenmäßige Begrenzung zuverlässig realisierbar oder generelles Verbot dieser Produkte zweckmäßiger, ist von Fall zu Fall zu entscheiden. Falls harnsäuresenkende Medikamente nicht anwendbar, kann bei manifester Gicht gelegentlich weitergehende Purinrestriktion erforderlich werden (→ streng **purinarme Kost●:* < 120 mg Purin/Tag). *3. Beschränkung des Alkoholkonsums* auf 1 Glas Wein pro Tag (oder entsprechende Menge eines anderen purinfreien Alkoholicums). *4. Flüssigkeitsreiches Regime.* Trinkmenge > 2 Liter/Tag (auch Bohnenkaffee und schwarzer Tee). Kein Bier.

Übrige Kostgestaltung: Sicherstellung bedarfsgerechter Versorgung mit allen essentiellen Nährstoffen. Reichlich Ballaststoffe. Energiezufuhr je nach Entwicklung des Körpergewichts. Zufuhr von Fett und purinfreiem Eiweiß sollte auch nach Gewichtsnormalisierung die Höhe der Empfehlungen für die Ernährung des Gesunden (S. 68) nicht überschreiten. Beschränkung des Alkoholkonsums ist in jedem Fall, Purinrestriktion in der Mehrzahl der Fälle auf Dauer anzustreben.

Akuter Gichtanfall: Flüssigkeitsangereicherte (Tee, Säfte, Mineralwasser), purinarm abgewandelte **leichtverdauliche Kost●* oder **leichte Vollkost●,* auch **Reis-Obst-Diät●* oder **Obstdiät●,* für die Dauer der akuten Phase.

Uratnephropathie, Gichtniere: **Purinarme Kost●* mit erhöhter Flüssigkeitszufuhr (möglichst auch abends und nachts zwecks ausreichender Verdünnung des Nachturins). Gesteigerte Flüssigkeitsverluste (Schwitzen, Fieber, Durchfall usw.) durch Erhöhung der Trinkmenge ausgleichen. Ziel: Harnvolumen > 2 Liter/24 Std. Im übrigen → **Nephrolithiasis, chronische *Niereninsuffizienz.*

Weitere diätetisch zu berücksichtigende häufige Begleitstörungen: → **Hypertriglyceridämie, *Hypercholesterinämie, *Diabetes mellitus, *Fettleber, arterielle *Hypertonie, *coronare Herzkrankheit.*

Gingivitis

In schweren Fällen und bei bestehender *Kauinsuffizienz vorübergehend *flüssig-breiige Kost●. Beseitigung allfälliger primärer (z. B. *Ascorbinsäuremangel) und sekundärer Fehlernährungszustände (Ernährungsanamnese!).

Glaukom, chronisches

Keine „stoßweise" Zufuhr größerer Flüssigkeitsmengen (> 0,5 Liter innerhalb ¼ Stunde)! Kein *übermäßiger* Konsum coffeinhaltiger Getränke! Je 1-1½ Tassen Bohnenkaffee oder schwarzen Tees zu Frühstück, Mittagessen, Nachmittagsmahlzeit und Abendbrot gelten als unbedenklich. *Mäßiger* Alkoholgenuß braucht nicht eingestellt zu werden. Gesamtflüssigkeitsmenge pro Tag beliebig. Zugleich bestehende *chronische habituelle *Obstipation* sollte beseitigt werden (→ *ballaststoffreiche Kost●). Ausschaltung übermäßiger Kochsalzzufuhr in Einzelfällen erwägenswert (Ernährungsanamnese! → *natriumarme Kost●).

Glomerulonephritis

Akute Glomerulonephritis

Eingreifendere diätetische Maßnahmen, insbesondere Eiweiß- und Kochsalzrestriktion, nach heutigem Wissensstand bei **unkompliziertem Verlauf** ohne objektivierbaren Nutzen (Kostempfehlung: *leichte Vollkost●, *Vollkost●). Dennoch wird von vielen Nephrologen vorsorglich zu eiweiß- und natriumarmer Ernährung (30-50 g Protein/Tag, ca. 50 mmol Natrium entsprechend 1,2 g Na/Tag; → *eiweißarme Kost●, *natriumarme Kost●) für die ersten etwa 8-10 Tage einer akuten Glomerulonephritis geraten, auch wenn Nierenfunktionsstörungen, Ödeme, Hypertonie usw. nicht bestehen. Wichtig in jedem Fall eine *ausreichende Energiezufuhr,* um Eiweißkatabolismus zu vermeiden.

Symptombezogene Maßnahmen: 1. Hypertonie, Herzinsuffizienz, Ödeme: Strenge Natriumrestriktion (maximal 50 mmol Natrium, entsprechend 1,2 g Na/Tag, → *natriumarme Kost●). Flüssigkeitsbilanzierung: Maximal zulässige Flüssigkeitsmenge = Harnmenge des Vortages (plus evtl. Verluste durch Erbrechen und Durchfall) plus 500 ml (bei Kindern: + 40 ml/kg Körpergewicht oder 500 ml/m^2 Körperoberfläche). Im Fall von Ödemen und Herzinsuffizienz ist negative Flüssigkeitsbilanz anzustreben. Tägliche Gewichtskontrolle. 2. *Hyperkaliämie:* Kaliumrestriktion (< 40 mmol = 1,6 g pro Tag; → **kaliumarme Kost●*). 3. *Oligurie, Retention harnpflichtiger Substanzen:* Streng **eiweißarme Kost●* (< 25 g Protein/Tag, bei Kindern < 35% der altersentsprechenden Proteinzufuhr, ggf. proteinselektiv), hochcalorisch (kohlenhydratreich, fettreich), kaliumarm (s. o.), flüssigkeitsbilanziert *(→ akutes *Nierenversagen).*

Nach Rückbildung der genannten Störungen spezielle diätetische Maßnahmen in der Regel nicht weiter erforderlich.

Chronische Glomerulonephritis

Diätetische Maßnahmen je nach Verlaufsform:
Vaskuläre (hypertensive) Verlaufsform: Stadium der *vollen Kompensation:* Vermeiden über dem Bedarf liegender Proteinzufuhr (nicht über 0,8 g/kg/Tag; Erwachsene). Bei **Hypertonie, *Herzinsuffizienz, *Ödemen: *Natriumarme Kost●* (50-100 mmol Natrium, entsprechend 1,2-2,4 g Na/Tag). „Austitrieren" individuell optimaler Salzmenge. Berücksichtigung der Möglichkeit eines renalen **Salzverlustsyndroms.* Bei Ödemneigung Flüssigkeitsbilanzierung und Gewichtskontrolle. Zur Diskussion stehend auch für Fälle im Stadium der vollen Kompensation: Vorsorgliche Reduktion der Eiweißzufuhr auf die ungefähre Höhe des Minimalbedarfs des Gesunden (0,6 g/kg/Tag; Erwachsene), solange Gesamteiweiß im Serum normal bleibt und keine stärkere **Proteinurie* (> 6 g/24 Std.) besteht (zweckmäßig zu realisieren auch als **lactovegetabile Kost●*); Erfahrungen bleiben abzuwarten.

Stadium der kompensierten Retention: Bei hochcalorischer Ernährung Einschränkung der Eiweißzufuhr entsprechend dem Anstieg des Serumharnstoffwertes: Bis 100 mg/dl maximal 0,7 g Protein/kg/Tag, bis 150 mg/dl 0,5-0,6 g Protein/kg/Tag *(→ *eiweißarme Kost●),* über 150 mg Harnstoff/dl 0,35-0,4 g Protein/kg/Tag in Form einer proteinselektiven Diät *(*Kartoffel-Ei-Diät●)* oder **Schwedendiät●*. Trinkmenge nicht zu knapp (Flüssigkeitsbilanzierung s. o.). Individuell zu bemessende, nicht zu strenge Natriumrestriktion (meist etwa 70-85 mmol Natrium, entsprechend ca. 1,6-2,0 g Na/Tag). Ggf. Bilanzierung der Kaliumzufuhr. Details → *chronische *Niereninsuffizienz.*

Nephrotische Verlaufsform: Bei stärkerer **Proteinurie* mit Abfall des Gesamteiweißes im Serum (< 6 g/dl), solange keine stärkere Retention harnpflichtiger Substanzen besteht: **Eiweißreiche Kost●* (1,3-1,5 g Protein/kg/Tag). Natriumrestriktion je nach Stärke der **Ödeme* (50-100 mmol Natrium, entsprechend 1,2-2,4 g Na/Tag; → **natriumarme Kost●*). Flüssigkeitsbilanzierung (s. o.). Überwachung des Körpergewichts. Bei zunehmender Einschränkung der glomerulären Filtration vorsichtige stufenweise Reduzierung der Eiweißzufuhr (Vorgehen entsprechend demjenigen im Stadium der kompensierten Retention s. o.) unter kritischer Abwägung der Risiken Eiweißverarmung einerseits und Niereninsuffizienz andrerseits. Im übrigen → *nephrotisches Syndrom*.

Bei der Behandlung von Nephritispatienten besonders zu beachten: *Keine schematische Verordnung einer sog. „Nierendiät"* ohne präzise Definition des Gehalts an Eiweiß, Natrium (Kochsalz), Kalium, Flüssigkeit! *Keine unnötigen diätetischen Restriktionen* (Eiweiß, Kochsalz usw.) in Fällen ohne Retention harnpflichtiger Stoffe, ohne Hypertonie, ohne Ödeme!

Glucose-Galactose-Malabsorption

Behandlungsprinzip: Oral-enterale Kohlenhydratzufuhr allein in Form von Fructose und dem Polyfructosan Inulin. Ausschluß aller anderen Zucker und Polysaccharide aus der oralen Ernährung.

Akute Phase: Parenterale Rehydratation mit Glucose-Elektrolytlösungen. **Parenterale Ernährung* ●.

Säuglinge: Kohlenhydratfreie Milchersatznahrung (Aminosäurengemische, K-AM Maizena, M-3423 Nestlé, Fleischhomogenisate) mit toleranzgerecht schrittweise zu steigerndem Pflanzenöl- und Fructosezusatz. Medikamentöse Supplementierung von Vitaminen, Mineralstoffen (Calcium!) und Spurenelementen. Keine Muttermilch, keine üblichen Säuglingsmilchen, keine Sojamilch, keine sog. Heilnahrungen, keine semielementaren Proteinhydrolysatnahrungen.

Jenseits des Flaschenalters: Fleisch, Fisch, Käse, Quark, Eier, pflanzliche und tierische Fette in beliebiger Auswahl, Menge und Zubereitung. Kein Brot, keine Teigwaren, keine Kartoffeln. Einziges verträgliches vegetabiles Produkt zunächst die Erdartischocke (Topinambur) als Brei, Gemüse und Rohsalat. Phantasievolle Kostgestaltung unter reichlicher Verwendung von Fructose (auch Sorbit). Weiterhin Supplementierung defizitärer Nährstoffe. Immer wieder die Möglichkeit einer Kosterweiterung durch andere Gemüsearten (Spinat, Kohlgemüse usw.), zuckerarmes Obst, später auch stärkereichere Vegetabilien, Milch etc. prüfen, da mit dem Heranwachsen der Kinder möglicherweise Verbesserung der Glucose- und Galactosetoleranz zu erwarten.

Glucose-6-phosphat-dehydrogenase-Mangel (G-6-PD-Mangel); Favismus

Akuter Hämolyseschub: Reichliche Flüssigkeitszufuhr oral, erforderlichenfalls enteral oder parenteral *(→ *hämolytische Krise).* Vitamin E medikamentös (800 mg/Tag).
Prävention bei bekanntem G-6-PD-Mangel: Verzicht auf den Genuß von Saubohnen (Vicia faba) und allen daraus oder mit Saubohnenmehl hergestellten Speisen. Vorsorglich auch Ausschluß von grünen Erbsen, Stachelbeeren und Johannisbeeren, solange Frage ihrer möglichen Schädlichkeit für Favismuspatienten noch nicht sicher geklärt. Prävention empfehlenswert auch für gesunde stillende Mütter potentiell vom G-6-PD-Mangel betroffener Säuglinge.

Glucose-Toleranz-Test (oral, i. v.); Insulinbelastungstest; Tolbutamidtest; Glucagontest

Diätetische Vorbereitung: Vor dem Test mindestens 3 Tage lang Normalkost mit einem Kohlenhydratanteil von > 50% der Energiezufuhr (> 200 g Kohlenhydrate/Tag). Ab 18 Uhr des Vortages nichts mehr essen, keine calorienhaltigen Getränke, keinen Bohnenkaffee. Nüchternperiode vor Testbeginn jedoch nicht länger als 16 Stunden. Eventuell vorangegangene Behandlung mit Reduktionskost sollte mindestens 5 Tage zurückliegen.

Glucosurie, hereditäre renale; sog. renaler Diabetes

Ersatz der mit dem Harnzucker zu Verlust gehenden Energie (bis 400 kcal = 1700 kJ pro Tag und mehr) durch ausreichende Fett- und Kohlenhydratzufuhr, zur Vermeidung unnötiger Blutzuckerspitzen mit reichlich Ballaststoffen *(→ *ballaststoffreiche Kost●)* und reduziertem Zuckeranteil (auf unter 10% der Energiezufuhr = < 25 g/1000 kcal). Bei Neigung zu **Hypoglykämie* oder Acetonurie Zufuhr der Kohlenhydrate in häufigeren, gleichmäßig über den Tag verteilten kleinen Mahlzeiten. In vielen leichteren Fällen erübrigen sich diätetische Korrekturen. ***Kohlenhydratarme Kost ist kontraindiziert.***

Glutamatintoleranz; Chinarestaurant-(Chinagewürz-)Syndrom

Prävention: Vermeiden zu reichlicher Aufnahme (> 1,5 g/Tag) des als „Geschmacksverstärker" in zahlreichen Produkten und Gerichten (besonders reichlich in chinesischen Speisen) enthaltenen (Mono-)Natrium-L-Glutamats und anderer Glutamate (E 620 bis E 625). Glutamathaltig vor allem Soßen (Sojasoße!), Suppen, Fleisch- und Fischerzeugnisse (insbesondere Fertiggerichte, Restaurant- und Kantinenverpflegung), Würzmittel, Kochsalzersatzpräparate. *Problem:* Glutamatgehalt wird in den Zutatenlisten der Lebensmittelhersteller und Gaststätten erfahrungsgemäß häufig nicht angegeben! Zulässige Glutamathöchstmenge in Fleischwaren 1 g/kg, in Soßen 20 g/kg, in Würzmitteln 500 g/kg. Hoch dosierte Zufuhr von Vitamin B_6 soll die Toleranz für Glutamate verbessern [118].

Glutaracidämie; Glutaraturie

Ernährungstherapie noch im Versuchsstadium: Hoch dosiertes Riboflavin (Typ I und II). *Eiweißarme Kost* ● (Typ I). Ersatzweise Einschränkung nur der Lysin- und Tryptophanzufuhr bisher ohne erkennbaren Nutzen. Bei erhöhter Acylcarnitinesterausscheidung im Urin (Typ II) Substitution von Carnitin *(→ *Carnitinmangel).* → **Hyperammoniämie.*

Glykogenosen; Glykogenspeicherkrankheiten

Glykogenose Typ Ia, Ib (Glucose-6-phosphatase- bzw. translocasemangel): Vorrangiges Behandlungsziel die Beseitigung und Verhütung von Lactatacidose und Hypoglykämien. Relativ **kohlenhydratreiche Kost** mit weitestgehendem *Ausschluß von Galactose/Lactose* und *Fructose/Saccharose* (Kohlenhydrate 70%, Eiweiß und Fett je 10–20% der Energiezufuhr). Kohlenhydratzufuhr vornehmlich in Form der langsam resorbierbaren Glucosepolymere Stärke und Maltodextrin (einfache Glucose und Maltose weniger zweckmäßig; → **fructose- und galactosearme, kohlenhydratreiche Kost* ●), ohne längere Nahrungspausen (maximal 3 Stunden) gleichmäßig über Tag und Nacht verteilt. Häufige kleine Mahlzeiten. *Nachtsüber kontinuierliche Kohlenhydratversorgung* durch Nasogastralsonde (Maltodextrin ca. 4 g/kg Körpergewicht/12 Std.), alternativ (jenseits des Säuglingsalters) versuchsweise ungekochte Maisstärke peroral (z. B. Mondamin®, 1,5–3,0 g/kg, in Flüssigkeit kalt eingerührt, 2–4 mal innerhalb 24 Stunden, individuell optimale Dosierung anhand des Blutzuckerverlaufs zu ermitteln). Keine Muttermilchernährung! Anstelle üblicher

Säuglingsnahrung maltodextrin- oder stärkeangereicherte galactose- und fructosearme Ersatznahrungen (Basispräparate: AL 110®, Alfare®, Humana SL®, Pregestimil®). Mit dem Heranwachsen der Kinder meist Vergrößerung der Mahlzeitenabstände und Liberalisierung der nächtlichen Kohlenhydratzufuhr möglich. Galactose- und Fructosekarenz ist jedoch im wesentlichen beizubehalten (keine Milch, kein Obst, kein Rohrzucker, Verzicht auf viele Gemüse). Sicherstellung dauerhaft bedarfsgerechter Versorgung mit essentiellen Nährstoffen (Protein, Linolsäure, Ascorbinsäure, Calcium!) und Ballaststoffen. Berücksichtigung trotz optimaler Kostführung möglicherweise verbleibender Sekundärstörungen: *Adipositas, *Diabetes, *Hyperuricämie, *Hypertriglyceridämie, *Hypercholesterinämie ([176], [76], [177], [312], [30], [127], [37b]).

Akute Stoffwechselentgleisungen: Glucose i.v. Bei Acidose Bicarbonat. *Parenterale Ernährung* ● (fructose- und sorbitfrei).

Glykogenose Typ III (Amylo-1,6-glucosidasemangel): Vollkostähnliche, jedoch *relativ eiweißreiche und fettarme Kost* (Kohlenhydrate ca. 55%, Eiweiß 25%, Fett ca. 25% der Energiezufuhr) ohne Begrenzung des Gehalts an Galactose/Lactose und Fructose/Saccharose, jedoch prinzipiell *nicht zu zuckerreich* (Zuckeranteil maximal 10% der Energiezufuhr = < 25 g/1000 kcal; vgl. *zuckerarme Kost* ●). Fettzufuhr überwiegend in Form polyensäurereicher Produkte (Sonnenblumenöl, Maiskeimöl etc.). Häufige kleine Mahlzeiten (spätestens alle 3–4 Stunden). Nächtliche Fastenperioden höchstens 8 Stunden. Falls eiweiß- und kohlenhydratreiche Spätmahlzeit zur *Prophylaxe nächtlicher Hypoglykämien* nicht ausreichend: Kontinuierliche Kohlenhydratversorgung durch Nasogastralsonde oder Versuch mit peroraler Zufuhr ungekochter Maisstärke (wie bei Glykogenose Typ I, s.o.). Im Fall verbleibender Hyperlipoproteinämien zusätzlich entsprechende Kostabwandlung (→ *Hypercholesterinämie, *Hypertriglyceridämie).

Glykogenose Typ V, Typ VII (Muskelphosphorylase- bzw. Phosphofructokinasemangel): Altersstufengerechte *Vollkost* ●. Zusätzliche Zuckerzufuhr (Glucose, Fructose, Saccharose) vor oder während körperlicher Anstrengungen. In der Erprobung (Typ V): Gabe von D-Ribose; Ergebnisse bleiben abzuwarten.

Hepatischer Phosphorylase-b-Kinasemangel (Glykogenose Typ VI): Spezielle Maßnahmen im allgemeinen nur indiziert bei bestehender Hypoglykämieneigung oder bei Wachstumsverzögerung. Diätetisches Vorgehen dann wie bei Glykogenose Typ III (s.o.). Art der Zuckerzufuhr ohne Bedeutung. Häufige kleine Mahlzeiten. Vermeiden längerer Fastenperioden. Übrige Fälle: Altersstufengerechte *Vollkost* ●.

Sonstige Glykogeneseformen: Bisher keine Indikation für spezielle diätetische Maßnahmen.

sog. Glykogensynthetasemangel; Aglykogenose

Vorrangig die Verhütung der nächtlichen und morgendlichen Hypoglykämiezustände: *Häufige kleine kohlenhydrathaltige Mahlzeiten* einschließlich einer spätabendlichen und erforderlichenfalls einer Nachtmahlzeit. Ernährung eiweißreich (Proteinanteil mindestens 25% der Energiezufuhr) und ballaststoffreich. In Problemfällen zu erwägen: Zulage in Flüssigkeit eingerührter ungekochter Maisstärke oder kontinuierliche nächtliche Kohlenhydratzufuhr durch Nasogastralsonde (→ *Glykogenose Typ I*, S.192).

Hämochromatose; Eisenspeicherkrankheit

Idiopathische Hämochromatose: Als adjuvante Maßnahme zur Aderlaßtherapie *eiweißreiche Kost●* (> 1 g Protein/kg/Tag), an bereits manifeste siderophiliebedingte Organ- und Stoffwechselstörungen erforderlichenfalls anzupassen (→ *Lebercirrhose, *Diabetes mellitus)*. Reichlich Ballaststoffe, vornehmlich in Form phytatreicher (Vollkornerzeugnisse, Kleie) und pektinreicher Produkte (Apfel, Beerenobst, Steinobst, Karotten, Rüben). Schwarzer Tee zu jeder Mahlzeit. *Alkoholkarenz!* Keine Bereitung oder Aufbewahrung von Speisen und Getränken in Eisengefäßen.

Vom Prinzip her erstrebenswerte *eisenarme Diät* aufgrund des verbreiteten Vorkommens von Eisen in Lebensmitteln praktisch nur schwer realisierbar. Vertretbarer Kompromiß für Patienten mit guter Compliance, insbesondere in Frühstadien der Erkrankung: *Lactovegetabile Kost●* unter Ausschluß der relativ eisenreichen Vegetabilien (Hülsenfrüchte, Blattgemüse, Trockenobst).

Nutritive Hämochromatose: Ausschaltung der übermäßigen alimentären Eisenzufuhr, z. B. aus dem Kontakt von Speisen und Getränken (Bier!) mit Eisenbehältern. Beseitigung zugleich bestehender *protein-calorischer *Unterernährung* und sonstiger Ernährungsmängel.

Hämodialyse (Langzeitbehandlung)

Konsequente Innehaltung adäquater Kost kann Zahl der benötigten Dialysesitzungen erheblich reduzieren.

Diätetisches Prinzip: Flüssigkeitslimitierte, protein- und elektrolytdefinierte, calorisch bedarfsgerechte Kost, zur Kompensation des durch Dialyse und Nierenausfall bedingten Mehrbedarfs selektiv mit Nährstoffen anzureichern.

Praktisches Vorgehen (bei einer Dialysefrequenz von 2-3 Sitzungen pro Woche): *1. Flüssigkeitszufuhr* individuell je nach Restdiurese. Trinkmenge (incl. Suppen u. ä.) pro Tag etwa 500 ml plus ggf. Urinmenge des Vortages (und eventueller sonstiger Flüssigkeitsverluste). „Unsichtbarer" Wassergehalt der Lebensmittel von nichtflüssiger Konsistenz (schätzungsweise 750 ml/Tag) bleibt daneben unberechnet [297]. Täglich morgendliche und abendliche Kontrolle des Körpergewichts. Ziel: Gewichtszunahme (= Flüssigkeitseinlagerung) zwischen 2 Dialysen nicht über 1,5-2,0 kg (maximal 5% des Sollgewichts)! Richtwert für Kinder: Gesamtflüssigkeitsmenge pro Tag = 500 ml/m^2 Körperoberfläche plus Harnmenge des Vortages. *2. Eiweiß* 1,0-1,3 g/kg/Tag (Kinder: 1,5-2,5 g/kg/Tag; 0,3-0,5 g/cm aktueller Körperlänge), davon etwa ⅔ in biologisch hochwertiger Form (tierische oder selektiv-kombinierte Proteine), zusätzlich Ersatz allfälliger höherer Verluste durch **Proteinurie*. *3. Kalium* 40-50 mmol = 1,5-2,0 g/Tag *(→ *kaliumarme Kost●)*. *4. Natrium* 50-100 mmol = 1,2-2,4 g Na/Tag je nach Hypertonie- oder Ödemneigung (Gewichtszunahme zwischen zwei Dialysen). Keine sog. Diätsalze! Keine (kaliumhaltigen!) Kochsalzersatzpräparate! *(→ *natriumarme Kost●)*. *5. Calcium* 1500-2000 mg (37,5-50 mmol)/Tag *(→ *calciumreiche Kost●)*. *6. Phosphat:* < 2000 mg/Tag; bei **Hyperphosphatämie* Begrenzung auf 600-750 mg/Tag *(→ *phosphatreduzierte Kost●)*. *7. Wasserlösliche Vitamine:* Perorale medikamentöse Supplementierung erforderlich! Optimale Dosis noch nicht sicher zu benennen. Vorläufige Empfehlung für Ascorbinsäure und Vitamine des B-Komplexes: Etwa 3-5-fache Menge des normalen Tagesbedarfs des Gesunden (Präparat Dreisavit®N o. ä.). *8. Fettlösliche Vitamine:* Vitamin D (oder D-Metabolite) und Vitamin K je nach Lage des Einzelfalls (Überwachung von Calciumhaushalt bzw. Blutgerinnung). *Keine* Substitution von Vitamin A. *9. Energiezufuhr* 35-45 kcal (150-190 kJ)/kg Sollgewicht/Tag, Kinder: 50-100 kcal (200-400 kJ)/kg und mehr. Kriterium für angemessene Versorgung das (ödemfreie) Körpergewicht. Deckung des Bedarfs an Fett (incl. Polyensäuren) und Kohlenhydraten entsprechend den Empfehlungen für die Ernährung des Gesunden (S. 61 f.).

Zusätzliche Maßnahmen: Supplementierung von **Eisen* 100 mg/Tag oral (solange Plasmaferritin unter 65 ng/ml), **Histidin* 1,0-1,5 g/Tag (Proteinunterversorgung, Anämieneigung), Zink und (in der Diskussion; [40]) **Carnitin▲ (→ *Carnitinmangel)*. Bei dialyseassoziierter **Hypertriglyceridämie* und **Hypercholesterinämie* entsprechende Abwandlung der Dialysediät *(→ *triglyceridreduzierende Kost●, *cholesterinreduzierende Kost●)*. Bei **Diabetes mellitus* diabetesgerechte Gestaltung der Kohlenhydratzufuhr (Auswahl, Menge, Verteilung über den Tag) unter bestmöglicher Wahrung insbesondere der dialyseindizierten Flüssigkeits-,

Kalium- und Natriumrestriktion (auch während eventueller hypoglykämischer und hyperglykämisch-ketoacidotischer Episoden und ihrer Behandlung). Bei sekundärem *Hyperparathyreoidismus* unter Dialysebehandlung zu erwägen [120]: Hochdosierte perorale Calciumcarbonatzufuhr (5–20 g, im Mittel 9 g/Tag, in 2 Einzelgaben zu den Hauptmahlzeiten) zur Korrektur von Hypocalcämie und Hyperphosphatämie.

Besonders folgenschwere *Fehler* bei Hämodialyselangzeitbehandlung:
1. Überhöhte Kaliumaufnahme: Gefahr der Hyperkaliämie
2. Überhöhte Kochsalzaufnahme: Gefahr der Hypervolämie, arterieller Hypertonie und Ödementwicklung
3. Trinken über die limitierte Flüssigkeitsmenge hinaus: Gefahr der Überwässerung.

Bewährte Tips zum leichteren Einhalten des Trinkmengenlimits: *1.* Strikte Beachtung der verordneten Kochsalzeinschränkung. *2.* Trinken nur bei wirklichem Durst, nicht aus bloßer Gewohnheit oder gesellschaftlichem Zwang. *3.* Nährstoffhaltige Flüssigkeiten (erlaubte Säfte, Milchgetränke, Suppen) den nährstoffmäßig „leeren" Getränken (Kaffee, Tee, Limonaden, Alkoholica) vorziehen. *4.* Für Getränke und Suppen möglichst *kleine* Gläser und Tassen verwenden. *5.* Der Genuß erlaubter Säfte in Form gelutschter Eiswürfel stillt den Durst besser als die gleiche Saftmenge in flüssiger Form. *6.* Zwischen den Mahlzeiten öfter eine Zitronenscheibe, einen sauren Bonbon oder einen Kaugummi lutschen. *7.* Häufiger Mundspülen mit Wasser, ohne das Wasser zu schlucken. *8.* Bei Durstgefühl zunächst ein Marmeladenbutterbrot oder etwas erlaubtes Obst (eisgekühlt) essen, was ähnlich durststillend wirken kann wie ein Getränk. *9.* Häufigere kleine Mahlzeiten gleichmäßig über den Tag verteilt. *10.* Herausfinden der ungefähren individuellen Flüssigkeitstoleranz und Steuerung der Flüssigkeitsaufnahme im Tagesverlauf rechtzeitig von früh an so, daß Gewichtszunahme vom morgendlichen zum abendlichen Wiegen im Durchschnitt 500 g nicht übersteigt.

Hämolytische Krise

Flüssigkeitsreiche *leichtverdauliche Kost* ● oder *leichte Vollkost* ● (Trinkmenge > 2,5 Liter/Tag, Überwachung der Urinausscheidung!). Praktisches Vorgehen ähnlich der Kostgestaltung bei *Fieber (Status febrilis).* Falls Trinkmenge unzureichend, Flüssigkeitszufuhr enteral (Sonde) oder parenteral. Substitution von Folsäure *(→ *Folsäuremangel). Prävention bei bekannter Hämolyseneigung* (Hämoglobinopathien u. ä.): Vermeiden bzw. frühestmögliche Beseitigung von Dehydratationszuständen aller Art *(→ *Dehydratation).*

Hämorrhoidalleiden

Wichtigste Maßnahme zur Prävention, kurativen Versorgung und Rezidivprophylaxe die Ballaststoffaufwertung der Kost zwecks Erzielung eines weichen, geschmeidigen Stuhls, problemloser Defäkation und Beseitigung der häufig zugleich bestehenden *chronischen habituellen *Obstipation (→ *ballaststoffreiche Kost●)*. Zulage von Kleie (30–50 g/ Tag, zweckmäßigerweise in Form von Frischkornbreien mit geweichtem Weizenschrot, Backobst, Joghurt, Nüssen u. ä.), Milchzucker (20–30 g/ Tag), Frischobst, Sauerkraut, Sauermilchen. Flüssigkeitsreiches Regime (Trinkmenge > 2 l/Tag). Keine Bitterschokolade, keine Bananen. Ausschaltung individuell als anal irritierend empfundener Produkte (Ernährungsanamnese!), wie etwa zu reichlich genossenes säurereiches Obst und Obstsäfte (Citrusfrüchte!), Rhabarber, blähende Gemüse, scharfe Gewürze, bestimmte Alkoholica, starker Kaffee, zu spitzen Bruchstücken geschroteter Leinsamen oder Leinsamenbrot. Abbau des bei diesen Patienten überdurchschnittlich häufigen Übergewichts *(→ *Adipositas)*.

Harnableitung, suprapubische; Verweilkatheterbehandlung

Flüssigkeitsreiche Kost. Reichlich trinken lassen. Ziel: Harnausscheidung > 2 Liter/Tag. Evtl. die Aminosäure L-Methionin (Acimethin®) zur Harnsäuerung.

Harninkontinenz, senile

Ausreichende, aber keine übermäßige Zufuhr von Flüssigkeit. *Keine „Wasserstöße"!* Flüssigkeitsversorgung in häufigen, kleineren, gleichmäßig über den Tag verteilten Portionen. Individuell besonders diuresewirksame Getränke vermeiden (Ernährungsanamnese!). Vorsicht insbesondere mit Bier und kalten Erfrischungsgetränken. Zur Abendmahlzeit nichts mehr trinken lassen, keine Suppen, jedoch großzügig salzen (sofern keine Kochsalzrestriktion indiziert). Verzehr von Obst, Gemüse und Kartoffeln zweckmäßigerweise nur über Tage, nicht am Abend. Beseitigung eines allfälligen **Cobalaminmangels* und hyperglykämischer Entgleisungen bei **Diabetes mellitus*.

Harnverhaltung, akute

Limitierung der Flüssigkeitszufuhr in Höhe der Perspiratio insensibilis (maximal 750 ml H_2O/Tag; Zufuhr ausschließlich als „unsichtbares" Wasser in Form einer kochsalzfreien *Trockenkost●) bis zur Beseitigung der Störung. Zur Prophylaxe vgl. S. 320.

Harnwegsinfektionen, akute

Flüssigkeitsreiche Kost. Trinkmenge so bemessen, daß Harnvolumen von > 2,5 l/24 Std. resultiert. Trinkenlassen nach Möglichkeit auch nachtsüber. Im übrigen → *Pyelonephritis.

HARTNUP-Syndrom

*Eiweißreiche Kost● (> 1,0 g Protein/kg/Tag, davon etwa ⅔ tierischer Herkunft). Reichlich Vollkornerzeugnisse. Weizenkleie. Bei dermatologischer oder neurologisch-psychiatrischer Symptomatik zusätzlich *Niacin* medikamentös (50-200 mg/Tag).

HDL-Hypocholesterinämie, isolierte

Behandlungsziel: Anhebung pathologisch erniedrigter HDL-Cholesterinwerte auf wünschenswerte Höhe (♂ 30-65 mg/dl, ♀ 35-85 mg/dl). Gesamtcholesterin/HDL-Quotient < 4.5.

Praktisches Vorgehen: Ausgehend von *Hyperlipoproteinämie-Basisdiät● weitestmöglicher Ersatz von Fleisch und Fleischwaren aller Art durch entsprechende Menge Fisch unter Bevorzugung ω-3-polyensäurereicher Arten (Makrele, Lachs, Hering usw.; → *Eikosapentaensäure▲). Reichlich lecithinhaltige vegetabile Produkte (kaltgepreßte pflanzliche Öle, Soja, Hülsenfrüchte). Versuchsweise Zulage von Bierhefe (7-10 g/Tag) und von L-*Carnitin▲. Reichlich Ballaststoffe, speziell Pectine (Apfel, Birne, Beerenobst, Citrusfrüchte, Trockenfeigen, Karotten, Rüben), Pflanzengummi (Backpflaumen, Kirschen, Guarkernmehl), Pflanzenschleime (Leinsamen, Quitte), Haferkleie (Hafergrütze, Vollkornhaferflocken), Hülsenfrüchte. Vermeiden überhöhter (medikamentöser) Zinkzufuhr. Unerläßlich die konsequente dauerhafte Unterdrückung allfälliger Neigung zu *Hypertriglyceridämie* oder LDL-*Hypercholesterinämie* durch flexible Anpassung der Kost an die jeweilige Plasmalipidkonstellation. Extreme Fettrestriktion und maximale Anhebung des P/S-Quotienten (> 2,5) nach bisherigem Kenntnisstand (Übersicht: [276]) jedoch nicht empfehlenswert.

Hefe-Mykosen; Levurosen

Indikation: Manifeste Hefepilzinfektionen aller Art, speziell des Magendarmkanals, der Luftwege, des Urogenitalapparats und des Zentralnervensystems. Prävention bei schweren Infektionskrankheiten, bei Intensivbehandlung und bei onkologischen Erkrankungen (Cytostatica- und Strahlentherapie).

Praktisches Vorgehen: In Anpassung an die diätetischen Indikationen allfälliger Grundleiden *Anti-Pilz-Diät* nach H. RIETH [328]: Ballaststoffreiche, kohlenhydratreduzierte (< 150 g KH/Tag; vgl. **kohlenhydratarme Kost*●) **zuckerarme Kost*●. Weitestmöglicher Ausschluß jeglicher oralen Zuckerzufuhr (incl. Traubenzucker, Maltose, Fructose, Invertzucker, Milchzucker, vorsorglich auch Sorbit). Keine Feinmehlerzeugnisse. Kein Obst, keine Obstsäfte (außer ungezuckertem Zitronensaft). Reichlich Gemüse aller Art, möglichst auch als Rohkost, Kartoffeln, Kleie- und Weizenkeimzulagen (Frischkornbreie). Knäckebrot, Sauermilchen, Fleisch, Wurst, Fisch, Käse, zuckerfreie Getränke nach Belieben. Sicherstellung ausreichender Versorgung mit Vitamin C, erforderlichenfalls medikamentös. Bei **Diabetes* (Hyperglykämie, Glucosurie) Optimierung der Stoffwechseleinstellung. Abbau von Übergewicht (→ **Adipositas).* Beseitigung allfälliger sonstiger Ernährungsmängel.

Hemicolektomie, Zustand nach

Linksseitige Hemicolektomie, wenn Resektion nicht zu ausgedehnt, in der Regel ohne diätetische Konsequenzen. Rechtsseitige Hemicolektomie kann Kostanpassung notwendig werden lassen, wenn zugleich größerer Teil des Ileums reseziert wurde (→ **Kurzdarm-Syndrom).* Erhöhte Anfälligkeit für Durchfallsstörungen und enterale Infekte nach Colonteilresektion erfordert gelegentlich entsprechende Kostabwandlung (Einschränkung der Ballaststoffzufuhr, **Pectinkost*●-Zulage u. ä. → **Diarrhoe).*

Hemicranie-Syndrom; Migräne

An Anfallstagen: **Saftdiät●, *Obstdiät●, vegetabile Rohkost* oder beliebige sonstige „Entlastungskost" je nach individueller Neigung und Toleranz. Gelegentlich kupiert eine rechtzeitig genommene Portion starken Kaffees oder (mit aller Vorsicht zu empfehlen) ein doppelter Cognac den Anfall.

Prävention: Rolle von Ernährungsfaktoren bei der Auslösung von Migräneanfällen letztlich noch ungeklärt [299], Frage der Praktikabilität und Wirksamkeit einer von den häufigsten potentiellen Noxen befreiten Kost („oligoantigene" Diät; [104]) noch nicht sicher zu beurteilen. Sorgfältige Erfassung vom Patienten als Anfallsauslöser verdächtigter Nahrungsmittel jedoch in jedem Fall empfehlenswert (Ernährungsanamnese! Ernährungstagebuch führen lassen!), ihre strikte Ausschaltung in Einzelfällen hilfreich. Besonders häufig in diesem Zusammenhang genannte Produkte: Käse, Schokolade, Citrusfrüchte, Alkoholica, coffeinhaltige Getränke, Gewürzmischungen (jeweils bestimmte Sorten), ferner gepökelte und stark gesalzene Fleischwaren, Natriumglutamat, Tomatenketchup, Eier, Speiseeis. Versuchsweise **tyramin- und dopaminarme Kost●*. Eliminierung *gesicherter* nutritiver Allergene und Pseudoallergene *(→ *Nahrungsmittelallergie)*. Bekämpfung eventueller Neigung zu **Hypoglykämie* und arterieller Hypotension *(→ *Hypotonie-Syndrom)*. Neuerdings in der Diskussion: An ω-3-Fettsäuren reiche Kost *(→ *Makrelendiät●)* sowie Thiamin in Grammdosen oral; Erfahrungen bleiben abzuwarten.

Hepatische (portosystemische) Encephalopathie

Diätetisches Prinzip: „Austitrierung" der individuellen Proteintoleranz und Regelung der Proteinzufuhr dahingehend, daß neuropsychiatrische Störungen vermieden werden, der Eiweißbedarf des Körpers jedoch ausreichend gedeckt wird. Ausschaltung potentiell encephalopathiebegünstigender Ernährungsfaktoren. Ziel: Plasmaammoniak < 60 µmol/l (♂) bzw. < 50 µmol/l (♀).

Praktisches Vorgehen: Eiweißfreie oder **eiweißarme Kost●* (je nach Krankheitsschwere 10-30 g Protein/Tag, auf alle Mahlzeiten des Tages verteilt) unter voller Deckung des Bedarfs an Energie (35-40 kcal = 150-170 kJ/kg/Tag) und nichtproteinogenen essentiellen Nährstoffen (Vitamine, Mineralstoffe, Spurenelemente) bis zum Schwinden der klinischen Encephalopathiesymptome. Sodann vorsichtige stufenweise Steigerung der Proteinzufuhr in 5-10tägigen Abständen, bis optimale Menge

(0,8 g/kg/Tag; Erwachsene) *oder* nicht überschreitbare niedrigere Toleranzgrenze erreicht (Kriterium: Klinisches Bild incl. neuropsychiatrischem Befund, Schriftprobe, erneut ansteigender Plasmaammoniakspiegel). Zur Verhütung eines Eiweißmangels erforderliche und auf Dauer unbedingt anzustrebende Mindestmenge: 50 g Protein/Tag (> 0,5 g/kg Körpergewicht, Erwachsene). Zu prüfende *weitere Maßnahmen,* falls Eiweißversorgung in dieser Höhe aufgrund herabgesetzter Toleranz allein mit konventionellen Eiweißträgern, d. h. vorwiegend mit Fleisch und Fleischwaren, nicht dauerhaft realisierbar: *1.* Einsatz *besser tolerabler Proteinträger;* Ersatz von Fleisch, Fleischwaren und Ei durch NH_3-arme Milchprodukte und proteinreiche Vegetabilien. Verträglichkeit für Encephalopathiepatienten nimmt zu in der Reihenfolge Fleisch- (= Eier-) < Fisch- < Milch- < Pflanzeneiweiß. **Lactovegetabile Kost●* (unter Ausschluß scharfer Käsesorten s. u.) kann Proteintoleranz wesentlich verbessern. *2.* Zulage von *verzweigtkettigen Aminosäuren* (ca. 0.25 g/kg/Tag; z. B. Bramin-hepa®, Falkamin®-Pellets, Lactostrict® spezial) oder teilweiser Ersatz des Nahrungsproteins durch mit verzweigtkettigen Aminosäuren angereicherte („leberadaptierte") Proteingemische (Falkamin®-Pulver, Lactostrict®, Fresubin® hepa)[1]. *3.* Zulage von *Bifidum-Milch* (Präparat Eugalan® forte, in Form von Milchmischgetränken o. ä.). *4.* Zulage von **Lactulose*▲ (30–150 g/Tag, individuelle Dosierung; Dosis angemessen, wenn 2–3mal täglich Entleerung eines weichen Stuhls). *5.* Ausschaltung von Nahrungsmitteln mit hohem Gehalt an *präformiertem Ammoniak:* Aromareiche („scharfe") Käsesorten, Salamiwurst, Ketchup, Mayonnaise, Gelatine [340]; Relevanz dieser Empfehlung noch nicht gesichert.

Zusätzlich zu beachten: Konsequentes *Vermeiden überhöhter Eiweißzufuhr* (> 0,8 g/kg/Tag), insbesondere in Form von Fleisch und Fleischwaren. **Ballaststoffreiche Kost●*. Verhütung bzw. Beseitigung von **Obstipation, *Hypokaliämie* und **Dehydratation. Absolute Alkoholkarenz!* Im übrigen → **Lebercirrhose.*

Hepatische Encephalopathie Stadium III und IV (ausreichende orale Ernährung nicht mehr möglich) → **Leberinsuffizienz; akutes Leberversagen.*

---

[1] Vergleichbare Präparate des USA-Marktes: Hepatic-Aid® II Instant Drink (Fa. Kendall McGraw Laborat. Irvine/California), Travasorb® Hepatic Diet (Fa. Baxter Healthcare Corp. Deerfield/Illinois).

Hepatitis

Akute Hepatitis

Leichte Verlaufsformen: Flüssigkeitsreiche, obstangereicherte **leichte Vollkost●*, angesichts der nicht seltenen Fleisch- und Fettaversion dieser Patienten anfangs zweckmäßigerweise überwiegend ovolactovegetabil und nicht zu fettreich (50-60 g Fett/Tag) zu gestalten. Ausschaltung individuell unverträglicher Nahrungsmittel. Alkoholkarenz.

Schwere Verlaufsformen: Solange Möglichkeit eines ungünstigen Verlaufes nicht auszuschließen (drohende Entwicklung zur **Leberinsuffizienz*): Calorisch nicht zu knappe (> 20-25 kcal = 85-100 kJ/kg/Tag), lactovegetabile, eiweißarme (< 0,5 g Protein/kg/Tag), fettreduzierte (30-50 g Fett/Tag), kohlenhydrat-, vitamin- und flüssigkeitsreiche, im übrigen weitgehend individuell wunschgerecht zu variierende **leichtverdauliche Kost●* (auch als **flüssig-breiige Kost●* oder leberadaptierte **nährstoffdefinierte Formeldiät●*) in häufigen kleinen Mahlzeiten. Nutzung aller mit dem Kostprinzip vereinbaren Möglichkeiten zur Verbesserung des darniederliegenden Appetits *(→ *Appetitlosigkeit).* Erforderlichenfalls (unbeeinflußbare Inappetenz, Übelkeit, Erbrechen) adjuvante leberadaptierte **Sondenkost●* (z. B. Fresubin® hepa) oder **parenterale Ernährung●* [221]. Bei Ödemneigung Kochsalzrestriktion *(→ *natriumarme Kost●),* bei Cholestase mit **Steatorrhoe* Fettaustausch mit **MCT-Fetten▲* und parenterale Substitution fettlöslicher Vitamine (A, D, E, K; → **cholestatische Syndrome*). Bei Plasmaammoniakanstieg und Auftreten encephalopathischer Symptome weitergehende Proteinrestriktion und Lactulosegabe *(→ *hepatische Encephalopathie, *Leberinsuffizienz).* Der Wert einer therapeutischen Hyperalimentation in Fällen ohne vorbestehende Mangelernährung ist zweifelhaft.

Mit eintretender Besserung toleranzangepaßte schrittweise Kosterweiterung zu nunmehr eiweißreicherer (bis 1 g Protein/kg/Tag), normal fetthaltiger (bis 30% der Energiezufuhr), im Energie- und übrigen Nährstoffgehalt bedarfsgerechter **leichter Vollkost●* unter weiterhin sorgfältigem Ausschluß individuell unverträglicher Nahrungsmittel. Kein zu früher Übergang auf **Vollkost●*. Alkoholkarenz weiter für mindestens ½ Jahr.

Alkoholhepatitis

Diätetisches Vorgehen folgt, je nach Schwere der Krankheitserscheinungen, den gleichen Grundsätzen wie vorstehend bei Virushepatitis. Ausgleich des häufig zugleich bestehenden **B-Vitaminmangels* (incl. Folsäure!), in den ersten Wochen zweckmäßigerweise auf medikamentösem Wege. Wichtigste Maßnahme der dauerhafte völlige Alkoholentzug *(→ *Alkoholismus).*

Chronische Hepatitis (alle Formen), Posthepatitissyndrome
Sicherstellung bedarfsgerechter Nährstoff-, Energie- und Ballaststoffversorgung in toleranzgerechter Form, zumeist möglich in Form von **leichter Vollkost* ● oder **Vollkost* ● unter Ausschaltung individuell unverträglicher Nahrungsbestandteile. Richtwert für die Eiweiß- und Fettzufuhr die Empfehlungen für die Ernährung des Gesunden (S. 61f.). **Lactovegetabile Kost* ● wird häufig besser toleriert als übliche Fleischkost. *Alkoholkarenz,* solange irgendwelche hepatischen Störungen objektivierbar oder hepatogene Nahrungsmittelintoleranzen fortbestehen. Symptombezogene Maßnahmen bei chronisch aggressiver Hepatitis → **Lebercirrhose.*
 Klinisch gesunde HBsAG-Träger: Bedarfsgerechte **Vollkost* ●. Vorsorglich Einschränkung des Alkoholgenusses, besser zunächst völlige Alkoholkarenz, bis zur Klärung der Situation.

Hepatorenales Syndrom, drohendes (Niereninsuffizienz bei dekompensierter Lebercirrhose)

Flüssigkeitsrestriktion (beginnend mit 500-800 ml/Tag) unter strenger Bilanzierung (tägliche Harnmengen- und Körpergewichtskontrolle; Ziel: Negativierung der Bilanz). Streng **natriumarme Kost* ● (auch bei *Verdünnungs-*Hyponatriämie,* weitere Details siehe dort!). **Eiweißarme Kost* ● (< 0,5 g Protein/kg/Tag, proteinselektiv; Einzelheiten →*chronische *Niereninsuffizienz; akutes *Nierenversagen).* Bei Hypokaliämie *vorsichtige* Kaliumsubstitution. Im übrigen → **Ascites, *Lebercirrhose, *hepatische Encephalopathie.*

Herzchirurgie

Präoperativ (elektive Eingriffe): Beseitigung vorbestehender Fehlernährungszustände *(protein-calorische *Unterernährung,* stärkere **Adipositas, *Hyperlipoproteinämien).*
 Postoperativ: Vordringlich die Substitution defizitärer Elektrolyte (Kalium!). **Parenterale Ernährung* ● : Kohlenhydrate (Glucose, Nichtglucose-KH) 2-6 g/kg/Tag, Aminosäuren 1-1,5 g/kg/Tag, Fett (ab 4.-5. Tag postoperativ) 1-2 g/kg/Tag, Flüssigkeit zunächst weitestmöglich restriktiv, erst ab 3.-4. Tag 30-40 ml/kg/Tag. In Erprobung: Akute parenterale Hyperalimentation mit Glucose und hochdosiertem Insulin präoperativ und postoperativ für 1½-2 Tage ([369], [263]). Nach unkomplizierten leichteren Eingriffen ab 1.-2. postoperativem Tag enterale **Sondenernährung* ● (Nährstoffverteilung s.o.). Frühestmöglich oraler

Kostaufbau (*Flüssigkost●, *flüssig-breiige Kost●, *leichte Vollkost● usw.). Flexible Handhabung von Nährstoffkalkulation und Steigerung der Zufuhr je nach Lage des Einzelfalls. Empfehlungen für *Natriumrestriktion:* 20-50 mmol Na/Tag (Kinder: 1-3 mmol/100 kcal) nach größeren und komplizierteren kardiologischen Eingriffen, 100 mmol Na/Tag (Kinder: 4 mmol/100 kcal) nach Operation einfacherer Herzfehler (Vorhofseptumdefekt, isolierte Pulmonalstenose) und coronarer Bypassoperation. Dauer der Natriumrestriktion je nach Herzfunktion und Blutdruck.
Nach Eingriffen bei coronarer Herzkrankheit: Weitere konsequente Einhaltung einer Coronarpräventivkost (→ *coronare Herzkrankheit) ist unerläßlich!

Herzinfarkt

Akutphase (1. Woche): Calorisch knappe (800-1000 kcal = ca. 3350-4200 kJ/Tag) leichtverdauliche Kost in häufigen kleinen Mahlzeiten (*Flüssigkost●, *nährstoffdefinierte Formeldiät● als Trinknahrung, *flüssig-breiige Kost●, modifizierte *Reis-Obst-Diät● o. ä.). Gesamtflüssigkeitszufuhr 1,5-2,0 Liter. Vorsorglich zunächst Natriumrestriktion (50-100 mmol Na/Tag; → *natriumarme Kost●) und reichlich Kalium (> 1 mmol K/kg/Tag). In der Erprobung stehende *Zusatz*maßnahme [369]: Adjuvante parenterale Ernährung (200 g Glucose, 40 mmol Kaliumlactat, 20 mmol Glucose-1-phosphat, 50 g Aminosäuren mit 50 g Xylit in 1000 ml Lösung/24 Std.); weitere Bewährung bleibt abzuwarten.

Intermediärphase (2.-3. Woche): *Leichte Vollkost● in fettmodifizierter Abwandlung (vgl. *cholesterinreduzierende Kost●) von ca. 2000 kcal = 8400 kJ/Tag. Natriumrestriktion nur bei fortbestehender *Herzinsuffizienz* oder *arterieller *Hypertonie.* Für problemlose Defäkation ausreichende Ballaststoffzufuhr (vgl. *ballaststoffreiche Kost●), jedoch unter Vermeiden von Hülsenfrüchten und blähenden Gemüsen. Noch keine coffeinhaltigen Getränke.

Rehabilitationsphase (ab 4. Woche): Übergang auf Coronarpräventivkost (→ *coronare Herzkrankheit) unter besonderer Beachtung der möglicherweise indizierten symptombezogenen Maßnahmen (*Herzinsuffizienz, arterielle *Hypertonie, tachycarde *Herzrhythmusstörungen, *Adipositas usw.). Zur Herabsetzung der Restenosierungsrate nach Coronarangioplastie Kostanreicherung mit ω-3-Polyensäuren (ca. 3 g *Eikosapentaensäure▲ + Dokosahexaensäure/Tag [79]; vgl. *Makrelendiät●).

Herzinsuffizienz

Behandlungsprinzip: Negativierung der Natrium- und Flüssigkeitsbilanz. Beseitigung bestehender Fehlernährungszustände. Ausgleich diureticabedingter Nährstoffdefizite (→ *Arzneimitteltherapie: Diuretica).

Praktisches Vorgehen: *Natriumarme Kost●, flüssigkeitslimitiert, kaliumreich (> 6 g = 150 mmol Kalium/Tag), magnesiumreich (> 400 mg/ Tag), B- und C-vitaminreich, erforderlichenfalls (Stauungsgastritis, *Meteorismus) schonkostgerecht abgewandelt (→ *leichte Vollkost●), in häufigen kleinen Mahlzeiten. Grad der Natriumrestriktion (100, 50 oder 20 mmol Na/Tag) je nach Krankheitsschwere und diätetischer Praktikabilität im Einzelfall (stationär meist besser als ambulant). Natriumarme Schalttage (*Saftdiät●, *Obstdiät●, *Reis-Obst-Diät●, *Mixfasten● u. ä.) 1-2mal wöchentlich können hilfreich sein. Flüssigkeitslimitierung empfehlenswert auf zunächst etwa 1500 ml/Tag (Trinkmenge maximal 0,5 ml pro kcal Nahrungsaufnahme), bei Verdünnungshyponatriämie strenger (500-800 ml Flüssigkeit/Tag). Bei Neigung zu nächtlichem Asthma cardiale ab spätem Nachmittag nichts mehr trinken lassen. *Je strenger die Natriumrestriktion (und je effektiver die natriuretische Medikation), um so liberaler kann im allgemeinen die Flüssigkeitszufuhr gehandhabt werden* (Ausnahme: *Verdünnungs-*Hyponatriämie!*). Grenzen für tägliche Natrium- und Flüssigkeitszufuhr bei *parenteraler Ernährung● oder sonstiger Indikation zur Infusionstherapie [369]: *1.* Rekompensierte Herzinsuffizienz: 50 mmol Natrium, 30 ml Flüssigkeit/kg (1500-2000 ml); *2.* Herzinsuffizienz mit *Ödemen:* 20 mmol Natrium, 15-20 ml Flüssigkeit/kg (1000-1500 ml); *3.* Herzinsuffizienz mit *Verdünnungs-*Hyponatriämie:* Kein Natrium, 10-15 ml Flüssigkeit/kg/Tag (500-1000 ml).

Weitere Maßnahmen: Abbau bestehenden Übergewichts (→ *Adipositas). Beseitigung sonstiger, insbesondere in schweren und chronifizierten Fällen nicht ganz seltener Fehlernährungszustände: **Protein-calorische *Unterernährung** („kardiale Kachexie", begünstigt durch erhöhten Energieumsatz), Vitaminmangel, Ballaststoffmangel (Ernährungsanamnese!). Überwachung des Kaliumhaushalts. Gewichtskontrolle.

Herzrhythmusstörungen, tachykarde; Extrasystolie

Ausschaltung potentiell arrhythmogener Ernährungsfaktoren: *1.* Beseitigung nutritiv beeinflußbarer Elektrolytimbalancen: → *Hypokaliämie, *Hyperkaliämie, *Hypocalcämie, *Hypomagnesiämie, Kochsalzverarmung (*Hyponatriämie, *Hypochlorämie). *2.* Zurückhaltung mit coffeinhaltigen Getränken (Bohnenkaffee, schwarzer Tee, Colagetränke), Prüfung der individuellen Verträglichkeit und ggf. Karenz. *3.* Ausschaltung eines zu hohen Alkoholkonsums (speziell bei Neigung zu paroxysmalem Vorhofflimmern). *4.* Vermeiden blähender Produkte (→ **Meteorismus).* *5.* Keine zu opulenten Mahlzeiten (→ **ROEMHELD-Syndrom).* *6.* Abbau von Übergewicht (→ **Adipositas).* *7.* Beseitigung chronischer **habitueller** **Obstipation.* *8.* Bei chronischem Vorhofflimmern zu erwägen: Herabsetzung des Thromboembolierisikos durch entsprechende Kostgestaltung (→ **Thromboseprävention).* *9.* Nach Kardioversion zu beachten: Möglicherweise korrekturbedürftige **Hypokaliämie.*

HHH-Syndrom (Hyperornithinämie, Hyperammoniämie, Homocitrullinurie)

*Eiweißarme Kost● bei im übrigen altersstufengerecht normaler Nährstoff- und Energiezufuhr. Austesten der individuell noch tolerablen, normales Gedeihen ermöglichenden Proteinmindestmenge. Meist Verbesserung der Toleranz mit dem Heranwachsen. Bei erwachsenen Kranken kann in Einzelfällen allein das Vermeiden stoßweiser reichlicher Eiweißzufuhr (zu großer Fleischportionen) ausreichend sein. Frage der Zweckmäßigkeit langfristiger zusätzlicher Ornithin-, Citrullin- oder Argininsupplementierung noch nicht sicher zu beurteilen ([132], [413]).

Hiatushernie

Bei Refluxbeschwerden ballaststoffangereicherte, im Fettgehalt auf die Empfehlungen für die Ernährung des Gesunden (30% der Energiezufuhr) begrenzte **leichte Vollkost*● mit weitestmöglicher Einschränkung von Säurelockern und sauren Kostbestandteilen, insbesondere Röstprodukten aller Art, scharfen Gewürzen, Bohnenkaffee (auch coffeinfrei), Colagetränken, Süßigkeiten, Alkohol und sauren Säften. Häufige kleine Mahlzeiten. Mittagsruhe frühestens ½ Stunde nach dem Essen. Zur Verringerung der häufigen nächtlichen Beschwerden *kleine* Abendmahlzeit, fettarm, eiweißreich, spätestens 3 Stunden vor dem Zubettgehen. Abbau von Übergewicht (→ **Adipositas).* Beseitigung von **Meteorismus* und *habitueller *Obstipation.* Weitere Details → **Refluxoesophagitis*

Hirn- und Rückenmarkserkrankungen, degenerative

Nach jeweiliger Ernährungsanamnese individuell zu planende, im Energie- und Nährstoffgehalt bedarfsgerechte Kost zur Korrektur der bei diesen Kranken häufigen Fehlernährung: *Protein-calorische *Unterernährung*, Vitaminmangel, Calciummangel, **Eisenmangel*, Ballaststoffmangel, bei bestehender **Immobilität* nicht selten auch **Adipositas, *Hypertriglyceridämie, *Hypercholesterinämie*. Vgl. **Decubitus*.

Histidinämie

Notwendigkeit einer histidinarmen Diät (Säuglinge: < 25 mg Histidin/kg/Tag; Präparate Maizena H-AM 1, H-AM 2 oder Milupa Hist 1, Hist 2) wird von der Mehrzahl der Sachkenner bezweifelt. Empfehlenswert jedoch das Vermeiden überhöhten Eiweißkonsums. Darüber hinausgehende Kostempfehlungen, auch für Schwangere mit Histidinämie, vorerst nicht möglich.

Hitzekollaps

Trinkenlassen nach Belieben (Obstsaft, Limonade, Colagetränke, Mineralwasser), möglichst zugleich mit Zufuhr von Kochsalz. Bei Schockzeichen 5%ige Glucose- und 0,9%ige Kochsalzlösung zu gleichen Teilen parenteral. Weiter erforderliche Flüssigkeits- und Elektrolytsubstitution je nach Exsiccoseform; saloprive Form → *hypotone *Dehydratation*, hydroprive Form → *hypertone *Dehydratation*.

Diätetische **Prävention** bei Hitzearbeit und Aufenthalt in heißem Klima: Ausreichende Flüssigkeits- und Kochsalzzufuhr, **kaliumreiche Kost* ●, Zurückhaltung im Alkoholkonsum. Flüssigkeitsbedarf bei körperlicher Aktivität in Hundstagshitze kann 3–5 Liter pro Tag und mehr betragen (Kriterium bedarfsgerechter Versorgung: Der Urin behält seine normal helle Farbe).

Hochgebirgsadaptationssyndrom (sog. Höhenkrankheit; acute mountain sickness)

Leichtverdauliche, flüssigkeitsangereicherte, kohlenhydratreiche, fettreduzierte Kost (Kohlenhydrate 65–70%, Fett 20% der Energiezufuhr). Ausgleich des meist begleitenden Flüssigkeits- und Elektrolytdefizits durch frühzeitige Verabfolgung geeigneter Rehydratationslösungen (Elotrans®, Normolytoral® u. ä. oder improvisierte entsprechende Ersatzgetränke; vgl. S. 167). Symptombezogene Maßnahmen → *Dehydratation, *Appetitlosigkeit.

Homocystinurie

1. Cystathionin-β-synthetase-Mangel: Zweckmäßig zunächst Prüfung auf Pyridoxin-(Vitamin B_6-)Abhängigkeit durch bis zu hohen Dosen (1500 mg/Tag) ansteigende Pyridoxinmedikation über etwa 2–3 Monate.
a. Pyridoxinabhängige Form: Hochdosierte Pyridoxingaben unter „Austitrierung" der in weitem Rahmen variierenden individuell benötigten Menge (160–1200 mg, Säuglinge bis 500 mg/Tag). Zusätzlich Folsäure (15 mg/Tag). Limitierung der Eiweißzufuhr in Höhe der Empfehlungen für die Ernährung Gesunder der entsprechenden Altersstufe. Häufige kleine Mahlzeiten.
b. Pyridoxinunabhängige Form: Reduktion der Methioninzufuhr auf die eben lebensnotwendige Menge unter gleichzeitiger Anreicherung mit L-Cystin (150–200 mg/kg/Tag), Cholin (ersatzweise Betain) und Folsäure (15 mg/Tag). Ausgehend von einem methioninfreien, cystin- und cholinangereicherten Aminosäurengemisch (Maizena M-AM 1, M-AM 2, Milupa HOM 1, HOM 2) Methioninzulage (10–40 mg/kg/Tag) in Form der natürlichen Proteine eines sorgfältig zu bemessenden Quantums an Milchnahrung (Säuglinge) bzw. geeigneten eiweißarmen sonstigen Lebensmitteln (ab 2. Lebensjahr). Methioninzufuhr ist dabei so zu steuern, daß Methioninblutspiegel im normalen Bereich verbleibt ($<0{,}04$ µmol/ml), Homocystinausscheidung weitgehend verschwindet, andrerseits Gedeihen und Vitalität nicht beeinträchtigt werden (→ *methioninarme Kost●).
c. Partiell pyridoxinabhängige Form: Hochdosierte Pyridoxinsupplementierung s. o.. Zusätzlich je nach Schwere der verbleibenden Reststörung (Hypermethioninämie, Homocystinausscheidung) altersstufengerechte *eiweißarme Kost●* oder toleranzangepaßte weitergehende Restriktion der Methioninzufuhr (wie vorstehend).
Bei allen Formen eines Cystathionin-β-synthetase-Mangels sind die genannten Ernährungsmaßnahmen wahrscheinlich **lebenslang beizubehalten**.
2. 5,10-Methylentetrahydrofolatreductase-Mangel: Folinsäure (Leucovorin, aktive Form der Folsäure) 60 mg/Tag oral.
3. 5-Methyltetrahydrofolat-homocysteinmethyltransferase-Mangel: Versuchsweise Vitamin B_{12} parenteral (→ *Cobalaminmangel)* und Folsäure (15 mg/Tag) oral. Gesicherte Empfehlungen noch nicht möglich.

5-Hydroxyindolessigsäurebestimmung im Urin

Während der Urinsammelphase und der 2 vorangehenden Tage Ausschaltung aller serotoninreichen Vegetabilien aus der Kost (Walnüsse, Banane, Ananas, Mirabelle, Zwetsche, Stachelbeeren, Johannisbeeren, Tomate, Melone, Passionsfrucht, Avocado, Kiwi, Aubergine und entsprechende Säfte). Vermeiden von Eiweißexcessen (<250 g Protein/Tag).

3-Hydroxy-3-methylglutaracidurie; 3-Hydroxy-3-methylglutaryl-CoA-lyase-Mangel

Nach Beseitigung von Hypoglykämie und Acidose versuchsweise altersstufengerechte *eiweißarme Kost*● oder *leucinreduzierte Kost* (Basis Präparat LEU-AM 1, LEU-AM 2, Fa. Maizena). Weitere Erfahrungen bleiben abzuwarten.

Hydroxyprolinämie

Eiweißarme Kost und hydroxyprolinfreie Kost wirkungslos. Versuchsweise zu empfehlen: Zulage der nichtessentiellen Aminosäure Glycin (Glykokoll). Weitere Erfahrungen bleiben abzuwarten.

Hydroxyprolinbestimmung im Urin

Während der Urinsammelperiode und der 2 vorangehenden Tage *kollagenarme (hydroxyprolinarme) Kost:* Völlige Ausschaltung aller Arten von Fleisch (auch Fisch und Geflügel), Fleischwaren, Fleischprodukten (Fleischbrühe, Knochenbrühe, Suppenwürze u. ä.) und gelatinehaltigen Erzeugnissen (Gelees, Aspik, Sülze, Gelatinezuckerwaren). *Zu beachten:* Gelatinezusatz bei vielen Lebensmitteln nicht ohne weiteres zu erkennen (Saucen, Marmeladen, Fruchtjoghurt, Speiseeis, Cremegebäck, Süßigkeiten). Zu erwägende Alternative: Gelatinefreie Formuladiät.

Hyperacidität; Superacidität; Hyperchlorhydrie

Ausgehend von bedarfsgerechter *leichter Vollkost*● oder indizierter spezieller Diätkost Einschränkung oder Ausschaltung der bekanntermaßen stärksten „Säurelocker", insbesondere Röststoffe aller Art, scharf gebratenes oder geröstetes Fleisch, hocherhitztes (gebratenes, gebackenes) Fett, ferner Fleischbrühe, scharfe Gewürze, stark gezuckerte Zubereitungen und Süßwaren, coffeinhaltige, kohlensäurehaltige und alkoholische Getränke. Vermeiden überhöhten Fleischkonsums. „Es dient weder der Kostendämpfung noch ist es sinnvoll, z. B. H_2-Blocker zur Minderung der Säuresekretion zu verordnen und gleichzeitig eine hohe Säuresekretion durch (übermäßig) eiweißreiche Kost auszulösen" (H.-J. HOLTMEIER [189]). Am besten bekömmlich erfahrungsgemäß eine *ballaststoffreiche ovolactovegetabile Kost.* Hilfreich gelegentlich ein Glas (0,15–0,2 l) frisch gepreßten Kartoffelrohsafts vor den Hauptmahlzeiten. Im übrigen vgl. **Ulcuskrankheit, chronische *Gastritis.*

Hyper-β-alaninämie

Versuchsweise hochdosiertes Vitamin B_6 (Pyridoxin). Weitere Empfehlungen vorerst nicht möglich.

Hyperaldosteronismus, primärer; CONN-Syndrom

Präoperativ und bei Inoperabilität: **Natriumarme Kost* ● (<50 mmol = 1,2 g Na/Tag), kaliumreich (>6 g = 150 mmol K/Tag; meist zusätzliche medikamentöse Supplementierung erforderlich) und magnesiumreich (>400 mg Mg/Tag) zu gestalten. Anfangs Flüssigkeitslimitierung je nach Schwere der zunächst bestehenden *hypertonen *Hyperhydratation,* im weiteren Verlauf Flüssigkeitszufuhr harnmengengerecht (Harnmenge des Vortags plus 500–750 ml).

Hyperammoniämie infolge hereditärer Stoffwechselstörungen
(Harnstoffcyclusenzymopathien, Organoacidämien usw.).

Akute Phase: Hochcalorische (>100 kcal = 420 kJ/kg/Tag) eiweiß- und aminosäurenfreie Ernährung, je nach Lage des Einzelfalls parenteral (Elektrolyte, Glucose, ggf. mit Alt-Insulin) oder oral-enteral (Elektrolyte, Glucose, Maltodextrin, Sonnenblumenöl, Vitamine), *auch bei noch ungeklärtem Grundleiden* unverzüglich einzuleiten, wenn Plasmaammoniak 200 μmol/l überschreitet *oder* Bewußtseinsstörung besteht. Zusätzlich L-Arginin (1–4 mmol/kg/Tag i. v. bis zur Normalisierung des Plasmaargininwertes, außer bei **Hyperargininämie*), Natriumbenzoat (250–500 mg/kg/Tag i. v., außer bei schwerer Leberschädigung und bei Organoacidurien), ferner evtl. **L-*Carnitin**▲ (150 mg/kg/Tag), jeweils baldmöglichst auch peroral zu geben. Mit fortschreitendem Absinken des Plasmaammoniakspiegels (spätestens jedoch binnen 3–5 Tagen) Beginn mit schrittweise steigender Zufuhr einer geeigneten speziellen Aminosäurenmischung (bis 0,5 g/kg/Tag, Präparat Milupa UCD 1, UCD 2), ensprechender Ketoanaloge oder (in leichteren Fällen) natürlichen Proteins (zunächst bis ca. 0,7 g/kg/Tag) unter fortgesetzter Kontrolle des Plasma-NH_3-Spiegels (Details: [37$_b$]).

Langzeiternährung: **Eiweißarme Kost*●, im Energie- und Nährstoffgehalt altersstufenentsprechend bedarfsgerecht zu kalkulieren. Proteinrestriktion je nach Lebensalter und Schwere der metabolischen Störung. Ziel: Normalisierung des Plasmaammoniaks ohne Unterschreiten des Proteinbedarfsminimums. Erforderlichenfalls zusätzlich weiter Aminosäurengemische, Ketoanaloge, L-Arginin, Natriumbenzoat und L-Carnitin (s. o.). Lactulose peroral. Bei langdauernder Benzoatzufuhr Supplementierung von Folsäure und Pyridoxin. Kostgestaltung im übrigen je nach Grundleiden ([17, 16]).

Hyperargininämie; Arginasemangel

Argininfreies, cystin- und tyrosinangereichertes spezielles Aminosäurengemisch (Präparat Milupa UCD 1, UCD 2; 2 g/kg/Tag) als zunächst einzige Aminosäurenquelle für einige Wochen bis Monate. Schrittweiser Übergang auf altersstufengerechte **eiweißarme Kost*●. Weitere Kostdetails (z. B. Verwendung von Ketoanalogen essentieller Aminosäuren) noch Gegenstand der Diskussion (Übersicht: [422]). → **Hyperammoniämie.*

Hypercalcämie, absorptive

Behandlungsziel: Serumcalcium <2,7 mmol/l (<5,4 mval/l). **Calciumarme Kost*● (<200 mg Ca/Tag), ballaststoffreich (>60 g Ballaststoffe/Tag), flüssigkeitsreich (Ziel: Harnmenge >2,5 l/Tag) sowie kochsalz-, kalium- und magnesiumreich (>15 g NaCl; >100 mmol=4 g Kalium; >400 mg Mg/Tag). Vermeiden besonders D-vitaminreicher Lebensmittel (fetter Fisch, Leber, vitaminangereicherte Margarine, Eigelb, Lebertran), Supplementierung von Natriumcellulosephosphat (15 g/Tag, Präparat Calcisorb®) und Phytinsäure je nach Lage des Einzelfalls. Zweckmäßigkeit einer Phosphatanreicherung im Hinblick auf mögliches Risiko umstritten. Übrige Kostgestaltung entsprechend dem jeweiligen Grundleiden.

Hypercalcämie-Syndrom, hypercalcämische Krise: Kochsalz- und flüssigkeitsreiche Kost (Voraussetzung: Ausreichende Belastbarkeit von Kreislauf und Nieren). Maximal mögliche Trinkmenge (>3 Liter/Tag). Hochdosierte parenterale Flüssigkeits- und Kochsalzzufuhr (3-6 Liter 0,9%iger NaCl-Lösung/Tag). Beseitigung der meist bestehenden *Dehydratation* und allfälliger Elektrolytdefizite (Natrium, Kalium, Magnesium) vor Einleitung einer forcierten Diurese. Streng *calciumarme Kost●* nur sinnvoll in Fällen, in denen erhöhte intestinale Calcium- und D-Vitaminresorption pathogenetisch am Krankheitsgeschehen wesentlich beteiligt (Sarkoidose, D-Hypervitaminose), ebenso alle Maßnahmen zur Herabsetzung der Calciumresorption (Anreicherung mit Ballaststoffen, Natriumcellulosephosphat, Phytinsäure). Kostgestaltung im übrigen je nach Grundleiden. Symptombezogene Maßnahmen → **Appetitlosigkeit, *Übelkeit, gehäuftes *Erbrechen.*

Hypercalciurie, idiopathische

Behandlungsziel: Herabsetzung der renalen Calciumausscheidung auf <300 mg (7,5 mmol)/24 Std.. *Diätetisch beeinflußbar praktisch nur die intestinale („absorptive") Form der Hypercalciurie: *Calciumarme Kost●* (<400 mg Ca/Tag), natrium*arm* (<100 mmol Na = 2,4 g Na/Tag; → **natriumarme Kost●*), flüssigkeitsreich (Ziel: Harnmenge >2,5 l/Tag) sowie kalium- und magnesiumreich zu gestalten (>100 mmol = 4 g Kalium/Tag; >400 mg Mg/Tag). Vermeiden besonders D-vitaminreicher Lebensmittel. Reichlich Ballaststoffe (>60 g/Tag, → **ballaststoffreiche Kost●*), fallweise auch medikamentöse Zulage von Natriumcellulosephosphat (15 g/Tag, Präparat Calcisorb®, Na-Gehalt beachten!) oder Phytinsäure. Ausschaltung überhöhten Fleischkonsums, Begrenzung der Proteinzufuhr auf Höhe der Empfehlungen für die Ernährung des Gesunden (0,8 g Protein/kg/Tag, Erwachsene). Vermeiden übermäßiger Zuckerzufuhr (zuckerhaltige Getränke!), Zuckerlimitierung auf maximal 10% der Energiezufuhr (<25 g/1000 kcal). Abbau von **Adipositas.* Überwachung des Calciumhaushalts. Die Immobilisationshypercalciurie ist keine Indikation für diätetische Calciumrestriktion ([390]; → **Immobilität*). Vgl. **Nephrolithiasis.*

Idiopathische Hypercalciurie im Kindesalter: Altersstufenangepaßtes prinzipiell gleiches diätetisches Vorgehen wie bei Hypercalciurie im Erwachsenenalter, jedoch vorsichtigere Calciumrestriktion, um Negativierung der Calciumbilanz zu vermeiden (Überwachung des Calciumhaushalts!).

Screening auf Hypercalciurie: Auf Calciumgehalt von 1000 mg/Tag

(Erwachsene) bzw. altersstufenentsprechend reduzierten Wert (Kinder) standardisierte Kost ab 3.–5. Tag vor Untersuchungsbeginn (→ *Calciumbilanzanalysen).

Hyperchlorämie

Behandlungsziel: Plasmachlorid < 110 mmol/l. Abbruch allfälliger übermäßiger Kochsalzzufuhr. Übergang zu flüssigkeitsreicher, kochsalz- und kalium*chlorid*armer Ernährung (vgl. *natriumarme Kost●). Keine kalium*chlorid*haltigen Kochsalzersatzpräparate! Beseitigung meist begleitender *hypertoner* *Dehydratation und *Hypokaliämie unter Verwendung chloridarmer (acetat-, lactat-, malathaltiger) hypotoner (auch Natrium enthaltender) Gesamtelektrolyt- und Glucoselösungen. Orale Kaliumsupplementierung in Form von Obst, Obstsäften, Gemüsesäften, chloridfreien Kaliumbrausegetränken (Kalinor® u. ä.).

Hypercholesterinämie

Behandlungsziel: Verringerung des Gesamtcholesterins im Blutserum auf < 200 mg/dl (LDL-Cholesterin < 140 mg/dl), bei unter 30-Jährigen auf < 180 mg/dl, bei über 65-Jährigen auf < 240 mg/dl. Gesamtcholesterin/HDL-Quotient < 4,5.

Diätetisches Prinzip: Energiekontrollierte, fettreduzierte, fettmodifizierte, cholesterinarme, ballaststoffreiche Kost. Ermöglicht bei konsequenter Einhaltung in den meisten Fällen als alleinige Maßnahme Normalisierung der Cholesterinwerte. *Keine lipidsenkende Medikation ohne vorausgegangenen mehrmonatigen Versuch einer Beseitigung der Hypercholesterinämie allein auf diätetischem Wege!* Keine Lipidsenkerbehandlung ohne Beibehaltung einer cholesterinreduzierenden Kost!

Praktisches Vorgehen: Wichtigste Maßnahme der *Abbau von zumeist bestehender calorischer Überernährung, Fett- und Fleischhyperalimentation.* Dem individuellen Übergewicht entsprechende Calorienrestriktion (Ziel: Broca-Index < 1,0; → *Adipositas). *Reduktion der Fettzufuhr* auf < 30% → 25% → 20% der Energiezufuhr (je nach therapeutischem Ansprechen) auf Kosten vornehmlich der gesättigten Fette (Schlachfett, Milchfett, Hartfette) unter Anhebung des Anteils hochungesättigter Fette (polyensäurereiche Pflanzen- und Fischfette; *P/S-Quotient > 1,5)* und einfach ungesättigter Fette (Olivenöl; bewirkt kein Absinken der als protektiv geltenden „antiatherogenen" HDL-Fraktion). Beschränkung der Aufnahme von *Cholesterin▲* (Fleisch, Innereien, Eigelb, Milchfett) auf

< 150–300 mg/Tag (*je niedriger der P/S-Quotient des Nahrungsfettes* verbleibt, *desto strenger* ist *die Cholesterinrestriktion* zu handhaben!). Kohlenhydrate weitgehend in Form ballaststoffreicher Polysaccharide (Vollkornprodukte, Haferflocken, Hülsenfrüchte, Gemüse; reichlich Äpfel, Bananen, Orangen und anderes pectinreiches Obst). *Gesamtballaststoffmenge möglichst > 50 g/Tag.* Limit für die Eiweißzufuhr die Empfehlungen für die Ernährung des Gesunden (0,8 g Protein/kg/Tag), Sojaeiweiß gilt als besonders vorteilhaft. Ausschaltung eines eventuellen Bohnenkaffeeabusus (in Problemfällen Auslaßversuch!). *Mäßiger* Alkoholgenuß (Empfehlung: Weniger als 35 g Ethanol/Tag) kann beibehalten werden. (Weitere Details → **cholesterinreduzierende Kost●).

Familiäre Hypercholesterinämie: Frühestmöglich Beginn mit altersstufengerecht anzupassender, den vorstehenden Richtlinien entsprechender, auch bei zusätzlicher Lipidsenkerbehandlung konsequent beizubehaltender **cholesterinreduzierender Kost●.

Sekundäre (symptomatische) Hypercholesterinämien: An die Erfordernisse des Grundleidens (**Diabetes mellitus, *nephrotisches Syndrom, *CUSHING-Syndrom* usw.) anzupassende **cholesterinreduzierende Kost●.

Isolierte *HDL-Hypocholesterinämie → S. 198

Hyperemesis gravidarum

Behandlungsprinzip: Beseitigung von **Hypochlorämie, *Dehydratation, *Hypokaliämie,* Eiweißdefizit u. a. sekundären Nährstoffmängeln.

Praktisches Vorgehen: Anfangs **parenterale Ernährung●* in Verbindung mit ausreichender Substitution von Flüssigkeit (ca. 3000 ml/Tag), Elektrolyten (Kochsalz, Kalium, Magnesium) und B-Vitaminen (B_1, B_6). Frühestmöglich Beginn mit oralem Kostaufbau: **Flüssigkost●, *flüssigbreiige Kost●* (zunächst fett- und eiweißarm), **leichtverdauliche Kost●, *leichte Vollkost●* unter allmählicher Anpassung an die Ernährungsbedürfnisse der normalen **Schwangeren* (S. 76f.). Häufige kleine Mahlzeiten. Zurückhaltung mit Bohnenkaffe. Alkoholverzicht. Vgl. **Schwangerschaftserbrechen, gehäuftes *Erbrechen.*

Hyperglycerinämie, familiäre; Glycerokinasemangel

Begrenzung der Fettzufuhr auf Höhe der Empfehlungen für die Ernährung des Gesunden (30% der Energiezufuhr). *Vermeiden längerer Fastenperioden,* insbesondere unter körperlicher Belastung. Bestmögliche Wahrung eines konstanten Normalgewichts. Bei **Adipositas* behutsame Gewichtsreduktion. Keine strengen Reduktionsdiäten [333, 435].

Hyperglycinämie, nichtketotische

Glycin- und serinfreie Formuladiäten (z. B. Maizena PRO-AM) sowie *eiweißarme Kost*● (je nach Altersstufe 1,3–0,6 g Protein/kg/Tag) können erhöhten Plasmaglycinspiegel herabsetzen, ohne jedoch das klinische Bild und den Krankheitsverlauf immer entsprechend zu bessern. Ergebnisse supplementierender Maßnahmen (Folsäure, Folinsäure, Vitamin B_6, Methionin, Cholin u. a.) bisher widersprüchlich; gesicherte Empfehlungen noch nicht möglich [131, 430, 363].

Hyperhidrosis, essentielle (physiologische, idiopathische)

Vermeiden überhöhter Flüssigkeitszufuhr und „stoßweisen" Trinkens größerer Mengen, insbesondere kalter Getränke. Den Obstverzehr gleichmäßig über den Tag verteilen. Häufigere kleine Mahlzeiten anstelle weniger großer. Abbau allfälliger *Adipositas*. In Einzelfällen hilfreich die Einschränkung überhöhten Konsums scharfer Gewürze und konzentrierter Alkoholica. → *Nachtschweiße*.

Hyperhydratation; Überwässerungszustände

Behandlungsprinzip: Beseitigung der Übersättigung des Körpers mit Flüssigkeit und ggf. mit Natrium unter Beibehaltung bzw. Wiederherstellung einer ausgewogenen (isotonen) Relation. Art des diätetischen Vorgehens richtet sich danach, ob Flüssigkeits- und Natriumüberhang in ausgewogenem Verhältnis (isotone Hyperhydratation) oder in unausgewogenem Verhältnis (hypotone oder hypertone Hyperhydratation) vorliegen.

Isotone Hyperhydratation (Übersättigung des Körpers mit Wasser und Natrium im isotonen Verhältnis): *Natriumarme Kost*● (<50 mmol Na, entsprechend <1,2 g Na/Tag) mit weitestmöglicher Flüssigkeitsbeschränkung (0,5–0,8 l/Tag; „kochsalzfreie" *Trockenkost*●); Ziel: Negative Flüssigkeits- und Natriumbilanz.

Hypotone Hyperhydratation, „Wasservergiftung" (Übersättigung des Körpers mit Wasser ohne entsprechende Zunahme des Natriumbestands): Absolute Flüssigkeitskarenz. *Trockenkost*●. (Ziel: Negative Flüssigkeitsbilanz). Bei *höhergradigem* Natriumdefizit (Serumnatrium <110 mmol/l) oder Auftreten cerebraler Störungen vorsichtige Zulage von Kochsalz (3–10 g NaCl/Tag). Falls Kochsalzzufuhr peroral nicht möglich: 3%ige NaCl-Lösung langsam i. v. (200–300 ml), bis Serumnatriumwert von höchstens 130 mmol/l erreicht. *Keinen übereilten Ausgleich des Salzdefizits*

(< 48 Stunden) anstreben! (→ *Verdünnungs-*Hyponatriämie).* **Keine Überkorrektur zur Hypernatriämie!**
Hypertone Hyperhydratation (Natriumübersättigung des Körpers vergleichsweise stärker als die Übersättigung mit Wasser): Prinzipiell gleiches Vorgehen wie bei isotoner Hyperhydratation. *Natriumarme Kost●* (<50 mmol Na, entsprechend <1,2 g Na/Tag) mit zunächst weitestmöglicher Flüssigkeitseinschränkung („kochsalzfreie" *Trockenkost●*, Ziel: Negative Flüssigkeits- und Natriumbilanz). Mit fortschreitender Entwässerung (Gewichtskontrolle!) und Abklingen der Hypernatriämie (Serumnatrium <145 mmol/l) allmählicher Übergang zu normaler Flüssigkeitszufuhr und Abbau der Kochsalzrestriktion.

Sonstige Kostgestaltung bei allen Hyperhydratationszuständen je nach Grundleiden und Begleitstörungen.

Hyperinsulinismus; Insulinom

Ballaststoffreiche Kost● (>60 g Ballaststoffe/Tag), relativ eiweißreich (Protein >20% der Energiezufuhr) und fettreich zu gestalten (Fett >40% der Energiezufuhr, P/S-Quotient>1,0), außerhalb hypoglykämischer Phasen mit weitgehender Zuckerrestriktion (→ **zuckerarme Kost●,* Zuckeraustauschstoffe bis etwa 40 g/Tag zulässig). Häufige (6-8) kleine Mahlzeiten. Unter Behandlung mit Diazoxid *natriumarme Kost●*. Bei *hypoglykämischen Exazerbationen* rasche Zufuhr adäquater Menge leicht resorbierbarer Kohlenhydrate (→ **Hypoglykämie).* In schweren Fällen mit nächtlicher Hypoglykämieneigung Einlegen kohlenhydrathaltiger spätabendlicher und nächtlicher Zwischenmahlzeit oder nachtsüber kontinuierliche Kohlenhydratzufuhr durch Nasogastralsonde (Maltodextrin 10-30 g/Std.).

Insulinomoperation: Kontinuierliche Glucoseinfusion perioperativ bis etwa 8 Stunden post op. (Blutzuckerüberwachung). Weitere Kostgestaltung je nach Operationsergebnis und postoperativer Blutzuckerentwicklung.

Hyperkaliämie

Behandlungsziel: Serumkalium <5,5 mmol/l. Strikte Einschränkung kaliumreicher Lebensmittel (Kaliumzufuhr <40 mmol = <1,6 g Kalium/Tag; → **kaliumarme Kost●*). Abbau überhöhten Konsums von (kaliumreichem!) Fleisch, Begrenzung der Eiweißzufuhr auf Höhe der

Empfehlungen für die Ernährung des Gesunden (0,8 g Protein/kg). Sicherstellung ausreichender Energieversorgung zwecks Vermeidens eines Kalium freisetzenden Proteinkatabolismus. Keine (kaliumreichen!) Kochsalzersatzpräparate verwenden. Versuchsweise peroral Sorbit (Sionon®), Milchzucker oder Lactulose mit reichlich Flüssigkeit zwecks Beschleunigung der Darmpassage und damit Herabsetzung der enteralen Kaliumresorption. Kostgestaltung im übrigen je nach Grundleiden.
Hyperkaliämie als Notfall: Kochsalz i. v. (40–70 mmol in 10%iger Lösung), Calcium i. v. (Calciumgluconat 10%ig, 2 ml/min, EKG-Monitoring, Kontraindikation: Digitalis-Therapie), Infusion von Glucose (0,5–1,5 g/kg in 20–40%iger Lösung) mit Alt-Insulin (0,3 Einh./g Glucose). Überwachung von Elektrolythaushalt und Blutzucker.

Hyperkatabole Zustände

Behandlungsprinzip: Deckung des im *Postaggressionsstoffwechsel* erhöhten Energie- und Nährstoffbedarfs *(„therapeutische Hyperalimentation")*. Korrektur von Flüssigkeits- und Elektrolytdefiziten.
Praktisches Vorgehen: Hypercalorische Ernährung (etwa 50–80 kcal =210–335 kJ/kg/Tag). Schrittweise zu steigernde Energiezufuhr, während der kritischen Phase des Streßstoffwechsels (meist erste 3–6 Tage) ausschließlich in Form von Glucose und Nichtglucosekohlenhydraten (4–7 g/kg/Tag), ggf. unter Gabe von Insulin (Blutzuckerüberwachung). Reichlich Flüssigkeit (>40 ml/kg). Natrium individuell nach Bilanz und Plasmaspiegel. Kalium 40–50 mmol/1000 kcal. Phosphat 0,5 mmol/kg/Tag. Frühzeitig Beginn mit ebenfalls schrittweise zu steigernder Aminosäurenzufuhr (1,0–2,5 g/kg/Tag) bzw. entsprechender Proteinmenge gastral/oral. Mit Abklingen der kritischen Phase (meist etwa 4.–7. Tag) Beginn mit i. v. Fettzufuhr unter tageweiser Steigerung (0,5–2,0 g Fett/kg/Tag) bis etwa zur Hälfte der in Form von Kohlenhydraten zugeführten Energiemenge (d. h. $\frac{1}{3}$ der nichtproteinogenen Energiezufuhr als Fett, $\frac{2}{3}$ als Kohlenhydrat). Kostgestaltung im übrigen je nach Grundleiden.
Frühestmöglich Übergang von parenteraler zu enteraler und oraler Ernährung. In vielen Fällen entsprechende *jejunale Ernährung* per Sonde von Anfang an möglich. Generell zu beachten: „Je schwerer die Stoffwechselveränderung, je schlechter der Zustand des Patienten, um so vorsichtiger der Aufbau der Ernährungstherapie!" (F. W. AHNEFELD).

Hyperkinetisches Syndrom (HKS) bei Kindern

Bisherige diätetische Behandlungsversuche basieren auf der Hypothese, daß Ausschaltung bestimmter Nahrungsmittelbestandteile Verhaltensstörung der HKS-Kinder günstig beeinflussen könne. Vermuteter ursächlicher Zusammenhang für die inkriminierten Einzelkomponenten (künstliche Farb- und Aromastoffe, Antioxydantien, Salicylate, Benzoate, Saccharose, Phosphate u. a.) bisher jedoch nicht eindeutig objektivierbar. *Wirksamkeit auf dieser Annahme beruhender Kostformen nach bisherigem Wissensstand zweifelhaft* (**FEINGOLD-Diät●*, sog. phosphatarme Diät nach H. HAFER, vgl. [394]; Übersicht [322]) bzw. noch nicht anhand genügend großer kontrollierter Studien gesichert („oligoantigene" Diät; [105, 266, 103, 393]). Bloßer Suggestiveffekt vorerst nicht auszuschließen. Weitere Erfahrungen bleiben abzuwarten.

Praktisches Vorgehen: Altersstufengemäße, im Nährstoff- und Energiegehalt bedarfsgerechte **Vollkost●*, ggf. unter Ausschaltung individuell unverträglicher Nahrungsbestandteile. Jedoch keine Bedenken gegen den häufigen Wunsch nach Beibehaltung einer der vorgenannten Kostformen (FEINGOLD-Diät usw.), *solange bedarfsgerechte Nährstoff- und Energieversorgung dabei gewährleistet* (Ernährungsanamnese!) und körperliche Entwicklung des Kindes (Gewicht, Längenwachstum) darunter nicht beeinträchtigt. Ausschaltung überhöhter Coffeinzufuhr (Colagetränke).

Hyperleucinisoleucinämie

Versuchsweise Beschränkung der Leucin- und Isoleucinzufuhr auf das lebensnotwendige Minimum mittels leucin- und isoleucinfreien Aminosäuregemischs (Präparat Milupa MSUD 1 und MSUD 2, Zulage von Valin erforderlich) und **eiweißarmer Kost●*. Erfahrungen bleiben abzuwarten.

Hyperlipoproteinämien, primäre

Diätetisches Vorgehen entsprechend den die einzelnen Phänotypen kennzeichnenden Lipidveränderungen (Hypercholesterinämie, Hypertriglyceridämie, Chylomikronämie usw.):

Hyperlipoproteinämie Typ I; familiärer Lipoproteinlipasemangel: Streng **fettarme Kost●* (Fettanteil zunächst < 10% der Energiezufuhr) mit Zulage von **MCT-Fetten▲* (bis ca. 30 g/Tag). Streng **zuckerarme Kost●* *(< 15 g Zucker/1000 kcal)*. Alkoholkarenz. Abbau von Übergewicht

(→ *Adipositas)*. Für Dauerkost anzustrebende Nährstoffrelation: Protein 20–25%, Fett 20–25% (incl. MCT-Fette, Fischfett und 10 g polyensäurereicher Pflanzenöle), polymere Kohlenhydrate 50–60% der Energiezufuhr. Akute Phase: → *Chylomikronämie-Syndrome.*
Hyperlipoproteinämie Typ IIa; familiäre Hypercholesterinämie: → *Hypercholesterinämie.*
Hyperlipoproteinämie Typ IIb; familiäre kombinierte Hyperlipoproteinämie: Kostgestaltung je nach Art, Kombination und Schweregrad der im Einzelfall vorliegenden Lipidstörungen (→ *Hypercholesterinämie, *Hypertriglyceridämie).* Meist indizierte Kostform: *Hyperlipoproteinämie-Basisdiät* ●.

Hyperlipoproteinämie Typ III; familiäre Dysbetalipoproteinämie: Fettmodifizierte, fettarme *cholesterinreduzierende Kost* ● (P/S-Quotient > 1,5). Cholesterinrestriktion (< 300 mg/Tag). Weitestgehende Einschränkung der Zuckerzufuhr (→ *zuckerarme Kost* ●). Alkoholkarenz. Abbau bestehenden Übergewichts (→ *Adipositas).*

Hyperlipoproteinämie Typ IV; familiäre Hypertriglyceridämie: → *Hypertriglyceridämie.*

Hyperlipoproteinämie Typ V: Wichtigste Maßnahme der Abbau bestehenden Übergewichts (→ *Adipositas)* und die Verhinderung neuerlicher Gewichtszunahme (Broca-Index < 1,0). Fettmodifizierte, fettarme Kost mit MCT-Supplementierung und versuchsweiser Anreicherung mit ω-3-(Fisch-)Fetten (Gesamtfettanteil steigerungsfähig bis maximal 25% der Energiezufuhr, ca. 60–65 g/Tag). Begrenzung der Cholesterinzufuhr (< 300 mg/Tag) je nach Lage des Einzelfalls (Grad zugleich bestehender *Hypercholesterinämie).* Diätetisches Vorgehen im übrigen (Zuckerrestriktion, Alkoholkarenz usw.) wie bei Hyperlipoproteinämie Typ I (s. o.).
→ *Chylomikronämie-Syndrome.*

Hyperlysinämien
(Typ I, II, III)

Versuchsweise Beschränkung der Zufuhr von Lysin auf das lebensnotwendige Minimum (Senkung des Serumlysinspiegels auf < 3,0 mg/dl = < 0,2 mmol/l) mittels lysinfreier Aminosäuremischungen (Präparate Maizena L-AM 1, L-AM 2, Milupa LYS 1, LYS 2) und *eiweißarmer Kost* ●. Bei der periodischen Form (Hyperlysinämie Typ I) ggf. Berücksichtigung begleitender *Hyperammoniämie.*

Hypermagnesiämie

Behandlungsziel: Serummagnesium < 1,2 mmol/l (2,4 mval/l). Strikte Einschränkung magnesiumreicher Lebensmittel (Vollkornprodukte, Kleie, Weizenkeime, Hülsenfrüchte, Soja, Nüsse, Mandeln, Kakaoerzeugnisse, größere Mengen an Kartoffeln, Gemüse und Beerenobst sowie Obst- und Gemüsesäften; → *Magnesium▲). Keine Mg-reichen Mineralwässer! *Calciumreiche Kost● (alle Arten Käse anstelle flüssiger Milchen!). Cellulosephosphat 15-20 g/Tag (Präparat Calcisorb®). Reichlich Flüssigkeit (Trinkmenge > 2,5 l/Tag), insbesondere bei zugleich bestehender *Dehydratation. Kostgestaltung im übrigen je nach Grundleiden.

Hypermagnesiämie als Notfall: Calcium i.v. (Calciumgluconat 10%ig, 2 ml/min, EKG-Monitoring, Kontraindikation: Digitalis-Therapie), Infusion von Glucose (0,5-1,5 g/kg in 20-40%iger Lösung) mit Alt-Insulin (0,3 Einh./g Glucose). Überwachung von Elektrolythaushalt und Blutzucker.

Hypernatriämie

Behandlungsprinzip: Ausschaltung beteiligter alimentärer Ursachen (Flüssigkeitsmangel, übermäßige Kochsalzzufuhr) und Korrektur der bestehenden Natrium/Flüssigkeits-Imbalance. *Behandlungsziel:* Serumnatrium < 150 mmol/l

Praktisches Vorgehen: *Natriumarme Kost● (< 50 mmol Na = 1,2 g Na/Tag). Flüssigkeitszufuhr je nach Art der begleitenden Störung des Wasserhaushalts (Ernährungsanamnese, insbesondere Flüssigkeitsanamnese!): *1. Flüssigkeitsdefizit* (häufiger): Flüssigkeitsreiches Regime *(→ hypertone *Dehydratation).* Kontraindikation: Niereninsuffizienz mit Oligurie. *2. Überwässerung* (seltener): Trockenkost *(→ hypertone *Hyperhydratation).*

Keinen übereilten Ausgleich von Natriumüberladung und Wasserhaushaltsstörung (< 48-72 Std.) anstreben, insbesondere in Fällen einer chronischen Hypernatriämie. Erforderlichenfalls *(*Hypokaliämie) *kaliumreiche Kost●* und medikamentöse Substitution von Kalium. Kostgestaltung im übrigen je nach Grundleiden.

Hyperornithinämie

Versuchsweise zunächst hochdosiert Vitamin B_6 (500–1500 mg Pyridoxin/Tag). Falls erfolglos, Restriktion der Argininzufuhr (<15 mg Arginin/kg/Tag): Streng *eiweißarme Kost*● (ab 0,2 g Protein/kg/Tag) mit Supplementierung eines argininfreien Aminosäurengemischs (Präparat Milupa UCD 1 und UCD 2, ab ca. 0,25 g/kg/Tag) unter individuell toleranz- bzw. bedarfsgerechter Bemessung der Protein- und Aminosäurenmenge (Überwachung des Serumornithin- und NH_4-Spiegels). Zur Diskussion stehende weitere Maßnahmen: Zulage von Lysin, α-Aminoisobuttersäure, Prolin oder Kreatin; diesbezüglich gesicherte Empfehlungen noch nicht möglich. Vgl. *HHH-Syndrom.*

Hyperoxalurie

Behandlungsziel: Herabsetzung der renalen Oxalatausscheidung auf <45 mg (500 μmol)/24 Std.

Primäre Hyperoxalurie (Oxalose), Typ I (Glykolat-Typ), Typ II (L-Glycerat-Typ): Reichlich Flüssigkeit in harnmengenentsprechender Bilanzierung (Ziel: Urinmenge >2,5 l/24 Std.). Magnesiumanreicherung (>500 mg Mg/Tag; erforderlichenfalls medikamentös). *Abbau überhöhten Eiweißkonsums* (Begrenzung auf 0,8 g Protein/kg/Tag, Erwachsene). Versuchsweise Phosphatzulage (siehe Rezept S. 42, Überwachung des Serumphosphatspiegels; Kontraindikation: Niereninsuffizienz). Beim Glykolat-Typ (Typ I) Versuch mit hochdosiertem *Vitamin B_6* (400–600 mg Pyridoxin/Tag). *Oxalatarme Kost*● ohne Einfluß auf *basale* (endogene) Hyperoxalurie, verringert jedoch die Gesamtoxalatausscheidung. Kostgestaltung im übrigen je nach Nierenfunktion.

*Sekundäre (enterale) Hyperoxalurie: *Oxalatarme Kost*●!* Bei *Steatorrhoe* Fettrestriktion und Substitution von MCT-Fetten *(→ *MCT-Kost*●).* Flüssigkeitsreiches Regime, besonders beim Bestehen chronischer Diarrhoen (Ziel: Urinmenge >2,5 l/24 Std.). Reichlich Calcium (>1500 mg/Tag, → *calciumreiche Kost*●, ggf. zusätzliche Calciummedikation zu den Mahlzeiten), außer bei Unmöglichkeit ausreichender Flüssigkeitszufuhr oder zugleich bestehender intestinaler *Hypercalciurie.* Versuchsweise hochdosiert Vitamin B_6 (s. o.). Magnesiumanreicherung (>500 mg/Mg/Tag). Kostgestaltung im übrigen je nach Grundleiden. (Vgl. *Nephrolithiasis).*

Hyperparathyreoidismus

Primärer Hyperparathyreoidismus: Weitestmögliche Einschränkung der Calciumzufuhr (<200 mg Ca/Tag; → *calciumarme Kost●*). Reichliche Flüssigkeitszufuhr (Trinkmenge >2,5 Liter/24 Std., Trinkenlassen auch des nachts!). Vermeiden besonders D-vitaminreicher Lebensmittel (→ *Hypercalcämie).* Ggf. (Serummagnesiumspiegel <0,7 mmol/l) Substitution von Magnesium. *Präoperative Vorbereitung:* Beseitigung von *Dehydratation* und Elektrolytimbalancen. Flüssigkeitsreiches Regime (ggf. 0,9%ige Kochsalzlösung parenteral). Weiterhin calciumarme Ernährung (s. o.). *Postoperativ: *Calciumreiche Kost●* (ca. 2 g Calcium/Tag), magnesiumreich (>400 mg Mg/Tag), phosphatreduziert (<750 mg PO_4/Tag; → *phosphatreduzierte Kost●*), für die Dauer der Recalzifizierungsphase des Skeletts (meist mehrere Monate). Erforderlichenfalls zusätzlich Calcium (oral, parenteral) und Vitamin D medikamentös (stärkere postoperative Hypocalcämie, Tetanie, schwere Osteodystrophie). Engmaschige Überwachung des Calciumhaushalts! In Fällen fehlender oder nur geringer Skelettbeteiligung sind besondere diätetische Maßnahmen oftmals nicht erforderlich.

*Sekundärer Hyperparathyreoidismus: *Calciumreiche Kost●* (ca. 2 g = 50 mmol Calcium/Tag), phosphatreduziert (<750 mg PO_4/Tag, insbesondere bei Niereninsuffizienz; → *phosphatreduzierte Kost●*). Bei persistierender Hypocalcämie zusätzlich medikamentöse Supplementierung von Calcium (5 g/Tag und mehr) und (wenn Serumphosphat normal) Vitamin D oder D-Metaboliten (Dosierung nach Serumcalciumspiegel). Harnmengengerechte Flüssigkeitsbilanzierung. Versuchsweise spezielles Aminosäuren-Ketoanalogen-Gemisch oral [352]. Kostgestaltung im übrigen je nach Grundleiden. Bei dysalimentationsbedingtem sekundärem Hyperparathyreoidismus Korrektur der calciferoldefizitären Ernährungsweise (→*Vitamin D▲*).

Tertiärer Hyperparathyreoidismus: In Abhängigkeit vom Grad der Hypercalcämie diätetisches Vorgehen wie bei primärem Hyperparathyreoidismus (s. o.). Anpassung der Kost an die Erfordernisse der zugrundeliegenden Nierenerkrankung.

Hyperphosphatämie

Behandlungsziel: Serumphosphatspiegel <1,6 mmol/l (<5 mg/dl). **Calciumreiche Kost●* (>1200 mg Ca/Tag), weitestmöglich phosphatreduziert, jedoch unter Wahrung bedarfsgerechter Nährstoff- und Energieversorgung (→ *phosphatreduzierte Kost●).* Calciumcarbonat ca. 3-12 g/

Tag peroral (Überwachung des Ca- und Mg-Serumspiegels). Keine parenterale Calciumzufuhr (Ausnahme: Dringliche Korrektur einer Hypocalcämie). In der Erprobung bei urämischer Hyperphosphatämie: Phosphatsenkendes spezielles Gemisch von Aminosäuren und Ketoanalogen (Übersicht: [352]). Kostgestaltung im übrigen je nach Grundleiden.

Hyperprolinämie

Altersstufengerechte Normalkost *(*Vollkost)*. Bei Hyperprolinämie Typ I Anpassung an mögliche Nierenfunktionseinschränkung *(→ chronische *Niereninsuffizienz)*. Prolinarme Ernährung (*eiweißarme Kost●*, supplementiert mit prolinfreiem Aminosäuregemisch, z. B. Maizena PRO-AM) ermöglicht zwar teilweise Herabsetzung der erhöhten Plasmaprolinwerte, bleibt nach bisheriger Erfahrung jedoch ohne Einfluß auf die Entwicklung des klinischen Bildes.

Hyperthyreose

Energie- und nährstoffreiche *Aufbaukost●* bis zur Beseitigung der häufig bestehenden *protein-calorischen *Unterernährung*. Flüssigkeitsreiches Regime. Häufige kleine Mahlzeiten. Zurückhaltung mit coffeinhaltigen Getränken, insbesondere Bohnenkaffee. Bei Durchfallsneigung Pectinzulage *(→ *Pectinkost●)*. Bei stärkerer *Steatorrhoe* Reduzierung der langkettigen (LCT-) Fette und ggf. MCT-Zulage *(→ *MCT-Kost●)*.

Thyreotoxische Krise: Schrittweiser Aufbau einer nährstoffkompletten hochcalorischen Ernährung (>40 kcal/kg Sollgewicht/Tag), je nach Lage des Einzelfalls oral *(*Flüssigkost●, *flüssig-breiige Kost●, *Aufbaukost●)*, gastral/jejunal *(→ *Sondenkost●)* oder parenteral *(→ *parenterale Ernährung●)*. Auffüllung begleitender Flüssigkeits- und Elektrolytdefizite (Kalium, Calcium, Magnesium, Phosphat).

Hypertonie, arterielle

Ernährungskorrekturen allein führen in der Mehrzahl der leichteren Fälle von essentieller Hypertonie zur Normalisierung des Blutdrucks. Bei einem Großteil der schwereren Fälle verbessern sie die Blutdruckeinstellung und ermöglichen eine Dosisreduktion bei der antihypertensiven Medikation.

Gesicherte Maßnahmen: 1. Abbau von Übergewicht durch Begrenzung der

Energiezufuhr (Ziel: Broca-Index < 1,0; → *Adipositas*) 2. Bei aufgrund der Ernährungsanamnese zu vermutendem überhöhtem Kochsalzkonsum (>6-7 g NaCl/Tag, sehr häufig!): *Natriumrestriktion* auf unter 80-100 mmol Na, entsprechend 5-6 g NaCl/Tag *(→ *natriumarme Kost●)*. 3. *Erhöhung der Kaliumzufuhr* auf >150 mmol = >6 g Kalium/Tag *(→ *kaliumreiche Kost●;* Kontraindikation: Niereninsuffizienz, Behandlung mit kaliumsparenden Diuretica oder ACE-Hemmern). 4. *Abbau übermäßigen Konsums an gesättigten Fetten* zugunsten einer erhöhten Zufuhr an ungesättigten Fettsäuren (ca. ⅔ der Fettzufuhr) und an ω-3-Fettsäuren (>1,5-3,0 g/Tag) reicher Fette (Gesamtfettmenge <30% der Energiezufuhr, *P/S-Quotient > 1,0;* → **cholesterinreduzierende Kost●*, vgl. **Makrelendiät●). 5. Limitierung des Alkoholkonsums* (Empfehlung: Nicht über 30 g Ethanol/Tag): „So viel, wie der Verkehrsrichter erlaubt" (G. SCHLIERF). 6. Ausschaltung eines evtl. Bohnenkaffee**abusus** (im Zweifelsfall: Auslaßversuch!).

Zur Diskussion stehende *zusätzliche Maßnahmen:* Kostanreicherung mit **Calcium*▲ (>1000 mg Ca/Tag; → **calciumreiche Kost●*), Vitamin D (vgl. [256]) und **Magnesium*▲ (>400 mg/Tag), in jedem Fall indiziert bei bis dahin unzureichender Versorgung mit diesen Nährstoffen (Ernährungsanamnese! Plasmaionogramm!). Ballaststoffanreicherung (>40 g/Tag; **ballaststoffreiche Kost●*). Bei gegebener Bereitschaft des Patienten sehr zu empfehlen: Nach den vorstehenden Richtlinien gestaltete **lacto-vegetabile Kost●*.

Sekundäre Hypertonieformen: Prinzipiell gleiches diätetisches Vorgehen wie bei essentieller Hypertonie, jedoch unter Anpassung an die Erfordernisse des jeweiligen Grundleidens.

Hypertriglyceridämie

Behandlungsziel: Verringerung der Triglyceride im Blutserum auf < 200 mg/dl.

Diätetisches Prinzip: Energie- und fettkontrollierte, ballaststoffreiche Kost mit weitestgehender Ausschaltung von Zucker und Alkohol. *Ernährungskorrektur* dieser Art bei konsequenter Durchführung in der Masse der Fälle **als alleinige Maßnahme zur Normalisierung des Trigylceridspiegels ausreichend.** Auch im Falle einer Behandlungsbedürftigkeit mit Lipidsenkern als Dauerkost beizubehalten.

Praktisches Vorgehen: Herausfinden und Ausschaltung der Quellen bisheriger überhöhter Energiezufuhr (Ernährungsanamnese). *Kalorienrestriktion* entsprechend dem Grad bestehender **Adipositas* (Ziel: Broca-

Index < 1,0). *Zuckerarme Kost●* (Vorsicht auch mit zuckerhaltigen Säften und Limonaden!). Keine nutritiven (calorienhaltigen) Zuckeraustauschstoffe! Einschränkung der polymeren Kohlenhydrate (Stärke) in der Regel nur, soweit zur Begrenzung der Energiezufuhr erforderlich. Wenn Zweifel an Indifferenz der Polysaccharide für Blutfette: Austestung der Reaktion der Serumtriglyceride auf Stärkezufuhr [61]. *Reichlich Ballaststoffe* in jeder Form (>50 g/Tag). *Absolute Alkoholkarenz.* Limitierung der Fettzufuhr auf 25-30% der Energiezufuhr, Verringerung des Anteils der gesättigten zugunsten von hochungesättigten Fetten (Ziel: *P/S-Quotient 1,0-1,5*) und Olivenöl. Reichlich ω-3-Fettsäuren (→ *Eikosapentaensäure▲;* vgl. *Makrelendiät●*). Strengere Cholesterinrestriktion (<250 mg/Tag) nur bei zugleich bestehender *Hypercholesterinämie.* Weitere Details → *triglyceridreduzierende Kost●.*

Sekundäre (symptomatische) Hypertriglyceridämien: An die Erfordernisse des Grundleidens (*Diabetes mellitus, *nephrotisches Syndrom* usw.) anzupassende *triglyceridreduzierende Kost●.*

Hypertyrosinämie, hereditäre („Tyrosinämie"); Tyrosinose

Typ I (hepatorenale Form): Kontrollierte Beschränkung der Zufuhr aromatischer Aminosäuren je nach individueller Toleranz (Kriterium: Plasmatyrosinspiegel <110 µmol/l) und altersstufengerechtem Mindestbedarf (ca. 10-90 mg Phenylalanin plus Tyrosin/kg/Tag) mittels *eiweißarmer Kost●* und phenylalanin- und tyrosinfreier Aminosäuremischungen (→ *phenylalanin- und tyrosinarme Kost●).* In der akuten Phase schwerer Fälle mit Hypermethioninämie zusätzlich Einschränkung der Methioninzufuhr (→ *methioninarme Kost●,* [278]). Symptombezogene Behandlung der renalen Störungen (→ *FANCONI-Syndrom)* und begleitender *Fructoseintoleranz.* Nach Lebertransplantation Phenylalanin- und Tyrosinrestriktion nach bisheriger Erfahrung nicht mehr erforderlich.

Typ II (oculocutane Form, RICHNER-HANHART-Syndrom): *Phenylalanin- und tyrosinarme Kost●* wie bei Typ I. Kriterium ausreichender Restriktion der aromatischen Aminosäuren: Dauerhaftes Verschwinden der Hauterscheinungen [51].

Hyperuricämie, asymptomatische primäre

Bedarf als Präkursor der manifesten Gicht der gleichen Ernährungsbehandlung wie diese. Indikation für diätetische Korrekturen Serumharnsäurewerte ab >6,5 mg/dl (385 µmol/l). Bei Harnsäurewerten bis zu

9 mg/dl (535 µmol/l) ist alleinige Diätbehandlung meist ausreichend. Praktisches Vorgehen → *Gicht.

Hyperuricosurie, alimentäre

Bei renaler Harnsäureausscheidung von mehr als 1000-1200 mg (6-7 mmol)/24 Std. Beschränkung der Purinzufuhr mit der Nahrung auf <300 mg/Tag (→ *purinarme Kost●) und des Eiweißkonsums auf die Höhe der Empfehlungen für die Ernährung des Gesunden (0,8 g/kg Sollgewicht/Tag, Erwachsene). Reichlich Flüssigkeit (Ziel: Harnmenge >2,5 Liter/24 Std.). Kostgestaltung im übrigen je nach Grundleiden und begleitenden Störungen. → *Nephrolithiasis.

Hypervalinämie

Versuchsweise Beschränkung der Valinzufuhr auf das auszutestende Bedarfsminimum (ca. 30-75 mg/kg?) mittels valinfreier Aminosäurenmischung (Präparat Milupa MSUD 1, MSUD 2; zu supplementieren mit Isoleucin und Leucin) und altersstufengerechter *eiweißarmer Kost●. Weitergehende Empfehlungen noch nicht möglich.

Hypobetalipoproteinämie, familiäre

Bei Triglyceridmalabsorption mit *Steatorrhoe Ersatz der langkettigen LCT- durch MCT-Fette (→ *MCT-Kost●). Substitution fettlöslicher Vitamine (A, D, E, K). Bei neurologischer Symptomatik versuchsweise hochdosierte Vitamin E-Medikation (50-100 mg/kg/Tag). In klinisch symptomlosen Fällen besondere diätetische Maßnahmen nicht erforderlich.

Hypocalcämie; Calciummangel

Behandlungsziel: Serumcalcium >2,2 mmol/l (4,4 mval/l).
Chronische Hypocalcämien diätetisch im allgemeinen soweit beeinflußbar, wie alimentäres Defizit (Calcium, Vitamin D), Resorptionsstörungen, gesteigerter Calciumbedarf oder erhöhte Verluste pathogenetisch am Krankheitsbild mit beteiligt. In diesen Fällen zur je nach Grundleiden (*Malabsorption, *Steatorrhoe, *Niereninsuffizienz usw.) zu gestaltenden

Basiskost deshalb als adjuvante Maßnahme Erhöhung des Calciumgehalts (>1,5-2 g Ca/Tag; → *calciumreiche Kost●), orale Calciummedikation (2-4 g Ca/Tag) und, falls beides nicht ausreichend, medikamentöse Supplementierung von *Vitamin D▲ oder D-Metaboliten (Dosierung und Wahl des Präparats je nach Lage des Einzelfalls). Begleitender Magnesiummangel ist zu beseitigen (→ *Hypomagnesiämie).

Akute Hypocalcämie: Indikation für intravenöse Calciumzufuhr (10%iges Calciumgluconat 2 ml/min. i. v. bis Wirkungseintritt, EKG-Monitoring; relative Kontraindikation: Digitalistherapie).

Hypochlorämie

Kochsalzreiche Kost (>15 g NaCl/Tag). Orale oder parenterale Zufuhr von Kochsalz und Kalium*chlorid* im Mengenverhältnis von etwa 3:1 unter Überwachung von Serumelektrolyten und Nierenfunktion (Ziel: Plasmachlorid >95 mmol/l; Erscheinen von Chloridionen im Urin). Beseitigung begleitender *Dehydratation* und sonstiger Elektrolytimbalancen (*Hypokaliämie!*). Kostgestaltung im übrigen je nach Grundleiden und Begleitstörungen (→ *gehäuftes *Erbrechen, metabolische *Alkalose, *villöses Adenom, kongenitale *Chloriddiarrhoe).*

Hypogammaglobulinämie, primäre

Bedarfsgerechte Energie- und Nährstoffversorgung in leicht verdaulicher Form (Basis: *Leichtverdauliche Kost●, *leichte Vollkost●) unter symptombezogener Abwandlung je nach vordergründiger Krankheitsmanifestation (*Diarrhoe, *Malabsorption, *Steatorrhoe, *Disaccharidasemangel, protein-calorische *Unterernährung usw). In Problemfällen versuchsweise *glutenfreie Kost●.

Hypoglykämien, nichtdiabetische

Akute Unterzuckerung: Unverzügliche Zufuhr eines rasch resorbierbaren Kohlenhydrats je nach momentaner Verfügbarkeit (Zuckerwasser, gezuckerter Tee, zuckerhaltige Limonade, Obstsaft, Cola-Getränk, beliebiges leichtes Gebäck o. ä.). Bei eingeschränkter Handlungsfähigkeit oder Bewußtseinstörung zunächst Zuckerwürfel oder Traubenzuckerplättchen buccal applizieren und baldmöglichst i. v. Gabe von Glucose (20 oder 40%ig). Mit Rückkehr der Möglichkeit oraler Nahrungsaufnahme weitere Kohlenhydratzufuhr in überwiegend polymerer Form (Brot, Zwieback, Obst usw.; 40-50 g KH, erforderlichenfalls mehr) bis zum Erreichen stabiler Normoglykämie.

Präventivkost: ***Zuckerarme Kost●**, ballaststoffangereichert (>60 g Ballaststoffe/Tag; → ***ballaststoffreiche Kost●**) in häufigen kleineren Mahlzeiten. Gleichmäßige Verteilung des Kohlenhydrat- und Fettverzehrs auf alle Mahlzeiten. *Keine zu KH-reiche Einzelmahlzeit!* Kein Trokkenobst. Keine Feinmehlerzeugnisse. Bei Neigung zu nächtlichen Hypoglykämien kleine spätabendliche und ggf. Nachtmahlzeit zulegen, zweckmäßigerweise mit Zusatz von Kleie o. ä. Ballaststoffaufwertung. Zurückhaltung mit coffeinhaltigen und alkoholischen Getränken. Bei Unter- oder Übergewicht Normalisierung des Körpergewichts anstreben. In Problemfällen versuchsweise ***kohlenhydratarme Kost●** (<75-100 g KH/Tag). Flexible Handhabung der Kostempfehlungen je nach Lage des Einzelfalls unter Berücksichtigung der vielfältigen möglicherweise beteiligten Grundleiden.

Intraktable nächtliche Hypoglykämien: Nachtsüber kontinuierliche Kohlenhydratzufuhr durch Nasogastralsonde (Maltodextrin 10-30 g/Std.).

Ketotische Hypoglykämie: ***Zuckerarme Kost●**, fettreduziert (Fett 20%, Protein 20%, Kohlenhydrate 60% der Energiezufuhr), altersstufengerecht ballaststoffangereichert. 6-8 gleichmäßig über den Tag verteilte kohlenhydrathaltige kleinere Mahlzeiten incl. Spätmahlzeit und evtl. KH-haltiger Nachtmahlzeit. Vermeiden längerer Nüchternperioden, insbesondere bei körperlichen Anstrengungen und bei Infekten. Häufigere Harnkontrolle auf Ketonurie (Präkursor der ketotischen Hypoglykämie) ermöglicht frühzeitige Erfassung und diätetische Prävention drohender Unterzuckerungen.

Leucinsensible Hypoglykämie: Begrenzung der Leucinzufuhr auf auszutestende optimale Höhe zwischen Minimalbedarf (Kriterium: Normales Gedeihen, normale Plasmaproteinwerte, ungestörte Vitalität) und individueller Toleranz (Kriterium: Ausbleiben hypoglykämischer Episoden) mittels altersstufengerechter ***eiweißarmer Kost●** und erforderlichenfalls Zulage leucinfreier Aminosäurengemische (Präparat Maizena LEU-AM 1, LEU-AM 2 oder Milupa MSUD 1, MSUD 2, letztere zu supplementieren mit Isoleucin und Valin). Häufige kleinere Mahlzeiten (auch Spät- und Nachtmahlzeit, wenn nötig). Vermeiden längerer Nüchternperioden. Eiweiß-(=Leucin-)Zufuhr gleichmäßig auf alle Mahlzeiten im Tagesverlauf verteilen. *Kein Eiweißverzehr ohne gleichzeitigen oder spätestens binnen ½ Stunde anschließenden Kohlenhydratverzehr!* Dabei nach Möglichkeit polymere Kohlenhydrate bevorzugen. Jenseits des Säuglingsalters ***zuckerarme Kost●** mit altersstufengerechter Ballaststoffanreicherung *(→ *ballaststoffreiche Kost●).* Leucinreduzierte Ernährung ist erforderlichenfalls lebenslang beizubehalten.

Hypokaliämie; Kaliummangel

Behandlungsziel: Serumkalium > 3,5 mmol/l. Kaliumsubstitution je nach zu vermutender Höhe des Defizits im Ganzkörperkaliumbestand und nach technischer Möglichkeit der Kaliumzufuhr im konkreten Einzelfall. *Gesamtdefizit* ist bei Serumkaliumwerten von 2,5-3,0 mmol/l auf etwa 300-375 mmol (ca. 12-15 g), bei 2,0-2,5 mmol/l auf etwa 500 mmol (ca. 20 g), bei 1,5-2,0 mmol/l auf annähernd 750 mmol (ca. 30 g), bei Werten unter 1,5 mmol/l auf bis zu 1000 mmol (ca. 40 g) Kalium zu veranschlagen. Für gut tolerierte Kaliumaufnahme in dieser Größenordnung ist von vornherein *ausreichend lange Behandlungsdauer* (5-8 Tage und mehr) einzukalkulieren, zumal neben der Beseitigung des Defizits auch der laufende Kaliumbedarf (75-100 mmol = 3-4 g/Tag) zu decken ist. *Kein Versuch einer übereilten medikamentösen* (insbesondere parenteralen) *Auffüllung des Kaliumdefizits!*

Praktisches Vorgehen: 1. *Kaliumreiche Kost● (150-200 mmol = 6-8 g Kalium/Tag), die „physiologischste" und risikoärmste Form der Kaliumsupplementierung, in der Mehrzahl der leichten und mittelschweren Hypokaliämiefälle zur Beseitigung des Kaliumdefizits innerhalb angemessenen Zeitraums ausreichend. *2.* Bei unzureichender Nahrungsaufnahme oder höhergradigem Kaliummangel ergänzende *perorale Medikation* mit Kaliumhydrogencarbonat oder Kaliumsalzen organischer Säuren (metabolische Acidosen) bzw. Kaliumchlorid (hypochlorämische metabolische Alkalosen). Dosierung: ca. 40-120 mmol = 1,6-4,7 g Kalium/Tag. *3.* Bei Unmöglichkeit ausreichender oraler Aufnahme sowie in Notfällen *parenterale Kaliumzufuhr* (20-40 mmol Kalium/l Infusionslösung, ca. 0,2 mmol Kalium/kg Körpergewicht/Std., nur ausnahmsweise > 200 mmol Kalium/24 Std.) unter Überwachung des Serumkaliums und EKG-Kontrolle.

Kontraindikationen für kaliumreiche Kost und jede Art medikamentöser Kaliumzufuhr: Niereninsuffizienz mit Oligurie, Anurie oder Hyperkaliämie. Vorsicht bei Behandlung mit kaliumsparenden Diuretica oder ACE-Hemmern! Besonders zu beachten: Bei Hypokaliämie häufig zugleich bestehender Magnesiummangel *(→ *Hypomagnesiämie).* Kostgestaltung im übrigen je nach Grundleiden.

Hypomagnesiämie; Magnesiummangel

Behandlungsziel: Serummagnesium > 0,7 mmol/l (> 1,4 mval/l). Magnesiumsubstitution je nach zu vermutender Höhe des Defizits und gegebener Zufuhrmöglichkeit: *1. Erhöhung des Magnesiumgehalts der Kost* auf

500–600 mg (ca. 40–50 mval, 20–25 mmol)/Tag durch bevorzugte Verwendung Mg-reicher Lebensmittel (Vollkornerzeugnisse, Hülsenfrüchte, Kartoffeln, Gemüse, Beerenobst, Kleie, Weizenkeime usw. → *Magnesium▲), in vielen leichteren Fällen allein zur Beseitigung des Mangels ausreichend. 2. Bei unzureichender Nahrungsaufnahme oder höhergradigem Magnesiummangel ergänzende *perorale Mg-Medikation* (4,5–9 mg, entsprechend 0,37–0,75 mval oder 0,185–0,375 mmol pro kg Körpergewicht/Tag oder mehr). 3. Bei Unmöglichkeit ausreichender oraler oder enteraler Aufnahme und in dringlichen Fällen *parenterale Zufuhr* (je nach Grad der Hypomagnesiämie und klinischer Symptomatik 0,25–1,0 mval oder 0,125–0,5 mmol Mg pro kg Körpergewicht/24 Std.; Überwachung des Magnesiumblutspiegels, Vorsicht bei Niereninsuffizienz!). Kostgestaltung im übrigen je nach Grundleiden und Begleitstörungen. Basissupplementierung bei totaler *parenteraler Ernährung*●: 12–24 mval (6–12 mmol) Magnesium/24 Std. (ca. 0,1 mmol Mg/kg/24 Std.). Vgl. *primäre *Magnesiummalabsorption.*

Hyponatriämie

Voraussetzung für diätetische Korrektur ist Unterscheidung der jeweils zugrundeliegenden Balancestörung im Natrium- und Wasserhaushalt: Normaler Natriumbestand mit Flüssigkeitsüberladung (=Verdünnungshyponatriämie) oder Natriumdefizit mit Flüssigkeitsdefizit (=Depletionshyponatriämie). Behandlungsziel: Serumnatrium >135 mmol/l
Verdünnungshyponatriämie („*Wasservergiftung*"): **Natriumarme* (!) *Kost*● mit weitestmöglicher Flüssigkeitsbeschränkung (<50 mmol Na/Tag, **Trockenkost*● mit maximal 500–800 ml Gesamtflüssigkeit/24 Std.; Ziel: Negative Flüssigkeitsbilanz). Nur bei (z. B. unter Diureticatherapie) sich entwickelndem höhergradigem Natriumdefizit (Serumnatrium <110–115 mmol/l oder Auftreten cerebraler Störungen) vorsichtige Kochsalzzulage (3–10 g NaCl/Tag peroral oder 3%ige NaCl-Lösung 200–400 ml langsam i. v.) unter laufender Überwachung von Serumnatriumspiegel und renaler Natriumausscheidung. *Keinen übereilten Ausgleich des Natriumdefizits, keine Normalisierung des Serumnatriumspiegels unbedingt vor Ablauf von etwa 48 Std. anstreben* (vgl. *hypotone *Hyperhydratation*)! Keine Überkorrektur zur Hypernatriämie! Kostgestaltung im übrigen je nach Grundleiden und Begleitstörungen. Vgl. **SCHWARTZ-BARTTER-Syndrom.*
Mangel- oder Depletionshyponatriämie (Salzmangelexsiccose): Kochsalzangereicherte (>10–20 g NaCl/24 Std.) flüssigkeitsreiche (!) Kost. Praktisches Vorgehen → *hypotone *Dehydratation. Keinen übereilten Ausgleich*

des Natrium- und Flüssigkeitsdefizits anstreben! Keine Erhöhung des Serumnatriumspiegels um mehr als 12 mmol/l/Tag oder 25 mmol/l in den ersten 48 Stunden, keine unbedingte Normalisierung der Serumwerte vor Ablauf von 2 Tagen! Kostgestaltung im übrigen je nach Grundleiden und Begleitstörungen. Überwachung des Körpergewichts.

Hypoparathyreoidismus, chronischer

Calciumreiche Kost● (>2 g Ca/Tag), erforderlichenfalls zusätzliche perorale Calciummedikation (0,5-1,5 g Ca/Tag). Vitamin D oder (teurer) D-Metabolite (Calcidiol, Calcitriol) in individuell auszutestender Dosierung (nach engmaschig zu überwachendem Serumcalciumspiegel und renaler Calciumausscheidung; [449]). *Phosphatreduzierte Kost●* in der Regel entbehrlich.

Hypophosphatämie; Phosphatmangel

Behandlungsziel: Serumphosphatspiegel $>0,95$ mmol/l ($>3,0$ mg/dl), renale Phosphatausscheidung >300 mg (9,7 mmol)/Tag.

Phosphatanreicherung der Kost auf Gesamtzufuhrmenge von 1,5-2 g (45-60 mmol) Phosphat/Tag durch reichliche Verwendung von Milcheiweiß (insbesondere Käse), Vollkornerzeugnissen, Weizenkeimen, Kleie u. ä. phosphatreichen Produkten *(→ *Phosphat▲)*, unter Anpassung an die diätetischen Erfordernisse des jeweiligen Grundleidens (*protein-calorische *Unterernährung, *Malabsorption, dekompensierter *Diabetes mellitus, *Alkoholismus, *Phosphatdiabetes, *Verbrennungskrankheit, *Sepsis* usw.). Im Bedarfsfall zusätzliche medikamentöse Phosphatsubstitution (peroral 0,3 mmol = 10 mg PO_4/kg/Tag oder mehr). Erhaltungsdosis bei totaler *parenteraler Ernährung● :* 10-15 mmol Phosphat/l Nährlösung.

Akute Phosphatdepletion (Serumphosphatspiegel $<0,35$ mmol/l bzw. $<1,0$ mg/dl): Intravenöse Phosphatzufuhr (0,25-0,5 mmol PO_4/kg/Tag oder mehr; maximal 5 mmol/Std.) unter Überwachung von Phosphat, Calcium, Magnesium und Kalium im Serum sowie renaler Phosphatausscheidung.

Hypophosphatasie

In der Diskussion: *Phosphatreiche Ernährung,* zusätzliche medikamentöse Phosphatsupplementierung (1,25-3,0 g neutrales Natriumphosphat pro Tag, verteilt auf 4-5 Einzelgaben; [320]). Bisherige Ergebnisse widersprüchlich. Keine Indikation für Substitution von Vitamin D.

Hypophysenvorderlappeninsuffizienz; SIMMONDS-SHEEHAN-Syndrom

Bedarfsgerechte energie- und nährstoffreiche *Aufbaukost● in häufigen kleinen Mahlzeiten. Keine längeren Nüchternperioden (vgl. *nichtdiabetische *Hypoglykämien*).
Krisenhafte Hypophyseninsuffizienz: Erforderlichenfalls *Sondenkost●, partielle oder totale *parenterale Ernährung●. Beseitigung häufig bestehender Störungen des Elektrolyt- und Wasserhaushalts, insbesondere Verdünnungs-*Hyponatriämie, sowie allfälliger Neigung zur *Hypoglykämie.

Hypothyreose; Myxödem

Bedarfsgerechte *Vollkost●. Symptombezogene Kostabwandlungen → *Adipositas, *Hypercholesterinämie, *chronische habituelle *Obstipation*. Frage der Notwendigkeit einer Jodanreicherung der Kost prüfen (Ernährungsanamnese; → *Jodmangelstruma*). Bei manifestem Myxödem Korrektur pathogenetisch beteiligter Störung des Wasser- und Elektrolythaushalts (→ Verdünnungs-*Hyponatriämie*). Bei Myxödemkoma *parenterale Ernährung● (Überwachung von Blutzucker, Serumlactat, -triglyceriden, -harnstoff und -elektrolyten; [217]) bis zur Normalisierung der Stoffwechselsituation und Möglichkeit enteral/oraler Ernährung. Weiteres Vorgehen nach eingangs genannten Gesichtspunkten.

Hypotonie-(Orthostase-)Syndrom

Eiweißreiche (ca. 1,2 g Protein/kg/Tag), kochsalzangereicherte Kost (NaCl-Zulage individuell bedarfsgerecht; Kontraindikation: Herzinsuffizienz, Ödemkrankheiten). Beseitigung der bei diesem Syndrom nicht selten pathogenetisch beteiligten Ernährungsmängel (Untergewicht, Proteinmangel, Vitaminmangel usw.; Ernährungsanamnese!). Häufig (5-6 mal) am Tage etwas essen lassen! Keine zu großen Einzelmahlzeiten, kein zu opulentes Mittagessen. Größere Ballaststoffmengen (Müsli u. ä.) erst zur Abendmahlzeit empfehlen. Von besonderer Wichtigkeit die zweckmäßige Gestaltung des **unter keinen Umständen verzichtbaren ersten und zweiten Frühstücks:** Vollkornbrot mit „kräftigem" Belag (Wurst, Käse, Fischkonserve o. ä.) mit Salzzusatz, wo möglich. Bohnenkaffee oder schwarzer Tee. Zum zweiten Frühstück ebenfalls ein gut belegtes Butterbrot anstelle nur einiger Plätzchen oder Pralinen. Nicht ganz selten beruht spätvormittägliche „Kreislaufschwäche" auf unerkannter funktioneller *Hypoglykämie*. *Aufdeckung und Eliminierung bisheriger Ernährungsfehler bei diesen Patienten meist wirkungsvoller als jede medikamentöse Therapie.*

IgA-Mangel, selektiver familiärer

Symptombezogene Maßnahmen: Bei *Steatorrhoe* Fettreduktion, *MCT-Kost*● und Substitution fettlöslicher Vitamine (A, D, E, K). Bei sprueähnlichen Erscheinungen (→ *Coeliakie*) versuchsweise *glutenfreie Kost*●.

Ileoproktostomie; ileoanaler Pouch

Diätetisches Vorgehen wie bei *Ileostomie* und *Ileoanostomie*. Mehrbedarf an Flüssigkeit jedoch meist nicht ganz so groß.

Ileostomie; Ileoanostomie; Zustand nach totaler Colektomie

Postoperativer Kostaufbau und Einstellung auf individuell bestverträgliche und bedarfsgerechte Dauerkost nach gleichen Grundsätzen wie bei *Colostomie*. *Zusätzlich ist jedoch zu beachten:*
1. Einstellung der *Kochsalzzufuhr* auf Gesamtmenge von etwa 6–10 g (100–170 mmol Na)/Tag (bei Schwitzen, Fieber oder Durchfall ggf. mehr). Für den Einzelfall optimale NaCl-Menge austesten (Übermaß führt zu Diarrhoen, Untermaß zu Natrium-, Kalium- und anderen Elektrolytbilanzstörungen). Zusalzen bei hierzulande meist üblicher Ernährungsweise im allgemeinen nicht erforderlich, eher schon Unterbindung zu reichlichen Salzkonsums. Zurückhaltende Indikationsstellung für natriumarme Kost im Falle von Herzinsuffizienz, Hypertonie o. ä. Sicherstellung ausreichender Kalium-, Calcium- und Magnesiumversorgung. Überwachung der Serumelektrolyte, besonders zu Beginn des Kostaufbaus. Beseitigung eines allfälligen *Zinkmangels*. 2. Regulierung der *Flüssigkeitszufuhr*. Flüssigkeitsbedarf (um durchschnittlich etwa 500–750 ml) höher als bei Colostomie. Zufuhr so bemessen, daß Urinmenge > 1200 ml/Tag. *Ileostomiepatienten sehr empfindlich gegen Dursten und Flüssigkeitsverlust* durch Schwitzen, Durchfall u. ä. (Gefahr rascher *Dehydratation*). Übermäßiges Trinken andrerseits ebenfalls unzweckmäßig (Steigerung des Volumens der Stomaentleerungen mit erhöhtem Natriumver-

lust). *3.* Größere Gefährdung *(Stomablockade)* durch feste, nicht ausreichend zerkleinerte Nahrungsbestandteile (zähes Fleisch, grüne Bohnen, Pilze, Spargel, Obstschalen, Kerngehäuse, Mandarinen- und Orangenstücke, Ananas, Nüsse, Mandeln u. ä.). *Sorgfältiges Kauen!* Notfalls pürierte Kost oder Verzicht auf derartige Produkte. *4.* Geringere Toleranz für die meisten *Ballaststoffträger,* insbesondere Hülsenfrüchte, Rüben, Kohl, Gemüserohkost, Kartoffeln, rohes Obst, Trockenobst, Getreiderohbreie („Müsli"), Weizenkeime, Kleie u. ä. Oftmals Unverträglichkeit auch für Bohnenkaffee, CO_2-haltige und alkoholische Getränke. *5.* Häufiger am Tage etwas essen lassen! *Keine zu große Einzelmahlzeit.* Abendmahlzeit möglichst klein und nicht zu spät (zum Vermeiden größerer nächtlicher Stomaentleerungen). *6.* Bei vermehrtem Volumen der Stomaentleerungen und *Durchfall* neben den bei **Colostomie* genannten antidiarrhoischen Maßnahmen (S. 150) versuchsweise Glucose- und Maltodextrinlösung (je 2,5%ig) mit 80–110 mmol NaCl/l peroral oder per Sonde (vgl. [143, 252]). *Keine Einschränkung der Flüssigkeitszufuhr!* Bei übermäßigem Stomaausfluß, schwerer Ileostomiediarrhoe oder Ileitis vorübergehend totale **parenterale Ernährung*● mit anschließendem vorsichtigem Kostaufbau über **Oligopeptiddiät* ● und ballaststofffreie **nährstoffdefinierte Formeldiät* ● zu ileostomiegerechter Dauerkost. *7.* In der ersten Zeit nach Ileostomaanlage engmaschige *Überwachung* von Stomaausfluß, Harnmenge, Serumelektrolyten, Serumeiweißen und Körpergewicht. Trotz unvermeidlicher Restriktionen ist bedarfsgerechte Nährstoff- und Energieversorgung mittels geeigneter diätetischer Techniken für jeden Ileostomiefall realisierbar (Problemfälle: → **Kurzdarm-Syndrom*). Im Laufe der Zeit sich einstellende Toleranzverbesserungen verhelfen dazu, daß ein größerer Teil dieser Patienten sich auf Dauer – wenn auch mit gewissen Einschränkungen – wieder weitgehend konventionell ernähren kann.

Ileus

Nach frühestmöglich einzuleitender Korrektur der oftmals erheblichen Störungen im Flüssigkeits- und Elektrolythaushalt und in Anpassung an die Bedingungen nach der meist erforderlichen chirurgischen Intervention bedarfsadaptierte totale **parenterale Ernährung*●. Zunächst keine Indikation für Sondenernährung. Späterer oraler Kostaufbau (**Flüssigkost, *flüssig-breiige Kost* ● usw.) je nach Grundleiden, Operationsfolgen und Begleitstörungen. Vgl. **perioperative Ernährung.*

Alimentärer Ileus: Bei Kenntnis des Risikos in vielen Fällen diätetische *Prävention* möglich. *1. Phytobezoarileus:* Beim Vorliegen von Risikofaktoren (peritoneale Verwachsungen, Dünndarmstenosen, Zustand nach Magenresektion, Kauinsuffizienz) ist Aufnahme grober Ballaststoffträger in übergroßer Menge, ungenügend gekaut oder (speziell bei Kleie) mit unzureichender Flüssigkeitszufuhr, zu vermeiden (Orangen, Pampelmusen, Feigen, Ananas, Rettich, rohe Steckrübe, Sauerkraut, dicke Bohnen, Kürbis, Pilze, Weizenkleie u. ä.). *2. „Gärungsileus"* (Dünndarmileus infolge exzessiver Gasbildung): Vermeiden des Genusses übermäßiger Mengen rohen Obstes (insbesondere unreifer oder pilzbefallener Früchte, auch rohen Gurkensalats) in Verbindung mit dem Trinken von reichlich Wasser, Saft oder Bier.

Immobilität; langdauernde Bettlägerigkeit

Flüssigkeitsreiche (Ziel: Harnmenge > 2 l/Tag), ballaststoffangereicherte (> 50 g Ballaststoffe/Tag) Kost von bedarfsgerechtem Nährstoffgehalt (Basis: *leichte Vollkost●, *Vollkost●). Energiezufuhr je nach Lage des Einzelfalls (Kriterium: Körpergewicht). Calciumzufuhr in Höhe der Empfehlungen für die Ernährung des Gesunden (800 mg/Tag). Calciumrestriktion bewirkt keine Verringerung von Immobilisationshypercalciurie und Nierensteinrisiko, zusätzliche Calciumanreicherung der Kost andrerseits vermag immobilisationsbedingte Skelettentkalkung meist nicht zu verhindern. Vitamin D ca. 15 µg (600 I. E)/Tag. Notwendigkeit *oxalatarmer Kost●* ist je nach Manifestationstendenz von Oxalatnierensteinen *(→ *Nephrolithiasis)* von Fall zu Fall zu entscheiden. Weitere symptombezogene Maßnahmen → *Adipositas, chronische habituelle *Obstipation, *Osteoporose, *Decubitus, *Zinkmangel.* Kostgestaltung im übrigen je nach Grundleiden.

Infektionskrankheiten, akute

Häufigstes Problem: Einerseits erhöhter Bedarf an Energie und essentiellen Nährstoffen (Aminosäuren, Vitaminen, Mineralstoffen, Spurenelementen), andrerseits Appetitmangel und darniederliegende Nahrungsaufnahme. *Diätetische Konsequenz:* Energiereiche Kost von hoher Nährstoffdichte. Richtwert für die Zufuhr von Eiweiß und Vitaminen: etwa 125-150% der Empfehlungen für die Ernährung des Gesunden (auf oralem Wege oftmals erst mit dem Abklingen der akut-febrilen Phase realisierbar).
Praktisches Vorgehen: Je nach Verträglichkeit und Akzeptanz *Flüssigkost●, *flüssig-breiige Kost●, *leichtverdauliche Kost●, *leichte Voll-

kost ●, energie- und nährstoffreiche **Aufbaukost* ● o. ä. in flexibler Kombination. *Flüssigkeitsreiches Regime.* Weitestgehende Berücksichtigung individueller Wünsche. Symptombezogene Kostvariationen → **Appetitlosigkeit, *Fieber, *Übelkeit, *Erbrechen, *Diarrhoe, *Malabsorption, *hyperkatabole Zustände.* In Problemfällen rechtzeitig **Sondenkost* ● oder **parenterale Ernährung* ●. Nach Abklingen der klinischen Erscheinungen weiterhin energie- und nährstoffangereicherte Kost *(*Aufbaukost* ●*)* bis zur Beseitigung von Gewichtsverlust und verbliebenen Nährstoffdefiziten.

Infektresistenzschwäche; nutritiv bedingte Infektanfälligkeit

Korrektur bestehender Fehlernährung kann zur Verbesserung gestörter Immunabwehr sehr wesentlich beitragen. Diätetisches Eingreifen hat dabei von der Tatsache auszugehen, daß nicht nur **protein-calorische **Unterernährung, Dystrophie, *Kwashiorkor*** u. ä. offenkundige Nährstoffdefizite, sondern **auch sehr diskrete, unter Umständen isoliert nur einzelne Nährstoffe** (essentielle Aminosäuren, Retinol, Tocopherol, Ascorbinsäure, nahezu jedes einzelne B-Vitamin, essentielle Fettsäuren, Eisen, Zink, Kupfer) **betreffende Mangelzustände** die verschiedensten Teilfaktoren der humoralen und zellulären Immunität sowie der unspezifischen Resistenz beeinträchtigen können mit der Konsequenz einer erhöhten Infektanfälligkeit (Übersicht: [90, 25]). Bei klinischem Verdacht detaillierte Ernährungsanamnese (indiziert nicht nur bei Anhängern sog. alternativer Ernährungsweisen!) meist ausreichend, in Zweifelsfällen (aufwendig!) biochemische Objektivierung aus Blut- und Harnanalyse.

Praktisches Vorgehen: Optimierung der *Energie- und Nährstoffversorgung entsprechend den Empfehlungen für die Ernährung des Gesunden* (S. 61f.) unter besonderer Berücksichtigung der im speziellen Fall zu vermutenden Mängel. Supplementierung der altersstufengerechten Normalkost (→ **Vollkost* ●) bzw. der vorgegebenen Diätkost durch geeignete *im Nährstoffgehalt möglichst polyvalente Zulagen:* Milch und Milchprodukte, Obst- und Gemüserohkost, Vollkornerzeugnisse, Weizenkeime, polyensäurereiches Pflanzenöl usw. je nach Lage des Einzelfalls *(→ *Retinolmangel, *Ascorbinsäuremangel, *B-Vitaminmangel, *Cobalaminmangel, *Tocopherolmangel, *Linolsäuremangel, *Eisenmangel, *Zinkmangel).* Medikamentöse Nährstoffsubstitution nur im kleineren Teil der Fälle erforderlich (Cobalamin, Eisen, Zink). Hilfreich gelegentlich, nicht nur bei Kindern, der altbewährte, an ω-3-Polyensäuren, Retinol und Calciferol reiche Lebertran (Lebertrankapseln Pohl®, 4–6 g/Tag). *Von über den Bedarf hinausgehender Nährstoffzufuhr,* z. B. hochdosierter sog. Megavitamintherapie, *ist bei bereits voll bedarfsgerechter Ernährung keine weitere Verbesserung der Infektresistenz zu erwarten*. Empfehlenswert der Abbau von Übergewicht (→ *Adipositas) und *Hypercholesterinämie, die bestmögliche Stoffwechseleinstellung bei *Diabetes mellitus und der Verzicht auf überhöhten Alkoholkonsum.

Infertilität

Beseitigung möglicherweise ursächlich beteiligter *Fehlernährung* (Untergewicht, Eiweißmangel, Hypovitaminosen, *Bulimie, *Anorexia nervosa, fehlerhafte Kostführung bei *Diabetes mellitus, höhergradige *Adipositas usw.). Fahndung auch nach verborgenen Ernährungsfehlern (besonderes Augenmerk: Unsachgemäße „Schlankheitsdiäten", sog. alternative Ernährungsweisen!). Detaillierte Ernährungsberatung zwecks Sicherstellung dauerhaft bedarfsgerechter Energie- und Nährstoffversorgung.

Inkontinenz, anorektale

Operative Behandlung: Prä- und postoperative Ernährung: → *Colonchirurgie*. Dauerkost nach erfolgreicher Operation: → *Ballaststoffreiche Kost* ● (> 60 g Ballaststoffe/Tag) unter reichlicher Verwendung von Hülsenfrüchten, Gemüse, Rohobst und Trockenobst. Flüssigkeitsreiches Regime (Fruchtsäfte, Mineralwasser; Trinkmenge > 2 Liter/Tag). Keine Kakaoerzeugnisse. Keine Bananen. Ziel: Weicher geschmeidiger Stuhlgang ohne Zwang zu stärkerer Betätigung der Bauchpresse (vgl. *chronische habituelle *Obstipation*).

Konservative Behandlung (inoperable Fälle): Antidiarrhoische *ballaststoffarme Kost* ● mit wenig Flüssigkeit (< 30 ml/kg/Tag) und Zulage „stopfender" Produkte (*Pectinkost* ●, Kakao, Bitterschokolade, Magerquark usw.; vgl. chronische *Diarrhoe, S. 169). Einschränkung von säurereichem Obst (speziell Citrusfrüchten), sauren Säften und scharfen Gewürzen. Ziel: Seltenere Stuhlentleerungen, festere Stuhlkonsistenz, Verhütung analer Schleimhautirritationen. Flexibles diätetisches Vorgehen unter Vermeiden der Entwicklung einer zu starken Obstipation; erforderlichenfalls behutsame Ballaststoffzulage (→ *ballaststoffreiche Kost* ●).

Insult, apoplektischer (Hirnblutung, Hirninfarkt)

Je nach Lage des Einzelfalls orale *(→ *Flüssigkost●, *flüssig-breiige Kost●)*, enterale *(→ *Sondenkost●)*, adjuvante oder totale **parenterale Ernährung●*. Ausreichende Flüssigkeitszufuhr, wichtig in Anbetracht der häufig begleitenden **Dehydratation,* mengenmäßig zunächst jedoch nicht zu sehr über das Harnvolumen des Vortages hinausgehend. Erst mit Stabilisierung leidlich ausgeglichener Flüssigkeitsbilanz, und wenn keine Gefahr drohenden Hirnödems erkennbar, volle Einkalkulierung auch der Perspiratio insensibilis (d. h. Flüssigkeitszufuhr in Höhe der Urinausscheidung des Vortages +750 ml/Tag, pro Grad Temperaturerhöhung jeweils 750 ml zusätzlich). Beginn der Fettzufuhr im Rahmen parenteraler Ernährung frühestens nach Abklingen der kritischen Phase (d. h. meist nicht vor 4.-7. Krankheitstag). Symptombezogene Kostabwandlungen → *arterielle *Hypertonie (*natriumarme Kost●), *Schluckstörungen, cerebrales *Koma, *hyperkatabole Zustände.* Schrittweiser Aufbau realisierbarer Dauerkost. Ziel: Präventivkost → **Cerebralsklerose.* Vgl. **Thromboseprävention.*

Intensivbehandlung

Bedarfsorientierte Energie- und Nährstoffversorgung in einer den speziellen Erfordernissen der intensivmedizinisch zu behandelnden Erkrankung anzupassenden Form: *1.* Orale Ernährung *(*Flüssigkost●, *flüssig-breiige Kost●, *leichtverdauliche Kost●,* großzügig zu handhabende *Wunschkost).* Problem: Definierbarkeit der tatsächlich aufgenommenen Energie- und Nährstoffmenge, Gefahr unbemerkt bleibender unzureichender Nahrungsaufnahme. *2.* Gastral/enterale **Sondenernährung●* mit Formeldiäten *(*nährstoffdefinierte Formeldiät●, *Oligopeptiddiät●).* *3.* Peripher-venöse (adjuvante) **parenterale Ernährung●.* Ermöglicht Zufuhr von etwa 1000-1500 kcal und 75 g Aminosäuren pro Tag. *4.* Zentral-venöse (adjuvante oder totale) **parenterale Ernährung●.* Keine unkritische routinemäßige Verwendung von Fructose (Laevulose) und Sorbit für i. v. Infusionen und parenterale Ernährung (Gefahr lebensbedrohlicher Unverträglichkeitsreaktionen bei okkulter **Fructoseintoleranz). Bevorzugung des jeweils „physiologischeren" Zufuhrweges:* Mögliche orale Ernährung ist der Sondenernährung, mögliche Sondenernährung (Kontraindikation: Magenatonie, Subileus usw., S. 462) der parenteralen Ernährung vorzuziehen. Beginn mit Nahrungszufuhr möglichst frühzeitig nach Stabilisierung des Kreislaufs und Beseitigung gröberer Flüssigkeits- und Elektrolytimbalancen, *schrittweiser Aufbau* binnen 2-4 Tagen auch bei Sonden- und parenteraler Ernährung. Berücksichtigung eines möglicherweise erhöhten Energie- und Nährstoffbedarfs (→ *hyperkatabole Zustände). Diätetische Details je nach zugrundeliegender Erkankung und Begleitstörungen (Übersicht: [324]).

Intertrigo (intertriginöse Dermatitis)

Unerläßliche Voraussetzung dauerhaften Behandlungserfolgs: Beseitigung des zumeist bestehenden Übergewichts (→ *Adipositas).

Isovalerianacidämie

Behandlungsprinzip: Toleranzgerechte Beschränkung der Zufuhr von Leucin. Supplementierung der Aminosäure Glycin (Glykokoll) zwecks Steigerung der renalen Ausscheidung von Isovaleriansäure (in Form von Isovalerianylglycin) und Verbesserung der Eiweißtoleranz.
   Praktisches Vorgehen: 1. Altersstufenbezogen *eiweißarme Kost●. Ermittlung der individuellen Protein-(= Leucin-)Toleranz anhand des zu kontrollierenden Leucin- und Isovaleriansäurespiegels im Blutplasma. Erforderlichenfalls, d. h. beim Unterschreiten des Proteinbedarfsminimums (junge Säuglinge, selten), Zulage leucinfreien Aminosäurengemischs (z. B. Milupa MSUD 1 unter Zusatz von Isoleucin und Valin). *2. Glycin* peroral zu den Mahlzeiten oder per Nasogastralsonde (125–800 mg/kg/Tag in 10%iger wässriger Lösung). Individuell benötigte Dosis (meist ca. 250 mg/kg/Tag) ist anhand der Plasmawerte von Isovaleriansäure und Glycin auszutesten. *3.* In der Diskussion [67]: *L-Carnitin▲* (40 mg/kg/Tag) anstelle von Glycin; weitere Erfahrungen bleiben abzuwarten.
   Acidotische Krise: Sistieren der Proteinzufuhr. Glucose (5–10%ig in 0,3%iger Kochsalzlösung, ggf. mit $NaHCO_3$-Zusatz) parenteral. Glycingaben s. o.; bei Unmöglichkeit peroraler oder gastraler Verabfolgung Glycin per Rectalklysma (200 mg/kg in 30–90 ml 0,45%iger Kochsalzlösung alle 6 Stunden).
   Hyperammoniämiekrise: → *Hyperammoniämie.* Nach bisheriger Erfahrung keine Kontraindikation für Glycinzufuhr, wenn NH_4-Stau allein durch Isovalerianacidämie bedingt.
   Diätetische Prävention akuter metabolischer Entgleisungen: Konsequentes Vermeiden überhöhter Eiweißzufuhr bei im übrigen bedarfsgerechter Energie- und Nährstoffversorgung.

Jejunoileitis ulcerosa

Versuchsweise *glutenfreie Kost● für ½ bis ¾ Jahr, bei Erfolg auf Dauer beizubehalten (→ *Coeliakie). Symptombezogene Maßnahmen → *Diarrhoe, *Steatorrhoe, *Malabsorption, *exsudative Gastroenteropathien, protein-calorische *Unterernährung.

Jejunoileostomie; jejunoilealer Bypass

Kostgestaltung je nach Auswirkungen des mit dem Bypass entstandenen *Kurzdarm-Syndroms und Schweregrad der postoperativ verbliebenen *Adipositas bzw. *Hypercholesterinämie.
Praktisches Vorgehen: 1. Eiweißreiche, fettlimitierte (<30% der Energiezufuhr), kalium-, calcium- und magnesiumreiche Kost (>150 mmol = 6 g Kalium, >1000 mg Calcium, >400 mg Magnesium pro Tag) mit reichlich Flüssigkeit (>2,5 l/Tag). Medikamentöse Substitution von Vitamin B_{12}, erforderlichenfalls auch Vitamin D, Folsäure, Zink und Kalium. Einschränkung des Genusses von saurem Obst und sauren Säften. Alkoholkarenz. Symptombezogene Maßnahmen → *Diarrhoe, *chologene Diarrhoe, *Steatorrhoe, sekundäre *Hyperoxalurie, *Meteorismus, *Malabsorption, *Fettleber. 2. Bei noch bestehendem Übergewicht Calorienrestriktion (modifizierte *Mischkostreduktionsdiät●), bei persistierender Hypercholesterinämie fettmodifizierte *cholesterinreduzierende Kost●, jeweils in Anpassung an die Erfordernisse des *Kurzdarm-Syndroms.

Jejunostomie (Feinnadelkatheterjejunostomie)

Alternative zur totalen parenteralen Ernährung bei Patienten, die nach einer Laparotomie mit hoher Wahrscheinlichkeit längerdauernd künstlicher Ernährung bedürfen. Bestgeeignete Nährlösung für diese Indikation MCT-haltige *Oligopeptiddiät●. Stufenweise Steigerung von Zufuhrrate (Durchflußgeschwindigkeit von 25 bis maximal 150 ml/Std.) und Nährstoffkonzentration (Osmolarität) binnen etwa 4–6 Tagen auf durch Toleranz und Bedarf bestimmte Endhöhe. Keine gleichzeitige Veränderung von Zufuhrrate (Volumen) und Nährstoffkonzentration. *Volumensteigerung vor Osmolaritätssteigerung!* Laufende Überwachung der Verträglichkeit (→ *Sondenernährung●).

Jejunotransversostomie

Diätetisches Vorgehen wie bei *Dünndarmresektion,* in Anbetracht erhöhter Ausscheidungsverluste jedoch meist noch strengere Bilanzierung von Flüssigkeit und Elektrolyten erforderlich. Im Experimentierstadium: Fettreiche Kost (Fettanteil 60% der Energiezufuhr; vgl. [379]); gesicherte diesbezügliche Empfehlungen noch nicht möglich.

Jodmangelstruma; endemischer Kropf

Weite Teile Mitteleuropas sind endemisches Jodmangelgebiet. Selbst bei einer ausgewogenen, hinsichtlich aller übrigen essentiellen Nährstoffe bedarfsgerechten Ernährung wird Jodbedarf überwiegend nicht ausreichend gedeckt (durchschnittliche alimentäre Jodaufnahme pro Kopf der Bevölkerung nur ca. 50-70 µg/Tag). *Anhebung der Jodzufuhr auf Höhe des physiologischen Bedarfs* (ca. 100-200 µg/Tag je nach Lebensalter) *ist einziger Weg zur Verhütung der Jodmangelstruma und ihrer vielfältigen leidvollen und kostenträchtigen Folgestörungen* (Übersicht: [371]), von besonderer Bedeutung für Kinder, Jugendliche, Schwangere und Stillende.

Möglichkeiten der Jodsupplementierung: 1. Einfachste, preiswerteste und zuverlässigste Methode die ausschließliche Verwendung von *jodiertem Speisesalz* (bei 20 mg Jod pro kg = 20 µg pro 1 g Salz). Fabrikate in Deutschland: Bad Reichenhaller Jodsalz, Bayrisches Vollsalz, Düra-Vollsalz, Salzina Jodsalz u. a., in der Schweiz und Österreich meist das handelsübliche Regelsalz. Meersalz ohne definierten Jodzusatz für Strumaprävention nicht geeignet. Bei üblicher Ernährungsweise benötigte Zusatzmenge 5 g = 1 gehäufter oder 2 gestrichene Teelöffel Jodsalz (=100 µg Jod) pro Tag. Kritischer Punkt dabei: Durchschnittlicher individueller Konsum *im Haushalt* erreicht diese (unter dem Gesichtspunkt der Hochdruckprävention auch keineswegs immer wünschenswerte) Salzmenge nicht, insbesondere bei Kindern; dazu kommen unkalkulierbare Salzverluste mit Kochwasser u. ä. Einzige Lösung des Problems entweder die Freigabe eines *angemessen*[1)] jodierten Speisesalzes zur begrenzten Verwendung nur im Haushalt (in Deutschland bisher nicht verfügbar) *oder* die generelle Jodsalzverwendung (20 µg Jod/1 g) auch für Produkte der Lebensmittelindustrie, für Backwaren, Molkereiwaren, Fleischwaren, in der Gemeinschaftsverpflegung usw. Jodiertes Salz als *Regelsalz* in anderen Ländern seit langem bewährt, von der WHO und zahlreichen nationalen und internationalen wissenschaftlichen Gremien

---

[1)] z. B. USA: 75-100 µg Jod pro 1 g Spezialsalz.

empfohlen, in der Bundesrepublik Deutschland jedoch infolge Untätigkeit für gesetzliche Regelung zuständiger Instanzen bisher[1] nicht realisierbar. In der Praxis hierzulande deshalb um so wichtiger das *überzeugende Beratungsgespräch* mit *Appell an die Initiative des Einzelnen* zur Benutzung von jodiertem Salz wenigstens im Haushalt und ggf. medikamentöser Jodsupplementierung. Für **natriumarme Kost●* jodiertes Kochsalzersatzpräparat (z. B. Shaklee-Jodsalz). *2.* Als unterstützende Maßnahme höchstmögliche *Steigerung des Seefischkonsums* (Dorsch, Heilbutt, Hering, Makrele, Rotbarsch, Schellfisch, Scholle, Thunfisch u. a.). 200–250 g-Portionen bei vielen Arten für ergänzende Deckung des Tagesbedarfs an Jod ausreichend. *3. Medikamentöse Supplementierung* in Tabletten- oder Drageeform (100–150 *Mikro*gramm Jod/Tag) oder auch in Tropfenform (S. 22). Jodschäden bei Zufuhr in der Größenordnung des physiologischen Bedarfs (Mikrogrammbereich) für den Gesunden nicht zu erwarten. *4.* In Fällen sich bereits manifestierender Jodmangelstruma bei Kindern und Jugendlichen zusätzlich zu empfehlen: Vermeiden *übermäßigen* Konsums von Kohl, insbesondere Wirsing, Blumenkohl, Weißkohl, Sauerkraut und Grünkohl (enthalten die Jodaufnahme durch die Schilddrüse hemmende „strumigene" Substanzen).

Kaliumbestimmung im Urin

Kaliumausscheidung mit dem Urin ist ernährungsabhängig. Bestimmung deshalb möglichst unter definierter oraler Zufuhr (z. B. 3 g = 77 mmol Kalium/24 Std.), zweckmäßigerweise basierend auf einer definierten Formeldiät, vom Vortag bis zum Untersuchungsende.

Kaliummangelnephropathie

*Kaliumreiche Kost● (>150 mmol=6 g Kalium/Tag), erforderlichenfalls zusätzliche medikamentöse Kaliumsubstitution *(→ *Hypokaliämie)*. Engmaschige Überwachung des Serumkaliums! Kostgestaltung im übrigen (Kochsalz, Flüssigkeit, Protein usw.) je nach Grundleiden und begleitenden renalen Störungen *(→ chronische *Niereninsuffizienz, *Ödeme)*.

---

[1] Stand Frühjahr 1989

Katarakt

Bei *Diabetes* und bei *Galactosämie* Optimierung der Stoffwechseleinstellung. Bei *Hypoparathyreoidismus* dauerhafte Beseitigung der *Hypocalcämie*. Frage der möglichen ursächlichen Bedeutung sehr hohen Konsums von Milch und lactosehaltigen Milchprodukten für die Kataraktbildung beim Stoffwechselgesunden noch ungeklärt; gesicherte diesbezügliche Empfehlungen bisher nicht möglich.

Kauinsuffizienz

Bedarfsgerechte Energie- und Nährstoffversorgung unter Anpassung von Zerkleinerungsgrad und Konsistenz der Nahrung an reduzierte Kaufähigkeit.
Akute Kauinsuffizienz (Zustand nach chirurgischen Eingriffen im Bereich von Mundhöhle und Kauorgan): *Flüssigkost●, *flüssig-breiige Kost●, pürierte *leichte Vollkost● oder indizierte spezielle Diätkost in pürierter Form für die Dauer der Beeinträchtigung der Kaufunktion.
Chronische Kauinsuffizienz: 1. Pürieren oder Eliminieren der festen Kostbestandteile, die im Einzelfall Schwierigkeiten bereiten: Zähes Fleisch, Schnittkäse, harte Brotrinden, Gurke, Rettich, Radieschen, Blattsalat, Citrusfrüchte, Äpfel, Nüsse u. ä. (Ernährungsanamnese!). *Keine unnötigen Einschränkungen!* Einzelne zahn- und prothesenlose Patienten haben bemerkenswerte Kaufähigkeit entwickelt („Alveolarkammkauer"). 2. Sicherstellung quantitativ und qualitativ ausreichender Nahrungszufuhr und Auffüllung allfälliger, besonders bei zahnlosen Senioren nicht ganz seltener Nährstoffdefizite (Eiweiß, B-Vitamine, Vitamin C, Kalium, Magnesium, Ballaststoffe). Häufigste zu empfehlende Zulagen: Milch und Milchprodukte, Hafergerichte (pikant oder süß), Obst- und Gemüsesäfte, passierte vegetabile Rohkost.

Kinetose (Reisekrankheit, Seekrankheit)

Keine zu reichliche Nahrungsaufnahme, kein opulentes Essen vor und während der Reise, andrerseits aber auch keine zu lange Nüchternperiode. Zweckmäßig häufiger eine kleine leichtverdauliche Mahlzeit, zwischenzeitlich öfter einen Keks, Bonbon, Kaugummi, etwas Obst oder ein Stück Schokolade. Schwarzer Tee oder Colagetränk meist besser verträglich als Bohnenkaffee. Bei beginnender Übelkeit kann ein Glas Cognac oder Whisky hilfreich sein. Reichlicherer Alkoholgenuß jedoch nicht empfehlenswert.

Knochenmarkstransplantation

Ernährung während reverser Isolation → *Sterilpflege*. In den ersten 3 Wochen nach dem Eingriff medikamentöse Substitution von Folsäure (5-10 mg/Tag peroral). Bei Behandlung mit Ciclosporin magnesiumreiche Kost und Limitierung der Kaliumzufuhr (→ *Arzneimitteltherapie: Ciclosporin*).

Körperbehinderte

Bedarfsgerechte Nährstoffversorgung unter Anpassung an den meist herabgesetzten Energiebedarf. *Ballaststoffreiche Kost●* von hoher Nährstoffdichte, d. h. Zurückhaltung mit „leeren" Calorienträgern aller Art (Zucker, Feinmehlprodukte, Fett, Alkohol). *Jeder übergewichtige Rollstuhlfahrer demonstriert die Versäumnisse seiner Ernährungsberatung!*

Kollagencolitis

Symptombezogene Maßnahmen → *chronische *Diarrhoe, *Malabsorption, protein-calorische *Unterernährung*.

Kollagensprue

Versuchsweise *glutenfreie Kost●* über genügend lange Zeit (½-¾ Jahr), bei Erfolg (kleinerer Teil der Fälle) auf Dauer beizubehalten (→ *Coeliakie*). Erforderlichenfalls zwischenzeitlich adjuvante oder totale *parenterale Ernährung●*. Symptombezogene Maßnahmen → *Diarrhoe, *Steatorrhoe, *Malabsorption, protein-calorische *Unterernährung*.

Koma, cerebrales

Je nach Lage des Einzelfalls bedarfsadaptierte (ggf. hypercalorische) *parenterale Ernährung●* oder (nach Abklingen initialer Darmatonie) kombiniert enteral/parenterale oder (frühestmöglich anzustreben) ausschließlich jejunale *Sondenernährung●* unter schrittweiser Steigerung der Energie- und Nährstoffzufuhr. Bilanzierung von Flüssigkeit und Elektrolyten. Beseitigung zugleich bestehender *hypertoner *Dehydratation*. Beginn mit oralem Nahrungsangebot nicht vor völligem Abklingen von

Bewußtseinstrübung und Schluckstörungen. Bei prolongiertem Koma Überwachung der biochemischen Parameter des Ernährungszustands (Plasmaproteine von kurzer biologischer Halbwertszeit usw., S. 102).

Kontaktekzem (hämatogenes, allergisches)

Ausschaltung gesicherter chemischer Auslöser aus der Nahrung, z. B. Nickel (→ *nickelarme Kost●; vgl. *Nickeldermatitis), Cobalt, Chrom, Chinin (Tonic water, Gin, alle Getränke und Marmeladen mit Zusatz „Bitter Lemon"), Penicillin- und Phenothiazinspuren (Fleisch; → *penicillinfreie Kost●), Perubalsam (Kaugummi), Zimt, Colagetränke, Süßstoff Cyclamat [165]. In Zweifelsfällen wiederholte Exposition mit vermutetem schädlichen Agens und ggf. anschließend erneut Karenz. Das häufig versteckte Vorkommen der Noxe in den verschiedenartigsten Lebensmitteln erfordert subtile Ernährungsanamnese und detaillierte Diätberatung (vgl. *Nahrungsmittelallergien und -pseudoallergien).

Kotsteine (Koprolithiasis); Koprome; solitäres Rectumulcus

Rezidivprophylaxe nach Beseitigung der Koprolithen bzw. Koprome: Flüssigkeitsangereicherte *ballaststoffreiche Kost●. Diätetisches Vorgehen wie bei *Dyschezie.

Krebsprävention

Eine Vielzahl epidemiologischer, biochemischer und tierexperimenteller Befunde belegt den **potentiellen Einfluß von Ernährungsfaktoren auf die Entstehung bestimmter Krebsformen** (Colon, Rectum, Mamma, Endometrium, Ovar, Prostata, Oropharynx, Oesophagus, Magen, Leber, Pankreas, Gallenblase u. a; Übersicht: [339, 206]). Nach jahrzehntelangen erfolglosen Bemühungen um eine „krebsfeindliche" Kost beginnen sich nunmehr erste rationale Grundlagen einer möglichen Verringerung des Erkrankungsrisikos mittels Korrekturen der Ernährungsweise abzuzeichnen, auch wenn noch viele Details zu klären bleiben und der definitive Stellenwert einzelner Maßnahmen in der Reihe der sich ergebenden Empfehlungen noch nicht sicher festzulegen ist. „Bei den vielen vorliegenden Hinweisen können wir es uns nicht leisten, auf letzte, völlig zweifelsfreie Beweisdaten zu warten, bevor wir Empfehlungen aussprechen, die der Karzinomentstehung mit gewisser Wahrscheinlichkeit vorbeugen könnten" (R. KLUTHE u. C. LEITZMANN 1986; [199]).

Diätetisches Prinzip: Beseitigung indirekt die Tumorentstehung begünstigender Fehlernährungszustände („modifying factors") und weitestmögliche Ausschaltung vermeidbarer Kostbelastung durch Cancerogene, Cancerogenvorstufen und Cocancerogene.

Korrektur krebsbegünstigender Fehlernährung: 1. *Reduzierung überhöhter Fettzufuhr* auf die Höhe der Empfehlungen für die Ernährung des Gesunden (<30% der Energiezufuhr). 2. *Abbau übermäßigen Fleischkonsums;* Begrenzung der Eiweißzufuhr auf die Höhe des physiologischen Bedarfs (0,8 g/kg/Tag) unter Erhöhung des Anteils von fettarmem Milcheiweiß. 3. *Bedarfsgerechte Zufuhr von Vitaminen* (Vitamin A, Carotine, Ascorbinsäure, Tocopherol) *und Ballaststoffen* (>40 g Ballaststoffe/Tag); reichlich frisches Gemüse (alle Arten Rüben, Kohl, Blattsalat usw.), Hülsenfrüchte, rohes Obst, Vollkornerzeugnisse. Keine Indikation für Megavitamintherapie. 4. Weitestmögliche *Einschränkung des Alkoholgenusses* (Untergrenze für Unschädlichkeit im Sinne der Krebsprävention nicht definierbar). 5. *Einschränkung überhöhten Konsums an Kochsalz und scharfen Gewürzen.* 6. Dauerhafte Beseitigung allfälliger **Adipositas, *Hypercholesterinämie* und *chronischer habitueller *Obstipation.*

Reduktion des Cancerogengehalts der Kost: 1. *Polycyclische aromatische Kohlenwasserstoffe (PAK), Fett-, Cholesterin- und Aminosäurenpyrolysate:* Einschränkung des Verzehrs von *Räucherwaren* aller Art (enthaltene mutagene und cancerogene Rauchbestandteile: [405]). PAK-belastetes Gemüse (für den Verbraucher als solches nicht ohne weiteres erkennbar) gilt aufgrund einerseits seines Ballaststoffgehalts, andererseits der Möglichkeit bis zu einem gewissen Grad wirksamer Reinigung (Blattgemüse), als wahrscheinlich weniger gefährdend. *Beachtung optimaler Technik beim Hocherhitzen* (Backen, Braten, Schmoren, Rösten, Grillen, Fritieren) von Lebensmitteln. Weitestgehende *Bevorzugung schonenderer Garverfahren* (Kochen, Dünsten, Dämpfen). Verzicht auf den gewohnheitsmäßigen Verzehr verbrannter („knuspriger") Anteile bei gebratenem oder geschmortem Fleisch, bei Bratwurst, bei Bratkartoffeln, von angebrannten Brotrinden, überröstetem Toastbrot u. ä. Frage möglicher Cancerogenität sehr reichlichen *Röstkaffee*genusses (z. B. für Blasencarcinom) noch Gegenstand der Diskussion. 2. *N-Nitrosoverbindungen und Vorstufen: Bevorzugung puren Frischfleisches* anstelle gepökelter, d. h. Nitrat (E 251, E 252) und/oder Nitrit (E 250) enthaltender Dauerfleischwaren (zahlreiche Sorten Wurst, Würstchen, Kochschinken, Rohschinken, Speck, Zunge, Rauchfleisch, Kasseler Rippenspeer u. v. a.). *Gepökelte Fleischwaren* (Speck, Schinken, Würstchen, Kasseler usw.) *nicht braten oder grillen!* Möglichst kein Gemüse (insbesondere keine sog. Nitratspeicherer: Rote Bete, Spinat, Blattsalat) von überdüngten Böden (Vorsicht dieshalb auch mit Treibhausgemüse im Winter!). Verzicht auf Stiel- und Stengelanteile, Strünke und größere Blattrippen, ebenso adäquate küchenmäßige Verarbeitung des Gemüses (Wässern, Blanchieren, Dämpfen, Kochen), kann Nitratgehalt wesentlich verringern. Im übrigen jedoch unbedingt **Beibehaltung reichlichen Gemüseverzehrs!** *3. Mykotoxine (Aflatoxine):* Vorsichtshalber *Verwerfen eines jeden angeschimmelten Lebensmittels!* Bloßes Entfernen des verschimmelten Teils häufig nicht ausreichend. Besondere Aufmerksamkeit angezeigt, da Schimmelbefall nicht immer auf den ersten Blick erkennbar, bei überaltertem Schnittbrot, ungemahlenem Getreide, Haferflocken, Schrot, Kleie, vorzerkleinerten Nüssen, Leinsamen u. ä. Kulturschimmel (Käse) gilt als unbedenklich.

Auf das Wachstum bereits entwickelter Malignome sind Ernährungsmaßnahmen ohne nennenswerten Einfluß, abgesehen von der möglichen Besserung des Allgemeinbefindens durch Beseitigung sekundärer tumorinduzierter Mangelernährung *(→ maligne *Tumoren; onkologische Erkrankungen).*

Kretinismus, endemischer

Diätetische Prävention erfolgversprechend, soweit alimentäre Faktoren pathogenetisch beteiligt: Ab frühestmöglichem Zeitpunkt während der Schwangerschaft im Energie- und Nährstoffgehalt bedarfsgerechte Ernährung *(→ *Schwangere) einschließlich ausreichender Zufuhr von Jod* (ca. 230 µg/Tag). Technik der Jodsupplementierung → **Jodmangelstruma.*

Kuhmilchallergie; Kuhmilchproteinintoleranz

Unter Gewährleistung im Energie- und Nährstoffgehalt voll bedarfsgerechter Ernährung konsequente Ausschaltung von Kuhmilch, Milchprodukten aller Art und sonstigen Milcheiweiß auch nur in kleinsten Mengen enthaltenden Lebensmitteln (altersstufengerechte **milcheiweißfreie Kost●*) für die Dauer des gesicherten Bestehens der Störung. Berücksichtigung der Möglichkeit zugleich bestehender weiterer Proteinintoleranzen *(→ *Nahrungsmittelallergien).* In Fällen zu vermutender Intoleranz ausschließlich für genuine *hitzelabile* Milchproteine (Lactoglobulin, Lactalbumin) vorsichtig zu steigernder Einsatz von gekochter Milch (auch Kondensmilch, Sterilmilch und ähnlichen Milcheiweiß nur in hitzedenaturierter Form enthaltenden Erzeugnissen und Zubereitungen) unter sorgfältiger Überwachung der Verträglichkeit. Generell in etwa halbjährlichen Abständen Probebelastung mit (nicht erhitzter) Milch zwecks

rechtzeitiger Erfassung möglichen Verschwindens der Kuhmilchunverträglichkeit, was insbesondere bei Kleinkindern mit zunehmender Reifung des Verdauungsapparats zu erwarten ist.
Akute Phasen, schwere Verläufe: Beseitigung von Flüssigkeitsdefizit und Elektrolytimbalancen. Initial *parenterale Ernährung* ●. Oraler Kostaufbau über Oligopeptiddiät, eine hypoallergene Semielementardiät oder eine milchfreie nährstoffdefinierte Formeldiät (z. B. Precitene® MCT 50) zu altersstufengerechter *milcheiweißfreier Kost* ●. Zusätzliche symptombezogene Maßnahmen → *Diarrhoe, *Lactasemangel, *Disaccharidasemangel, *Malabsorption, *Nahrungsmittelallergien.

Kupfermangel

Zulage kupferreicher Produkte in einer der jeweils indizierten Basiskost angepaßten Auswahl und Zubereitungsweise: Getreidevollkornerzeugnisse, Haferflocken, Weizenkeime, Hülsenfrüchte, Trockenobst, Nüsse, Leber, Trockenhefe usw. (→ *Kupfer▲). Von vornherein möglichst vielseitige Kostgestaltung unter Einbeziehung auch von reichlich Gemüse. Bei unzureichender Nahrungsaufnahme perorale Supplementierung mit 3‰iger Kupfer (II)-sulfat-Lösung (Dosierung je nach Schwere des Defizits) unter Überwachung des Serumkupferspiegels (Referenzbereich: 90–130 µg/dl = 14–20 µmol/Cu/l). Empfehlung für präventive Versorgung bei totaler parenteraler Ernährung: 0,5–1,5 mg Cu/Tag (Erwachsene) bzw. 0,3 µmol Cu/kg/Tag (Kinder). Kontrolle des Serumspiegels!
Prävention bei Säuglingen: Vermeiden überzogen einseitiger Kuhmilchernährung. Rechtzeitiger Beginn mit altersgerechter Beikost.

Kurzdarm-Syndrom

Diätetisches Prinzip: Den erhöhten Bedarf deckende, der reduzierten enteralen Resorptionskapazität und begleitenden Störungen angepaßte Energie- und Nährstoffversorgung auf je nach Lage des Einzelfalls möglichst „physiologischem" (oralem > enteralem > parenteralem) Zufuhrweg.
Praktisches Vorgehen: Stufenweiser Aufbau der postoperativen Anfangskost → *Dünndarmresektion*. Gestaltung der *Dauerkost* je nach erhalten gebliebener bzw. im Verlauf bisherigen Kostaufbaus erreichter individueller Toleranz und enteraler Resorptionsfähigkeit:
1. Orale Ernährung: Hochcalorische (>3000 kcal = 12,5 MJ), flüssigkeitsreiche (stuhl- und harnmengengerecht bilanzierte) ballaststoffarme Kost (<15 g Ballaststoffe/Tag) von hoher Nährstoffdichte in weitestmöglicher Annäherung an bisherige konventionelle Ernährungsweise

(Ziel: *leichtverdauliche Kost●, *leichte Vollkost● o. ä.). Begrenzung des Fettanteils auf 25-30% der Energiezufuhr (zur Frage der Zweckmäßigkeit einer reichlicheren Fettzufuhr: [379]) unter toleranzbestimmter Einschränkung der langkettigen (LCT-)Fette (Kriterium: Stuhlfett nicht über 15-20 g/Tag; leichte Steatorrhoe kann meist in Kauf genommen werden) und Ersatz durch MCT-Fette (bis maximal ca. 75 g MCT/Tag: → *MCT-Kost●). Gewährleistung ausreichender Versorgung mit (meist relativ gut resorbierbaren) essentiellen Fettsäuren (ca. 10-12 g/Tag; → *Linolsäure▲, *α-Linolensäure▲). Eiweißanteil ca. 20% der Energiezufuhr. Milcheiweiß (Calcium!) toleranzgerecht erwünscht (Magerquark, Magerkäse; limitierender Faktor der Restgehalt an Fett und Milchzucker). Reichlich Kohlenhydrate in polymerer Form (Maltodextrin, Stärke). Lactose oft unverträglich (→ *lactosearme Kost●). Vollkornbackwaren (Grahambrot) und zartes Gemüse nach individueller Toleranz. Anstelle vegetabiler Rohkost besser frische Rohpreßsäfte. Wenn bedarfsgerechte Energie- und Nährstoffversorgung auf konventionelle Weise nicht möglich: Supplementierung durch MCT-haltige nährstoffdefinierte Formeldiäten (Biosorbin® MCT, Fresubin® 750 MCT, Salvimulsin® MCT u. ä. als Trinknahrung) und *medikamentöse Substitution* defizitärer Nährstoffe: Calcium (1-3 g/Tag), Magnesium (>400-600 mg/Tag), Kalium, Eisen, Zink, Vitamine. Zur Elektrolyt- und Flüssigkeitssupplementierung in Problemfällen kommerzielle Glucose-Elektrolyt-Lösungen oral (Elotrans®, Oralpädon®, Saltadol® u. ä). Vorschlag für anfängliche **Vitaminsupplementierung** bei Zustand nach ausgedehnter Dünndarmresektion (in Anlehnung an [95], vgl. [191, 74]): Peroral *täglich* 100 mg Ascorbinsäure; parenteral *14-täglich* 1 Ampulle B-Vitaminkomplex (z. B. BVK-Roche®), *monatlich* 30 mg (100000 I. E.) Retinol, 15 mg Cholecalciferol, 10 mg Vitamin K, 200 µg Vitamin B_{12}, 20 mg Folsäure. Weitere symptombezogene Maßnahmen → *chronische *Diarrhoe, *Lactasemangel, *Dehydratation, *Hyperoxalurie, protein-calorische *Unterernährung, *Ileostomie.* Häufige (6-9) kleinere Mahlzeiten. Trinkenlassen nur zwischen den Mahlzeiten. Keine hyperosmolaren (Zucker-)Lösungen! Bestmögliche Berücksichtigung individueller Unverträglichkeiten, Wünsche und Aversionen.

2. Gastrale/enterale *Sondenernährung●: Als meist adjuvante Maßnahme für die Langzeiternährung indiziert, wenn Nahrungsaufnahme auf oralem Wege nicht in ausreichendem Maße möglich. Pumpengesteuerte (u. U. zweckmäßigerweise nächtliche) Zufuhr stoffwechseladaptierter MCT-haltiger *nährstoffdefinierter Formeldiät●* bzw. (bei Verlust von mehr als 75% des gesamten Dünndarms) *Oligopeptiddiät●*. Kalkulation von Energiegehalt, Nährstoffzusammensetzung und medikamentöser Nährstoffsupplementierung nach gleichen Grundsätzen wie bei oraler Ernährung.

3. *Parenterale Ernährung ●: Für die Langzeiternährung indiziert, ggf. als adjuvante Maßnahme, wenn bei stark verkürztem Restdarm orale Ernährungsmöglichkeit unzureichend und auch unter Sondenernährung Ernährungszustand unbefriedigend oder unerwünschte Effekte zu gravierend. Neben der parenteralen Ernährung stets Versuch des Inganghaltens beschränkter *gleichzeitiger oraler oder gastral/enteraler Nahrungszufuhr*, soweit praktikabel, zwecks Anregung der Regeneration und funktioneller Adaptation *("Resorptionstraining")* der Mucosa des Restdarms.

Bei jeder Form der Nahrungszufuhr Erfolgskontrolle durch Überwachung von Körpergewicht, Plasmaproteinen (vgl. S. 102). Serumelektrolyten, Flüssigkeits-, Vitamin- und Spurenelementhaushalt sowie Stuhlvolumen und Harnausscheidung. Von Zeit zu Zeit, auch bei Sonden- und parenteraler Ernährung, Austestung der Funktion des Restdarms durch *orale Probebelastung* zwecks Prüfung der Möglichkeit einer Kosterweiterung und diätetischer Erleichterungen.

Kwashiorkor

Akute Phase: Vordergründig indiziert die Beseitigung der meist gravierenden Elektrolytimbalancen und Hypoglykämieneigung durch kontinuierliche orale (8-10 Fütterungen/24 Std.), nasogastrale oder parenterale Zufuhr einer geeigneten Elektrolyt-Glucose-Lösung (z. B. 1:2 verdünnte DARROW-Lösung mit 5% Glucose, 100-125 ml/kg/24 Std.). Richtwerte für anfängliche perorale Tagesmenge: Kaliumchlorid 3-6 mmol/kg, Kochsalz 1-3 mmol/kg, Magnesium 100-150 mg (ggf. auch als Suspension von gebrannter Magnesia), Glucose >5 g/kg (nach Möglichkeit unter Überwachung der Blutwerte). Therapieinduzierte Überwässerung ist unbedingt zu vermeiden! Vorsichtiger weiterer Aufbau oraler, notfalls gastral/enteraler oder in schwersten Fällen parenteraler Ernährung. Symptombezogene Maßnahmen → **Diarrhoe, *Hypokaliämie, *Hypoglykämie, *Dehydratation.*

Nutritive Rehabilitation: Unter flexibler Nutzung der örtlich verfügbaren Nahrungsquellen und in Anpassung an die zunächst reduzierte digestive Kapazität **schrittweiser Aufbau einer calorisch bedarfsgerechten, protein- und vitaminreichen altersstufengerechten Ernährung.** Zu nach Möglichkeit beizubehaltender gewohnter Art heimischer Kohlenhydratnahrung (Mais, Reis, Hirse, Tapioka, Bananenmehl usw., schonkostgerecht als Suppe oder Brei) *Proteinzulage* (Säuglingsmilchnahrung, Magermilchpulver, Fleisch, Fisch, Soja) toleranzgerecht in adäquater Zubereitung und langsam steigender Menge (Ziel: 2-4 g Protein/kg/Tag). Beachtung häufiger Durchfallsneigung (→ *Diarrhoe)* und Lactoseintoleranz (→ *Lactasemangel).* Polyensäurereiche Pflanzenöle meist relativ gut verträglich. Frühzeitig *reichliche Vitaminzufuhr* in Form geeigneter Kostzulagen (→ **B-Vitaminmangel, *Retinolmangel, *Ascorbinsäuremangel, *Cobalaminmangel, *Folsäuremangel),* erforderlichenfalls zusätzlich medikamentös (Indikation für Multivitaminpräparat). Erhöhte Zufuhr weiterhin an Kalium, Calcium, Magnesium, ggf. auch an Eisen. Häufige kleine Mahlzeiten. In Problemfällen Sondenernährung oder parenterale Ernährung (vgl. **Säuglinge: Chronische Ernährungsstörungen;* ferner *protein-calorische *Unterernährung).*

Rezidivprophylaxe, Primärprävention: Instruktion der Mutter über Notwendigkeit einer qualitativ und quantitativ adäquaten Ernährung des Kindes auch weiterhin zu Hause. Information über Möglichkeiten ausreichender Protein- und Vitaminbedarfsdeckung bei landesüblicher Ernährungsweise. Beratung stillender Mütter über vollwertige Gestaltung auch der eigenen Kost. Kein zu frühes Abstillen der Kinder. Sicherstellung ausreichenden Eiweiß- und Vitamingehalts der Beikost sowie der Nahrung des älteren Säuglings und des Kleinkindes. Unterbinden des in Kwashiorkorendemiegebieten besonders verbreiteten Konsums schimmelhaltiger Lebensmittel.

Lactasemangel; Lactoseintoleranz

Verträglichkeit von Lactose variiert bei diesen Patienten in weiten Grenzen. Empfehlenswert deshalb zwecks Vermeidens unnötig strenger Restriktion *Austestung der individuellen Toleranz* durch in weiteren Abständen zu wiederholende Probebelastung mittels abgestufter Milchdosis (für diätetische Zwecke aussagefähiger als Lactosetoleranztest mit reinem Milchzucker). Je nach anzunehmendem Schweregrad der Störung *Einschränkung oder völlige Ausschaltung des Konsums von Milch* und *lactosehaltigen Milchprodukten* (→ **lactosearme Kost* ●) unter Deckung des Eiweiß- und Calciumbedarfs aus anderen Nahrungsquellen (Fleisch, Fisch, Geflügel, Ei, Soja, Nüsse usw.), bei Calcium erforderlichenfalls auch auf medikamentösem Wege. Nichtpasteurisierter (d. h. lactaseaktiver) Joghurt, Schnittkäse, Milchkakao, gelegentlich auch einfache heiße Milch, im Gegensatz zu anderen Milcherzeugnissen meist relativ gut verträglich. *In vielen leichteren Fällen genügt als alleinige Maßnahme Einschränkung nur des Genusses von kalter Milch,* Aufteilung des Milchkonsums fortan auf 4-5 kleinere Portionen im Tagesverlauf und Gestatten des Milchtrinkens nur in Verbindung mit Einnahme fester Nahrung. In Problemfällen Versuch einer medikamentösen Lactase-(β-Galactosidase-)Substitution zu den Mahlzeiten[1]. Seltene Fälle extremer Lactoseintoleranz sind Indikation für **streng* lactosearme Kost** ● (<1 g Lactose/ Tag). Kostgestaltung im übrigen je nach Grundleiden. Möglichkeit zugleich bestehender **Kuhmilchallergie* beachten. Keine lactosehaltigen Formeldiäten oder Arzneizubereitungen. Keine Lactulose.

Lactoseintoleranz im Säuglingsalter: Ausschaltung aller lactosehaltigen Säuglingsnahrungen, bei primärem kongenitalem Lactasemangel (DURAND-Syndrom; sehr seltene und streng zu stellende Indikation) auch der Muttermilch. Ersatz durch lactosefreie (Nutramigen®, Portagen®, Pregestimil®, Pregomin®, Sojamilchen Humana SL®, Lactopriv®, Milupa SOM®, Multival-Plus®) oder lactosearme Nahrungen (Al 110®, Aledin®, Alfaré, Humana HS®, Humana Heilnahrung mit MCT®).

Lactatacidose, primäre kongenitale

Pathogenetisch heterogene Gruppe von Pyruvatstoffwechselstörungen, deren Ernährungsbehandlung noch im Experimentierstadium steht. Aus bisheriger Erfahrung sich abzeichnende vorläufige Empfehlungen (Übersicht [34, 98, 137, 37 b]):

Pyruvatcarboxylasemangel: Altersstufenentsprechend bedarfsgerechte Kost mit auszutestender individuell zweckmäßigster Verteilung der Hauptnährstoffe (überhöhter Kohlenhydratanteil begünstigt Lactacidämie, überhöhter Fettanteil Ketonämie). Versuchsweise Anreicherung mit den Aminosäuren Asparaginsäure und Glutaminsäure (je ca. 1,0–1,5 g/Tag). Keine abrupten Kostumstellungen. Häufige kleine Mahlzeiten. Keine längeren Nüchternperioden.

Defekte des Pyruvatdehydrogenasekomplexes: Fettreiche Kost (Fettanteil 40–65%, P/S-Quotient >1,0; Proteinanteil ca. 20% der Energiezufuhr).

In jedem neu entdeckten Fall kongenitaler Lactatacidose versuchsweise in Einzelfällen als wirksam befundene hochdosierte Zufuhr von Thiamin (25–150 mg/kg/Tag parenteral), Riboflavin (20 mg/Tag und mehr), Biotin (10 mg/Tag) oder Pyridoxin.

Akute Phasen: Beseitigung von Acidose (Natriumbicarbonat; vgl. [171]), **Hypoglykämie, *Dehydratation* und Elektrolytimbalancen.

---

[1] Präparat Lactaid®, Fa. Lactaid Inc. Pleasantville, NJ USA.

Lähmungen, periodische kaliumabhängige

Familiäre hypokaliämische Lähmung (Hypokaliämische Adynamie). 1. Akute Phase: Medikamentöse Kaliumgabe peroral (120 mmol=4,7 g Kalium, z. B. 3 Kalinor®-Brausetabletten mit reichlich Flüssigkeit, bis zur Gesamttagesmenge von 10-15 g Kalium zu wiederholen). Bei sehr niedrigen Serumkaliumwerten (<2,0 mmol/l) i. v. Infusion (20-40 mmol Kalium/ Std.; erforderlich meist >120 mmol, maximale i. v.-Zufuhr 200 mmol Kalium/24 Std.). *Keine zu rasche oder überschießende Kaliumsubstitution!* Engmaschige Überwachung des Serumkaliumspiegels. Nährstoff- und Energieversorgung im übrigen je nach Entwicklung des Einzelfalls *(*flüssig-breiige Kost●, *Sondenernährung●, *parenterale Ernährung●).* *2. Intervallernährung, Präventivkost:* Kohlenhydratarme (KH ca. 25-30% der Energiezufuhr; → **kohlenhydratarme Kost●*), zuckerarme *(→ *zuckerarme Kost●)*, kochsalzarme (<100 mmol=2,4 g Na/Tag; → **natriumarme Kost●*), ausreichend kaliumhaltige (>100 mmol=>4 g Kalium/Tag), reichlich B-Vitamine (Thiamin!) und Ballaststoffe enthaltende Kost. Keine belastende Kohlenhydrat- oder Kochsalzakkumulation zu einer Einzelmahlzeit, Vorsicht dieserhalb besonders mit der (im übrigen möglichst kaliumreich zu gestaltenden) Abendmahlzeit. Behutsame Handhabung von Glucose und Kochsalz bei allen Indikationen für parenterale Zufuhr, auch im Rahmen eventueller (in diesem Fall zweckmäßigerweise frühzeitig weitestmöglich mit Fett zu komplettierender) parenteraler Ernährung.

Hereditäre hyperkaliämische Lähmung (Adynamia episodica hereditaria). 1. Akute Phase: Perorale Zuckergabe (50 g Glucose oder Saccharose, ggf. wiederholt). In schwereren Fällen intravenös 1-2 g Calcium (Calciumgluconat 10%ig, 2 ml/min, EKG-Monitoring; Kontraindikation: Digitalis-Therapie), Kochsalz (20-40 mmol Na und mehr), Glucose (0,5-1,5 g/ kg in 20%iger Lösung) mit Alt-Insulin (0,3 Einh./g Glucose). Überwachung von Elektrolythaushalt und Blutzucker. *2. Intervallernährung, Präventivkost:* Kochsalzreiche Kost (>200 mmol Na=>12 g NaCl/Tag). Häufige kleinere kohlenhydrathaltige Mahlzeiten. Keine längeren Nüchternperioden. Keine zu opulenten Einzelmahlzeiten. Vermeiden überhöhter, insbesondere stoßweiser Kaliumzufuhr (z. B. Obst oder Obstsaft in größeren Portionen). Alkoholkarenz.

Normokaliämische periodische Lähmung (Normokaliämische Adynamie). 1. Akute Phase: Kochsalz hochdosiert oral (>300 mmol=>18 g/Tag) oder in schweren Fällen intravenös (100-400 mmol Na/Tag und mehr). Weiteres Vorgehen erforderlichenfalls wie bei hyperkaliämischer Lähmung (s. o.). *2. Intervallernährung, Präventivkost* wie bei hereditärer hyperkaliämischer Lähmung (s. o.).

Lateralsklerose, amyotrophische

Bedarfsgerechte Energie- und Nährstoffversorgung in einer der Lage des Einzelfalls angepaßten Form *(*leichte Vollkost●* püriert, **flüssig-breiige Kost●* o. ä.). Beseitigung allfälliger *protein-calorischer *Unterernährung* und sonstiger begleitender Ernährungsmängel (Ernährungsanamnese!). Neuerdings in der Diskussion: Zulage verzweigtkettiger Aminosäuren (12 g L-Leucin, 8 g L-Isoleucin, 6,4 g L-Valin/Tag; [304]); Erfahrungen bleiben abzuwarten. In Fällen herabgesetzter Trinkfähigkeit Unterbringung von möglichst viel Flüssigkeit in Breien, Puddings, sämigen Suppen u. ä. Zubereitungen (vgl. **Schluckstörungen).* In Spätstadien nasogastrale **Sondenernährung●* oder **parenterale Ernährung●*.

Möglichkeit diätetischer *Prävention* bisher nur für pazifische Endemiegebiete von Bedeutung: Ausschaltung des β-N-methylaminoalaninhaltigen Mehls der falschen Sagopalme (Cycas circinalis L.) aus der Kost.

Lathyrismus

Unterbindung des weiteren Konsums von Platterbsen (Samen verschiedener Lathyrusarten, einige davon mancherorts als „deutsche Kichererbse" bezeichnet) und allen daraus hergestellten Produkten. Beseitigung zugleich bestehender *protein-calorischer *Unterernährung* und begleitender Vitamindefizite. B-vitaminreiche Kost *(→ *B-Vitaminmangel)* und parenterale Substitution von B-Vitaminen, insbesondere von Vitamin B_6 (Pyridoxin).

Prävention: Weitestmögliche Reduzierung des Anteils von Lathyrusprodukten an der Ernährung. Hitzeinaktivierung der toxischen Bestandteile mittels gründlichen Kochens oder besser mittels Röstens. Hauptproblem die Sicherstellung geeigneter anderer Nahrungsquellen. *Gemischte Kost mit ausreichendem Gehalt insbesondere an essentiellen Aminosäuren und B-Vitaminen* verhütet Entwicklung dieses in späteren Stadien meist irreversiblen Krankheitsbildes. Auf Dauer jedoch unbedingt anzustreben der völlige *Ausschluß der Lathyruserbsen aus der Kost.*

Laxantienabusus; cathartic colon

Unerläßliche Voraussetzung für dauerhafte Beendigung eines Abführmittelmißbrauchs ist die *Beseitigung der der Obstipation zugrundeliegenden Fehlernährung (Ballaststoffmangel)* in Verbindung mit *Auffüllung laxantieninduzierter Nährstoffdefizite* (Kalium, Magnesium, Calcium, Vitamine):

1. Flüssigkeitsreiche (Kriterium: Harnmenge >2 Liter/Tag) *ballaststoffreiche Kost* ● (>60 g Ballaststoffe/Tag!; → *chronische habituelle *Obstipation*). Anfangs Zulage von Milchzucker oder Lactulose. Überzeugung des Patienten von den Vorzügen der diätetischen Behandlungsalternative erfordert geduldige, behutsame und phantasievolle Austestung der im Einzelfall wirksamsten und akzeptabelsten Art und Form der Ballaststoffzufuhr und aller unterstützenden Maßnahmen. *Es gibt (beim organisch Gesunden) praktisch keine habituelle Obstipation, die nach Beseitigung begleitenden Kaliummangels der kunstgerechten Auffüllung des Darms mit Ballaststoffen auf Dauer widersteht!* Zu beachten: Je länger und je schwerer der vorangegangene Laxantienmißbrauch, um so höher in der Regel die zur Stuhlregulung anfangs benötigte Ballaststoffmenge und um so länger die Zeitdauer bis zum Wiedereintritt der Fähigkeit zu regelmäßiger spontaner und beschwerdefreier Darmentleerung. *2.* Kostanreicherung mit den Trägern defizitärer Nährstoffe, insbesondere von Kalium (anfangs 150–200 mmol = 6–8 g Kalium/Tag: → **Hypokaliämie*), Magnesium (>500 mg = 20 mmol Mg/Tag; → **Hypomagnesiämie*), Calcium (→ **Hypocalcämie)* und B-Vitaminen *(→ *B-Vitaminmangel).* Zusätzliche medikamentöse Substitution der fettlöslichen Vitamine (A, D, E, K) für 1–2 Wochen, besonders nach längerem Gebrauch paraffinhaltiger Laxantien.

Lebensmittelvergiftung

Akute Erkrankung: 24-stündige Nahrungskarenz („Teetag") mit Übergang auf klare **Flüssigkost* ● für einige Tage. Flüssigkeits- und Elektrolytsubstitution, erforderlichenfalls auch parenteral. Kostaufbau je nach Besserungstendenz (nährstoffkomplette **Flüssigkost* ●, **flüssig-breiige Kost* ● usw.). Symptombezogene Maßnahmen → **Diarrhoe, *Reisediarrhoe, gehäuftes *Erbrechen.*

Prävention: Kritischer Lebensmitteleinkauf! Haltbarkeitsdaten beachten! Verwerfen aller nicht mehr ganz einwandfreien Produkte (vgl. **Botulismus)!* Größte Sauberkeit von Küchenräumen und -geräten. *Konsequente Einhaltung aller Hygienemaßnahmen bei Zubereitung und Vorratshaltung von Lebensmitteln* [454, 455]. Vermeiden vor allem von Kontaminationen (Keimübertragung von verunreinigten Lebensmitteln oder Arbeitsgeräten auf andere Speisen) während der küchenmäßigen Verarbeitung. Keine fehlerhafte thermische Behandlung der Lebensmittel und Speisen, wie mangelnde oder nicht ausreichende Kühlung, Unterbrechung der Kühlkette, unzureichende Erhitzung (d. h. Kerntemperaturen unter 70 °C für weniger als 10 min.), unzulässig lange Warmhalteperioden im Risikobereich unter 65 °C u. ä. Erfahrungsgemäß *besonders gefährdete Produkte:* Rohes Hackfleisch, Fleischmischgerichte aller Art, Fleischwurst, Mayonnaisezubereitungen, Kartoffelsalat, Geflügelsalat, Hühnerfrikassee, Eier- und Milchspeisen, Puddings, Cremes, Muscheln. „Während Medien und Buchveröffentlichungen ständig angebliche Gefahren beschwören, die durch Rückstände in Lebensmitteln verursacht sein sollen, finden die wirklichen (d. h. die hygienisch-mikrobiologischen) Gefahren relativ wenig Beachtung" (Ernährungsbericht der Deutschen Gesellschaft für Ernährung 1984; [83]). Vgl. Prävention der * *Reisediarrhoe.*

Leberchirurgie

Präoperativ Einsatz aller Möglichkeiten zur Verbesserung des meist mangelhaften Ernährungszustands *(→ protein-calorische *Unterernährung)* unter subtiler Anpassung des diätetischen Vorgehens an die zugrundeliegende Lebererkrankung und ihre Komplikationen *(*Lebercirrhose, *Ascites, *hepatische Encephalopathie* usw.). Der individuellen Proteintoleranz entsprechende, im übrigen Nährstoffgehalt (Vitamine, Elektrolyte, Spurenelemente, Flüssigkeit) und im Energiegehalt bedarfsangepaßte Ernährung, je nach gegebenen Voraussetzungen auf oralem, gastral/jejunalem oder parenteralem Wege.

Postoperativ bilanzierte Substitution von Flüssigkeit (anfangs 3000–4000 ml/24 Std. und mehr) und Elektrolyten bis zur Möglichkeit ausreichender oraler Versorgung. **Parenterale Ernährung* ●, zunächst mit Glucose (+ Insulin), nach Wiederkehr hinreichender metabolischer Kapazität frühestmöglich auch mit Aminosäuren und Fettemulsionen. Ausgleich der nach Lebertransplantation häufigen **Hypophosphatämie* und **Hypomagnesiämie* sowie allfälliger metabolischer Nebenwirkungen immunsuppressiver **Arzneimitteltherapie* (Cortisonderivate, Ciclosporin). Zur „Membranstabilisierung" der transplantierten Leber in der Diskussion: Supplementierung von Vitamin E und Selen. Trinkenlassen und Beginn mit oralem Kostaufbau je nach Lage des Einzelfalls (meist etwa ab 7.–10. Tag post op.: **Flüssigkost* ●, **flüssig-breiige Kost* ●, **leichtverdauliche Kost* ●, **leichte Vollkost* ● u. ä. unter Anpassung an die jeweilige Toleranz).

Dauerkost: Zustände nach erfolgreicher Leberresektion oder Lebertransplantation sind an sich in der Regel keine Indikation für dauerhafte weitere Innehaltung spezieller Diät. Bedarfsgerechte Energie- und Nährstoffversorgung unter Berücksichtigung evtl. verbliebener individueller Nahrungsmittelintoleranzen (Basis: **Leichte Vollkost* ●). Außer in Fällen fortbestehender Leberparenchymschädigung oder an Primärerkrankung ätiologisch beteiligt gewesener Alkoholbelastung (→ *Alkoholismus) kann *maßvoller* Alkoholgenuß im allgemeinen wieder gestattet werden.

Lebercirrhose

Unkomplizierte, kompensierte Cirrhose: Meist keine spezielle Diät erforderlich, in jedem Fall jedoch **Sicherstellung bedarfsgerechter Energie- und Nährstoffversorgung** unter Ausschaltung individuell unverträglicher Nahrungsmittel (Basis: ***Leichte Vollkost●**, ***Vollkost●***). Ausgleich erkennbarer Nährstoffdefizite (Eiweiß, Vitamine, Mineralstoffe), Beseitigung andrerseits auch jeder Art von Luxuskonsumption (Ernährungsanamnese!). ***Reduktion überhöhten Eiweiß- und Fettkonsums*** auf die Höhe der Empfehlungen für die Ernährung des Gesunden (0,8 g Protein/kg/Tag; Fett <30% der Energiezufuhr). Vermehrter Einsatz von Milcheiweiß anstelle des oft weniger gut tolerierten Schlachteiweißes. Kohlenhydratzufuhr überwiegend in polymerer Form (Zuckeranteil <10% der Energiezufuhr, <25 g/1000 kcal). Behutsamer Abbau von Übergewicht (→ *Adipositas). Korrektur der häufig unzureichenden Versorgung mit Vitaminen (→ *B-Vitaminmangel, *Ascorbinsäuremangel, *Retinolmangel, *Calciferolmangel, *Phyllochinonmangel), Kalium (→ *kaliumreiche Kost●), Calcium (→ *calciumreiche Kost●), Zink (→ *Zinkmangel) und Ballaststoffen (→ *ballaststoffreiche Kost●) je nach Ergebnis von Ernährungsanamnese bzw. klinischen und biochemischen Befunden. Zurückhaltung im Kochsalzkonsum. ***Absolute Alkoholkarenz.***

Parenterale Ernährung bei unkomplizierter Lebercirrhose: Glucose ca. 6,0 g/kg, Fett 0,2–0,5 g/kg, Aminosäuren 1,0–1,2 g/kg/Tag. Keine Fructose, keinen Sorbit oder Xylit. Keinen Alkoholzusatz. Infusionen zweckmäßigerweise über 24 Stunden laufen lassen.

Fortgeschrittenere Cirrhosestadien, symptombezogene Maßnahmen: → ***Meteorismus, *Steatorrhoe, *Ascites, *Oesophagusvarizen, *hepatische Encephalopathie, *Leberinsuffizienz, *hepatorenales Syndrom.***

Primäre biliäre Cirrhose: Diätetisches Vorgehen nach gleichen Grundsätzen wie bei gewöhnlichen Cirrhosen (s. o.), entsprechend der mit der Zeit meist ausgeprägteren ***Steatorrhoe*** jedoch strengere Restriktion langkettiger (LCT-)Fette mit vorsichtiger ersatzweiser MCT-Anreicherung (→ ***MCT-Kost●)*** und reichlicherer Calciumzufuhr (>1,5 g Calcium/Tag, → ***calciumreiche Kost●*** ; ggf. Calcium zusätzlich medikamentös grammweise peroral). Kontrollierte Substitution fettlöslicher Vitamine (A, D, E, K, z. B. monatlich 30 mg Retinol, 250 μg Calciferol, 100–400 mg α Tocopherol, 10 mg Phyllochinon i. m., als Prophylaxe spätestens bei Beginn der Gelbsucht; [433]). Überwachung des Calcium- und D-Vitaminhaushalts. Diätetische Kupferrestriktion verspricht keinen therapeutischen Gewinn. Wichtig jedoch die Berücksichtigung allfälliger *Nahrungsmittelallergien und -pseudoallergien.* Symptombezogene Maßnahmen → *proteincalorische *Unterernährung, *Malabsorption, *Coeliakie, Glutenenteropathie, *Osteomalacie.*

Leberinsuffizienz; akutes Leberversagen

Diätetisches Prinzip: Vorübergehende Unterbrechung jeglicher Eiweiß- und Aminosäurenzufuhr bei ausreichender Energieversorgung und Sicherstellung der Flüssigkeits- und Elektrolytbalance. Mit Schwinden der Intoxikationssymptome toleranzgerechter Aufbau adäquater Aminosäuren- bzw. Proteinversorgung.

Praktisches Vorgehen: *Parenterale Ernährung ● mit schrittweise binnen etwa 48 Std. auf adäquate Endstufe zu steigerndem Energiegehalt: Glucose 3,0-7,0 g/kg/24 Std., ggf. auch Glucose oder Maltodextrin per Sonde (keine Fructose! Keinen Sorbit oder Xylit!). Fett 0,25-0,65 g/kg/24 Std. (bis ca. 15% der Energiezufuhr). Nach frühestens 3 Tagen mit verzweigtkettigen Aminosäuren angereicherte „leberadaptierte" Aminosäurengemische (Aminosteril® N-Hepa, Aminoplasmal® Hepa, Comfusin® Hepar, Comaminohek®) 0,3-0,7 g/kg/24 Std. (Aminosäurenzufuhr *nicht* indiziert bei Hypoglykämie <55 mg/dl in Verbindung mit Hyperlactatämie >7 mmol/l, bei Harnstoff-N-Produktionsrate <5 g/24 Std. mit Hyperammoniämie >100 µmol/l sowie bei endogenem Lebercoma). Bei günstigem Verlauf ab etwa 5.-6. Tag schrittweiser partieller Ersatz der leberadaptierten durch allgemein übliche Aminosäurengemische oder ggf. vorsichtige orale/gastrale Proteingabe. Lactulose. Energiezufuhr 25-40 kcal=100-170 kJ/kg/Tag. Engmaschige Überwachung der biochemischen Parameter (Blutzucker, Kalium, Natrium, PO_4, Ammoniak usw.) und rasche Vornahme erforderlicher Korrekturen. Vermeiden einer Überwässerung (Kontrolle des zentralen Venendrucks). Vitamin K parenteral. Über viele Details der klinischen Ernährung bei akutem Leberversagen, insbesondere die Aminosäuren- und Fettzufuhr betreffend, sind Auffassungen noch widersprüchlich, bisherige diesbezügliche spezielle Empfehlungen (vgl. [218, 219, 280, 186]) deshalb überwiegend als vorläufige zu werten.

Mit Rückbildung der Symptomatik (Erreichen von Stadium I/II) und Wiederkehr der Möglichkeit oral-enteraler Nahrungszufuhr schrittweiser Aufbau proteinbilanzierter Dauerkost → **hepatische (portosystemische) Encephalopathie.*

Lecithin-Cholesterin-Acyltransferase-(LCAT-)Mangel, familiärer

Weitgehende Einschränkung der langkettigen (LCT-)Fette (→ *fettarme Kost●). Praktisches Vorgehen versuchsweise wie bei *Abetalipoproteinämie. Detailliertere Empfehlungen noch nicht möglich.

Leistenhernie, Bruchbandträger

*Ballaststoffreiche Kost● (>60 g Ballaststoffe/Tag) unter Einschränkung stark blähender Produkte (Hülsenfrüchte, Kohlgerichte, backstubenfrisches Schwarzbrot, CO_2-haltige Getränke u. ä.; → *Meteorismus). Kriterium quantitativ und qualitativ adäquater Ballaststoffversorgung: Geschmeidiger Stuhlgang mit regelmäßigen problemlosen Darmentleerungen ohne Zwang zu übermäßiger Betätigung der Bauchpresse. Keine zu voluminösen Einzelmahlzeiten. Behutsamer Abbau von Übergewicht (→ *Adipositas). Gleiche Kostempfehlung für mindestens erste 4–6 postoperative Wochen nach Hernioplastik.

Leukodystrophie, orthochromatische (Adrenoleukodystrophie)

Der aufgrund der Art der Fetteinlagerung im Nervengewebe zu erwartende Effekt einer hexacosansäurearmen Diät (Details: [99]) hat sich bisher *nicht* objektivieren lassen.

α-Linolensäuremangel

Im Energie- und Nährstoffgehalt bedarfsgerechte Kost (meist *leichte Vollkost● oder *Vollkost●) mit Zulage von Dorschlebertran (10 ml/Tag) und Sojaöl (20 ml/Tag) für etwa 4 Wochen [33]. Anstelle von Sojaöl auch Leinöl (5 ml/Tag), Walnußöl, Weizenkeimöl (je 20 ml/Tag) o. ä. geeignet.

Linolsäuremangel

Bei Möglichkeit *oraler Nahrungszufuhr* Zulage von täglich 30–50 g linolsäurereichen Pflanzenöls (Distel-, Sonnenblumen-, Walnuß-, Weizenkeim-, Soja-, Kürbiskern-, Maiskeim-, Baumwollsamenöl) oder Diätmargarine in geeigneter Zubereitung für etwa 4 Wochen zur im übrigen bedarfsgerechten Kost. Sicherstellung fortan ausreichender Linolsäure-

versorgung in Höhe der Empfehlungen für die Ernährung des Gesunden (10 g *Linolsäure▲/Tag).
Linolsäuremangel bei fettdefizitärer *parenteraler Ernährung●: Supplementierung von Linolsäure in Form 10%iger Fettemulsion (Intralipid®, Lipofundin® S, Lipovenös®, Liposyn® o. ä.) 500 ml/Tag über 1–2 Wochen. Vitamin E parenteral (100 mg/Tag). Prävention: Erweiterung bisher fettfreier parenteraler Ernährungsprogramme um 500 ml Fettemulsion (s. o.) 2mal pro Woche.

Lipid- und Lipoproteindiagnostik; Cholesterin- und Triglyceridbestimmung im Blutserum

12–15 Stunden vor Blutentnahme Nahrungs- und Alkoholkarenz bei bis dahin unverändert beizubehaltenden individuellen Ernährungs- und Trinkgewohnheiten. In Fällen bekannter isolierter Hypercholesterinämie brauchen weitere Kontrollen nicht unbedingt nüchtern vorgenommen zu werden.

Listerioseprävention

Indikation: Schwangerschaft, Stillperiode, Säuglingsalter, hohes Greisenalter, Zustände von Immunschwäche, langdauernde hochdosierte Cortisonbehandlung, Cytostaticatherapie.

Völlige Eliminierung der in der Umwelt (insbesondere im Erdboden) weit verbreiteten Listerien aus der Nahrung ist kaum praktikabel. Für besonders gefährdete Personen (s. o.) empfiehlt sich jedoch das Vermeiden der hauptsächlichen alimentären Infektionsquellen: Rohes und halbgares Fleisch aller Art (diesbezügliches Vorgehen wie bei *Toxoplasmoseprävention*), rohe (auch pasteurisierte!) Milch und daraus ohne Erhitzen hergestellte Zubereitungen, ferner Käserinden, Gemüserohkost (insbesondere von mist- und jauchegedüngten Böden), kommerzielle Gemüsefertigsalate, rohe Erdbeeren, rohes Fallobst.

Lumbalpunktion, postpunktionelles Syndrom

Versuchsweise Trinkenlassen großer Mengen hypotoner oder isotoner Flüssigkeit (bis 3 Liter/24 Std. und mehr): Verdünnte Säfte, Mineralwasser, auch reichlich Bohnenkaffee und schwarzen Tee. Bei Unmöglichkeit ausreichender oraler Flüssigkeitszufuhr 5%ige Glucose-Lösung und halb-

isotone Ringer-Lösung zu gleichen Teilen i. v. (1000-2000 ml/24 Std. und mehr). *Natriumarme Kost●* (<100 mmol=2,4 g Na/Tag) bis zum Abklingen der hauptsächlichen Beschwerden. Überwachung der Serumelektrolyte. Symptombezogene Maßnahmen → *Übelkeit, *Erbrechen, *Dehydratation.
Prävention: Vornahme von Lumbalpunktionen möglichst nur bei Patienten im Zustand ausreichender Flüssigkeitssättigung. Vor und nach der Punktion Vermeiden dehydratationsfördernder Maßnahmen (längeres Durstenlassen, ungenügende Flüssigkeitszufuhr beim Fieberkranken u. ä.).

Lymphangiopathie, abdominelle obstruktive; intestinale Lymphangiektasie

Vordringliche Maßnahme der weitestmögliche Ersatz der langkettigen (LCT-)Fette durch MCT-Fette *(→ *MCT-Kost●)* unter Sicherstellung des Bedarfs an essentiellen Fettsäuren, fettlöslichen Vitaminen und defizitgefährdeten Nährstoffen (Calcium, Kalium, Eisen usw.). Vorgehen im Detail wie bei *exsudativen Gastroenteropathien.* Symptombezogene Maßnahmen → *Steatorrhoe, *Malabsorption, *Ascites, protein-calorische *Unterernährung.*

Magenausgangs-(Pylorus-)Stenose

Nährstoffkomplette *Flüssigkost●* oder *flüssig-breiige Kost●* (in weniger schweren Fällen auch *leichte Vollkost●* püriert) von hoher Energie- und Nährstoffdichte in häufigen (etwa 1-2 stündlichen) kleinen Portionen. Beseitigung oftmals bestehender Flüssigkeits- und Elektrolytdefizite (Chlorid, Kalium, Natrium; → isotone *Dehydratation*) sowie **protein-calorischer *Unterernährung.*** Vermeiden überhöhten Fettanteils der Kost (maximal 25-30% der Energiezufuhr). Wenn Möglichkeit oraler Flüssigkeits- und Nahrungszufuhr unzureichend, nasogastrale *Sondenernährung●* mit nährstoffdefinierten Formeldiäten (auch nasojejunale Verabfolgung einer *Oligopeptiddiät●* nach transpylorischer Sondenpassage) sowie adjuvante oder (insbesondere präoperativ) totale *parenterale Ernährung●*. Sorgfältige Flüssigkeitsbilanzierung unter Berücksichtigung allfälliger gastraler Verluste. Vgl. *gehäuftes *Erbrechen.*

Magenballonbehandlung

Magenballon ist nur mechanisches Hilfsmittel zur Herabsetzung inadäquaten Nahrungsverlangens bei Übergewichtigen, entbindet nicht von der Notwendigkeit weiterhin konsequenter Innehaltung einer Reduktionskost. ***Praktisches Vorgehen:*** Beibehaltung energiereduzierter, im Nährstoffgehalt bedarfsgerechter, flüssigkeits- und ballaststoffreicher Dauerkost, am zweckmäßigsten *****Mischkostreduktionsdiät●** von etwa 1000–1200 kcal = 4–5 MJ/Tag in häufigen kleinen Mahlzeiten (→ *****Adipositas).*** Langsames Essen, gutes Kauen. Berücksichtigung durch den Ballon bedingter Nahrungsmittelintoleranzen und veränderten Appetitverhaltens (Ernährungsanamnese!). ***Keine Indikation für Kostliberalisierung*** hinsichtlich calorienreicher Getränke (Alkoholica, gezuckerte Limonaden), Konditoreiwaren, Süßigkeiten u. ä. Die verringerten Nahrungsvolumina erfordern besonders sorgfältige Kalkulation ausreichender Versorgung mit allen essentiellen Nährstoffen (Problem: ***Kost von hoher Nährstoff-, aber geringer Energiedichte!***). Supplementierung mit energiereduzierten Formeldiäten (Modifast®, Bionorm®, DEM® u. ä.) kann hilfreich sein.

Magenblutung; obere gastrointestinale Blutung

In der akuten Phase großer Blutungen zunächst totale *****parenterale Ernährung●** mit Ausgleich allfälliger Flüssigkeits- und Elektrolytimbalancen. Mit dem Schwinden von Schock und Übelkeit sowie in leichteren Fällen von vornherein frühzeitig Beginn mit oralem Kostaufbau: Nährstoffkomplette *****Flüssigkost●** in 1–2 stündlichen Portionen während der ersten 1–2 Tage (auch eisgekühlte Getränke! Keinen Bohnenkaffee oder schwarzen Tee). Bei ohnehin (zwecks Kontrolle und Blutabsaugung) liegender Magensonde zweckmäßigerweise *****nährstoffdefinierte Formeldiät●** kontinuierlich mittels Pumpe. Etwa ab 2.–3. Tag Kosterweiterung über *****flüssig-breiige Kost●**, pürierte *****leichtverdauliche Kost●** (8–10 kleine Mahlzeiten) zu an das jeweilige Grundleiden (***peptische *Ulcuskrankheit, *Lebercirrhose*** usw.) anzupassender, im Energie- und Nährstoffgehalt bedarfsgerechter Dauerkost (Basis meist *****leichte Vollkost●**). Bei jüngeren Patienten mit intakter Kaufunktion und in leichteren Fällen kann auf Pürieren häufig verzichtet werden. Bei bekannter Lebercirrhose vorsorglich zunächst Einschränkung der Eiweißzufuhr (<30 g Protein/Tag) und Gabe von Lactulose (→ *****hepatische Encephalopathie).** Vgl. *****Streßulcusprävention.**

Magencarcinom, inoperables

Bedarfsdeckende *Wunschkost* von hoher Energie- und Nährstoffdichte, zweckmäßigerweise zunächst ausgehend von **leichter Vollkost●* oder ähnlicher vorprogrammierter Kost unter Anreicherung mit beliebigen Kohlenhydrat-, Fett- und Proteinträgern je nach Akzeptanz und Toleranz. Milchprodukte anstelle von Fleisch und Fleischwaren vom Patienten meist bevorzugt. Häufige kleine Mahlzeiten. Flüssigfertignahrungen als Trinknahrung für Zwischenmahlzeiten oft hilfreich. Anpassung der Kostkonsistenz (pürierte Kost, **flüssig-breiige Kost●*, **Flüssigkost●*) an die Aufnahmefähigkeit im Einzelfall (vgl. **Magenausgangsstenose).* Erforderlichenfalls **Sondenernährung●* (gastral, jejunal) oder als ultima ratio **parenterale Ernährung●* (→ *maligne *Tumoren; onkologische Erkrankungen).*

Magenchirurgie

Präoperativ (elektive Eingriffe): Wichtigste Maßnahme die Beseitigung von *protein-calorischer *Unterernährung,* Elektrolyt- und Flüssigkeitsdefiziten *(→ *Dehydratation)* sowie sonstigen Ernährungsmängeln, je nach Lage des Einzelfalls auf oralem Wege, mittels **Sondenernährung●* oder **parenteraler Ernährung●*.
Postoperativ: Parenterale Substitution von Flüssigkeit (3000-4000 ml/24 Std.) und Elektrolyten (Kalium!). Totale **parenterale Ernährung●* (1,2-1,8 g Aminosäuren/kg/Tag; 30-40 kcal=125-165 kJ/kg/Tag), bis ausreichende Ernährung auf oralem Wege (oder ggf. durch **Jejunostomie)* möglich. Trinkenlassen mit Einsetzen der Darmfunktion und Ende der Magendrainage (Tee, zuckerarme klare **Flüssigkost●*, schluckweise ca. 50 ml/Std., langsam zu steigern). Etwa 1-3 Tage später Beginn mit schrittweisem weiterem Kostaufbau (nährstoffkomplette **Flüssigkost●*, **flüssig-breiige Kost●*, pürierte **leichte Vollkost●* usw.) in 6-8 kleinen Mahlzeiten zur je nach Grundleiden und Operationsfolgen zu gestaltenden Dauerkost *(→ *Vagotomie, *Magenresektion, Gastrektomie).* Keine Entlassung aus stationärer Behandlung, bevor Patient mindestens 1500 kcal=6300 kJ/Tag problemlos zu sich nehmen kann.

Magenerosionen

*Leichte Vollkost● unter Ausschaltung individuell unverträglicher Nahrungsbestandteile und Zubereitungsweisen (Ernährungsanamnese!).

Häufigere (5-6) kleine Mahlzeiten. Keinen Bohnenkaffee oder schwarzen Tee, keine Obstsäfte, kohlensäurehaltigen oder alkoholischen Getränke auf nüchternen Magen! Zurückhaltung mit saurem Obst, scharfen Gewürzen und stark gesalzenen Gerichten. Weitere zu erwägende Maßnahmen → *Ulcuskrankheit.

Magenfistel, Duodenalfistel (gastrocutane, duodenocutane), postoperative

Totale *parenterale Ernährung●. Keine orale Nahrungszufuhr, keine nasogastrale Sondenernährung vor Schluß der Fistel; im übrigen → gastrointestinale *Fisteln.

Magenlähmung; Gastroparese

Bedarfsgerechte Energie- und Nährstoffversorgung unter *Ausschaltung jeder Art von fester Nahrung.* An die Erfordernisse des jeweiligen Grundleidens (*Diabetes mellitus, *Vagotomie, *Hypothyreose, schwere *proteincalorische *Unterernährung* usw.) adaptierte nährstoffkomplette *Flüssigkost●* oral in häufigen kleinen Mahlzeiten oder *nährstoffdefinierte Formeldiät●* per Nasogastralsonde. Von Zeit zu Zeit vorsichtige Probebelastung mit konsistenteren Speisen (Breie, pürierte Gerichte) und ggf. entsprechende Kosterweiterung. Bei leichteren Verläufen von vornherein versuchsweise *flüssig-breiige Kost●*. In Problemfällen jejunale *Sondenernährung● (*Oligopeptiddiät●)* oder totale *parenterale Ernährung●.

Magenresektion

Behandlungsziel: Sicherstellung eines auf Dauer annähernd normalen Körpergewichts (Broca-Index >0,85-0,90). Bedarfsgerechte Versorgung mit allen essentiellen Nährstoffen in tolerabler Form. Minimierung von postprandialen Beschwerden und sonstigen resektionsbedingten Sekundärstörungen.

    Diätetisches Vorgehen: Präoperative und frühe postoperative Phase → *Magenchirurgie.* Je ausgedehnter die Magenresektion, um so differenzierter in der Regel die zur adäquaten Gestaltung der *Dauerkost* erforderlichen Maßnahmen.

    Totale Magenresektion (Gastrektomie): Hochcalorische, leichtverdauliche Kost von hoher Energie- und Nährstoffdichte (2500-3500 kcal

= 10,5-14,5 MJ, mindestens 40 kcal = 170 kJ/kg/Tag), annähernd normaler Nährstoffrelation (Eiweiß 15-20%, Fett 30%, Kohlenhydrate 50-55% der Energiezufuhr) und nach bester Möglichkeit erhaltenem Vollkostcharakter. *Kohlenhydrate vornehmlich in polymerer Form* (Stärke, Maltodextrin), gleichmäßig auf alle Mahlzeiten verteilt. Zuckeranteil < 5% der Energiezufuhr (< 15 g/1000 kcal; → **zuckerarme Kost●*). Keine Konditoreiwaren. Keine Süßigkeiten. Keine Zuckerersatzstoffe. Süßstoffe unbedenklich. Langkettige (LCT-)Fette nach Toleranz, erforderlichenfalls Deckung des Restbedarfs an Fett mit MCT-Fetten *(→ *MCT-Kost●)*. Eiweiß in leichtverdaulicher Form. Reichlich Quark, Käse, Trockenmilcherzeugnisse (Calcium!). Zurückhaltung mit unverdünnter Trinkmilch, mit gebratenem, geschmortem, gegrilltem Fleisch und Räucherwaren. Obst, Feingemüse, Vollkornerzeugnisse unbedingt wünschenswert, Auswahl nach Verträglichkeit unter Bevorzugung zunächst der ballaststoffärmeren Produkte (kein Trockenobst, keine Getreiderohbreie). Zur Nährstoffkomplettierung in Problemfällen **nährstoffdefinierte Formeldiäten●* in geeigneter Zubereitung. 8 (-10) zeitlich festgelegte, nicht zu voluminöse Mahlzeiten, letzte Nahrungsaufnahme spätestens 2 Stunden vor dem abendlichen Zubettgehen. *Flüssigkeit jeder Art nur zwischen den Mahlzeiten* (frühestens 45-60 min. nach dem Essen, Einzelportion nicht über 0,125 Liter, langsames Trinken). Keine sehr heißen oder sehr kalten Getränke, keine gezuckerten oder sauren Obstsäfte. Größte Zurückhaltung mit Alkohol. *Medikamentöse Substitution* von Vitamin B_{12} (1000 µg parenteral alle 3 Monate lebenslang), im Bedarfsfall auch von Folsäure, Vitamin D (10 µg/Tag), Eisen (solange Hb < 12 g/dl), Calcium (1-2 g/Tag), Zink u. a. Bei hochgradiger Inappetenz (häufig!) fester Ernährungsplan zweckmäßig. Gewichtskurve führen lassen. Sicherstellung guter Kaufunktion (ggf. vorübergehend pürierte Kost). Im übrigen flexible Handhabung aller Empfehlungen! Von Zeit zu Zeit versuchsweise Kosterweiterungen auf Bekömmlichkeit prüfen. *Alles darf zugelegt werden, was Patient beschwerdefrei toleriert.* Mit jeder Befundkontrolle neuerliche Ernährungsanamnese und ggf. diätetische Korrektur.

Symptombezogene Kostabwandlungen → **Appetitlosigkeit, *Malabsorption, *Steatorrhoe, *Diarrhoe, *Lactasemangel, *Dumping-Syndrom, protein-calorische *Unterernährung, *Eisenmangel, *B-Vitaminmangel, *Refluxoesophagitis, *Osteomalacie.*

Magenteilresektion (BILLROTH I und II): Nach Abschluß der frühen postoperativen Phase *(→ *Magenchirurgie)* verträgt Mehrzahl der Patienten **leichte Vollkost●* in 5-6 Mahlzeiten. Zuckerlimitierung, besonders nach BILLROTH-II-Resektion, zunächst empfehlenswert *(→ *zuckerarme Kost●)*. Milch sowie Ballaststoffe (Vollkornprodukte, Hülsenfrüchte, grobe Gemüse, pflanzliche Rohkost) nach individueller Verträglichkeit. „Trockene" Mahlzeiten (d. h. Flüssigkeitszufuhr ausschließlich *zwischen* den Mahlzeiten) nur beim Vorliegen von Beschwerden im Sinne eines **Dumping-Syndroms*. Notwendigkeit weiterer diätetischer Abwandlungen variiert mit Ausdehnung der Magenresektion, Art und Schwere verbliebener subjektiver Beschwerden, resektionsbedingten Folgestörungen sowie zeitlichem Abstand zur Operation (Nahrungstoleranz verbessert sich meist im Laufe des Zeit). Symptombezogene Kostabwandlungen wie bei Zustand nach totaler Magenresektion (s. o.; ferner → *alkalische *Refluxgastritis, *Afferent-loop-Syndrom)*. Immer wieder ausprobieren lassen, was im Einzelfall bekömmlich ist! *Erlaubt ist alles, was Patient wünscht und auch auf Dauer anstandslos verträgt.* In praxi daraus resultierende Kost kann individuell in weiten Grenzen variieren, zwischen strenger Gastrektomiediät (s. o.) einerseits und uneingeschränkter **Vollkost●* andrerseits. Kriterien für Eignung als Dauerkost allein die Gewährleistung bedarfsgerechter Energie- und Nährstoffzufuhr, gute Bekömmlichkeit sowie Akzeptanz durch den Patienten.

Magenverätzung; Gastritis corrosiva

Erste Hilfe: Sofortiges Trinkenlassen von reichlich Wasser (>1 Liter), auch Saft, Tee, Milch o. ä., falls gerade greifbar (keine CO_2-haltigen Getränke!). In schwereren Fällen (Verätzungen II. und III. Grades) und bei Schluckunfähigkeit nach parenteralem Ausgleich allfälliger Flüssigkeits- und Elektrolytimbalancen zunächst totale **parenterale Ernährung●*. Zu von Fall zu Fall zu bestimmendem Zeitpunkt (in leichteren Fällen von Anfang an) Übergang auf **nährstoffdefinierte Formeldiät●* (unter Umständen durch weiche Sonde; → **Oesophagusverätzung*) oder sonstige Form **nährstoffkompletter** **Flüssigkost●*. Weiterer Kostaufbau über **flüssig-breiige Kost●* und pürierte **leichte Vollkost●* zu adäquater Dauerkost. Berücksichtigung häufig verbleibender Nahrungsmittelintoleranzen.

Magenverkleinerungsplastik; Gastroplastik

Bezweckt Herabsetzung inadäquaten Nahrungsverlangens bei Übergewichtigen, entbindet nicht von der Notwendigkeit weiterhin konsequenter Innehaltung einer Reduktionsdiät (→ **Adipositas*). Diätetisches Vorgehen [52, 138] nach gleichen Grundsätzen wie bei **Magenballonbehandlung.*

Magnesiummalabsorption, primäre; kongenitale Hypomagnesiämie

Magnesiumreiche Kost (Vollkornerzeugnisse, Hülsenfrüchte, Kartoffeln, Gemüse, Beerenobst, Nüsse, Weizenkeime, Kleie) allein zur Behebung des Defizits in der Regel nicht ausreichend. *Zusätzliche hochdosierte medikamentöse Dauersubstitution von Magnesium lebenslang erforderlich.* Individuelle Dosierung (oral 1,5-5,0 mmol=35-125 mg Mg/kg/Tag oder mehr; vgl. [24]) nach Höhe des Blutspiegels (Ziel: 0,7-1,1 mmol Mg/l). In akuten Phasen hypomagnesiämischer tetanischer Krämpfe Magnesium parenteral (0,5-1,5 mmol Mg/kg/24 Std. verteilt auf 2-4 Einzelgaben, z. B. in Form 3%igen $MgSO_4$ i. v.) unter Kontrolle von EKG und Blutspiegel.

Malabsorption; Malassimilationssyndrome

Hypercalorische totale *parenterale Ernährung* ● oder *Oligopeptiddiät* ● per Sonde (akute Phasen, schwere Verläufe). Frühestmöglich Beginn mit überlappendem schrittweisem Aufbau einer der jeweiligen Darmfunktion angepaßten, leicht aufschließbar modifizierten MCT-Kost (→ *Malassimilationsdiät* ●, Aufbaustufen 1-5 für je 2-5 Tage). Häufige (6-9) kleine Mahlzeiten. *Adjuvante parenterale Ernährung in der Regel bis Aufbaustufe 3.* In leichteren Fällen sofort Beginn mit ausschließlich oraler Ernährung (Aufbaustufe 4-5). Mit zunehmender Restitution der Darmfunktion weiterer Kostaufbau zu regulärer *MCT-Kost* ● (bei Persistieren stärkerer Steatorrhoe, Stuhlfett >20 g/Tag) oder *leichtverdaulicher Kost* ● mit anzustrebendem schließlichem Übergang auf im Idealfall etwa der *leichten Vollkost* ● entsprechende Dauerkost. Auf jeder Stufe des Kostaufbaus Sicherstellung bedarfsgerechter, gegebenenfalls auch erhöhtem Bedarf genügender (oral/enteraler oder parenteraler) Energie- und Nährstoffversorgung. Mehrbedarf häufig für Eiweiß (>1 g/kg/Tag), Calcium (>1000 mg/Tag), Kalium (>4 g/Tag), Magnesium (>400 mg/Tag), Eisen, Vitamine und für Nahrungsenergie. *Nährstoffdefinierte Formeldiäten* ● als Trinknahrung und Maltodextrinpräparate oft hilfreich. Erforderlichenfalls medikamentöse Supplementierung (Calcium, Magnesium, Eisen, Zink; Überwachung der Blutwerte!). Richtwerte zur anfänglichen Auffüllung malabsorptionsbedingter Vitamindefizite (abgewandelt nach [74]): Vitamin A >3 mg, Vitamin D >100 µg, Vitamin E >100 mg, Vitamin K 5-10 mg (ggf. parenteral), Vitamin C 500 mg, Thiamin >5 mg, Riboflavin >5 mg, Niacin >25 mg, Vitamin B_6 2-25 mg, Pantothensäure 5-20 mg, Biotin 0,3-1 mg, Folsäure 5 mg (jeweils orale Tagesdosis). Empfehlung für Vitamin B_{12}: 500 µg (parenteral) alle 3 Monate.

Kostgestaltung im übrigen je nach Grundleiden und Begleitstörungen im Einzelfall. Vgl. *Kurzdarm-Syndrom.*

Manganmangel

Zulage manganreicher Produkte in einer der jeweils indizierten Basiskost angepaßten Auswahl und Zubereitungsweise: Vollkornprodukte, Weizenkeime, Weizenkleie, Hülsenfrüchte, Kakaoerzeugnisse (→ *Mangan▲).* Besonders reich an Mangan schwarzer Tee (6-90 mg Mn/100 g Teeblätter). Empfehlung für präventive Versorgung bei totaler parenteraler Ernährung: 0,15-1,0 mg Mn/Tag (Erwachsene) bzw. 0,5 µmol Mn/kg/Tag (Kinder).

Mastocytose, systemische

Symptombezogene Maßnahmen → *Diarrhoe, *Malabsorption, *exsudative Gastroenteropathien.* In Problemfällen versuchsweise *glutenfreie Kost.*

Mastopathie, cystische; Mammadysplasie

Therapeutischer Wert einer Methylxanthinkarenz (Verzicht auf Bohnenkaffee, schwarzen Tee, Colagetränke, Kakaoerzeugnisse aller Art) umstritten, ebenso Effekte einer E-Vitaminzufuhr in Megadosen (bis 600 mg/Tag). Unter dem Gesichtspunkt der *Krebsprävention* empfiehlt sich Reduzierung überhöhten Fettkonsums auf die Höhe der Empfehlungen für die Ernährung gesunder Erwachsener (<30% der Energiezufuhr), Abbau von Übergewicht (→ *Adipositas)* und Zurückhaltung im Alkoholkonsum.

Megacolon, funktionelles atonisch-idiopathisches

Rezidivprophylaxe nach Entleerung des gestauten Darminhalts: Altersstufengerechte *ballaststoffreiche Kost●* mit reichlich Flüssigkeit (Trinkenlassen zu jeder Mahlzeit). Langsame Steigerung der nach individueller Akzeptanz (meist Kleinkinder und Schulkinder) auszuwählenden Ballaststoffträger (Rohobst, Backobst, Rohsalate, grobe Gemüse, Hülsenfrüchte, Vollkornbrot usw.). Einschränkung des Kakao- und Schokoladekonsums. Lactose- oder Lactulosezulage anfangs oft hilfreich. Kriterium für ausreichende Ballaststoffzufuhr: Problemloser regelmäßiger Stuhlgang in höchstens 2–3-tägigen Abständen (→ *chronische habituelle *Obstipation).*

Megacolon, toxisches

Absolute orale Nahrungs- und Flüssigkeitskarenz. Rasche parenterale Korrektur begleitender Flüssigkeits- und Elektrolytdefizite (Kalium, Natrium, Chlorid, Magnesium). Totale **parenterale Ernährung* ●. Späterer oraler Kostaufbau → **Colitis ulcerosa* (konservativ behandelte Patienten) bzw. **Colonchirurgie* (operativ behandelte Patienten).

Melanom, metastasierendes malignes

Im Experimentierstadium: **Phenylalanin- und tyrosinarme Kost* ● [81, 204]. Empfehlungen noch nicht möglich.

MÉNÉTRIER-Syndrom (Riesenfaltengastritis)

Eiweißangereicherte **leichte Vollkost* ● (1,2 g Protein/kg/Tag und mehr, je nach Höhe des zu vermutenden Defizits) unter Ausschaltung individuell unverträglicher Nahrungsmittel und Zubereitungsweisen. Häufige kleine Mahlzeiten. Weitere symptombezogene Maßnahmen → **exsudative Gastroenteropathien.*

Meningitis; Encephalitis

Je nach individueller Appetenz und Aufnahmefähigkeit flüssigkeitsangereicherte **leichte Vollkost* ●, **flüssig-breiige Kost* ●, nährstoffkomplette **Flüssigkost* ● o. ä.. Bei Unmöglichkeit ausreichender oraler Nahrungszufuhr jejunale **Sondenernährung* ● oder **parenterale Ernährung* ●. Symptombezogene Maßnahmen → **Fieber, gehäuftes *Erbrechen, *Schluckstörungen, cerebrales *Koma, *Intensivbehandlung, *Lumbalpunktion, postpunktionelles Syndrom.*

Menopause; Zustand nach Ovariektomie bds.

Optimierung der Versorgung mit Calcium (1200-1500 mg Ca/Tag) und Vitamin D (5-10 µg Calciferol/Tag), d. h. meist Erhöhung des Konsums an Milchprodukten und an Fisch. In Problemfällen medikamentöse Supplementierung. Begrenzung der Energiezufuhr auf die Höhe des tatsächlichen Bedarfs (Kriterium: Broca-Index stabil bei ca. 0,85-0,95).

Menorrhagie; Metrorrhagie

Substitution der die normale alimentäre Zufuhr oftmals beträchtlich übersteigenden Eisenverluste durch eisenreiche und die Eisenresorption begünstigende Kostführung (→ *Eisenmangel) und erforderlichenfalls ergänzende Eisenmedikation. Sicherstellung einer auch im übrigen Nährstoffgehalt (Eiweiß, Vitamine) bedarfsgerechten Ernährung.

Menstruationscyclusstörungen, alimentär bedingte

Beseitigung des zugrundeliegenden Fehlernährungszustands (*proteincalorische *Unterernährung,* Hypovitaminosen, **Anorexia nervosa, *Bulimie,* fehlerhafte Kostführung bei **Diabetes mellitus,* höhergradige **Adipositas,* unsachgemäß durchgeführte Entfettungskuren u. ä.; Ernährungsanamnese!) und Sicherstellung dauerhaft bedarfsgerechter Energie- und Nährstoffzufuhr.

Meteorismus; Flatulenz

Soweit Folge inadäquater Kostzusammensetzung, durch diätetische Maßnahmen linderungsfähig. Ausgewogene Verteilung der Hauptnährstoffe. Kein einseitiges Übermaß an ballaststoffreichen Kohlenhydraten. Herausfinden und Ausschalten der im Einzelfall als blähend empfundenen Nahrungsmittel und Gerichte (Ernährungsanamnese! Im Zweifelsfall Auslaß- und Reexpositionsversuch!). *Häufigste Auslöser* Hülsenfrüchte (Bohnen > Erbsen > Linsen), fett geschmorter Kohl (Rosenkohl, Grünkohl, Sauerkraut), Zwiebeln, Schwarzwurzeln, Steckrüben, Rettich, rohe Pflaumen, Trockenobst, grobes Schwarzbrot, frisches Hefegebäck, Getreiderohbreie, Apfelsaft, CO_2-haltige Getränke (Bier!), Sorbit u. a. Zuckeraustauschstoffe. Besonderer Sorgfalt bedarf Regelung der *Ballaststoffzufuhr:* Ausreichende Ballaststoffversorgung auch bei Neigung zu Meteorismus aus vielen Gründen unverzichtbar, nicht ganz unproblematisch jedoch die Ermittlung der individuell optimalen Menge und Auswahl der im Einzelfall am wenigsten blähenden Ballaststoffträger (am ehesten geeignet altbackenes Vollkornbrot, Grahambrot, Vollkornknäckebrot, gekochte Vollkornhaferflocken, schwedische Kruska, Leinsamenschrot). Ballaststoffarme Ernährung schützt keineswegs immer vor Meteorismus und Flatulenz, führt meist jedoch zu unerwünschter Obstipation. Mit Beseitigung *chronischer habitueller *Obstipation* durch Ballaststoffanreicherung der Kost andrerseits verschwindet häufig zugleich bestehender Meteorismus! Wichtig in jedem Fall die Berücksichtigung spezielle diätetische Maßnahmen erfordernder Grundleiden (**Lebercirrhose, *Pankreasinsuffizienz, *Lactasemangel, *Sorbitintoleranz, *Coeliakie, *Herzinsuffizienz* usw.; vgl. **Malabsorption, *Gärungsdyspepsie, *Fäulnisdyspepsie*). Keine zu opulenten Einzelmahlzeiten! Patient soll langsam essen, gut kauen (mit geschlossenem Mund) und versuchen, möglichst „geräuschlos", d. h. ohne viel Luftschlucken, zu trinken. Kein Lutschen von Bonbons, kein Kaugummikauen. Carminativ wirkende Kräutertees (Anis, Fenchel, Kümmel u. ä.) oftmals hilfreich. In sehr hartnäckigen Fällen empirischer Aufbau „blähungsfreier Kost" von indifferenter Basisdiät (**nährstoffdefinierte Formeldiät*●, **Haferdiät*●, **Reis-Obst-Diät*● o. ä.) ausgehend unter schrittweiser Zulage auf Toleranz zu prüfender Produkte (auch ambulant möglich). Versuchsweise auch **kohlenhydratarme Kost*●. Trotz aller Einschränkungen muß *bedarfsgerechter Energie- und Nährstoffgehalt* der schließlich als bestgeeignet befundenen Kost gewährleistet bleiben.

Methioninmalabsorption

Altersstufengerechte **methioninarme Kost*●. Weitergehende Empfehlungen noch nicht möglich.

2-Methylacetoacetaturie; 3-Ketothiolasemangel

Toleranzgerechte *Beschränkung der Isoleucinzufuhr* durch altersstufenentsprechende **eiweißarme Kost*●. In Phasen unvermeidlichen vorübergehenden Unterschreitens des Proteinbedarfsminimums (drohende metabolische Entgleisungen, Infekte, Operationen) Zulage eines isoleucinfreien Aminosäurengemischs (z. B. Milupa MSUD 1 bzw. MSUD 2, anzureichern mit Leucin und Valin).

Diätetische Prävention metabolischer Komplikationen (Ketoacidose,

Hyperammoniämie): Konsequentes Vermeiden überhöhter Eiweißzufuhr bei im übrigen bedarfsgerechter Energie- und Nährstoffversorgung.

3-Methylcrotonylglycinurie

Toleranzadaptierte **Beschränkung der Leucinzufuhr** in Form einer altersstufengerechten *eiweißarmen Kost●. Versuchsweise hochdosierte Supplementierung von Biotin (10 **mg**/Tag). Weitergehende Empfehlungen noch nicht möglich.

Methylmalonacidurie

Behandlungsprinzip: Bei B_{12}-Abhängigkeit hochdosierte Cobalaminapplikation, bei B_{12}-Resistenz kontrollierte Einschränkung der Zufuhr der Methylmalonsäurepräkursoren **Isoleucin, Methionin, Threonin** und **Valin** soweit, daß Methylmalonsäureausscheidung im Urin zurückgeht (<200 mg/Tag), Stoffwechselkrisen ausbleiben, andrerseits aber Gedeihen und Vitalität des Patienten nicht ernsthaft beeinträchtigt werden [334, 288].

Praktisches Vorgehen: 1. In jedem Fall zunächst unter altersstufengerechter Normalkost **Prüfung auf B_{12}-Abhängigkeit** (Kriterium: Rückgang der Methylmalonsäureausscheidung im Urin): Intramuskuläre Gabe von 1 mg Vitamin B_{12}/Tag, wenn erfolglos, Steigerung auf 5 mg/Tag, über jeweils 10 Tage. Wenn **B_{12}-Responsivität** vorhanden (ca. 40% der Fälle in Mutantengruppe cblB, ca. 90% in Gruppe cblA), anschließend Ermittlung der in weitem Rahmen variierenden minimalen Erhaltungsdosis (i. m. 1 mg/Monat bis 5 mg/Tag; in Einzelfällen auch hochdosierte perorale Zufuhr von 1–10 mg B_{12}/Tag wirksam). **Lebenslange Supplementierung mit B_{12}-Erhaltungsdosis bei bedarfsgerechter Vollkost.** 2. Bei **B_{12}-Resistenz** (90–100% der Fälle in Mutantengruppe mut⁻ und mut⁰) anstelle weiterer B_{12}-Zufuhr **Limitierung der proteinogenen Methylmalonsäurepräkursoren** in Form einer *eiweißarmen Kost●. Von 1–2-tägiger Proteinkarenz bei im übrigen bedarfsgerechter Ernährung ausgehend, stufenweise Steigerung der Zufuhr hochwertiger natürlicher Proteine bis zum Erreichen (an ansteigender Methylmalonsäureausscheidung erkennbarer) individueller Toleranzgrenze. Liegt diese wesentlich unter der für die Altersstufe empfehlenswerten Höhe der Proteinzufuhr, Deckung restlichen N-Bedarfs für Dauerkost durch isoleucin-, methionin-, threonin- und valinfreies Aminosäurengemisch (Maizena IMTV-AM 1 und 2, Milupa OS 1 und 2; 0,2–0,8 g/kg/Tag). Als weitere Maßnahme in der

Diskussion: *L-Carnitin▲ (30-100 mg/kg/Tag; [298]) und L-Alanin (50-250 mg/kg/Tag; [288]) oral; Erfahrungen bleiben abzuwarten. Reichlich Flüssigkeit. Keine zu langen Nüchternperioden. Nächtliche Nahrungspause höchstens 8 Std. Bei häufiger Inappetenz, Trinkschwäche und Neigung zu Erbrechen gastral/enterale Dauersonde. *3. Ketoacidotische Krise:* Vorübergehende Unterbrechung der Eiweißzufuhr. Glucose parenteral (15 g/kg/Tag). Korrektur von Blutzucker-, Elektrolyt-, Flüssigkeits- und pH-Imbalancen (Natriumbicarbonat). Präkursorfreie Aminosäurengemische (s. o.) per Sonde. In B_{12}-responsiven oder auf B_{12}-Responsivität noch nicht getesteten Fällen Cobalamin parenteral (1-2 mg B_{12}/Tag). Überwachung von Methylmalonsäureausscheidung und Blut-pH. *4. Hyperammoniämische Krise:* → **Hyperammoniämie.*

Milch-Alkali-Syndrom; BURNETT-Syndrom

Flüssigkeitsreiche (>3 l/Tag), ballaststoffangereicherte (>50 g/Tag), streng *calciumarme Kost*● (<200 mg Ca/Tag) mit reichlich Kochsalz, Kalium und Magnesium (>15 g NaCl; >100 mmol=4 g Kalium; >400 mg Mg/Tag). Keine alkalischen oder calciumreichen Mineralwässer. Keine besonders D-vitaminreichen Lebensmittel *(→ *Hypercalcämie).* Kostgestaltung im übrigen je nach Grundleiden und Begleitstörungen *(→ *Ulcuskrankheit, *Dehydratation, chronische *Niereninsuffizienz).*

Prävention: Vermeiden langdauernder überhöhter Calciumzufuhr, insbesondere in Form großer Mengen Milch (mehr als 1,5 l/Tag) und calciumreicher Milchprodukte, in Verbindung mit leicht löslichen, relativ gut resorbierbaren „systemischen", in dieser Zusammensetzung (Calciumcarbonat, Natriumbicarbonat) obsoleten Antacida.

D(−)-Milchsäure-(Linksmilchsäure-)Intoleranz

Wenn Intoleranz objektivierbar (Auslaß- und Reexpositionsversuch für einzelne in Frage kommende Erzeugnisse), Ausschaltung der Zufuhr von Linksmilchsäure aus fermentierten Lebensmitteln (Sauermilchen, Käse, milchsaures Gemüse) oder aus lebensmitteltechnologischem Zusatz (E 270, z. B. in Zuckerwaren, Getränken, Obst- und Gemüseerzeugnissen). Ersatzweise Produkte, deren Lactatgehalt weitgehend in der L(+)-Form (Rechtsmilchsäure) vorliegt (Fa. Heirler/Gauting, Fa. Eden/Bad Soden u. a.). Auch in Fällen hartnäckiger Beschwerden ohne Objektivierbarkeit von Patienten behaupteter Milchsäureintoleranz kann nach Ausschluß anderer Ursachen Verzicht auf Linksmilchsäure enthaltende

Lebensmittel gelegentlich hilfreich sein. Bei jungen Säuglingen (erstes Lebenshalbjahr) ist generell mit Unverträglichkeit für D(−)-Milchsäure und racemische DL-Milchsäure enthaltende Nahrung zu rechnen.

Minderwuchs

Erste präventive Maßnahme und Voraussetzung für den Erfolg jeder evtl. Hormontherapie ist *Sicherstellung einer altersstufengemäßen, im Energie- und Nährstoffgehalt (Proteine, Vitamine) bedarfsgerechten Ernährung.* Sorgfältige Ernährungsanamnese mit besonderem Augenmerk auf fragwürdige alternative Ernährungsweisen! Überprüfung und ggf. Korrektur jeder über längere Zeit laufenden Diätverordnung *(*Diabetes, *Coeliakie, *Colitis ulcerosa, *CROHN'sche Krankheit, *Mucoviscidose, *Malabsorption, *Niereninsuffizienz* u. ä.).

Mucoviscidose; cystische Pankreasfibrose

Behandlungsprinzip: An erhöhten Bedarf und herabgesetzte Verträglichkeit für einzelne Nahrungsbestandteile adaptierte Energie- und Nährstoffzufuhr je nach Grad bestehender *protein-calorischer *Unterernährung,* begleitender sonstiger Nährstoffdefizite (Kochsalz, Kalium, Calcium, Zink, Vitamine), Funktionseinschränkungen von Bauchspeicheldrüse *(*Pankreasinsuffizienz)* und Dünndarm *(*Malabsorption)* sowie allfälliger **Lebercirrhose* und **Osteoporose.*

Praktisches Vorgehen: Ausgehend von flüssigkeitsreicher leichtverdaulicher, altersstufengerechter Normalkost bedarfsgerechte Anhebung des Gehalts an Eiweiß und an Energie (auf je etwa das 1,2-1,5-fache des Normalbedarfs der Altersstufe). *Erhöhte Energiezufuhr* vornehmlich in Form amylasefrei verwertbarer Kohlenhydrate (Maltodextrin, Zucker; Diabetesrisiko beachten!), nach Möglichkeit auch in Form toleranzgerecht ausgewählter Fette (Gesamtfettmenge bis etwa 40% der Energiezufuhr). Zurückhaltung mit hocherhitzten Fetten und Hartfetten. Mindestens 3-5% der Energiezufuhr in Form polyensäurereicher Pflanzenöle. Bei **Steatorrhoe* toleranzentsprechender Ersatz der langkettigen (LCT-) Fette durch MCT-Fette *(→ *MCT-Kost●).* Fetteinschränkung auf unter 30% der Energiezufuhr höchstens dann zu erwägen, wenn stärkere Steatorrhoe (>40 g Fett/24 Std.) belästigend und trotz aller diätetischen Bemühungen (und optimaler Enzymsubstitution) anders nicht zu beheben ist. *Kochsalzanreicherung* (zusätzlich 2-5 g NaCl/Tag), insbesondere in der heißen Jahreszeit, nach körperlichen Anstrengungen und bei Fieber. Kaliumanreicherung fallweise je nach Bedarf. Erhöhte, ggf. medikamentöse Zufuhr der *Vitamine* A (1,5-3 mg/Tag), D (10-20 μg/Tag), E (1 mg/kg/Tag), K (5 mg 2mal wöchentlich, nur bei Blutungsneigung, Lebercirrhose, Behandlung mit Breitbandantibiotica und bei jungen Säuglingen), B_{12} (1000 μg alle 3 Monate) und übriger B-Vitaminkomplex (in Höhe etwa des 2-fachen physiologischen Bedarfs, insbesondere bei langzeitiger Behandlung mit Breitbandantibiotica). Ausschaltung individuell unverträglicher Nahrungsbestandteile und Zubereitungsweisen. In Problemfällen hilfreich stoffwechseladaptierte Formeldiäten, auch in Form vorübergehender oder langzeitiger adjuvanter *Sondenernährung● (nächtliche Nasogastralsonde, *percutane endoskopische *Gastrostomie*), notfalls auch vorübergehende adjuvante (peripher-venöse) oder totale *parenterale Ernährung●*. Häufige kleine Mahlzeiten (Enzympräparat auch zu jeder Zwischenmahlzeit!). *Von Zeit zu Zeit Überprüfung der Kost auf Vollwertigkeit und Erweiterungsfähigkeit.* Diätetisches Ziel für jedes Lebensalter: *Weitestmöglicher Charakter einer Normalkost* (Vollkost) mit einem Minimum an Einschränkungen (auch für Säuglinge: Muttermilch, adaptierte Säuglingsmilchnahrungen und weiterer bedarfsgerechter normaler Kostaufbau, nur im Fall der Intoleranz semielementare Nahrungen oder antidiarrhoische Heilnahrungen mit MCT). Bestes Kriterium für Suffizienz der Ernährung mucoviscidosekranker Kinder und Jugendlicher die Entwicklung von Körpergewicht, Längenwachstum und Infektresistenz [128].

Multiple Sklerose

Seit langem vermutete Einflüsse der Ernährung auf Entwicklung der multiplen Sklerose noch nicht im einzelnen präzisierbar. In jedem Fall indiziert ist *Beseitigung der bei dieser Erkrankung besonders häufigen Zustände von Fehlernährung* (calorische Überernährung, B-Vitaminmangel, Ballaststoffdefizit u. a.; Ernährungsanamnese!) und dauerhafte Sicherstellung bedarfsgerechter Versorgung mit allen essentiellen Nährstoffen. Nach neueren Studien sollen **lactovegetabile Kost●* und reichliche Zufuhr von Polyensäuren (z. B. 60 g Sonnenblumenöl pro Tag; vgl. fettmodifizierte **cholesterinreduzierende Kost●*) zu leichteren Verlaufsformen bzw. häufigeren und längeren Remissionen führen. Bisherige Nachprüfungen nicht sehr überzeugend; Bestätigungen durch kontrollierte Langzeitstudien bleiben abzuwarten. Weitere sog. MS-Diäten (u. a. auch **kohlenhydratarme Kost●* sowie Kostanreicherung mit **Eikosapentaensäure▲* oder **γ-Linolensäure▲*) sind bisher wenig erprobt. Unbedenklich kann in den nicht seltenen Fällen mit diesbezüglichem Behandlungswunsch zur *EVERS-Diät● (S. 416) geraten werden. Auch wenn nicht alle Details dieser in Mitteleuropa traditionellen Multiple-Sklerose-Kost rational begründbar sind (z. B. die Einschränkung bei Kartoffeln und bestimmten Gemüsearten), so ist sie doch allein schon aufgrund ihres höheren Angebots an Polyensäuren, Vitaminen und Ballaststoffen sowie der Beschränkung der konzentrierten Energieträger Feinmehl, Zucker, Fett und Alkohol für diese (überdurchschnittlich häufig auch an *Obstipation leidenden) Kranken vorteilhafter als die demgegenüber meist relativ vitamin- und ballaststoffarme übliche Normalkost.

Mundhöhlen-, Nasen-, Rachen-, Kehlkopfchirurgie

Hochcalorische nährstoffkomplette Ernährung, bei elektiven Eingriffen nach Möglichkeit schon präoperativ, sofern reduzierter Ernährungszustand das wünschenswert erscheinen läßt. Nahrungszufuhr je nach Art und Ausmaß bestehender Beeinträchtigung von oralem Aufnahmevermögen, Kau- und Schluckfähigkeit sowie erforderlicher Ruhigstellung der Gesichtsmuskulatur: *1.* oral (pürierte *leichte Vollkost●, *flüssigbreiige Kost●, *Flüssigkost●, Formuladiäten)* oder *2.* (meist zuverlässiger quantifizierbar) per Sonde (nasogastral, nasojejunal, *perkutane endoskopische *Gastrostomie; → *Sondenernährung●*) oder *3.* parenteral (adjuvante oder totale *parenterale Ernährung●*). Am Operationstag orale Nahrungskarenz mit ausschließlich parenteraler Flüssigkeits-, Elektrolyt- und Glucosezufuhr. Postoperativ stufenweiser Wiederaufbau zu oraler Ernährung entsprechend der Rückkehr von Kau- und Schluckfähigkeit. Vgl. *Kauinsuffizienz, *Schluckstörungen.*

Mundtrockenheit (Xerostomie); Hyposalivation; Sialosen mit hyperviskösem Speichel

Flüssigkeitsreiche Kost *(→ *flüssig-breiige Kost●).* Dünnflüssige, nicht zu süße Getränke (Tee, Mineralwasser, verdünnte Säfte) in häufigen kleinen Portionen. Milch nur in Form von Milchmischgetränken, dünnem Milchkakao oder Café au lait. Saftiges, auch saures Obst, Kompotte, Flammeris, Joghurt, Fruchteis. Trockene Nahrungsmittel (Fleisch, Kartoffeln usw.) nur mit Flüssigkeit (Soße, Brühe, Suppe, zerlassener Butter, Mayonnaise) servieren, Brot, Zwieback u. ä. eintunken; zu jeder Mahlzeit häufiger trinken lassen. Nicht zu stark salzen. Keine scharfen Gewürze. Keine konzentrierten Alkoholica. Zwischen den Mahlzeiten öfter einen zuckerfreien Kaugummi oder zuckerfreien sauren Bonbon nehmen oder eine Zitronenscheibe lutschen lassen. Kostgestaltung im übrigen je nach Grundleiden und Begleitstörungen.

Muskeltraining; Rehabilitation atrophischer Muskulatur

Calorisch bedarfsgerechte, nährstoffangereicherte *leichte Vollkost●*, *Aufbaukost●* oder modifizierte *Vollkost●*. Energiezufuhr überwiegend in Form von polymeren Kohlenhydraten, Fettanteil maximal ca. 25% der Energiezufuhr. Angebot an Eiweiß, Vitaminen, Natrium, Kalium, Calcium, Magnesium und Eisen in etwa 1,5–2-facher Höhe der Empfehlungen für die Ernährung des Gesunden (S. 61 f.). Reichlich Flüssigkeit [123].

Myadenylatdeaminase-Mangel

Vorläufige Empfehlung: Pentosemonosaccharid *D-Ribose* medikamentös 30–60 g/Tag peroral, in geeigneter Zubereitung (maximal 4 g pro Einzelgabe) gleichmäßig über den Tag verteilt, insbesondere vor und während körperlicher Aktivitäten (D-Ribose trotz verbreiteten Vorkommens aus rein diätetischen Quellen nicht in ausreichender Menge supplementierbar). Ähnlich wirkender Xylit aufgrund unerwünschter Nebenwirkungen für diese Indikation weniger geeignet. Kostgestaltung während der Trainingsphasen → *Muskeltraining*. Weitere Erfahrungen bleiben abzuwarten (vgl. [453]).

Myasthenie (Myasthenia gravis pseudoparalytica)

Kaliumreiche Kost● (>6 g = 150 mmol Kalium/Tag). Ausreichende Calciumversorgung (Überwachung des Serumspiegels). Keine medikamentöse Magnesiumzufuhr! Bei lebensbedrohlicher Myasthenie (myasthenische Krise) frühzeitig totale *parenterale Ernährung●*.

Myelinolyse, zentrale pontine

Dem aktuellen Bedarf angepaßte Energie- und Nährstoffversorgung, je nach Lage des Einzelfalls auf oralem (z. B. nährstoffkomplette *Flüssigkost●*, *flüssig-breiige Kost●*), gastral/enteralem (→ *Sondenernährung●*) oder parenteralem Wege (→ *parenterale Ernährung●*). Spezielle Kostdetails entsprechend dem Grundleiden und allfälliger Begleitstörungen. Engmaschige Überwachung und ggf. Korrektur des Elektrolyt- und Flüssigkeitshaushalts [27].

Prävention: Vermeiden von übereilter Korrektur oder gar Überkorrektur prämorbider Natrium- und Flüssigkeitsimbalancen. In Fällen von *Hyponatriämie* und *Dehydratation* (nicht nur bei Alkoholikern!) stets nur vorsichtigen protrahierten (besser oral/gastralen als parenteralen) Ausgleich des Natrium- und Flüssigkeitsdefizits anstreben! Keine Erhöhung des Serumnatriumspiegels um mehr als 12 mmol/l/Tag oder 25 mmol/l in den ersten 48 Stunden, keine unbedingte Normalisierung der Serumwerte vor Ablauf von 2 Tagen!

Myelose, funiculäre

Hochdosierte parenterale Substitution von Vitamin B_{12}: 1000 µg Hydroxocobalamin/Tag i. m. für die Dauer von 2-6 Wochen. Keine gleichzeitige Folsäuremedikation. Weitere B_{12}-Dosierung je nach Erfolg: 1000 µg Hydroxocobalamin 1-2mal wöchentlich über 3-12 Monate, anschließend 1000 µg 1mal monatlich bis 1mal vierteljährlich ohne Unterbrechung lebenslang. Wo Notwendigkeit der B_{12}-Substitution absehbar (z. B. nach totaler Magen- oder Ileumresektion), Beginn damit frühzeitig und womöglich prophylaktisch. Ausgleich begleitender sonstiger Nährstoffdefizite (z. B. bei Zuständen von *Malabsorption).*

Myotonia congenita

Kaliumarme Kost●. Überwachung des Kaliumhaushalts. Vermeiden längerer Nüchternperioden.

Nachtschweiße, afebrile

Einschränkung diaphoresebegünstigender Nahrungsbestandteile: Begrenzung der Zufuhr an reiner Flüssigkeit (Getränke, Suppen) auf 1 Liter/Tag, des Verzehrs von Obst (auch Obstspeisen und Kompotte) und Gemüserohkost auf zusammen maximal 500 g/Tag. Ab 16 Uhr keine Getränke mehr reichen, keine Suppen, kein Obst, kein Gemüse. Ultima ratio in Problemfällen die Zulage von 3-5 g Kochsalz zur Abendmahlzeit (ein probates Mittel aus dem therapeutischen Repertoire der alten Tuberkulosekliniker); Kontraindikation: Ödemkrankheiten, Herzinsuffizienz, Hypertonie, Ascites.

Nahrungsmittelallergien und -pseudoallergien

Behandlungsprinzip: Erzielen von Symptomfreiheit oder Reduzierung der Symptome auf ein tolerables Maß durch Ermittlung und weitestmögliche Ausschaltung auslösender nutritiver Allergene bzw. anaphylaktoider Noxen [165, 401, 446, 443].

Diagnostisches Vorgehen: *1.* Detaillierte *Ernährungsanamnese* mit Schwergewicht auf Art, Zufuhrmenge und Zubereitungsweise der einzelnen vom Patienten vermuteten alimentären Auslöser sowie Art, Häufigkeit und letztem Auftreten der jeweiligen Intoleranzreaktion und ihrem Abstand zur Nahrungsaufnahme. *2.* Prospektives *Ernährungstagebuch* über genügend lange Zeit (>3 Wochen) führen lassen mit sorgfältiger tageszeitlicher Aufzeichnung *aller* genossenen Speisen und Getränke, ggf. deren küchenmäßiger Zubereitung (Gartechnik, Würzung usw.) und beobachteten Intoleranzreaktionen nach Art und Intervall zur Nahrungsaufnahme. *3. Eliminationsdiät (*allergenfreie Kost●)* über etwa 4 bis 8 Tage, wenn möglich bis zum Verschwinden aller vermuteten Intoleranzsymptome, z. B. in Form einer blanden Kartoffel-Reis-Diät (ohne weitere Zusätze) mit Tee und Mineralwasser. Nährstoffaufwertung durch Zulage einer *Elementardiät (*Oligopeptiddiät●)* oder hypoallergenen Formuladiät (z. B. Pregestimil®, Nutramigen®) bei längerer Karenzdauer im allgemeinen störungsfrei möglich. Wichtig das Absetzen aller nicht vital indizierten Medikamente. *4. Additionsdiät (Allergensuchkost),* d. h. gezielte Exposition *("orale Provokation")* durch stufenweise Zulage auf Intoleranz zu prüfender Nahrungsmittel in jeweils 3–5tägigen Abständen. Spektrum der zu testenden Erzeugnisse möglichst anamnesebezogen, d. h. Beginn mit den aus Ernährungsanamnese und Ernährungstagebuch sich ergebenden allergenverdächtigen Produkten. Erst in zweiter Linie Vorgehen nach Standardschema, z. B. in der Reihenfolge Milch und Milchprodukte, Eier, Fisch, Rohgemüse, Citrusfrüchte, Nüsse, Getreideprodukte, Fleisch, Geflügel, Schalentiere, Hülsenfrüchte, Hefe, Gewürze usw. (zu variieren je nach regional vorherrschenden und individuellen Ernährungsgewohnheiten). *Größte Vorsicht mit Expositionsversuchen bei Asthmatikern!* Symptomlos tolerierte Nahrungsmittel können beibehalten werden. Intoleranzreaktionen sind durch zweimalige nach Möglichkeit doppelblinde Reexposition (nach jeweils neuerlicher Karenzpause) zu bestätigen. Separate Prüfung in einem als positiv befundenen Produkt möglicherweise enthaltener Lebensmittelzusatzstoffe (Farbstoffe, Konservierungsstoffe usw.) ist empfehlenswert.

Therapeutisches Vorgehen (indiziert nur in symptommanifesten Fällen): *1.* Basierend auf den Ergebnissen der Additionsdiät Aufbau *allergenfreier oder allergenreduzierter Dauerkost* durch weitestmögliche Ausschaltung als

kausal identifizierter Allergene und aller Nahrungsmittel, deren (oftmals kaschierter) Bestandteil sie sind *(→ *allergenfreie Kost●)*. Dabei Beachtung der zahlreichen „Allergenfamilien" (Vorkommen gleichwirkender Allergene in unterschiedlichen Produkten) und der häufigen Mehrfachallergien (polyvalente Sensibilisierungen). *Keine Gefährdung einer bedarfsgerechten Energie- und Nährstoffversorgung durch zu weitgehende Restriktionen, besonders bei alltäglichen Nahrungsmitteln (Milch, Milcherzeugnisse, Getreideprodukte u. ä.)!* Gesichtspunkt der „Lebensqualität" im Auge behalten und für jedes auszuschaltende Produkt vertretbare Alternative anbieten! Manche Nahrungsmittelallergie (im Gegensatz zu vielen Pseudoallergien, s. u.) ist rückbildungsfähig, besonders bei Erkrankung im frühen Kindesalter; deshalb in etwa jährlichen Abständen *Probeexposition mit allergenbelasteten Produkten zwecks Prüfung der Möglichkeit einer Kostauflockerung.*
2. Bei Undurchführbarkeit ausreichender Allergenkarenz (z. B. Sensibilisierung gegen kaum vermeidbare alltägliche Nahrungsmittel) ist in Problemfällen Versuch einer *peroralen Hyposensibilisierung* zu erwägen: Bei weiterhin allergenfreier Kost orale Reapplikation des gesicherten nutritiven Allergens täglich zur gleichen Zeit und in gleichbleibendem Abstand von den Mahlzeiten unter vorsichtiger Dosissteigerung (Schema und weitere Details [165, 446, 155]) bis zum symptomfreien Erreichen adäquater Endmenge bzw. bis Toleranzgrenze. Im Falle einer allergischen Reaktion Abbruch, mehrwöchige Pause und Wiederholung mit noch langsamerer Dosissteigerung. Bisherige Erfahrungen mit der peroralen Hyposensibilisierung allerdings nicht sehr ermutigend.

Nahrungsmittelpseudoallergien (anaphylaktoide Syndrome): Ermittlung und konsequente Ausschaltung der als Auslöser objektivierten Nahrungsbestandteile (Azofarbstoffe, Konservierungsstoffe und sonstige Lebensmittelzusatzstoffe, bestimmte Obst-, Gemüse- und Getreidearten, Schalentiere u. a.; vgl. [152]) mittels prinzipiell gleichen diätetischen Vorgehens wie vorstehend bei Nahrungsmittelallergien *(→ *Benzoat-, *Salicylat-, *Sulfit-, *Tartrazinintoleranz).* Erforderliche Diätmaßnahmen meist sehr eingreifend, verlangen subtile lebensmittelkundliche Kenntnisse, stellen hohe Ansprüche an laufende Betreuung durch Diätassistentin und an Compliance des Patienten. Sprechen zunächst als pseudoallergisch gedeutete Intoleranzerscheinungen binnen etwa 2–3 Wochen auf Eliminationsdiät (s. o.) nicht an, scheidet nutritiv-pseudoallergische Genese weitgehend aus, d. h. eine diesbezügliche diätetische Behandlung (z. B. in Form einer additivafreien Kost) ist nicht länger indiziert.
Zu beachten: Nicht deklarierte Benzoat-, Sulfit- oder Farbstoffzusätze in **Fertigarzneimitteln** als mögliche Auslöser pseudoallergischer Reaktionen!

Nahrungsmittelintoleranz, unspezifische

Gezielte Ausschaltung der im Einzelfall unverträglichen Nahrungsmittel und Zubereitungsweisen (fettreich zubereitete Hülsenfrüchte, Gurkensalat, fritierte Produkte, fette Kohlgerichte, Mayonnaise, Sahnekuchen, frisches Schwarzbrot, Räucherwaren usw.; Ernährungsanamnese!), zweckmäßigerweise ausgehend von im Energie- und Nährstoffgehalt bedarfsadaptierter *leichter Vollkost*. Abbau des häufig überhöhten Fett- und Fleischkonsums, Begrenzung der Fett- und Eiweißzufuhr in Höhe der Empfehlungen für die Ernährung des Gesunden (Fett bis 30% der Energiezufuhr, Protein 0,8 g/kg/Tag). In der Praxis bewährt der *„HAFTER-Trick"*: Detaillierte anamnestische Ermittlung aller verträglichen und unverträglichen Nahrungsmittel und Gerichte, darauf basierend später Verordnung einer Diät, die allein aus den bekömmlichen Speisen zusammengesetzt ist (zu beachten dabei: Gewährleistung ausreichender Versorgung mit allen essentiellen Nährstoffen!). Vgl. **Reizmagen, *Colon irritabile*.

Die verharmlosende Deutung der vermeintlich idiopathischen unspezifischen Nahrungsmittelintoleranz als nur „persönlichkeitsgebundenes" oder psychogenes, nicht jedoch krankheitsbedingtes Merkmal reflektiert einen neuerdings verbreiteten, der kunstgerechten therapeutischen Führung dieser Kranken sehr abträglichen Irrtum. Ein Großteil *wirklicher* Intoleranzen (häufig verwechselt mit falsch interpretierter einfacher subjektiver Aversion gegen einzelne Produkte oder bestimmte Geschmacksqualitäten bei durchaus erhaltener objektiver Verträglichkeit; *Pseudointoleranz*)[1] erweist sich bei klinischer Abklärung als Korrelat zugrundeliegender, oftmals sehr diskreter krankhafter Veränderungen. Empfehlenswert deshalb in jedem Fall genaue *Eruierung und diätetische Berücksichtigung möglicherweise dahinterstehender Grundleiden* (Posthepatitissyndrome, stumme Lebercirrhosen, Fettleber, Cholelithiasis, Postcholecystektomiesyndrome, chronische Pankreopathien, alte postdysenterische und postdystrophische Zustände, latente Glutenenteropathie, Lactasemangel, Sorbitintoleranz u. ä.).

---

[1] Größte Fehlerquelle bei statistischen Erhebungen zur Verträglichkeit von Nahrungsmitteln ist bekanntlich die unzureichende Präzisierung des Begriffs der Intoleranz; „geschmacklich nicht zusagend" wird erfahrungsgemäß von vielen Probanden mit „unverträglich" gleichgesetzt. So erscheint es wenig glaubhaft, daß z. B. Hülsenfrüchte – in Deutschland generationenlang bis in die fünfziger Jahre unseres Jahrhunderts eines der Grundnahrungsmittel – heutzutage für über 30% der Bevölkerung nicht mehr verträglich sein sollen.

Nebenniereninsuffizienz, primäre; ADDISON-Syndrom

Geeignete Kostführung kann Hormonsubstitution unterstützen und zur Verringerung der benötigten Hormondosen beitragen.
Chronische Nebenniereninsuffizienz: *1. Stadium der Dekompensation* (solange Hormonsubstitution noch nicht zu voller Wirkung gekommen): Kochsalzangereicherte **kaliumarme Kost●* (10–15 g NaCl/Tag; <40 mmol = <1,6 g Kalium/Tag), schonkostgerecht abgewandelt (Basis: **Leichte Vollkost●*), flüssigkeitsreich, in häufigen kleinen kohlenhydratreichen Mahlzeiten (einschließlich Spätmahlzeit). Keine zu langen Nüchternperioden. Bei stärkerem Schwitzen, Durchfällen, Infekten usw. zusätzlich erhöhten Kochsalzbedarf einkalkulieren. Bei **Steatorrhoe* Reduzierung der (LCT-)-Fettzufuhr und ggf. **MCT-Kost●*. Überwachung von Serumelektrolyten und Blutzucker *(→ *Malabsorption).* *2. Stadium der Kompensation* (unter adäquater Hormonsubstitution): Außer Sicherstellung ausreichender Kochsalzversorgung und Kaliumbilanzierung je nach Höhe des Serumkaliumwertes (erhöhte Zufuhr im Falle corticoidinduzierter **Hypokaliämie!)*in der Regel keine besonderen diätetischen Maßnahmen erforderlich.

Akute Nebenniereninsuffizienz (ADDISON-Krise): Initial 10%ige Kochsalzlösung (10–20 ml) und 40%ige Glucose (50 ml) i. v. Flüssigkeitssubstitution (2500–4000 ml i. v. in den ersten 24 Std.) in Form von 0,9%iger NaCl-Lösung (zum überwiegenden Anteil zu geben bei durch Salzverlust ausgelösten Krisen) und 5%iger Glucose-Lösung (zum überwiegenden Anteil zu geben bei durch ungenügenden Glucocorticoideffekt, Infektionskrankheiten u. ä. ausgelösten Krisen). Kaliumarme totale **parenterale Ernährung●* oder **Sondenernährung●*, bis Patient wieder zu oraler Nahrungsaufnahme fähig. Später an Ausgleich durch Corticoidtherapie evtl. bedingter überhöhter renaler Kaliumverluste denken *(*kaliumreiche Kost●).* Überwachung der Blutwerte. Weitere Kostgestaltung s.o.

Nephritis, interstitielle

Flüssigkeitsreiche Kost (Ziel: Harntagesmenge >1,5–2 Liter). Symptombezogene Maßnahmen → **Hypokaliämie, arterielle *Hypertonie, *Gicht* (Gichtniere); vgl. **Glomerulonephritis.*

Nephrolithiasis; Urolithiasis; Harnsteindiathese

Akute Ureterkolik: **Leichte Vollkost* ●, **flüssig-breiige Kost* ●, **Flüssigkost* ● je nach Aufnahmefähigkeit und Toleranz, erforderlichenfalls parenterale Flüssigkeits- und Elektrolytsubstitution. Im kolikfreien Intervall bzw. unter erfolgreicher Dauerspasmoanalgesie reichlich Flüssigkeit (dünner Tee, verdünnte Obstsäfte, Mineralwasser 2-3 l/Tag; Kontraindikation: Herzinsuffizienz, Ödemkrankheiten, oligoanurische Niereninsuffizienz). Frage der Zweckmäßigkeit sog. Trinkstöße (750-1000 ml Flüssigkeit/60 min) ist von Fall zu Fall zu entscheiden. Überwachung des Plasmaionogramms. Mit Abklingen der akuten Erscheinungen Übergang auf metaphylaxegerechte Dauerkost (s. u.).

Zustand nach Lithotripterbehandlung: Flüssigkeitsreiche Kost (2-3 l H_2O/Tag) mit Trinkstößen (s. o.).

Rezidivprophylaxe (Metaphylaxe), Primärprävention: Behandlungsprinzip die dauerhafte Ausschaltung die Konkrementbildung begünstigender („lithogener") Ernährungsfaktoren durch Korrektur der Eß- und Trinkgewohnheiten [126], nach überwiegender Expertenmeinung für die meisten Harnsteindiathesen empfehlenswert.

Allgemeine Maßnahmen (bei jeder Art von Nierensteindiathese): *Reichliche Flüssigkeitszufuhr* (> 2-3 l/24 Std.), in häufigen kleinen Portionen nach Möglichkeit gleichmäßig auf Tages- und Nachtstunden verteilt. Trinkenlassen auch vor dem abendlichen Zubettgehen und nach jedem nächtlichen Wasserlassen. Beachtung eventuellen Mehrbedarfs an Flüssigkeit (warme Jahreszeit, heißes Klima, Hitzearbeit, Fieber, Durchfall usw.). Richtwerte für Trinkmenge bei Schulkindern 1,8-2,5 l, Vorschulkindern 1,5-1,8 l. Kleinkindern 1,2-1,5 l, Säuglingen 0,9-1,2 l/24 Std. Zu überwachende Kriterien ausreichender Flüssigkeitsversorgung *adäquates Harnvolumen* (Erwachsene: > 1500-2000 ml/24 Std.) und *adäquate Harnverdünnung* (mittels Urometer oder Teststreifen zu kontrollierendes spezifisches Gewicht, auch bei nächtlichen Miktionen, nicht über D = 1012). Mengenmäßig unbeschränkt zu empfehlen Früchte- und Kräutertees (einschließlich sog. Nieren- und Blasentees), verdünnte Obstsäfte, calciumarme natürliche Mineralwässer (< 150 mg Calcium/l; keine Diätberatung ohne Kenntnis des Calciumgehalts des empfohlenen Mineralwassers!) sowie Leitungswasser praktisch aller in Mitteleuropa anzutreffenden Härtegrade. Dagegen nur mit Einschränkung zu empfehlen Bohnenkaffee, schwarzer Tee (maximal je 2-3 Tassen pro Tag), Colagetränke, sonstige gezuckerte Limonaden (zur Problematik dieser Getränke vgl. [377]). Zurückhaltung mit Bier und sonstigen alkoholischen Getränken. Strenge Indikationsstellung (unter Umständen Kontraindikation) für erhöhte Flüssigkeitszufuhr bei **Herzinsuffizienz, *Ödem*-Krankheiten und oligurischer *Niereninsuffizienz*. Im Energie- und Nährstoffgehalt bedarfsgerechte *Vollkost* ● oder indizierte Diätkost unter Ausschaltung jeder Art von Luxuskonsumption. Reduktion überhöhten Konsums an Fleisch (Empfehlung vieler Urologen: Maximal 100 g Fleisch, Fleischwaren oder Fisch pro Tag), Fett (<30% der Energiezufuhr), Zucker (<10% der Energiezufuhr, <25 g/1000 kcal), Kochsalz (<6 g NaCl, entsprechend <100 mmol Na/Tag). Limitierung der Eiweißzufuhr in Höhe der Empfehlungen für die Ernährung des Gesunden (0,8 g Protein/kg/Tag). Unter *lactovegetabiler Kost* ● geringere Nierensteinincidenz als unter vergleichbarer Fleischkost. Vermeiden calorischer Überernährung. Abbau allfälliger *Adipositas*. Reichlich Ballaststoffe (>40 g/Tag), Magnesium (>500 mg Mg/Tag; auch Mg-reiche natürliche Mineralwässer) und Kalium (Gemüse, Obst, Obstsäfte, insbesondere zur Abendmahlzeit zwecks Förderung der nächtlichen Diurese). *Zusätzliche spezielle Maßnahmen je nach Ergebnis der Steinanalyse:*

Calciumoxalatsteine: Vermeiden übermäßig calcium- und D-vitaminreicher Ernährung (nicht über 800 mg Ca/Tag; Begrenzung insbesondere des Milch- und Käsekonsums). Bei absorptiver *Hypercalciurie* (renale Calciumausscheidung >300 mg/Tag) Einschränkung der Calciumzufuhr auf <400 mg Ca/Tag (→ *calciumarme Kost* ● ; Überwachung des Calciumhaushalts, Riboflavin- und Ballaststoffanreicherung, → *ballaststoffreiche Kost* ●). Bei *Hyperoxalurie* von über 45 mg (500 µmol) Oxalat/24 Std. Ausschaltung oxalatreicher Vegetabilien (→ *oxalatarme Kost* ●). Fälle mit zugleich bestehender *Hyperuricämie* sind Indikation für zusätzliche purinarme Kostabwandlung (→ *purinarme Kost* ●). Keine hochdosierte (Grammbereich) Ascorbinsäuremedikation. Unterstützung der medikamentösen Harnalkalisierung (Ziel: Urin-pH 7,0-7,2) durch harnalkalisierende diätetische Maßnahmen: Citrusfrüchte, Citrussäfte (400-500 g pro Tag), calciumarme alkalisierende Mineralwässer (Fachinger, Birresborner Linden- und Adonisquelle, St.-Linus-Quelle u. ä.). Keinen Johannisbeer- oder Preiselbeersaft (vgl. *alkalisierende Kost* ●).

Harnsäure-(Urat-)Steine: Beseitigung von *Hyperuricosurie* und *Hyperuricämie* durch *purinarme Kost* ● (<300 mg Purine pro Tag; → *Gicht*). Weitgehender Alkoholverzicht. Unterstützung der medikamentösen Korrektur des Urin-pH (Ziel: pH 6,2-6,8) durch alkalisierende diätetische Maßnahmen: Citrusfrüchte, Citrussäfte (400-500 g pro Tag), alkalisierende Mineralwässer (Fachinger, Wildunger Helenenquelle, St.-Linus-Quelle, Vichy-Mineralwässer u. ä.). Keinen Johannisbeer- oder Preiselbeersaft (vgl. *alkalisierende Kost* ●).

Xanthinsteine (Xanthinurie): Wenn renale Xanthinausscheidung auf über 12 mg/24 Std. erhöht: *Purinarme Kost* ● (<300 mg Purine pro Tag; bei Normoxanthinurie ohne Effekt). Harnalkalisierende Maßnahmen wie bei Harnsäuresteinen, jedoch unter noch stärkerer Harnverdünnung (Ziel: Urinvolumen >3-3,5 l/Tag).

Ammoniumuratsteine; 2,8-Dihydroxyadeninsteine: *Purinarme Kost● wie bei Harnsäuresteinen, jedoch ohne harnalkalisierende diätetische Maßnahmen.

Calciumphosphatsteine: Bei Normocalciurie Vermeiden überhöhter Calciumaufnahme (maximal 800 mg Ca/Tag). In Fällen von absorptiver *Hypercalciurie Calciumrestriktion (<400 mg Ca/Tag; → *calciumarme Kost●) wie bei Calciumoxalatsteinen (s. o.). Unterstützung der medikamentösen Harnsäuerung (Ziel: Urin-pH <6,0) durch harnsäuernde diätetische Maßnahmen: Johannisbeer- und Preiselbeersaft, sulfatreiche säuernde Mineralwässer (z. B. Wernarzer Heilquelle, Bad Brückenau). Möglichst wenig Citrusfrüchte und Citrussaft (maximal 1 kleine Apfelsine pro Tag; vgl. *säuernde Kost●). L-Methionin (Acimethin®) peroral.

Ammonium-Magnesium-Phosphat-(Tripelphosphat-, Struvit-)Steine: Adjuvante harnsäuernde Maßnahmen wie vorstehend bei Calciumphosphatsteinen.

Cystinsteine: Aufrechterhaltung einer kontinuierlichen maximalen Diurese. Flüssigkeitszufuhr >4 l/24 Std., davon 500 ml beim abendlichen Zubettgehen und weitere 500 ml gegen 2 Uhr nachts (Ziel: Harnmenge >3000 ml/24 Std., spezifisches Gewicht ständig D<1010). Adjuvante harnalkalisierende Maßnahmen (Citrusfrüchte, Citrussäfte, alkalisierende Mineralwässer usw.; vgl. *alkalisierende Kost●) wie bei Calciumoxalatsteinen (s. o.). Ziel: Urin-pH >8,0. Zwecks Reduktion von Harncystin zu besser löslichem Cystein hochdosiert Vitamin C (5 × 1 g Ascorbinsäure/Tag in Form von Brausetabletten). Eiweißlimitierung in Höhe der Empfehlungen für die Ernährung des Gesunden (Erwachsene: 0,8 g Protein/kg/Tag) bei Cystinsteindiathese besonders zu beachten. Versuchsweise zu empfehlen: Streng *natriumarme Kost● (<50 mmol Na/Tag; [201]). Vgl. *Cystinurie.

Mischsteine: Kostgestaltung je nach Kombination der enthaltenen Einzelbestandteile. *1. Whewellit-Weddellit-Mischsteine:* Ernährung wie bei Calciumoxalatsteinen. *2. Calciumoxalat-Calciumphosphat-Mischsteine:* Regelung der Calcium-, Oxalat- und Purinzufuhr wie bei Calciumoxalatsteinen. Je nach Überwiegen der Oxalat- oder der Phosphatkomponente harnalkalisierende oder harnsäuernde Maßnahmen. *3. Calciumoxalat-Harnsäure-Mischsteine:* Ernährung wie bei Calciumoxalatsteinen mit zugleich bestehender Hyperuricämie. Harnalkalisierende Maßnahmen. *4. Ammoniumurat-Struvit-Mischsteine:* Ernährung wie bei Harnsäure-(Urat-)Steinen. Anstelle alkalisierender Maßnahmen jedoch Harnsäuerung wie bei Calciumphosphatsteinen (s. o.).

Sonstige Kostdetails bei allen Formen der Nierensteindiathese je nach evtl. Grundleiden und begleitenden Störungen, insbesondere der Nierenfunktion.

Nephrotisches Syndrom

Kostgestaltung je nach aktueller Symptomatik und Krankheitsschwere:
Symptommanifestes Stadium: **1.** ***Natriumarme Kost*** ● (< 0,7 mmol = 16 mg Na/kg/Tag) bis zum Verschwinden von Ödemen, Ascites und Hydrothorax. Diätetisches Vorgehen bei stärkerem Abfall des Serumnatriumspiegels → *Verdünnungs-*Hyponatriämie.* **2.** *Flüssigkeitsbegrenzung* in Höhe der Harnmenge des Vortags. *Kein Zuschlag für Perspiratio insensibilis, solange Ödeme bestehen!* Tägliche Kontrolle des Körpergewichts. **3.** ***Eiweißreiche Kost*** ●: 1,3–1,5 g (Kinder 2–3 g je nach Alter) Protein/kg Normgewicht/Tag, zu etwa 75% tierischer Herkunft, überwiegend (calciumreiches) Milcheiweiß. Zusätzlich die durch **Proteinurie* durchschnittlich pro Tag zu Verlust gehende Eiweißmenge in etwa doppelter Höhe (ausschließlich als Milch, Ei- oder Fleischeiweiß). Eiweißreiche Formeldiäten (natriumarmes Protein 88® u. ä.) oftmals hilfreich. Bei Retention harnpflichtiger Stoffe (Serumkreatinin > 3 mg/dl = 260 µmol/l) entsprechend reduzierte, die verbliebene Toleranz jedoch bestmöglich ausnutzende selektive Proteinzufuhr *(→ chronische *Niereninsuffizienz).*
4. *Bedarfsgerechte Energiezufuhr* (bis 50 kcal = 210 kJ/kg/Tag und mehr). Angesichts häufig begleitender **Hyperlipoproteinämien* Begrenzung der Fettzufuhr in Höhe der Empfehlungen für die Ernährung des Gesunden (< 30% der Energiezufuhr), Fettmodifizierung *(→ *cholesterinreduzierende Kost* ● *)* und Limitierung der Zuckerzufuhr (< 10% der Kohlenhydratzufuhr, → **zuckerarme Kost* ●) zugunsten der polymeren Kohlenhydrate; gesicherte Aussagen zur Effizienz letztgenannter Empfehlungen noch nicht möglich. **5.** Bedarfsadaptierte Versorgung mit Kalium *(→ *Hypokaliämie, *Hyperkaliämie),* Calcium und Vitamin D *(→ *Hypocalcämie).* **6.** Berücksichtigung allfälliger **Nahrungsmittelallergien.*

Latenzstadium (Fehlen von Ödemen, Ascites, Hypoproteinämie, stärkerer Proteinurie). Bedarfsgerechte **Vollkost* ●. Bei latenter Ödemneigung zu erwägen: Vorsorgliche Begrenzung der Natriumzufuhr auf 1,5–2,0 mmol (90–120 mg NaCl)/kg/Tag *(→ *natriumarme Kost* ● *).*

Niacinmangel; Tryptophan-Niacin-Mangelsyndrom; Pellagra

Mit Eiweiß- und B-Vitaminträgern angereicherte Kost (anzustreben modifizierte **leichte Vollkost* ● oder **Vollkost* ●). Wünschenswerte Proteinzufuhr zunächst 1,2-1,8 g/kg/Tag. Zulage von Fleisch, Fisch, Vollkornerzeugnissen, Hülsenfrüchten, Trockenhefe. Behutsamer Aufbau bedarfsgerechter Nährstoffversorgung. Keine radikalen Umstellungen landesüblicher Ernährungsweise (gewohnte Maisgerichte nicht abrupt absetzen!). Bei unzureichender Nahrungsaufnahme, Resorptionsstörungen (→ *Malabsorption) und schwereren Defizitzuständen (manifeste Pellagra) zusätzlich medikamentöse Substitution von Niacin (100-200 mg/Tag) und übrigen B-Vitaminen (B-Vitaminkomplexpräparat), erforderlichenfalls auch parenteral. Beseitigung von *Dehydratation, Elektrolytimbalancen und zugleich bestehenden sonstigen Ernährungsmängeln (*protein-calorische *Unterernährung, *Ascorbinsäuremangel* usw.). Kostgestaltung im übrigen je nach Grundleiden und Begleitstörungen.

Prävention: In Endemiegebieten Aufwertung der meist einseitigen und proteinunterwertigen Maiskost durch erhöhte Zufuhr von biologisch hochwertigem Eiweiß (Fleisch, Milch, Ei usw.), anderen im Lande verfügbaren Getreidevollkornerzeugnissen sowie Hülsenfrüchten und sonstigen niacinreichen Vegetabilien (→ *Niacin▲).

Nickeldermatitis; nickelinduziertes allergisches Kontaktekzem

Bei Vorliegen entsprechender Hinweise in der Ernährungsanamnese und Bestätigung durch positiven Ausfall des oralen Provokationstests (nach Placebotestung Verabfolgung z. B. von 2,5-5 mg Nickel-II-sulfat als Tablette, Exacerbation des Ekzems innerhalb 48 Stunden; [150]) versuchsweise Einschränkung besonders nickelreicher Nahrungsmittel, insbesondere Hülsenfrüchte (Linsen, Bohnen, Erbsen, Soja), Haferprodukte, Roggenvollkornbrot, Nüsse, Mandeln (→ *nickelarme Kost●).
Ernährungstagebuch führen lassen und zu Hautexacerbationen führende Produkte auch unabhänig von ihrem nativen Nickelgehalt eliminieren. Aufzeigen geeigneter Alternativen zwecks Gewährleistung weiterhin voll bedarfsgerechten Nährstoffgehalts des Kost! Keine Verwendung von Küchengeräten (Kochtöpfe, Schüsseln, Kaffeeautomanten usw.) aus chromnickelhaltigem Edelstahl; Ersatz durch Geschirr aus Emaille, Glaskeramik, Glas, Plastik, Silargan. Übliche Dosenkonserven nach derzeitigem Wissensstand unbedenklich.

Niereninsuffizienz, chronische (prädialytische Phase)

Behandlungsziel: Verlängerung der prädialytischen Phase durch funktionelle Entlastung der Niere mit bestmöglicher Annäherung des milieu interne an die Norm (Kriterium: Blutspiegel von Harnstoff, Kreatinin, Proteinen, Elektrolyten usw.) bei bedarfsgerechter Versorgung mit Energie und essentiellen Nährstoffen.

Praktisches Vorgehen bestimmt vom Stadium der Niereninsuffizienz sowie von Art und Schweregrad der jeweiligen Partialstörungen [223, 53]:

1. Eiweiß: Minimalziel die Deckung des altersentsprechenden physiologischen Mindestbedarfs (Eiweißminimum; vgl. S. 415). Höhe der darüber hinaus möglichen Proteinzufuhr abhängig vom Grad der Retention harnpflichtiger Stoffe im Blut. Richtwerte für Gesamtzufuhr: *a.* Serumharnstoff bis 100 mg/dl (<17 mmol/l), Kreatinin 3-4 mg/dl (260-350 µmol/l), glomeruläre Filtrationsrate (GFR) <40 ml/min: Zufuhrmenge beim Erwachsenen 0,6-0,7 g Protein/kg/Tag (Kinder maximal 85% der altersentsprechenden Normalempfehlung). Zwei Drittel der Eiweißmenge in biologisch hochwertiger Form (Milch, Ei, Fleisch, Fisch). *b.* Serumharnstoff bis 150 mg/dl (25 mmol/l), Kreatinin 4-6 mg/dl (350-530 µmol/l): Maximal 0,5-0,6 g Protein/kg/Tag (Kinder 65-75% der altersstufenentsprechenden Normalempfehlung), $\frac{2}{3}$-$\frac{3}{4}$ der Eiweißmenge in biologisch hochwertiger Form (→ *eiweißarme Kost●)*. Bei nichtselektiver Proteinzufuhr von weniger als 0,4 g/kg/Tag bedarfsgerechte medikamentöse Zulage von essentiellen Aminosäuren (Präparate: EAS-Perlen Pfrimmer, Essentielle Aminosäuren oral Fresenius) oder deren Ketoanalogen (Präparate: Ketosteril®, Fresenius, Ultramin® Pfrimmer) *c.* Serumharnstoff über 150 mg/dl (25 mmol/l), Kreatinin über 6 mg/dl (530 µmol/l), GFR <20 ml/min: 0,35-0,4 g Protein/kg/Tag (Kinder etwa 50-60% der altersstufenentsprechenden Normalempfehlung), vornehmlich als proteinselektive *Kartoffel-Ei-Diät●* oder als mit essentiellen Aminosäuren oder Ketoanalogen zu supplementierende (deshalb wesentlich teurere) *Schwedendiät●*. Durch stärkere *Proteinurie* (>5 g/Tag) zu Verlust gehende Eiweißmenge ist nach bisher überwiegender Auffassung (unabhängig vom Grad der indizierten diätetischen Eiweißrestriktion) in biologisch hochwertiger Form zu substituieren. Bei renaler Anämie von Fall zu Fall zu prüfen: Supplementierung von L-Histidin (1-1,5 g/Tag).

2. Energiezufuhr bedarfsgerecht: 35-40 kcal (150-170 kJ)/kg/Tag. Kinder je nach Altersstufe 50-100 kcal (200-400 kJ)/kg und mehr. 60-65% der Energie in Form von Kohlenhydraten, ca 30% als Fett (davon > $\frac{1}{3}$ polyensäurereiches Pflanzenfett). Kriterium ausreichender Calorienversorgung ein annähernd normales (ödemfreies) Körpergewicht. In Fällen stärkeren Gewichtsverlusts (Broca <0,8) trotz adäquater Energiezufuhr versuchsweise kontrollierte vorsichtige Proteinzulage bis zum Erreichen von Gewichtsstabilität. Bei häufig begleitender Inappetenz an

Möglichkeit appetitverbessernder Zusatzmaßnahmen denken (→ *Appetitlosigkeit).

3. **Flüssigkeitszufuhr** nach Durstgefühl und täglich zu kontrollierendem Körpergewicht, bei höhergradiger Niereninsuffizienz und abnehmender Diurese nach sorgfältig zu führender Bilanz. Vermeiden sowohl von Dehydratation (häufiger Fehler in der polyurischen Phase!) als auch von Überwässerung (Hyperhydratation). Maximum der Ausscheidungsfähigkeit von Harnstoff anzunehmen bei einer Diurese von etwa 2,5 l/Tag. Flüssigkeitsgehalt der festen Nahrung kann im Interesse einfacherer Berechnung meist vernachlässigt werden, wenn Perspiratio insensibilis (0,5-0,75 l/Tag) nicht in Ansatz gebracht wird. Zusätzliche extrarenale Flüssigkeitsverluste (Erbrechen, Durchfall, stärkeres Schwitzen, Fieber) sind jedoch zu berücksichtigen.

4. *Natrium: Keine generelle streng natriumarme Diät!* Flexible Handhabung der Kochsalzzufuhr je nach klinischen Befunden (Hydratationszustand, arterielle Hypertonie, renaler Salzverlust usw.). Vorsichtige NaCl-Reduktion bei gegebener Indikation (Ödeme, Herzinsuffizienz, Hypertonie). Ausgehend von moderater Natriumbeschränkung (100 mmol Na = 2,4 g Na/Tag; → *natriumarme Kost●) Austestung der im Einzelfall angemessenen Salzmenge (Untergrenze: Salzmangelexsiccose, Anstieg des Serumharnstoffs; Obergrenze: Entwicklung von Hypertonie und/oder Ödemen). Vermeiden einer Natriumdepletion, besonders in der polyurischen Phase (→ *Hyponatriämie). Kontrollierte schrittweise Kochsalzzulage bei hypotoner *Dehydratation, Hypovolämie und Salzverlustnephropathien.

5. **Kalium:** Zufuhr bilanzgerecht, meist etwa 1,5-3,0 g (40-80 mmol)/Tag. Vermeiden sowohl von *Hypokaliämie (Serumkalium < 3,6 mmol/l, Indikation für *kaliumreiche Kost●; vgl. *Kaliummangelnephropathie) als auch, speziell in fortgeschrittenerem Stadium der Niereninsuffizienz, von *Hyperkaliämie (Serumkalium >5,5 mmol/l, Indikation für *kaliumarme Kost●).

6. **Calcium:** Soweit im Rahmen indizierter Proteineinschränkung realisierbar: >1000 mg (25 mmol)/Tag (→ *calciumreiche Kost●). Bei ausgeprägter Hypocalcämie und Eiweißzufuhr unter 0,6 g/kg/Tag meist zusätzliche medikamentöse Supplementierung erforderlich (0,5-1 g Ca/Tag und mehr).

7. **Phosphat:** Bei *Hyperphosphatämie (zusätzlich zur medikamentösen Behandlung mit Phosphatbindern) und *Hypocalcämie Einschränkung der alimentären Phosphatzufuhr (<750 mg PO$_4$/Tag; → *phosphatreduzierte Kost●). Versuchsweise spezielles Aminosäuren-Ketoanaloga-Gemisch [352]. Ggf. hochdosiert Calciumcarbonat peroral (3-12 g/Tag).

8. **Vitamine:** Strengere Eiweißrestriktion (<0,5 g Protein/kg/Tag)

erfordert meist perorale medikamentöse Supplementierung der wasserlöslichen Vitamine (B-Vitaminkomplex, Vitamin C; Präparat Dreisavit® N o. ä.). Vitamin D oder D-Metabolite (Calcitriol) je nach Lage des Einzelfalls (Serumcalcium <2 mmol/l, *Osteomalacie). Keine medikamentöse Substitution von Vitamin A.

9. Ballaststoffe >50 g/Tag (Erwachsene).

Frage der speziellen Behandlungsbedürftigkeit einer die Niereninsuffizienz begleitenden *Hypertriglyceridämie* [281] wird kontrovers beurteilt (zu erwägende Maßnahmen: Begrenzung des Zuckerkonsums auf <10% der Energiezufuhr, Alkoholkarenz, Fischölzulage). Evtl. indizierte weitere Kostabwandlungen je nach Grundleiden, Begleitstörungen und schließlich zur Anwendung kommendem Dialyseverfahren *(*Hämodialyse, *Peritonealdialyse). Keine schematische Verordnung einer sog. „Nierendiät"* ohne präzise Definition des Gehalts an Eiweiß, Natrium (Kochsalz), Kalium, Flüssigkeit! *Keine unnötigen diätetischen Restriktionen* (Eiweiß, Kochsalz usw.) in Fällen ohne Retention harnpflichtiger Stoffe, ohne Hypertonie, ohne Ödeme. Sicherstellung bedarfsgerechter Energie- und Nährstoffversorgung in jedem Stadium der Nierenerkrankung!

Sondenernährung● bei chronischer Niereninsuffizienz: Nierenadaptierte Formuladiäten (z. B. Survimed® renal)[1]. Bilanzierung individuell nach vorstehend genannten Gesichtspunkten. Entwicklung noch in den Anfängen [96].

Parenterale Ernährung● bei chronischer Niereninsuffizienz: 0,4–0,6 g Aminosäuren/kg/24 Std. in Form eines nierenadaptierten Gemischs (z. B. Präparat Aminomel® nephro, Nephrosteril®). 35–55 kcal (150–230 kJ)/kg/24 Std., überwiegend als hochprozentige Glucose (bei stärkerer Hyperglykämieneigung nach Ausschluß einer Fructoseintoleranz Fructose-Glucose-Xylit-Mischlösung 2:1:1), restliche 20–25% der Energiezufuhr als Fett (bis 1 g Fett/kg/24 Std.). Flüssigkeit und Elektrolyte individuell nach Bilanz.

Nierenerkrankungen im Stadium der vollen Kompensation (d. h. keine Retention harnpflichtiger Substanzen bei normaler Ernährung): *Vollkost●*, jedoch unter Begrenzung des Eiweißkonsums in Höhe der Empfehlungen für die Ernährung des Gesunden (0,8 g Protein/kg/Tag). Im Falle von **arterieller** *Hypertonie* oder Neigung zu *Ödemen* Einschränkung der Kochsalzzufuhr *(→ *natriumarme Kost●).*

---

[1] Vergleichbare Präparate des USA-Marktes: Amin-AID® Instant Drink (Fa. Kendall McGraw Laborat. Irvine/California), Travasorb® Renal Diet (Fa. Baxter Healthcare Corp. Deerfield/Illinois).

Nierentransplantation

Präoperativ: Optimierung des Hydratationszustands sowie Ausgleich allfälliger Elektrolytimbalancen vor und unter der Operation.
Postoperativ: Flüssigkeitszufuhr nach Bilanz (geschätzte operationsbedingte Verluste + Urinmenge + ca. 0,75 l Perspiratio insensibilis). Elektrolytsubstitution nach Serumionogramm. Parenterale Ernährung wie bei *chronischer *Niereninsuffizienz* (S. 290). Trinkenlassen im allgemeinen ab 1. postoperativem Tag. Oraler Kostaufbau je nach Funktionieren des Transplantats. Bei postoperativer Oligoanurie (primäres Transplantatversagen) und im polyurischen Stadium diätetisches Vorgehen nach gleichen Gesichtspunkten wie gemeinhin beim prädialytischen (oligurischen) bzw. postdialytischen (polyurischen) Stadium des *akuten *Nierenversagens.* Sorgfältige Flüssigkeits- und Elektrolytbilanzierung unter Umständen noch über Wochen hinaus vonnöten *(→ *Hypokaliämie, *Hyponatriämie, *Hypomagnesiämie, *Hypophosphatämie).*
Dauerkost: Bei voll funktionierendem Transplantat in der Regel keine eingreifenderen diätetischen Beschränkungen erforderlich (modifizierte **Vollkost●*). Vermeiden überhöhten Fleischkonsums. Kein zu starkes Überschreiten der für die Ernährung des Gesunden empfehlenswerten Proteinmenge (0,8 g/kg/Tag). Neuerdings zur Verlängerung der Transplantatüberlebenszeit in der Diskussion [112]: Begrenzung der Proteinzufuhr auf 0,6 g/kg Sollgewicht/Tag *(→ *eiweißarme Kost●);* Erfahrungen bleiben abzuwarten. Bei fortbestehender arterieller **Hypertonie* weiterhin Kochsalzbeschränkung (< 80–100 mmol = 5–6 g NaCl/Tag; → **natriumarme Kost●*). Wichtig die Berücksichtigung diätetisch relevanter Nebenwirkungen der immunsuppressiven Langzeitbehandlung *(*Hypertriglyceridämie, *Hypercholesterinämie, *Diabetes mellitus, *Adipositas, *Hypomagnesiämie, *Hypocalcämie; → *Arzneimitteltherapie: Cortisonderivate, Ciclosporin),* in der Mehrzahl der Fälle eine Indikation für überwiegend lactovegetabile, natriumarme, calciumreiche, fettmodifizierte **Mischkostreduktionsdiät●.* Im Verlauf fortschreitender Transplantatnephropathie rechtzeitige Kostabwandlung entsprechend Art und Schweregrad der sich entwickelnden renalen Symptomatik *(→ chronische *Niereninsuffizienz).*

Nierenversagen, akutes

Behandlungsprinzip: Überbrückung der Zeit des Nierenfunktionsausfalls durch Korrektur seiner Auswirkungen auf das milieu interne (Retention harnpflichtiger Substanzen, Überwässerung, Elektrolytimbalancen) mittels gezielter symptombezogener diätetischer Maßnahmen.

Prädialytisches (oligurisches) Stadium: ***1. Flüssigkeit*** (einschließlich des in nichtflüssigen Nahrungsmitteln enthaltenen Anteils) nach Bilanz, d. h. Harnmenge des Vortags plus 0,5–0,75 Liter (für Perspiratio insensibilis), zusätzlich Ersatz allfälliger extrarenaler Flüssigkeitsverluste (Erbrechen, Durchfall, Fistelsekrete, Fieberschweiß usw.). Überwachung des Flüssigkeitshaushalts durch ***tägliche Kontrolle des Körpergewichts.*** Erwünschte Gewichtsabnahme ca. 0,2–0,3 kg/Tag. Bei ständig geringerer oder fehlender Abnahme Verdacht auf korrekturbedürftige zu hohe Salz- und Flüssigkeitszufuhr, bei ständig größerer Abnahme Verdacht auf Volumendepletion oder Hyperkatabolie. ***2. Eiweiß*** 0,35–0,4 g/kg/Tag, Kinder ca. 50% der altersstufenentsprechenden Normalempfehlung, in proteinselektiver Form *(*Kartoffel-Ei-Diät●).* ***3. Energiezufuhr*** bedarfsgerecht, d. h. 35–40 kcal (150–170 kJ)/kg/Tag, Kinder altersstufenentsprechend 50–100 kcal (200–400 kJ)/kg/Tag, bei hyperkatabolen Zuständen in schrittweiser Steigerung 50–100% mehr. Beispiel für anzustrebende Relation der Hauptnährstoffe (bei 2200 kcal = 9,2 MJ): Eiweiß 4,5%, Fett bis ca. 35%, KH > 60% der Energiezufuhr. Hilfreich die adjuvante Verwendung von Maltodextrin, nierenadaptierten Formuladiäten (Survimed® renal u. ä., auch per Sonde) sowie bei hyperkatabolen Zuständen von 40%iger Glucose zugleich mit Aminosäuren (Aminomel® nephro o. ä.) zentralvenös. ***4. Kalium*** < 25 mmol (1 g)/Tag (vgl. ****Hyperkaliämie;*** → ****kaliumarme Kost●).*** ***5. Natrium*** < 17 mmol (1 g NaCl)/Tag (bei Hypovolämiezuständen erforderlichenfalls mehr; → ****natriumarme Kost●).***
6. B-Vitamine 2–3fache Menge des altersentsprechenden Tagesbedarfs.
In Problemfällen eines eine schwere sonstige Erkrankung (Verbrennung, Polytrauma, Sepsis u. ä.) komplizierenden akuten Nierenversagens frühzeitig nierenadaptierte totale ****parenterale Ernährung●*** (zur Diskussion stehende Techniken: [97, 325]). Mindestens 1500 kcal (6,3 MJ) pro Tag (⅔ Kohlenhydrate, ⅓ Fett). Nierenadaptierte Aminosäurenlösungen (z. B. Aminomel® nephro, Aminosteril® KE Nephro, EAS Pfrimmer, Nephroplasmal®, Nephrosteril®) kontinuierlich über 24 Std. Fett bis 1 g/kg. Volumenzufuhr je nach Lage des Einzelfalls *(*Hyperhydratation, *Dehydratation).* Engmaschige Überwachung von ZVD, Elektrolyt- und Säure-Basen-Status [236].
Dialysestadium: ***1. Flüssigkeit*** nach Bilanz (s. o.). ***2. Eiweiß*** 0,5–0,7 g/kg/Tag (Kinder ca. 65–90% der altersstufenentsprechenden Normalempfehlung) und mehr je nach Dialysehäufigkeit und allfälliger Hyperkatabolie. ***3. Energiezufuhr*** bedarfsgerecht (s. o.). ***4.*** Kalium, Natrium, Calcium, Phosphat, Vitamine → Langzeit-****Hämodialyse*** (S. 195).
Postdialytisches (polyurisches) Stadium: ***1. Flüssigkeit*** reichlich (zunächst, insbesondere bei noch bestehenden Ödemen, bilanzgerecht, baldmöglichst jedoch nur nach Durst). ***2. Eiweiß:*** Mit Abklingen der Retention

von Harnstoff und Rückgang der Hyperkatabolie schrittweiser Übergang auf altersstufengemäß normale Zufuhr. **3.** *Energiezufuhr* bedarfsgerecht (s. o.). **4.** *Kalium* je nach Serumkaliumspiegel und Harnvolumen (ab > 1500 ml Urin/24 Std. meist **kaliumreiche Kost*●, häufig auch medikamentöse Kaliumsupplementierung indiziert). **5.** *Natrium* (Kochsalz) je nach Lage des Einzelfalls (Serumnatriumspiegel, Natriumausscheidung mit dem Urin). Behutsamer Ausgleich allfälliger **Hyponatriämie* bzw. **Hypernatriämie.* Im Fall fortbestehender **Ödeme, *Herzinsuffizienz* oder *arterieller *Hypertonie* weiterhin **natriumarme Kost*●. **6.** Gewährleistung ausreichender Versorgung auch mit sonstigen essentiellen Nährstoffen (Vitamine, Calcium, Magnesium, Eisen usw.). Weitere Kostgestaltung je nach Grundleiden und verbliebenen Reststörungen.

Prävention: Beim Vorliegen bekannter **Risikofaktoren** für die Entwicklung eines akuten Nierenversagens (Sepsis, Verbrennungskrankheit, Polytrauma, Hämolyse, akute Pankreatitis, Leberinsuffizienz usw.) vorsorglich *Sicherstellung ausreichender Flüssigkeitsversorgung* (erforderlichenfalls auch in Form halbisotoner Vollelektrolytlösungen parenteral) und frühzeitige Beseitigung von Hypovolämie, Natriummangelzuständen und sonstigen Elektrolytimbalancen.

Nitritprobe im Urin

Am Vortag der Untersuchung zur Mittags- und Abendmahlzeit reichlich Gemüse (nach Möglichkeit Blattsalat, Spinat, rote Bete). Keine Vitamin-C-Medikation! Ab 20 Uhr nichts mehr trinken lassen.

Nykturie

Im Rahmen adäquater diätetischer Führung des Grundleidens (**Herzinsuffizienz,* polyurisches Stadium chronischer **Niereninsuffizienz, *Diabetes mellitus, *Prostatahyperplasie* usw.) Verlagerung der hauptsächlichen Flüssigkeits- und Kaliumaufnahme (Getränke, Suppen, Obst, Gemüse) in die früheren Stunden des Tages. Etwa ab 17 Uhr **Trockenkost*●. Sofern keine Notwendigkeit einer Kochsalzeinschränkung besteht (arterielle Hypertonie, Herzinsuffizienz, Ödemkrankheiten), versuchsweise zur Abendmahlzeit reichlich zusalzen lassen (2–3 g NaCl).

Obstipation, chronische habituelle (Ballaststoffmangelobstipation)

Behandlungsprinzip: Diätetische Nutzung der Tatsache, daß Stuhlvolumen, Stuhlkonsistenz und Defäkationsfrequenz weitgehend eine Funktion der alimentären Ballaststoff- und Flüssigkeitsaufnahme sind. Dem individuell variierenden Bedarf *angepaßte Ballaststoffzufuhr* unter Ermittlung der für den einzelnen Patienten je nach Ernährungsgewohnheiten, Essenswünschen, Bekömmlichkeit und Wirksamkeit zweckmäßigsten Auswahl und Menge ballaststoffreicher Nahrungsmittel. *Behandlungsziel* und Kriterium ausreichender Ballaststoffversorgung: Regelmäßiger weicher Stuhlgang und problemlose Defäkation (mindestens 3mal wöchentlich) ohne Notwendigkeit des Gebrauchs von Laxantien.

Praktisches Vorgehen: 1. Ballaststoffaufwertung der *konventionellen Kost:* Reichlicher Einsatz von Vollkornbrot und sonstigen Vollkornerzeugnissen, Kartoffeln, Gemüse (insbesondere alle Arten Kohl und Rüben, möglichst auch als Rohkost), Hülsenfrüchten (Linsen, Erbsen, Bohnen) sowie jeder Art frischen Obstes je nach Jahreszeit *(→ *ballaststoffreiche Kost●),* dafür Einschränkung der ballaststoffarmen Lebensmittel (Feinmehlbackwaren und -teigwaren, Zucker usw.), Verzicht auf Schokolade und Kakao sowie Reduzierung überhöhten Fleischkonsums. Allein schon diese Kostumstellung, konsequent durchgeführt und auf Dauer beibehalten, führt in der Masse der Fälle binnen weniger Wochen zur Beseitigung der Obstipation.[1] *2. Spezielle Kostzulagen:* Kleie (20-50 g/Tag), Leinsamenschrot (20-50 g/Tag), eingeweichtes Backobst (auch püriert), Milchzucker (20-30 g/Tag), Lactulose, alles vorteilhaft zu verwenden als Zusatz zu Frischkornbreien („Müslis") auf Basis von Haferflocken oder (noch wirkungsvoller) geweichtem Weizenschrot mit Milchzusatz (auch Sauermilchen), zerkleinertem Frischobst, Weizenkeimen, Nüssen u. ä. Zubereitungen dieser Art bewährt als „Starthilfe" zu Beginn der Behandlung sowie als Bestandteil der Dauerkost insbesondere dann, wenn Ballaststoffaufwertung der konventionellen Kost in eingangs genannter Weise nicht möglich (z. B. bei überwiegender Kantinen- und Restaurantverpflegung). Ohne sonstige Kostveränderung *genügt in vielen Fällen allein schon der Verzehr von täglich 1-2 entsprechend bereiteten Getreiderohbreien zur Beseitigung aller Obstipationsbeschwerden. 3. Reichliche Flüssigkeitszufuhr*

---

[1] Das unfreiwillige Massenexperiment des fast völligen Verschwindens der habituellen Obstipation unter dem allgemeinen Zwang zu grober pflanzlicher Kost während der Notjahre 1944-1947 im größten Teil Mitteleuropas und das vergleichsweise seltene Vorkommen einer Obstipation bei der ballaststoffreich lebenden Bevölkerung vieler sog. Entwicklungsländer sowie bei Vegetariern hierzulande demonstrieren die zuweilen immer noch in Frage gestellte Ernährungsabhängigkeit dieses Leidens in überzeugender Weise.

unverzichtbarer Bestandteil jeder Obstipationsbehandlung! Beliebige Getränkeauswahl. Kaffee geeigneter als schwarzer Tee. Keine sog. Abführtees. Bewährt morgens auf nüchternen Magen ein Glas kalten Obstsafts mit Milchzucker. Wichtig ist ausreichendes Trinken insbesondere bei Einnahme trockener Kleie (150–200 ml Getränk je 1 Eßlöffel Kleie). Kriterium genügender Flüssigkeitsaufnahme: Urinmenge >1500 ml/Tag. *4. Ballaststoffzufuhr in medikamentöser Form* (Kleie-Tabletten, Guar, Karayagummi, Methylcellulose, Plantagopräparate) bei Möglichkeit adäquater Kostgestaltung entbehrlich, als Alternative erwägenswert für Reise, Urlaub u. ä. Einnahme mit ausreichend Flüssigkeit dabei besonders zu beachten.

In jedem Fall behutsamer schrittweiser Aufbau der erforderlichen Ballaststoffzulage unter Rücksichtnahme auf die nicht seltenen anfänglichen *Toleranz- und Anpassungsprobleme!* Individuell benötigte Ballaststoffmenge (gelegentlich bis 80 g/Tag und mehr) und damit der Umfang notwendiger Korrekturen können in weitem Rahmen variieren. Voraussetzung für den Behandlungserfolg ist das Herausfinden der für den Einzelfall bestgeeigneten Form (bei pädiatrischen Patienten der am ehesten „kindergerechten" Gestaltung) der Ballaststoffanreicherung. Flexibles Vorgehen von Arzt und Diätassistentin, die Fähigkeit zum Individualisieren und die Bereitschaft zu gegebenenfalls immer neuem Ausprobieren und neuerlicher geduldiger Beratung sind wichtige Hilfen zur gemeinsamen Erarbeitung einer effektiven, vom Patienten schließlich voll akzeptierten Dauerkost. Das verbreitete Übel der Ballaststoffmangelobstipation gehört zu den dankbarsten Objekten einer Diätbehandlung; ein Versagen dieser Therapie muß, wenn technische Fehler und Compliancemängel ausscheiden, den Verdacht auf das Zugrundeliegen einer Organerkrankung (Stenosierung des Colons o. ä.) erwecken. Vgl. **Laxantienabusus.*

Ödeme

Behandlungsprinzip: Negativierung der Natrium- und Flüssigkeitsbilanz. Ausgleich diureticainduzierter Nährstoffverluste (Kalium, Magnesium). In leichteren Fällen können diätetische Maßnahmen eine Diureticamedikation ersetzen, in schwereren Fällen deren Effektivität verbessern, eine Herabsetzung der Diureticadosis ermöglichen und damit das Therapierisiko verringern.

Praktisches Vorgehen: 1. Einschränkung der Natriumzufuhr (100, 50 oder 20 mmol, entsprechend 2,4 bzw. 1,2 oder 0,45 g Na/Tag) je nach Krankheitsschwere, diätetischer Praktikabilität und therapeutischem Ansprechen im Einzelfall (→ *natriumarme Kost●). Natriumarme Schalttage (*Saftdiät●, *Obstdiät●, *Reis-Obst-Diät● u.ä.) dabei oft hilfreich. *2. Flüssigkeitsrestriktion* harnmengenbezogen (Ziel: Negative Flüssigkeitsbilanz, Überwachung durch tägliche Kontrolle des Körpergewichts). **Je strenger die Natriumrestriktion, um so großzügiger kann im allgemeinen die Flüssigkeitszufuhr gehandhabt werden** (Ausnahme: **Verdünnungs-*Hyponatriämie).** *3. *Kaliumreiche Kost●* (2,0–2,5 mmol, entsprechend 80–100 mg Kalium/kg/Tag), in Anbetracht ihrer durchaus ins Gewicht fallenden originären diuretischen Potenz (Wirkprinzip des alten Liquor Kalii acetici DAB 6) zweckmäßig auch in Fällen ohne *Hypokaliämie* und ohne Diureticatherapie, jedoch kontraindiziert bei *Hyperkaliämie, *Niereninsuffizienz* und bei Behandlung mit kaliumsparenden Diuretica (Überwachung des Serumkaliumspiegels!). *4.* Kostgestaltung im übrigen je nach Grundleiden und Begleitstörungen (→ *Herzinsuffizienz, *nephrotisches Syndrom, *Lebercirrhose, protein-calorische *Unterernährung).*

Zu beachten: Bei sog. **idiopathischen Ödemen** der Frau wird Zweckmäßigkeit stärkerer Natriumrestriktion kontrovers beurteilt. **Diureticainduzierte Ödeme** sind in der Regel keine Indikation für natriumarme Kost.

Oesophagospasmus, idiopathischer diffuser

Leichte Vollkost●, ggf. püriert, unter sorgfältiger Ausschaltung aller spasmusauslösenden und ansonsten individuell unverträglichen Speisen und Getränke (Ernährungsanamnese!). Vermeiden insbesondere kohlensäurehaltiger und sehr kalter Getränke. Vorgehen im übrigen wie bei **oesophagealer *Achalasie (sog. Cardiospasmus).***

Oesophagusdivertikel

Gut zu kauende *leichte Vollkost●* oder indizierte Diätkost unter Vermeiden von scharfen Gewürzen, stärker sauren Speisen und Getränken sowie jeder Art gröberer Nahrungspartikel (harte Brotrinden, Nüsse, Mandeln, grobfaserige Rohkost, strohige Citrusfrüchte, Obstkerne u.ä.). Bei schlechtem Kauvermögen pürierte Kost (→ *Kauinsuffizienz).* Reichliches Trinken zu den Mahlzeiten in den meisten Fällen hilfreich (aber Vorsicht: Aspirationsmöglichkeit!). In Problemfällen vorübergehend nasogastrale *Sondenernährung●.*

Oesophagusgeschwür

Nasogastrale *Sondenernährung● für etwa 7-10 Tage. Sodann Übergang auf gut zu kauende *leichte Vollkost● in 4-6 kleinen Mahlzeiten. Keine heißen Suppen oder heißen Getränke. Keine sauren Säfte. Alkoholkarenz. Bei schlechtem Kauvermögen pürierte Kost (→ *Kauinsuffizienz). Weitere Details → *Refluxoesophagitis.

Oesophagusresektion; Oesophagektomie

Präoperativ: Nach Möglichkeit Beseitigung der häufig bestehenden Mangelernährung (*protein-calorische *Unterernährung, *Dehydratation* usw.) durch adäquate Energie-, Nährstoff- und Flüssigkeitssupplementierung: hypercalorische *Sondenernährung●, adjuvante oder totale *parenterale Ernährung●.
Postoperativ: Ersatz von Flüssigkeit (3000-4000 ml/24 Std.) und Elektrolyten (Überwachung des Plasmaionogramms). Hochcalorische totale *parenterale Ernährung● (schrittweiser Aufbau, Aminosäuren ab 2. postoperativem Tag, Fettemulsionen etwa ab 4. Tag) mit Übergang auf *Sondenernährung● je nach Lage des Einzelfalls (nasogastral, *Gastrostomie, *Jejunostomie). Schluckweises Trinken etwa ab 6. Tag, *Flüssigkost● etwa ab 7.-8. Tag post op. Weiterer oraler Kostaufbau (*flüssig-breiige Kost●, pürierte *leichte Vollkost● u. ä.) je nach Schluckfähigkeit, Restitution der Oesophaguspassage und individueller Toleranz. Häufige kleine Mahlzeiten. Symptombezogene Maßnahmen → *Diarrhoe, *Steatorrhoe, *Malabsorption, Zustand nach *Vagotomie, *Dumping-Syndrom.

Oesophagusstenose (benigne, maligne); Oesophagusendoprothese

Je nach Stenosegrad und Schluckfähigkeit gut zu kauende hochcalorische *leichte Vollkost● (Ausschluß von zähem Fleisch, faserigem Gemüse, Orangen, harten Äpfeln, Radieschen, harten Brotrinden u. ä.), ggf. püriert, oder *flüssig-breiige Kost● von hoher Energie- und Nährstoffdichte (Aufwertung durch Maltodextrinzusatz, energiereiche Milchmischgetränke, Formula-Trinknahrungen u. ä.). Einnahme der Mahlzeiten möglichst mit aufrechtem Oberkörper. Nach jeder Aufnahme fester Nahrung reichlich trinken lassen. Mit fortschreitender Stenosierung Übergang auf nährstoffkomplette *Flüssigkost●, *Sondenernährung● (nasogastral, ggf. durch *Gastrostomie oder *Jejunostomie) sowie adjuvante oder totale *parenterale Ernährung●.

Oesophagusvarizen

Im Rahmen der diätetischen Erfordernisse des Grundleidens (→ *Lebercirrhose, *hepatische Encephalopathie) ballaststoffreiche, überwiegend *lactovegetabile Kost● (Ziel der Ballaststoffanreicherung: Weiche, geschmeidige Stühle, problemlose Defäkationen). Eiweiß maximal 0,8 g/kg/Tag (Erwachsene). Eliminierung aller harten und groben Nahrungspartikel (harte Brotrinden, Nüsse, Mandeln, schlecht gekaute harte Äpfel, Radieschen u. ä.). Keine zu heißen Getränke. Keine scharfen Alkoholica. Besser absolute Alkoholkarenz. Häufigere kleine Mahlzeiten zweckmäßiger als wenige große. Sicherstellung guter Kaufunktion. Anhalten des Patienten zu diszipliniertem gründlichem Kauen und zum Vermeiden des Schluckens zu großer Einzelbissen. In Problemfällen Empfehlung pürierter Kost. Bei sehr ausgeprägten Varizen keine nasogastrale oder nasojejunale Sondenernährung.

Oesophagusvarizenblutung: Unterbrechung bisheriger oraler Nahrungsaufnahme, insbesondere der Eiweißzufuhr (auch keine kalte Milch!). In der akuten Phase *parenterale Ernährung● (Glucose 5-6 g/kg/Tag, leberadaptierte Aminosäuren ca. 0,6 g/kg/Tag, Elektrolyte nach Bilanz und Plasmaionogramm, Flüssigkeit 2000-2500 ml/24 Std.), zusätzlich nach Möglichkeit 200-300 g Maltodextrin oral (ggf. über die Senkstaken-Sonde). Vitamin K parenteral (10 mg/Tag). Etwa 3-5 Tage nach Sistieren der Blutung Beginn mit weiterem oralem Kostaufbau (*Flüssigkost●, *flüssig-breiige Kost● usw.) zu bedarfsgerechter, je nach Grundleiden (*Lebercirrhose) und Begleitstörungen (*hepatische Encephalopathie) zu gestaltender, zunächst pürierter Dauerkost.

Oesophagusverätzung

Erste Hilfe und weitere Gestaltung der Ernährung (in schweren Fällen *parenterale Ernährung●, oraler Kostaufbau über *Flüssigkost●, *flüssig-breiige Kost●, pürierte *leichte Vollkost● usw.) wie bei *Magenverätzung. Für mancherorts gebräuchliche längerdauernde *Sondenernährung● (über vorsichtig zu legende weiche Nasogastralsonde) vollbilanzierte *nährstoffdefinierte Formeldiät●. Bei mit Rückkehr der Schluckfähigkeit zu beginnender oraler Ernährung zunächst (für einige Monate) Vermeiden heißer Getränke und Suppen, saurer Säfte und alkoholischer Getränke. Zurückhaltung im Gebrauch scharfer Gewürze.

Ornithincarbamoyltransferase-Mangel, hereditärer (Hyperammoniämie Typ II)

*Eiweißarme Kost●, zu supplementieren mit einer speziellen Mischung von Aminosäuren (Präparat UCD 1 bzw. UCD 2, Fa. Milupa, Dosierung je nach Körpergewicht, Lebensalter und individueller Proteintoleranz; Zulage von Arginin). Detailliertere Empfehlungen noch nicht möglich (Übersicht [422]; vgl. *Hyperammoniämie infolge hereditärer Stoffwechselstörungen).

Osteomalacie

*Calciumreiche Kost● (>1,5 g Ca/Tag), erforderlichenfalls zusätzlich Calcium grammweise medikamentös (Dosierung je nach Calciumhaushalt). Reichlich trinken lassen. Supplementierung von Vitamin D oder hydroxylierten D-Metaboliten (Calcidiol, Calcitriol), letztere insbesondere bei renalen und hepatischen Osteopathien. Benötigte Dosis variiert von Fall zu Fall in weitem Rahmen je nach sorgfältig zu überwachenden klinischen Befunden, Serumwerten für Calcium, Phosphat, alkalische Phophatase und der Calciumausscheidung mit dem Urin (Ziel: 100–200 mg = 2,5–5,0 mmol Urin-Ca/24 Std. nach Normalisierung des Serumcalciums). Bei renaler Osteomalacie Limitierung der Phosphatzufuhr (Erwachsene: <750 mg PO_4/Tag; → *phosphatreduzierte Kost●), zusätzlich versuchsweise spezielles Aminosäuren-Ketoanalogen-Gemisch [352], bei phosphaturischer hypophosphatämischer Osteomalacie phosphatreiche Kost und medikamentöse Phosphatsubstitution (Grammdosen). Kostgestaltung im übrigen je nach Grundleiden und Begleitstörungen (*Malabsorption, *Steatorrhoe, *Magenresektion, chronische *Pankreasinsuffizienz, *Mucoviscidose, *Coeliakie, *Lebercirrhose, chronische *Niereninsuffizienz, *Calciferolmangel).

Osteopetrose (Spätform)

*Calciumarme Kost● (<200 mg = 5 mmol Ca/Tag), flüssigkeitsreich, in altersstufengerechter Form mit groben Ballaststoffträgern anzureichern (Vollkornschrot, Hafergrütze, Kleie, grobe pflanzliche Rohkost). Ausschaltung besonders D-vitaminreicher Nahrungsmittel (fetter Fisch, Leber, Eigelb, vitaminierte Margarine, Lebertran). Zu erwägen Ballaststoffzulage auch in medikamentöser Form (Guar, Methylcellulose, Cellulosephosphat o. ä.; erhöhte Flüssigkeitszufuhr erforderlich!). Überwachung des Serumcalciumspiegels (Hypocalcämiegefahr).

Osteoporose, präsenile; Involutionsosteoporose

Diätetisches Prinzip: Verhütung bzw. Ausschaltung der in unausgewogener (z. T. mangelhafter, z. T. überhöhter) Zufuhr einzelner Nährstoffe und sonstiger Nahrungsbestandteile bestehenden **alimentären Risikofaktoren,** unerläßliche Voraussetzung für die Effektivität jeglicher medikamentösen und physikalischen Osteoporosetherapie [450, 451, 378, 167].

Prävention: 1. Calcium: Sicherstellung ausreichender Versorgung für jedes Lebensalter *(Beginn nicht erst im Klimakterium!):* 800-1000 mg Ca/Tag. Ab etwa 50. Lebensjahr in Anbetracht abnehmender intestinaler Ausnutzbarkeit zu erhöhen auf 1200-1500 mg Ca/Tag *(→ *calciumreiche Kost●).* Falls Calciumzufuhr in dieser Höhe mit der Nahrung nicht praktikabel, zumal in Fällen eines offensichtlich erhöhten Osteoporoserisikos (z. B. bei vorzeitigem Oestrogenmangel): Zusätzlich medikamentöse Supplementierung (500 mg/Tag meist ausreichend). Reichlich trinken lassen! *2. Vitamin D:* Steigerung des Fischkonsums (Hering, Makrele, Thunfisch, Lachs). Alternativ Lebertran-Kapseln (ca. 5 g/Tag). Bei sehr alten und bei immobilen Patienten statt dessen medikamentöse Supplementierung in Tablettenform (500-1000 I. E. = 12,5-25 µg Calciferol/Tag, z. B. täglich 1-2 Vigantoletten® 500). *3. Übrige Nährstoffe* (Eiweiß, wasserlösliche Vitamine, Spurenelemente usw.) und *Energiezufuhr* bedarfsgerecht. Fluoridsupplementierung (Trinkwasser- oder Speisesalzfluoridierung) wäre wünschenswert (Empfehlung: 1,5-4 mg Fluorid/Tag). Verzicht auf *übertriebene* Schlankheit! *4.* Abbau übermäßigen Fleischkonsums, Reduzierung überhöhter Proteinzufuhr auf die Höhe der Empfehlungen für die Ernährung des Gesunden (0,8 g/kg/Tag). *5.* Vermeiden überhöhter Zufuhr an Phosphat (möglichst nicht über 800 mg/Tag; vgl. **phosphatreduzierte Kost●*), an oxalatreichen Produkten (vgl. **oxalatarme Kost●*) und an Kochsalz. Zurückhaltung im Konsum von Alkohol und Bohnenkaffee.

Behandlung manifester Osteoporose: Adjuvante diätetische Maßnahmen identisch mit den vorstehenden Empfehlungen für die Prävention, jedoch in der Regel höher dosierte medikamentöse Calcium- und Vitamin-D-Supplementierung (500-1000 mg Ca/Tag, 1000-3000 I. E. = 25-75 µg Calciferol/Tag; Kontraindikation: Manifeste **Nephrolithiasis* mit calciumhaltigen Konkrementen, ausgeprägte **Hypercalciurie*) unter Überwachung des Calciumhaushalts (Serumspiegel, Calciumausscheidung im Urin). Kostgestaltung im übrigen je nach Grundleiden und Begleitstörungen (**Malabsorption,* Zustand nach **Magenresektion, chronische *Pankreasinsuffizienz, *CROHN'sche Krankheit, *Lactasemangel, *Lebercirrhose, *Diabetes mellitus, *Alkoholismus, *Anorexia nervosa, protein-calorische *Unterernährung* usw.).

Pankreasfistel, äußere

Hochcalorische, natrium-, kalium- und flüssigkeitsbilanzierte Ernährung, zur sekretorischen Ruhigstellung des Pankreas am zweckmäßigten in Form einer *Elementardiät (*Oligopeptiddiät●)* per Sonde oder totaler **parenteraler Ernährung●*. Weiterer Kostaufbau je nach Entwicklung im Einzelfall und erhalten gebliebener exkretorischer Pankreasfunktion *(→ chronische *Pankreasinsuffizienz).*

Pankreasinsuffizienz, chronische

Behandlungsprinzip: Kostanpassung an herabgesetzte exokrine und endokrine Potenz des Pankreas zwecks Ermöglichung bedarfsgerechter Energie- und Nährstoffversorgung und Beseitigung der meist bestehenden Mangelernährung. Behandlungsziel und Kriterium adäquater diätetischer Führung: Annähernd normales Körpergewicht (Broca-Index 0,85-0,95; bei Kindern altersstufenentsprechendes Längenwachstum), Steatorrhoe unter 20 g/Tag, Stuhlgewicht unter 350 g/Tag, tolerable Defäkationsfrequenz [329].

Praktisches Vorgehen: 1. Zunächst fettarm modifizierte (ca. 20 g Fett/ Tag; vgl. *Pankreasschonkost●*), ballaststoffarme **leichtverdauliche Kost●* in 6-8 kleineren Mahlzeiten unter Ausschaltung individuell unverträglicher Kostbestandteile. 2. Ermittlung der im Einzelfall zweckmäßigsten Form der *Zulage von Fett* (Kriterien: Subjektiv Verträglichkeitsgefühl, objektiv Grad der Steatorrhoe) nach Menge (10 g-weise Steigerung von Woche zu Woche bis etwa 1 g Fett/kg/Tag) und Auswahl. Größte Zurückhaltung mit hocherhitzten Fetten (Gebratenem, Geschmortem, Fettgebackenem usw.), Schlachtfetten, Hartfetten, Mayonnaise, fettdurchzogenen Zubereitungen sowie fetten Fleisch-, Molkerei- und Konditorwaren aller Art. Sicherstellung ausreichender Versorgung mit essentiellen Fettsäuren (polyensäurereiche Pflanzenfette). Verteilung der Fettzufuhr auf häufigere, nicht zu große Einzelmahlzeiten. Eine verbleibende Steatorrhoe mäßigen Grades (unter 20 g/Tag) gilt als unbedenklich. Bei stärkerer Steatorrhoe schrittweiser Austausch langkettiger (LCT-)Fette gegen MCT-Fette *(→ *MCT-Kost●). In vielen leichteren Fällen kann Reduktion und richtige qualitative Gestaltung des Fettverzehrs eine aufwendige jahrelange Fermentsubstitution ersparen.* 3. *Protein* 1,0-1,5 g/kg/Tag in leichtverdaulicher Form, überwiegend in Form von magerem Milcheiweiß. 4. *Energie:* 3000-4000 kcal (12,5-16,8 MJ)/Tag, zum größeren Teil in Form leichtverdaulicher Kohlenhydrate. Erforderlichenfalls Kostaufwertung durch Maltodextrin (außer bei Diabetes), Oligopeptid- oder nährstoffdefinierte Formeldiäten. *5.* In Fällen bisher unbehandelter oder therapierefraktärer stärkerer Steatorrhoe parenterale Substitution der fettlöslichen *Vitamine A, D, E und K* (bei Zustand nach Pankreatektomie häufiger, sonst bei guter diätetischer Einstellung nur selten indiziert), erforderlichenfalls auch von *Cobalamin*. *6. Calcium* > 1200 mg/Tag *(→ *calciumreiche Kost●),* beim Persistieren stärkerer Steatorrhoe zusätzlich medikamentöse Supplementierung (0,5-1 g Ca/Tag). *7.* Zurückhaltung mit Bohnenkaffee. Keine eisgekühlten oder CO_2-haltigen Getränke. *Absolute Alkoholkarenz (→ *Alkoholismus).* *8.* Bei *pankreoprivem Diabetes* zusätzlich diabetesgerechte Kostgestaltung *(→ *Diabetes mellitus).* Keine Verwendung von Sorbit (Sionon®). 7-9 gleichmäßig über den Tag verteilte kohlenhydrathaltige Mahlzeiten (einschließlich einer Spätmahlzeit). Keine zu langen Nüchternperioden. In Anbetracht besonderer *Hypoglykämiegefährdung* dieser Patienten keine zu scharfe Insulineinstellung (nicht unbedingt Normoglykämie anstreben, Blutzucker nicht unter 110 mg/dl, Restglucosurie belassen!). Bei motivierten und kooperativen Patienten zu erwägen, insbesondere bei Zustand nach Pankreatektomie: Insulinpumpenbehandlung.

Symptombezogene Kostabwandlungen → **Appetitlosigkeit, *Steatorrhoe, *Malabsorption, *Diarrhoe, *Meteorismus, sekundäre *Hyperoxalurie, protein-calorische *Unterernährung, *Magenresektion.* Kostgestaltung im übrigen je nach Grundleiden und Begleitstörungen. Bei allen diätetischen Einschränkungen unbedingt zu beachten die *dauerhafte Sicherstellung bedarfsgerechter Versorgung mit Energie und dem gesamten Spektrum essentieller Nährstoffe* (auch B-Vitaminkomplex, Vitamin C, Kalium, Magnesium, Eisen, Zink)! Weitestmögliche Berücksichtigung individueller Essenswünsche. Gewichtskurve führen lassen. Immer wieder ausprobieren lassen, was im Einzelfall bekömmlich ist, ggf. Erweiterung der Diät anregen und möglicherweise unverträgliche Kostbestandteile ausschalten. *Bei jeder Befundkontrolle erneute Ernährungsanamnese und aktualisierte Diätberatung!*

Pankreasresektion; Pankreatektomie

Präoperativ: Nach Möglichkeit Beseitigung der meist bestehenden Mangelernährung (hypercalorische totale **parenterale Ernährung●*).
Postoperativ: Ausgleich von Flüssigkeits- und Elektrolytimbalancen. Kontrollierte Glucoseinfusion (ca. 10-12 g Glucose/Std.), ggf. unter Insulinabdeckung (2-4 Einh./Std.; laufende Blutzuckerüberwachung). Totale **parenterale Ernährung●,* ggf. diabetesadaptiert, oder jejunal eine entsprechende **Oligopeptiddiät●* (Katheter-**Jejunostomie*), Trinkenlassen

etwa ab 5. postoperativen Tag (Tee), standardisierte klare *Flüssigkost* ●
1-2 Tage später. Toleranzgerechter stufenweiser Aufbau einer ggf. diabetesgerecht abzuwandelnden *Pankreasschonkost* ● (binnen etwa 3-4 Wochen) unter entsprechendem Abbau der parenteralen bzw. jejunalen Ernährung.
Dauerkost: Entspricht der Endstufe (Stufe 6) der *Pankreasschonkost* ●. Details des diätetischen Vorgehens → *chronische *Pankreasinsuffizienz* [341]. Richtwerte für die parenterale Vitaminsubstitution bei Zustand nach Pankreatektomie: Vitamin A 30 mg (100000 I. E.), Vitamin D 250 µg (10000 I. E.), Vitamin E 100 mg, Vitamin K 10 mg (jeweils alle 4-6 Wochen), Vitamin B_{12} 1000 µg (alle 3 Monate). Kostanpassung an allfälliges *Dumping-Syndrom* und pankreopriven *Diabetes mellitus*.

Pankreatitis

Akute Pankreatitis: Orale Nahrungs- und Flüssigkeitskarenz (Nulldiät) für 2-4 Tage, bei schwerem Verlauf länger. Bedarfsgerecht bilanzierte parenterale Versorgung mit Flüssigkeit (>3 l/24 Std., u. U. wesentlich mehr) und Elektrolyten (Natrium, Kalium, Calcium, Phosphat!). Energiezufuhr zunächst nur in Form von Glucose (6-10 g/kg/24 Std. i. v.; zusätzlich Vitamine des B-Komplexes und ggf. Insulin). Mit Abklingen der Schockphase (spätestens ab 2. Woche) schrittweiser Übergang auf voll bilanzierte *parenterale Ernährung* ● (40-50 kcal/kg/24 Std., davon ca. 60-70% als Glucose; Aminosäuren 1,5 g/kg/24 Std.; Fett 0,6-1 g/kg/ 24 Std.). Engmaschige Überwachung der biochemischen Parameter [220]. Frage des günstigsten Zeitpunkts für Beginn mit jejunaler *Sondenernährung* ● *(Oligopeptiddiät* ●*)* noch Gegenstand der Diskussion. Zur klinischen Ernährung bei akuten Komplikationen → akutes *Nierenversagen, *Leberinsuffizienz, *Magenblutung, *Diabetes mellitus*.

Mit Rückkehr der Peristaltik und Normalisierung der Serumamylasewerte vorsichtiger Beginn oraler Nahrungszufuhr. Nach einigen Teetagen (ungezuckerter Kräutertee oder dünner schwarzer Tee) Übergang auf indifferente *Schleimdiät* ● (ohne Zucker) für etwa 3-7 Tage. Im Falle guter Verträglichkeit sodann toleranzgerechter stufenweiser weiterer Kostaufbau in häufigen kleinen Mahlzeiten *(→ *Pankreasschonkost* ●)*, ggf. unter diabetesgerechter Abwandlung, zugleich mit entsprechendem Abbau der parenteralen Ernährung. Einsatz von *Oligopeptiddiät* ● (per Nasojejunalsonde) spätestens von dieser Phase ab hilfreich. Realisierbare Dauerkost je nach erreichtem Rückbildungsgrad der akuten pankreatischen Störung: *Leichtverdauliche Kost* ●, *leichte Vollkost* ●, seltener eine modifizierte *Vollkost* ●.

Rezidivprophylaxe, Prävention: Vermeiden von calorischer Überernährung *(→ *Adipositas)* sowie überhöhtem Fett- und Fleischkonsum. Begrenzung des Verzehrs von Fett (maximal 30% der Energiezufuhr) und Eiweiß (0,8 g/kg/Tag) in Höhe der Empfehlungen für die Ernährung des Gesunden. *Absolute Alkoholkarenz!*

Chronisch-rezidivierende Pankreatitis: Basiskost → *chronische *Pankreasinsuffizienz,* individuell zu gestalten je nach Art und Schwere der exokrinen (Maldigestion) und endokrinen Funktionsausfälle (Diabetes mellitus) und individueller Nahrungstoleranz (Ernährungsanamnese!). Ernährung in Fällen akuter Schübe wie vorstehend bei akuter Pankreatitis.

PARKINSON-Syndrom

Im Energie- und Nährstoffgehalt bedarfsgerechte, im Hinblick auf (insbesondere unter Anticholinergicamedikation) häufig begleitende *habituelle *Obstipation* ballaststoffangereicherte, ggf. seniorengerecht zu gestaltende **leichte Vollkost* ● oder **Vollkost* ●. In Fällen stärkerer Schweißneigung reichlich Flüssigkeit und (falls keine Indikation für Natriumrestriktion) erhöhtes Kochsalzangebot. Zurückhaltung im Konsum von coffeinhaltigen und alkoholischen Getränken. Begrenzung der Proteinzufuhr in Höhe der Empfehlungen für die Ernährung des Gesunden (0,8 g/kg/ Tag). Bei Behandlung mit Levodopa Wirkungsverbesserung durch Vermeiden reichlicheren Eiweißverzehrs in zeitlichem Zusammenhang mit der Medikamenteneinnahme (Details → **Arzneimitteltherapie: Levodopa,* S. 126). Zur Minderung des Tremors versuchsweise hochdosiertes Vitamin B_6 (3×300 mg/Tag; Kontraindikation: Levodopa-Medikation ohne Decarboxylasehemmer). Häufige kleine Mahlzeiten. Zeit lassen zum Essen! Die verlangsamten PARKINSON-Patienten benötigen meist das Zwei- bis Dreifache der Essenszeit eines Gesunden. Behindertengerechtes stabiles Eßgeschirr ist zu empfehlen.

Parodontopathie

Seit langem vermutete Einflüsse von Ernährungsfaktoren auf die Entwicklung von entzündlichen und degenerativen Parodontopathien bisher nicht sicher präzisierbar [231]. Als Präventivmaßnahme jedoch empfehlenswert Optimierung des Ernährungszustands, Beseitigung auch subklinischer Nährstoffdefizite (insbesondere Ascorbinsäure-, Zink-, Calcium- und Ballaststoffmangel) sowie vorsorglich Kostgestaltung nach den Grundsätzen der **Zahncariesprävention.*

Parotisfistel, äußere

Den geschätzten, unter Umständen beträchtlichen Sekretionsverlusten entsprechend mit Flüssigkeit, Natrium, Kalium und Eiweiß (1 g Gesamtprotein/kg/Tag meist ausreichend) anzureichernde *leichte Vollkost*● oder *Vollkost*●. Darreichung in pürierter Form kann Fistelsekretion während der Mahlzeiten verringern. Vgl. *Sialorrhoe*.

Parotitis, akute

Nährstoffkomplette *Flüssigkost*●, *flüssig-breiige Kost*● oder flüssigkeitsangereicherte (ggf. pürierte) *leichte Vollkost*●. Beseitigung begleitender *Dehydratation* und Elektrolytdefizite. Kostgestaltung ggf. entsprechend dem häufig bestehenden hohen *Fieber*.
Prävention der marantischen Parotitis: Optimierung von Ernährungszustand (→ *protein-calorische *Unterernährung*) und Flüssigkeitshaushalt. Anregung des Speichelflusses durch Lutschenlassen von Zitronenscheiben oder sauren Drops und durch Kaugummikauen.

Pastöser (sog. dysplastischer) Habitus

Die charakteristische teigig-schwammig-blasse „pseudoanämische" Aufgedunsenheit an der Grenze zur Adipositas („die Patienten sehen im Kopf- und Halsbereich dick aus, sind nach den gängigen Körpergewichtsindices aber noch nicht übergewichtig"), oftmals der Vorläufer von Hypercholesterinämie und Hypertriglyceridämie (und ihrer Risiken), ist beim sonst Gesunden fast immer Symptom einer *korrekturbedürftigen Fehlernährung*. Richtigstellung der Kost je nach Resultat der in jedem derartigen Fall zu erhebenden Ernährungsanamnese. Am häufigsten indizierte Maßnahmen: Herabsetzung überhöhten Konsums an Fett, Zucker, Kochsalz und (häufig!) Alkohol, Fettmodifizierung (Erhöhung des Polyensäureanteils), erhöhte Ballaststoffzufuhr (insbesondere in Form von Obst und Gemüse), in Problemfällen auch moderate Calorienrestriktion. Bei Kindern und Jugendlichen am häufigsten indiziert: Korrektur einseitiger Kohlenhydraternährung (Kleinkinder), Verbesserung des Obst- und Gemüseverzehrs, Einschränkung *überreichlichen* Milchtrinkens, Unterbindung übermäßigen Konsums von Fast-Food-Produkten u. ä. sowie von Süßigkeiten und zuckerhaltigen Limonaden.

Pentosurie (Xylulosurie), essentielle

Energieverlust durch die Xyluloseausscheidung kaum mehr als 20 kcal (85 kJ) pro Tag. Keine Indikation für spezielle diätetische Maßnahmen.

Perioperative Ernährung

Prinzip: Bedarfsorientierte Energie- und Nährstoffversorgung in einer der jeweiligen prä- und postoperativen Situation bestmöglich anzupassenden Form (Art des Grundleidens und diätetisch relevanter Begleitstörungen, präoperativer Ernährungszustand, zu erwartendes Zeitintervall zwischen operativem Eingriff und Möglichkeit oraler Nahrungsaufnahme, Ausmaß der Operation als Determinante allfälliger postoperativer Hyperkatabolie). Flexible Anpassung an variablen Flüssigkeits-, Elektrolyt-, Eiweiß- und Energiebedarf unter Bevorzugung des je nach Lage des Einzelfalls der physiologischen Ernährungsweise am nächsten kommenden Zufuhrweges (oral > gastral/jejunal > parenteral; → *Intensivbehandlung,* Übersicht: [6, 88, 373])

Präoperativ: Nach Möglichkeit (elektive Eingriffe) *Beseitigung vorbestehender Mangelernährung,* insbesondere *protein-calorischer *Unterernährung,* durch geeignete Kostabwandlung (Supplementierung von Maltodextrin- und Eiweißkonzentraten, Formula-Trinknahrungen u. ä.; zusätzlich ein Polyvitaminpräparat), auch adjuvante **Sondenernährung* ● (nährstoffdefinierte oder Oligopeptiddiät) oder hochcalorische **parenterale Ernährung* ● (1,0–1,5 g Aminosäuren/kg/Tag; 40 kcal/kg/Tag oder mehr). *Risikoerhöhende stärkere *Adipositas sollte bei nichtmalignen Erkrankungen bis zu geplanter Operation schonend abgebaut sein.* Auffüllung allfälliger Flüssigkeits- und Elektrolytdefizite. Ab Vorabend des Operationstages, mindestens jedoch ab 6 Stunden vor Narkosebeginn, völlige orale Nahrungs- und Flüssigkeitskarenz (Ziel: Leerer Magen). Bei zu vermutendem labilen Flüssigkeitshaushalt vom Vorabend der Operation bis zum Beginn des Eingriffs 1000–1500 ml (2 ml/kg/Std.) einer Vollelektrolytlösung parenteral.

Am Operationstag: Peripher-venöse Flüssigkeits- und Elektrolytsubstitution (Vollelektrolytlösung, sog. Op-Lösung, mit 70–100 mmol Natrium und ca. 20 mmol Kalium pro Liter) in Höhe des *Basisbedarfs,* (ca. 40 ml/kg/24 Std.) und zusätzlichen, durch evtl. präoperatives Defizit, Art und Verlauf des Eingriffs sowie akzidentelle Flüssigkeitsverluste bestimmten *Korrekturbedarfs.* In allen Phasen intraoperativ und postoperativ Sicherstellung ausreichender, relativ natriumreicher (>70 mmol Na/l) Flüssigkeitszufuhr. *Keine größeren Volumina natriumfreier Flüssigkeit* (Gefahr der *Verdünnungs-*Hyponatriämie!*).

Operationen ohne Beteiligung des Bauchraums: Präoperativ bis zum Vortag Normalkost bzw. vorgegebene Diätkost. Postoperativ kann bei *kleineren Eingriffen* und gutem Ernährungszustand erforderliche 1–2tägige orale Nahrungskarenz ohne negativen Einfluß auf das Operationsergebnis allein mit einfachen Elektrolytlösungen in Höhe des Basis- plus Korrekturbedarfs (s. o.) unter Glucosezugabe überbrückt werden. Anschließend meist liberaler rascher Kostaufbau möglich *(*Flüssigkost●, *flüssigbreiige Kost●, *leichte Vollkost●)* zur **Vollkost●* bzw. indizierten Diätkost. Bei reduziertem Ernährungszustand sowie nach *größeren Eingriffen* mit zu erwartender 3tägiger oder längerer oraler Nahrungskarenz ab 1. postoperativem Tag zusätzlich zur Flüssigkeits- und Elektrolytversorgung Substratzufuhr zunächst (3–4 Tage) im hypocalorischen Bereich (0,8–1,0 g Aminosäuren/kg/24 Std., Energie ca. 20 kcal/kg/24 Std., entsprechend 1000–1500 kcal = 4,2–6,3 MJ/Tag peripher-venös; Komplettlösung plus separate Zufuhr einer Fettemulsion). Bei Notwendigkeit einer mehr als 4tägigen oralen Nahrungskarenz stufenweiser Übergang auf bedarfsadaptiert bilanzierte (zentral-venöse) totale **parenterale Ernährung●* unter Berücksichtigung eines evtl. gesteigerten Energie- und Nährstoffbedarfs in Form dann entsprechend zu erhöhender Aminosäuren-, Kohlenhydrat- und Fettzufuhr *(→ *hyperkatabole Zustände).* In jedem Fall Prüfung der Alternative einer (risikoärmeren und kostengünstigeren) **Sondenernährung●. Jejunale Ernährung mit *Oligopeptiddiät● in vielen Fällen ab 1. postoperativem Tag möglich.* Schrittweiser ("fließender") Übergang von vorheriger parenteraler zur Sondenernährung und von dieser zur anschließenden oralen Ernährung (zwecks Vermeidens zwischenzeitlicher Lücken in der Nährstoffversorgung).

Operationen mit Eröffnung der Bauchhöhle: Präoperativ bis zum Vortag **leichte Vollkost●*, mittags **Flüssigkost●*, abends nur Tee. Postoperative parenterale Versorgung (Elektrolytlösungen, stufenweiser Aufbau weiterer Substratzufuhr) nach etwa gleichem Vorgehen wie vorstehend bei Eingriffen ohne Beteiligung des Bauchraums. Ab zumeist 4.–5. postoperativem Tag (Ende der unmittelbar streßbeeinflußten Phase) voll bedarfsgerechte, erforderlichenfalls hypercalorische totale **parenterale Ernährung●.* Erstes Trinken (20–50 ml/Std.) und nachfolgender schrittweiser Aufbau einer **Flüssigkost●* oder **Schleimdiät●*, sobald nach dem Urteil von Chirurgen und Anästhesisten der Gastrointestinaltrakt die Nahrung toleriert (meist nicht vor Ende des Magensaftausflusses und nicht vor dem Auftreten von Darmgeräuschen oder dem Abgang von Darmgasen). Beginn mit **flüssig-breiiger Kost●* in der Regel erst nach dem ersten Stuhlgang. Mit weiterem Kostaufbau zugleich stufenweises Absetzen der parenteralen Ernährung. Bei Intoleranzerscheinungen vorübergehendes Zurückgehen auf zuvor tolerierte niedrigere Koststufe, notfalls auch kurzzeitige Rückkehr zu ausschließlich parenteraler Substratzufuhr mit vorsichtigerem neuerlichem oralen Aufbau. Bei ungestörtem Verlauf wird modifizierte *****leichte Vollkost*** ● (Ausschaltung individuell unverträglicher Bestandteile) im allgemeinen ab etwa 8.-14. postoperativem Tag toleriert.

Risikoärmere und kostengünstigere Alternative zur parenteralen Ernährung auch bei vielen abdominellen Eingriffen [41]: *Frühpostoperative jejunale *Sondenernährung* ● (binnen 4-6 Tagen auf Endstufe zu steigernde **Oligopeptiddiät* ● durch transnasale Sonde oder Katheter-**Jejunostomie;* Kontraindikation: Instabiler Kreislauf, Herzinsuffizienz, drohender Ileus, Peritonitis, akute Pankreatitis).

Resezierende Eingriffe am Magen-Darm-Kanal: Präoperative diätetische Vorbereitung und postoperative Ernährung je nach Lokalisation und Art des Eingriffs (→ nachfolgend unter speziellen operativen Eingriffen).

Spezielle operative Eingriffe: → **Augenoperationen, *Cholecystektomie, *Colonchirurgie, *Dünndarmresektion, *Herzchirurgie, *Leberchirurgie, *Magenchirurgie, *Mundhöhlen-, Nasen-, Rachen-, Kehlkopfchirurgie, *Nierentransplantation, *Oesophagusresektion, *Pankreasresektion, *proktologische Chirurgie, *Tonsillektomie, *urologische Chirurgie.*

Peritonealdialyse

Kontinuierliche ambulante Peritonealdialyse (CAPD): 1. Flüssigkeitszufuhr individuell nach Bilanz (Restdiurese plus evtl. sonstige Flüssigkeitsverluste). Trinkmengenbeschränkung (meist zwischen 800 und 1200 ml/Tag) im allgemeinen weniger streng als bei **Hämodialyse* (Tips zum leichteren Einhalten des Trinkmengenlimits siehe S. 196). *2. Eiweiß* 1,2-1,5 g/kg/Tag, davon etwa ⅔ in biologisch hochwertiger Form. Proteinzufuhr in dieser Höhe berücksichtigt erhöhten Bedarf zum Ausgleich unvermeidlicher Eiweiß- und Aminosäurenverluste (bis ca. 10-15 g/Tag) mit dem Dialysat. Allfällige sonstige Verluste (über 5 g Protein/Tag, etwa durch **Proteinurie* oder mit dem Dialysat bei Dialyseperitonitis) sind gesondert zu ersetzen. *3. Kalium* nach Serumspiegel (häufig keine Restriktion erforderlich). *4. Natrium* zunächst versuchsweise 100 mmol = 2,4 g Na (6 g NaCl)/Tag, im weiteren Verlauf Korrektur je nach Bilanz, Verlusten mit dem Dialysat, verbleibenden **Ödemen, arterieller *Hypertonie* usw. *5. Calcium* 1000-2000 mg (25-50 mmol)/Tag *(→ *calciumreiche Kost●).* *6. Phosphat* nach Serumspiegel (ggf. **phosphatreduzierte Kost●).* *7. Wasserlösliche Vitamine:* An B-Vitaminen und Ascorbinsäure reiche Kost. Notwendigkeit zusätzlicher medikamentöser Supplementierung (seltener als bei Hämodialyse) ist von Fall zu Fall zu prüfen. *8. Vitamin D* (oder D-Metabolite) je nach Lage des Einzelfalls (Serumcalcium <2 mmol/l;

Osteomalacie). **9. *Energiezufuhr*** zu bemessen nach dem (ödemfreien) Körpergewicht (35-45 kcal = 150-190 kJ/kg/Tag; Kinder altersstufenentsprechend 50-100 kcal/kg/Tag). Glucoseresorption aus dem Dialysat (kann bis zu 15% des Calorienbedarfs decken) ist bei Kalkulation der Energiezufuhr (und bei Behandlung von Diabetikern) zu berücksichtigen. Konsequenz: **Begrenzung des Anteils oral zugeführter Kohlenhydrate** auf 35-40% des Gesamtenergiebedarfs, vor allem durch Einschränkung des Zuckerkonsums *(→ *zuckerarme Kost●),* besonders zu beachten bei Neigung zu **Hypertriglyceridämie* und **Adipositas* sowie bei **Diabetes mellitus.* In Fällen nicht befriedigend beeinflußbarer Adipositas strengere Limitierung der Trinkmenge (zwecks Herabsetzung des Bedarfs an hochosmolarer Glucoselösung)! *10.* Zur Linderung abdomineller Mißempfindungen beim Essen häufigere kleine anstelle weniger größerer Mahlzeiten. In einem Teil der unkomplizierten CAPD-Fälle kann auf diätetische Reglementierungen weitgehend verzichtet werden.

Kontinuierliche cyclische Peritonealdialyse (CCPD): Gleiches diätetisches Vorgehen wie vorstehend bei CAPD.

Intermittierende Peritonealdialyse (IPD) erfordert meist strengere Handhabung der diätetischen Richtlinien (Flüssigkeit, Kalium, Natrium usw.) als CAPD.

Peritonitis, akute

Nach Beseitigung von Flüssigkeits- und Elektrolytimbalancen hypercalorische totale **parenterale Ernährung●.* Fortlaufende weitere Überwachung und ggf. Korrektur des Wasser- und Elektrolythaushalts. Keine Indikation für jejunale Sondenernährung. Späterer oraler Kostaufbau *(*Flüssigkost●, *flüssig-breiige Kost●* usw.) je nach Grundleiden, Begleitstörungen und allfälligen Operationsfolgen.

Phäochromocytom

Präoperativ und inoperable Fälle: Im Energie- und Nährstoffgehalt bedarfsgerechte **kohlenhydratarme Kost●*, weitgehend ohne Verwendung von Zucker (vgl. **zuckerarme Kost●),* ballaststoffangereichert, kaliumreich (>150 mmol = 6 g Kalium/Tag). Trotz bestehender Hypertonieneigung keine Indikation für strengere Natriumrestriktion!

Postoperativ: Verhütung der nach Entfernung catecholaminproduzierender Tumoren gehäuft auftretenden ***Hypoglykämien:*** **Zuckerarme Kost●*, frühestmöglich mit Ballaststoffen anzureichern (vgl. **ballaststoff-*

reiche Kost●), gleichmäßige Verteilung des Kohlenhydratverzehrs auf 6-8 kleinere Mahlzeiten im Tagesverlauf (weitere Details → *nichtdiabetische *Hypoglykämien)*.

Phenylketonurie (PKU); Hyperphenylalaninämien

Behandlungsprinzip: Senkung des erhöhten Plasmaphenylalaninspiegels durch frühestmöglich (erste Lebenswochen!) einsetzende Beschränkung der Phenylalaninzufuhr in der Weise, daß ihre Höhe bei im übrigen voll bedarfsgerechter Nährstoff- und Energieversorgung dem individuellen physiologischen Bedarf gerade noch entspricht, die herabgesetzte metabolische Kapazität für Phenylalanin (Oxydation zu Tyrosin) aber nicht überschreitet. Zufuhr der limitierten Phenylalaninmenge in Form natürlicher Nahrungsproteine, Deckung des restlichen Aminosäurenbedarfs durch phenylalaninfreie, tyrosinangereicherte Aminosäurengemische oder Proteinhydrolysate. *Behandlungsziel* und Kriterium adäquater Kosteinstellung ein dauerhaft normaler Phenylalaninspiegel im Blutplasma (1-4 mg/dl, entsprechend 60-250 µmol/l, maximal konzidierbar etwa 8 mg/dl, entsprechend 500 µmol/l) bei weitgehender klinischer Symptomenfreiheit und normaler körperlicher und geistiger Entwicklung.

Praktisches Vorgehen: In der *Einstellungsphase* zunächst phenylalaninfreie und tyrosinangereicherte, im übrigen altersstufengerecht bedarfsdeckende Kost (Spezialpräparate → **PKU-Diät●*) bis zur Normalisierung des Phenylalaninplasmaspiegels (1-4 mg/dl = 60-250 µmol/l), meist binnen etwa 3-5 Tagen. Unter fortgesetzter engmaschiger Kontrolle der Phenylalaninwerte im Plasma sodann *schrittweise Zulage von *Phenylalanin▲* in Form natürlichen Proteins (meist zunächst Milcheiweiß; 20 ml Vollmilch enthalten z. B. 35 mg Phenylalanin) bis zum Erreichen an erhöhten Plasmawerten (>6 mg/dl, entsprechend 365 µmol/l Phenylalanin) erkennbarer, von Fall zu Fall variierender *Toleranzgrenze*. Auf das Körpergewicht bezogener Phenylalaninbedarf nimmt mit dem Heranwachsen der Kinder ab. *Richtwerte für die Zufuhr von Phenylalanin* (in Gegenwart von ausreichend Tyrosin). Säuglingsalter 60-30 mg/kg, 2.-3. Lebensjahr 30-20 mg/kg, 4.-6. Lebensjahr 20-15 mg/kg, 7.-12. Lebensjahr 15-10 mg/kg, Jugendliche, Erwachsene 10-5 mg/kg/Tag. Als individuell tolerabel „austitrierte" Phenylalaninmenge (d. h. in praxi die ohne Überhöhung des Phenylalaninplasmaspiegels verträgliche Menge bestimmter natürlicher Eiweißträger) wird Grundlage der den Gegebenheiten des Einzelfalls bestmöglich anzupassenden *Dauerkost* und zugleich Gradmesser für die Dosierung des phenylalaninfreien Aminosäurengemischs. Austauschmöglichkeit der verschiedenen eiweißhaltigen Nahrungsmittel innerhalb bestimmter Gruppen (tierisches Eiweiß, pflanzliches Eiweiß) entsprechend ihrem Phenylalaningehalt (→ *PKU-Diät●). *Keine zu weitgehende, den individuellen Minimalbedarf unterschreitende Einschränkung der Phenylalaninzufuhr* (anzustrebender Plasmaspiegel nicht unter 1 mg/dl, entsprechend 60 µmol Phenylalanin/l)! *Sicherstellung ausreichender Versorgung mit allen übrigen essentiellen Nährstoffen* (erfahrungsgemäß besonders zu beachten: Calcium, Eisen, Zink; vgl. [196]). Weitestmögliche Wahrung des Charakters einer altersstufengerechten Normalkost bzw. *Vollkost●*. Sorgfältige Kalkulation toleranzgerechter Phenylalaninzufuhr auch für im Falle *interkurrenter Erkrankungen* indizierte Diätkost (Durchfallstörungen, Fieber usw.). In regelmäßigen Abständen Kontrolle des Phenylalaninplasmaspiegels. Überwachung von Körpergewicht und Längenwachstum. Berücksichtigung der Möglichkeit einer sich ändernden Phenylalanintoleranz und ggf. Anpassung der Kost. *In Verbindung mit jeder Befundkontrolle entsprechend aktualisierte Diätberatung.*

Beibehaltung der PKU-Diät bei klassischer Phenylketonurie nach heutigem Wissensstand *über das Pubertätsalter hinaus* bis etwa zum 18. Lebensjahr empfehlenswert. Unter Fortsetzung der klinischen und biochemischen Überwachung sodann allmähliches Auslaufenlassen der Diät unter Übergang auf überwiegend vegetabile *eiweißarme Kost●* (etwa 0,6–0,7 g Protein/kg/Tag). Ab dieser Phase der Behandlung ansteigender Phenylalaninplasmaspiegel soll die Höhe von 20 mg/dl (1200 µmol/l) zunächst möglichst nicht überschreiten. Auch im weiteren Erwachsenenalter moderate Begrenzung des Konsums an Fleischwaren und Molkereierzeugnissen und Limitierung der Eiweißzufuhr in Höhe der Empfehlungen für die Ernährung des Gesunden (0,8 g Protein/kg/Tag). In Einzelfällen bleibt partieller Proteinersatz durch phenylalaninfreies, tyrosinangereichertes Aminosäurengemisch weiterhin erforderlich. Besondere Gesichtspunkte für weibliche Patienten s. u. (maternale Phenylketonurie).

Spezielle Indikationen: 1. Klassische Phenylketonurie: In jedem Fall altersstufengemäße phenylalaninarme, tyrosinangereicherte Kost *(*PKU-Diät●)*. *2. Zu spät entdeckte Phenylketonurie* (sofern 5. Lebensjahr nicht überschritten und Ausgangs-IQ >50): PKU-Diät über längere Versuchsperiode (>1 Jahr). Im Falle positivem Ansprechens Beibehaltung der Kost. 3. Phenylketonurie durch *Tetrahydrobiopterinmangel:* Keine Indikation für PKU-Diät (statt dessen medikamentöse Substitution des Folsäuremetaboliten Tetrahydrobiopterin BH_4). *4. Persistierende (Non-PKU-) Hyperphenylalaninämien:* Diätetisches Vorgehen je nach Höhe des Phenylalaninplasmaspiegels. Bei Werten über 15 mg/dl (900 µmol/l) *PKU-Diät●*, bei 10–15 mg/dl (600–900 µmol/l) altersstufengemäße *eiweißarme Kost●*, bei Werten unter 10 mg/dl (600 µmol/l) und normaler körperlicher und geistiger Entwicklung altersstufenentsprechende Normalkost bzw. *Vollkost* ●. *5. Transitorische Hyperphenylalaninämie Neugeborener:* Nach Klärung der Diagnose, abgesehen vom Vermeiden überhöhter Proteinzufuhr, keine Indikation mehr für spezielle diätetische Maßnahmen.

Maternale Phenylketonurie: Strenge *PKU-Diät* ● möglichst bereits präkonzeptionell, konsequent einzuhalten mindestens bis zur Entbindung [1, 2, 94]. Zulässiger Phenylalaninplasmaspiegel maximal 400 µmol/l. Dem erhöhten Bedarf während der Schwangerschaft (→ *Schwangere)* gerecht werdende Versorgung mit Energie und essentiellen Nährstoffen (Eiweiß, Vitamine, Spurenelemente!) ist sorgfältig zu kalkulieren. Wiederholte detaillierte Diätberatung und engmaschige Blutkontrollen in diesen Fällen besonders wichtig. Ununterbrochene Beibehaltung der PKU-Diät durch junge Patientinnen auch über das 18. Lebensjahr hinaus (unter Umständen in gelockerter Form) kann bei Realisierung ihres Kinderwunsches indizierte Wiederaufnahme strenger PKU-Kost wesentlich erleichtern (vgl. [183]) und die Prognose für das Kind möglicherweise weiter verbessern. *Zu erwägen deshalb Beendigung der PKU-Diät erst, wenn keine Schwangerschaft mehr beabsichtigt.*

Stillen bei Phenylketonurie: An Phenylketonurie oder höhergradiger persistierender Hyperphenylalaninämie leidende Säuglinge können Muttermilch (Phenylalaningehalt normalerweise bis etwa 50 mg/dl) nur abgepumpt und in individuell je nach Phenylalanintoleranz zu bemessender Menge als Zusatz zur phenylalaninfreien tyrosinangereicherten Spezialnahrung erhalten. Sollte die stillende Mutter selbst Phenylketonurikerin sein, so ist ihr die *Fortsetzung der PKU-Diät in laktationsgerechter Abwandlung (→ *stillende Mütter)* bis zum Abstillen (unter Überwachung des Phenylalaningehalts auch der Brustmilch) anzuraten. Klinisch gesunde, biochemisch unauffällige PKU-heterozygote Säuglinge tolerieren uneingeschränkte Muttermilchernährung auch dann, wenn ihre an Phenylketonurie leidende Mutter keine phenylalaninarme Diät mehr einhält (vgl. [200]).

Phosphat-Clearance, renale

Flüssigkeitsreich (Ziel: Urinvolumen > 1500 ml/24 Std.) und phosphatreich (1000–1500 mg = ca. 35–45 mmol PO$_4$/Tag) abgewandelte *leichte Vollkost* ● oder *Vollkost* ● ab Vortag der Untersuchung.

Phosphatdiabetes; hereditäre hypophosphatämische Vitamin-D-resistente Rachitis

Behandlungsziel: Kompensation und Herabsetzung der tubulären Phosphatverluste, weitestmögliche Anhebung des erniedrigten Serumphosphatspiegels zur Norm.
Praktisches Vorgehen: *1. Phosphatanreicherung* der Kost auf Gesamtzufuhrmenge von > 1500-2000 mg (45-60 mmol) Phosphat/Tag (→ **Hypophosphatämie).* Zusätzlich medikamentöse Phosphatsubstitution (2-5 g PO_4/Tag, z. B. Na-Phosphatlösung, S. 42, oder Präparat Reducto^R spezial) oral in 5-6 gleichmäßig über den Tag (incl. frühe Morgen- und späte Abendstunden) verteilten Einzelgaben. Überwachung von Harnacidität (Ziel: pH <6,0) und renaler Phosphatausscheidung (Gefahr der Calciumphosphat-**Nephrolithiasis).* *2. Vitamin D* (Cholecalciferol 800-4000 I. E. = 20-100 µg/kg/Tag) oder Calcitriol (20-80 ng/kg/Tag) in individuell zu bemessender erhöhter Dosierung (während allfälliger Immobilisation reduzierte Dosis). Überwachung von Serumcalciumspiegel (maximal 10,5 mg/dl = 2,6 mmol/l) und renaler Calciumausscheidung (maximal 6 mg Ca/kg/Tag). *3.* Einschränkung der Natriumzufuhr (<3 mmol = 70 mg Na/100 kcal; → **natriumarme Kost●).*

Nach Abschluß der Wachstumsperiode kann auf die genannten Maßnahmen in vielen leichteren Fällen verzichtet werden (jedoch neuerliche Einleitung kontrollierter Phosphatsubstitution und Calciferolmedikation bei Schwangerschaft und Lactation).

Phyllochinon-(Vitamin-K-)Mangel

Erhöhte diätetische Phyllochinonzufuhr (Spinat, Broccoli, Blumenkohl, sonstige Kohlarten und grüne Gemüse; ausreichende Fettzufuhr beachten!) oder (meist rationeller) orale Medikation (5-30 mg Vitamin K_1/Tag) nur in Fällen eines exogen-alimentären (Ernährungsanamnese!) oder eines antibioticaassoziierten Phyllochinonmangels erfolgversprechend. Bei häufigerem auf Resorptionsstörung beruhendem K-Vitaminmangel parenterale Substitution (10-20 mg Phyllochinon/Tag i. m. oder s. c.). Überwachung des Prothrombinwertes. Empfehlung für präventive Versorgung bei totaler parenteraler Ernährung: 5-10 mg Phyllochinon i. m. 1mal pro Woche. Prävention durch Vitamin-K-Mangel bedingter hämorrhagischer Erkrankungen beim *Neugeborenen* (unabhängig von der Art der weiteren Ernährung): Unmittelbar nach der Geburt 1 mg Phyllochinon parenteral (subcutan). Phyllochinonbedarf Neugeborener bei längerdauernder parenteraler Ernährung: 0,5 mg Vitamin K_1/kg einmal wöchentlich [246].

Pica-Syndrom; Picazismus

Unterbindung des dieser Störung zugrundeliegenden *abnormen Eßverhaltens*, insbesondere des gewohnheitsmäßigen Verzehrs von Sand, Lehm, Sägespänen, Papier und ähnlichen als Nahrungsmittel ungeeigneten Produkten (oftmals zunächst mehr ein psychiatrisches als ein diätetisches Problem). *Beseitigung häufig begleitender Nährstoffdefizite (*Eisenmangel, *Zinkmangel, *Hypokaliämie* u. a.). Sicherstellung dauerhaft bedarfsgerechter Energie- und Nährstoffversorgung, von besonderer Wichtigkeit in Fällen eines schwangerschaftsassoziierten Pica-Syndroms.

Polyneuropathie

In nicht zu sehr chronifizierten Fällen *diätetisch soweit beeinflußbar, wie Ernährungsfaktoren* (Vitaminmangel, Eiweißmangel) *ätiopathogenetisch beteiligt* (sog. Malnutritionspolyneuropathien): *1.* Sicherstellung optimaler Versorgung mit allen essentiellen Nährstoffen und angemessener Energiezufuhr im Rahmen einer **Vollkost●* oder indizierten Diätkost. *2.* Beseitigung im Einzelfall objektivierter oder aufgrund der Ernährungsanamnese zu vermutender, insbesondere die B-Vitamine (Thiamin, Vitamin B_6, Pantothensäure, Folsäure, Vitamin B_{12}), Vitamin E und die Proteinzufuhr betreffender Nährstoffmängel *(→ *B-Vitaminmangel, *Thiaminmangel, *Pyridoxinmangel, *Folsäuremangel, *Cobalaminmangel, *Tocopherolmangel, protein-calorische *Unterernährung, *Zinkmangel).* Dabei Berücksichtigung eines erhöhten Vitaminbedarfs bei Zuständen von **Malabsorption* (Indikation für parenterale Substitution) und bei Anwendung den B-Vitaminhaushalt belastender („neurotoxischer") Medikamente. *Von einer über den physiologischen Bedarf hinausgehenden Vitaminzufuhr bei nach Auffüllung aller Defizite voll gesicherter Versorgung ist in der Regel kein weiterer therapeutischer Nutzen zu erwarten* (Ausnahme: Cobalamin?). Bei diabetischer Polyneuropathie in der Diskussion: Erhöhte Zufuhr von *myo-*Inosit*▲ (vgl. [71]), Supplementierung von **γ-Linolensäure*▲. *3.* Optimierung der Diäteinstellung im Falle komplizierender metabolischer Polyneuropathien bei **Diabetes mellitus, chronischer *Niereninsuffizienz, *Lebercirrhose, *Porphyrie* und **Alkoholismus. 4. Absolute Alkoholkarenz,* auch bei Nichtalkoholikern!

Polytrauma

Nach Beseitigung von Schock sowie Flüssigkeits- und Elektrolytimbalancen (spätestens ab 2. posttraumatischem Tag) Beginn mit Aufbau adäquater Ernährung, je nach Zufuhrmöglichkeit im Einzelfall auf oralem (nährstoffkomplette *Flüssigkost●, *flüssig-breiige Kost●, *leichte Vollkost● usw.), enteralem (→ *Sondenernährung●) oder parenteralem Wege (→ *parenterale Ernährung●). Richtwerte für Aufbau parenteraler Basisernährung [418]: Flüssigkeit 30–45 ml/kg/Tag. *Unfalltag:* 150 g KH (1,5 mg/kg/min) peripher-venös (ca. 8,5 kcal/kg/Tag); *1. posttraumatischer Tag:* 300 g KH (3,0 mg/kg/min), 50 g Aminosäuren (0,7 g/kg/Tag) peripher-venös (Nichteiweißenergie ca. 17 kcal/kg/Tag); *2. posttraumatischer Tag:* 450 g KH (4,5 mg/kg/min), 100 g Aminosäuren (1,4 g/kg/Tag) zentral-venös (ca. 25 kcal/kg/Tag); *3. posttraumatischer Tag:* 450 g KH (4,5 mg/kg/min), 50 g Fett, 100 g Aminosäuren (1,4 g/kg/Tag) zentral-venös (ca. 32 kcal/kg/Tag); *4. posttraumatischer Tag:* 450 g KH (4,5 mg/kg/min), 100 g Fett, 125 g Aminosäuren (1,8 g/kg/Tag) zentral-venös (ca. 39 kcal/kg/Tag). Voraussetzung für parenterale Fettzufuhr: Triglyceridkonzentration im Nüchternserum unter 300 mg/dl. In entsprechender Weise erfolgt (von Anfang an oder überlappend mit auslaufender parenteraler Ernährung) Aufbau einer jejunalen *Sondenernährung (*Oligopeptiddiät●). Berücksichtigung der Möglichkeit eines kataboliebedingten Ansteigens des Energie- und Nährstoffbedarfs um bis zu 30% und mehr (Kriterium: Zunehmende Negativierung der N-Bilanz; → *hyperkatabole Zustände,* vgl. [244, 417]). Verwendung sog. *streßadaptierter Aminosäurenlösungen* [225] kann N-Bilanz und streßbedingte Aminosäurenimbalancen im Blutserum möglicherweise verbessern. In jedem Fall frühestmöglich Übergang von parenteraler zu enteraler und von dieser zu toleranzgerechter oraler Ernährung. Zum diätetischen Vorgehen vor und nach operativen Eingriffen → *perioperative Ernährung.*

Porphyrien

Hepatische Porphyrien (akute intermittierende Porphyrie, Porphyria variegata, hereditäre Koproporphyrie): *1. Manifestes Stadium, akute Krise:* Frühzeitig Glucose hochdosiert (0,3 g/kg/Std.) intravenös [87], ggf. auch oral oder per Sonde, bei flüssigkeitsreicher ($> 2,5$ l H_2O/24 Std.), kohlenhydratreicher, zweckmäßigerweise mit Maltodextrin angereicherter Basiskost (nährstoffkomplette *Flüssigkost●, *flüssig-breiige Kost●* o. ä., erforderlichenfalls auch *Sondenernährung●* oder *parenterale Ernährung●* je nach Lage des Einzelfalls). Energiezufuhr möglichst > 2500

kcal (10,5 MJ)/Tag. Korrektur von Störungen des Wasser- und Elektrolythaushalts (Überwachung von Flüssigkeitsbilanz und Plasmaionogramm). Beseitigung häufiger *Dehydratation* oder *Hyperhydratation* sowie *Hyponatriämie*, *Hypokaliämie* und *Hypomagnesiämie*. Weitere symptombezogene Kostabwandlungen → *Diarrhoe*, *Erbrechen, akutes *Nierenversagen*. 2. *Latentes Stadium, Rezidivprophylaxe, Präventivkost:* Kohlenhydratreiche (400–500 g KH/Tag), B-vitaminreiche, im übrigen Nährstoffgehalt voll bedarfsgerechte, calorisch angemessene, flüssigkeitsreiche Kost (in der Regel entsprechend modifizierte *Vollkost●* oder *leichte Vollkost●)*. Begrenzung der Fettzufuhr in Höhe der Empfehlungen für die Ernährung des Gesunden (<30% der Energiezufuhr). *Etwa gleichbleibende Kohlenhydratzufuhr auch im Falle interkurrenter Erkrankungen.* Keine kohlenhydratarme Kost. Keine längeren Nüchternperioden. Kein Hungern. Keine strengen Entfettungskuren. *Absolute Alkoholkarenz.*

Porphyria cutanea tarda: Im *Latenzstadium* Präventiv- und Dauerkost wie vorstehend bei latenten hepatischen Porphyrien. Absolute Alkoholkarenz. *Manifestes Stadium:* Unterstützung der indizierten medikamentösen metabolischen Alkalisierung durch alkalisierende diätetische Maßnahmen (Citrusfrüchte, Citrussäfte, alkalische Mineralwässer usw.; → *alkalisierende Kost●).*

Erythropoietische Protoporphyrie: Kohlenhydratreiche Kost wie bei hepatischen Porphyrien (s. o.). Als adjuvante diätetische Maßnahme zur indizierten medikamentösen Supplementierung von β-Carotin (25–150 mg/Tag oral; Ziel Carotinserumspiegel >600 µg/dl) oder Canthaxanthin (= carotinoider Lebensmittelfarbstoff E 161 g) reichliche Zufuhr *carotinreicher Vegetabilien* (100 g gekochte Möhren enthalten beispielsweise im Mittel 12 mg β-Carotin; vgl. S. 48).

Portocavaler Shunt

Ausgehend von Basisernährung für Kranke mit *Lebercirrhose* toleranzgerechte *Einschränkung der Eiweißzufuhr* (Kriterien: Blutammoniakspiegel, Fehlen von Encephalopathiesymptomen), d. h. meist Limitierung in Höhe der unteren Grenze des altersentsprechenden physiologischen Bedarfs (Erwachsene: 0,5–0,6 g/kg/Tag, entsprechend etwa 45–50 g Protein/Tag, überwiegend in biologisch hochwertiger Form, am zweckmäßigsten Milcheiweiß). Berücksichtigung häufig **herabgesetzter Kohlenhydrattoleranz *(zuckerarme Kost●* ;** vgl. *Diabetes mellitus).* Beseitigung häufig begleitender Vitamin- und Spurenelementdefizite (*Retinolmangel, *Zinkmangel* u. a.; Ernährungsanamnese!). Diätetisches Vorgehen bei Entwicklung von Hyperammoniämie und entsprechenden klinischen Erscheinungen (episodischer Stupor usw.) → *hepatische Encephalopathie.*

Postcholecystektomie-Syndrom

Zweckmäßigerweise ausgehend von *leichter Vollkost● systematische Ausschaltung der im Einzelfall als unbekömmlich erkannten Nahrungsmittel und Zubereitungsweisen, am häufigsten hocherhitzte (gebratene, geschmorte, gebackene) Fette, fette Fleischwaren, fettreiche Kohlgerichte, Spiegelei, Mayonnaise, Schlagsahne, Speiseeis, Steinobst, Bohnenkaffee, CO_2-haltige Getränke (Ernährungsanamnese!). *Begrenzung der Fettzufuhr* in Höhe der Empfehlungen für die Ernährung des Gesunden (<30% der Energiezufuhr). Vermeiden zu voluminöser Einzelmahlzeiten. Berücksichtigung allfälliger Neigung zu *Meteorismus, *Diarrhoe oder habitueller *Obstipation. Abbau noch bestehender *Adipositas und *Hypercholesterinämie. Sorgfältige Beratung des Patienten über geeigneten Ersatz für aus diätetischen Gründen aus dem Kostplan eliminierte Produkte zwecks *Gewährleistung dauerhaft bedarfsgerechter Versorgung mit allen essentiellen Nährstoffen.* Schrittweise Kostauflockerung mit zunehmendem zeitlichem Abstand von der Cholecystektomie meist möglich.

Präeklampsie; sog. EPH-Gestose

Prävention: Dem erhöhten Energie- und Nährstoffbedarf in der Schwangerschaft (→ *Schwangere) gerecht werdende ausgewogene Kost von weitestmöglichem Vollkostcharakter (vgl. [308, 257, 195]). Eiweiß etwa 1,3 g/kg/Tag. Fett 25-35% der Energiezufuhr, davon ⅓ polyensäurereiche Pflanzen- und Fischfette. Reichlich Magnesium (>400 mg/Mg/Tag). *Vermeiden sowohl von Unterernährungs- als auch von Überernährungszuständen* nach Möglichkeit schon präkonzeptionell, insbesondere bei bereits bekannter Gestosegefährdung. Jedoch keine Entfettungskuren in der Gravidität. Verbreiteter überhöhter Kochsalzkonsum der mitteleuropäischen Bevölkerung (>12 g NaCl, >200 mmol Na/Tag) für Gestoseprophylaxe wahrscheinlich nicht von Vorteil. Eine *moderate Begrenzung der Natriumzufuhr* auf etwa 100 mmol, entprechend 5,8 g Kochsalz/Tag (immer noch fast das Zweifache des physiologischen Bedarfs der Schwangeren!) dürfte in Anbetracht erhöhter Hypertonie- und Ödemincidenz bei gefährdeten Patientinnen erwägenswert sein (→ *natriumarme Kost●). Expertenmeinungen in dieser Frage bisher kontrovers.

Manifeste Spätgestose: Basisernährung entsprechend vorstehender Präventivkost. Bei stärkerem renalen Proteinverlust (Absinken des Serumeiweißwertes unter 6 g/dl) Erhöhung der Eiweißzufuhr auf ca. 1,5 g/kg/Tag. *Natriumarme Kost●* (50-100 mmol Na/Tag), obligat bei schwerer Hypertonie, Herzinsuffizienz, drohender fluid lung. Flüssigkeitseinschränkung in der Regel nur bei oligoanurischen Zuständen (Bilanzierung nach Harnmenge des Vortages plus 0,5-0,75 l/Tag; → *akutes *Nierenversagen)*. In Problemfällen schwerer Eklampsie natriumreduzierte **parenterale Ernährung* ●.

Prämenstruelles Syndrom (PMS); cyclische Mastopathie

Beseitigung objektivierbarer Ernährungsmängel, insbesondere **Adipositas* (vgl. *alimentär bedingte *Menstruationscyclusstörungen;* Ernährungsanamnese!). Sicherstellung bedarfsgerechter Versorgung mit Energie, essentiellen Nährstoffen und Ballaststoffen. Darüber hinaus in der Diskussion: *1.* Kostanreicherung mit **γ-Linolensäure*▲ (nur medikamentös in ausreichender Menge praktikabel, Präparate Maxglandin^R, Efamol^R) oder (wirtschaftlicher) ihrem Präkursor **Linolsäure*▲ in Form polyensäurereicher Pflanzenöle (zur Technik → **cholesterinreduzierende Kost* ●*)*, auch in Fällen ohne Hypercholesterinämie. Weitere Erfahrungen bleiben abzuwarten. *2.* Probeweise über einige Monate hochdosiertes Vitamin B$_6$ (2 mal 50-100 mg pro Tag oral; [323]) oder Vitamin E (300 mg/Tag); Wirksamkeit in Anbetracht der hohen Varianz des Spontanverlaufs und der Placeboreagibilität von PMS-Patientinnen bisher umstritten. *3. *Natriumarme Kost* ● (<100 mmol = 2,4 g Na/Tag) jeweils in der zweiten Cyclushälfte. Für keine der unter *1.-3.* genannten Maßnahmen Effektivität bei PMS bisher überzeugend gesichert. Neuerdings empfohlen: **Fettarme Kost* ● (Fettanteil 18%, KH 67% der Energiezufuhr), fettmodifiziert; Bestätigungen bleiben abzuwarten.

Proktitis

*Ballaststoffreiche Kost ● (Ziel: Weicher, geschmeidiger Stuhl und problemlose Darmentleerung). Einzelheiten des diätetischen Vorgehens wie bei **Hämorrhoidalleiden.* In schweren Fällen und bei ausgedehnterem Schleimhautbefall Kostgestaltung nach den gleichen Grundsätzen wie bei **Colitis ulcerosa.*

Proktologische Chirurgie

Präoperativ: Ab etwa 3.-5. Tag vor der Operation vollbilanzierte ballaststofffreie **nährstoffdefinierte Formeldiät* ● oder *Elementardiät (*Oligopeptiddiät* ●*)* zwecks weitestmöglicher Herabsetzung von Stuhlmenge und Keimbesiedlung des Enddarms.

Postoperativ: Aufbau flüssigkeitsangereicherter **ballaststoffreicher Kost●* unter Vermeiden jeder Art die Analschleimhaut irritierender (scharfe Gewürze, Citrusfrüchte und -säfte, Alkoholica, starker Kaffee, zu spitzen Bruchstücken geschroteter Leinsamen) oder möglicherweise diarrhoeauslösender (Rhabarber, Sauermilchen, Milchzucker, Lactulose) Nahrungsbestandteile.

Propionacidämie

Behandlungsprinzip: Kontrollierte Einschränkung der Zufuhr der Propionsäure-(und Methylmalonsäure-)Präkursoren *Isoleucin, Methionin, Threonin* und *Valin* dahingehend, daß Akkumulation von Propionsäure und anderen Aminosäuremetaboliten in Blut und Urin zurückgeht, Stoffwechselkrisen (Ketoacidose, Hypoglykämie, Hyperammoniämie) ausbleiben, Vitalität und Gedeihen des meist jungen Patienten jedoch nicht ernsthaft beeinträchtigt werden [334, 288].

Praktisches Vorgehen: 1. Nach mehrtägiger Proteinkarenz (meist im Anschluß an eine akute metabolische Störung) bei im übrigen bedarfsgerechter Energie- und Nährstoffversorgung schrittweise Steigerung der Zufuhr hochwertiger natürlicher Proteine (junge Säuglinge: Muttermilch, adaptierte Säuglingsmilchnahrung) bis zum Erreichen an erneut ansteigendem Propionsäureblutspiegel (>4 mg/dl) erkennbarer individueller Toleranzgrenze. Bleibt Proteingehalt der resultierenden **eiweißarmen Kost●* unter dem altersstufenentsprechenden physiologischen Bedarf, erfolgt Deckung des Restbedarfs durch Zusatz eines isoleucin-, methionin-, threonin- und valinfreien Aminosäurengemischs (Maizena IMTV-AM 1 und 2; Milupa OS 1 und 2; 0,2–0,6 g/kg/Tag). Reichlich Flüssigkeit. Keine zu langen Nüchternperioden. In Phasen von Trinkschwäche und Appetitlosigkeit frühzeitig nasogastrale Dauersonde. *2.* In jedem Fall von Propionacidämie versuchsweise Zulage von **Biotin* (2×5 **mg**/Tag über zunächst mindestens 2 Wochen). In den seltenen Fällen einer vorliegenden Responsivität kann fortgesetzte Biotinmedikation die Proteintoleranz wesentlich verbessern. *3.* Als adjuvante Maßnahme in Einzelfällen für zweckmäßig befunden: **L-Carnitin*▲ (30–100 mg/kg/Tag, nicht nur bei erniedrigtem Carnitinblutspiegel) sowie *L-Alanin* 50–250 mg/kg/Tag [288] oral; weitere Erfahrungen bleiben abzuwarten. *4. Ketoacidotische Krise:* Vorübergehende Unterbrechung der Eiweiß- und Aminosäurenzufuhr. Bedarfsgerechte Energieversorgung in Form von parenteraler Glucosegabe. Korrektur von Blutzucker-, Elektrolyt-, Flüssigkeits- und pH-Imbalancen (Natriumbicarbonat). Biotin (10 **mg**/Tag).
5.Hyperammoniämische Krise: → **Hyperammoniämie.*

Prävention metabolischer Komplikationen: Vermeiden überhöhter Eiweißzufuhr (ältere Kinder, Jugendliche, Erwachsene) bei im übrigen bedarfsgerechter Energie- und Nährstoffversorgung. Besondere Vorsicht bei Infekten und Operationen.

Prostatahyperplasie, benigne

Bedarfsgerechte ausgewogene Kost (meist seniorengerechte *Vollkost*) unter Vermeiden von Überernährung und inadäquater Alkoholbelastung. Abbau allfälliger *Adipositas* und *Hypercholesterinämie*.
Prophylaxe von akuter Harnverhaltung und Nykturie: Flüssigkeitszufuhr gleichmäßig auf Vormittags- und Nachmittagsstunden verteilen. Keine größeren Trinkmengen innerhalb zu kurzer Zeit (keine „Wasserstöße"). Keine kalten Getränke auf nüchternen Magen und in unangemessener Menge. Besondere Vorsicht mit harntreibenden Getränken (Bohnenkaffee, schwarzer Tee, Bier, Wein), speziell am Abend. Ab 3 Stunden vor dem abendlichen Zubettgehen nur noch wenig trinken lassen. Zur Abendmahlzeit nicht zu scharf würzen, aber (sofern keine Kontraindikation für Kochsalzgabe, etwa bei Hypertonie, Herzinsuffizienz, Ödemen) reichlich salzen (vgl. S. 293). *Ballaststoffreiche Kost* ● (zwecks Erleichterung der Defäkation und damit Dekongestionierung der Prostata).
Transurethrale Prostataresektion: Intraoperativ Ringer-Lactat-Lösung mit 5% Glucose (3–6 ml/kg/Std.) i. v.. Postoperativ *leichte Vollkost* ● oder vorgegebene Diätkost mit reichlich Flüssigkeit (Ziel: Urinvolumen >1500 ml/24 Std.)
TUR-Syndrom: Korrektur der zugrundeliegenden *hypotonen *Hyperhydratation* und *Verdünnungs-*Hyponatriämie*.
Möglichkeiten einer wirksamen *diätetischen Prävention* der benignen Prostatahyperplasie noch ungeklärt. Aufgrund älterer epidemiologischer Daten (geringere Erkrankungsincidenz bei überwiegend vegetarisch lebenden Kollektiven) zur Diskussion stehend: Maßhalten im Fleischkonsum, Begrenzung der Eiweiß- und Fettzufuhr in Höhe der Empfehlungen für die Ernährung des Gesunden (0,8 g Protein/kg/Tag; Fett <30% der Energiezufuhr), Fettmodifizierung (Herabsetzung des Anteils gesättigter, Erhöhung des Anteils hochungesättigter Fette; Ziel P/S-Quotient >1,0). Fettarme (Fettanteil <10 Energie%), fettmodifizierte (P/S-Quotient 1,2), ballaststoffreiche Kost (35–40 g Ballaststoffe/1000 kcal) reduziert die bekanntlich mit dem stromalen Prostataadenomwachstum korrelierende Hyperoestrogenämie [335]. Allgemeingültige Empfehlungen noch nicht möglich.

Proteinintoleranz, lysinurische; dibasische Hyperaminoacidurie

Langzeitsubstitution der Aminosäure L-Citrullin (bis 1,5 mmol/kg/Tag oder 0,5 mmol pro Gramm zugeführten Proteins), schrittweise zu steigern mit Aufbau altersstufenentsprechend knapp bedarfsgerechter Eiweißzufuhr *(*eiweißarme Kost●)*. Details des zweckmäßigsten diätetischen Vorgehens in Anbetracht bisher begrenzter Erfahrung und Heterogenität der einzelnen Fälle noch in der Diskussion [10, 422, 65, 37b]. Weitere Ergebnisse bleiben abzuwarten.

Proteinurie

Bei im Durchschnitt über 5 g/24 Std. liegendem renalem Eiweißverlust und Absinken des Bluteiweißgehalts auf unter 6 g/dl sollte nach bisher überwiegender Auffassung biologisch hochwertiges Protein (Milch, Ei, Fleisch, Fisch) in etwa doppelter Höhe des Verlusts (d. h. für je 1 g ausgeschiedenen Proteins 2 g Ersatz) zur indizierten Basisdiät zugelegt werden. Sicherstellung bedarfsgerechter Versorgung mit Energie und sonstigen essentiellen Nährstoffen.

Pruritus

Zurückhaltung mit allen möglicherweise die Hautdurchblutung erhöhenden und damit potentiell juckreizverstärkenden Nahrungsbestandteilen (sog. *Pruritogenen*): Starker Bohnenkaffee und schwarzer Tee, Colagetränke, Alkoholica, saure Säfte, bittere Schokolade, scharfe Gewürze, scharfer Käse, Hefeextrakte u. ä.. Ausschaltung aller Produkte, von denen Patient annimmt, daß sie den Juckreiz verstärken (Ernährungsanamnese!). Fahndung nach **Nahrungsmittelallergien und -pseudoallergien.* Beseitigung allfälligen Ballaststoffmangels *(→ chronische habituelle *Obstipation)* und übermäßigen Kochsalzkonsums. Abbau von **Adipositas.* Kostgestaltung im übrigen je nach Grundleiden und Begleitstörungen *(*Diabetes mellitus, *cholestatische Syndrome, *Hepatitis, *Lebercirrhose, chronische *Niereninsuffizienz, *Ekzem, *Urticaria usw.).*

Pseudo-BARTTER-Syndrom

Kochsalz-, kalium-, magnesium- und flüssigkeitsreiche Kost unter Überwachung des Plasmaionogramms. Beseitigung von **Dehydratation* und

Ballaststoffmangel (→ *chronische habituelle *Obstipation)*. Abbau häufig begleitender **Adipositas* und qualitativer Fehlernährung (Ernährungsanamnese!).

Pseudohyperaldosteronismus; LIDDLE-Syndrom

*Natriumarme Kost ● (50-100 mmol = 1,2-2,4 g Na/Tag), mit Kalium anzureichern (>150 mmol = 6 g Kalium/Tag; → **kaliumreiche Kost* ●), erforderlichenfalls zusätzlich medikamentöse Kaliumsupplementierung. Überwachung des Plasmaionogramms.

Pseudohyperparathyreoidismus

Diätetisches Vorgehen wie bei *primärem *Hyperparathyreoidismus* und ggf. **Hypercalcämie-Syndrom*. Anpassung der Kost an die Erfordernisse des zugrundeliegenden Tumorleidens *(→ maligne *Tumoren)*.

Pseudohypoaldosteronismus; tubuläres Salzverlustsyndrom

Altersstufengerechte Normalkost bzw. Vollkost in *kochsalzreicher, kaliumlimitierter* (Untergrenze des altersstufenentsprechenden physiologischen Bedarfs), *flüssigkeitsangereicherter Abwandlung*. Kontrollierte orale Substitution der zunächst beträchtlichen (10-50 mmol Na/kg/Tag; vgl. [59]), im Laufe der Zeit jedoch meist abnehmenden renalen Salzverluste. *Kochsalzanreicherung aller dafür in Frage kommenden Speisen und Getränke.* Auffüllung begleitenden Flüssigkeitsdefizits. Überwachung der diätetischen Einstellung anhand von Plasmaionogramm (Hyponatriämie? Hyperkaliämie?) und täglich zu bestimmendem Körpergewicht (Gewichtsverlust Hinweis auf neuerliche Elektrolytentgleisung und **Dehydratation)*. Bei erhöhtem Natriumbedarf im Falle *interkurrenter Salzverlustkrisen* (akute Infekte, Erbrechen, Durchfälle) erforderlichenfalls parenterale Natrium- und Flüssigkeitssubstitution (NaCl, Na-Lactat, Na-Bicarbonat). *Keine Infusionsbehandlung unter Zusatz von Kalium!*

Pseudohypoparathyreoidismus

Vitamin D oder D-Metabolit Calcitriol anfangs hochdosiert (Dosis je nach individuellem Ansprechen; nach Erreichen von Normocalcämie zunächst Auslaßversuch zwecks anschließender Ermittlung adäquater Dauerdosis). Ausreichende Calciumzufuhr *(*calciumreiche Kost●)*, erforderlichenfalls zusätzliche medikamentöse Supplementierung (1-2 g Calcium/Tag). Indikation für Phosphatrestriktion *(→ *phosphatreduzierte Kost●)* nur in Ausnahmefällen. Strenge Überwachung des Calciumhaushalts.

Pseudoobstruktion, chronisch-rezidivierende intestinale

Exacerbationsphase: Nach Beseitigung von Elektrolyt- und Flüssigkeitsimbalancen totale **parenterale Ernährung●* bis zum Schwinden der meist bestehenden Ernährungsmängel und Abklingen der hauptsächlichen Obstruktionssymptome. Überlappend vorsichtiger stufenweiser Aufbau zu toleranzgerechter **leichtverdaulicher Kost●*. Keine Indikation für jejunale Sondenernährung.

Remissionsphase: Im Energie- und Nährstoffgehalt bedarfsgerechte, sorgfältig der oftmals eingeschränkt bleibenden individuellen Toleranz anzupassende **leichtverdauliche Kost●* in häufigen kleinen Mahlzeiten mit versuchsweisem späterem Übergang auf **leichte Vollkost●*. Symptombezogene Kostabwandlungen → **Diarrhoe, *Malabsorption, *Steatorrhoe, protein-calorische *Unterernährung.* Kostgestaltung im übrigen je nach Grundleiden und Begleitstörungen. In Problemfällen Beibehaltung (evtl. adjuvanter) parenteraler Ernährung (ggf. *künstliche Langzeiternährung*).

Pseudo-Vitamin-D-Mangelrachitis

Medikamentöse Substitution von 1,25-Dihydroxycholecalciferol (Calcitriol 0,5-1,5 µg/Tag) oder 1-Hydroxycholecalciferol (Calcidiol 0,5-1,3 µg/Tag) oder hochdosiertem Vitamin D_3 (1-2 *mg* = 40000-80000 I. E./Tag). Zur Rezidivprophylaxe dem individuellen Bedarf angepaßte reduzierte Dosis lebenslang (z. B. 0,5-1 mg Vitamin D_3/Tag oder 0,25 µg Calcitriol/Tag). Ausreichende Calciumzufuhr (1,5-2 g/Tag, → **calciumreiche Kost●;* meist zusätzliche medikamentöse Supplementierung erforderlich). Überwachung des Calciumhaushalts.

Psoriasis

Eine spezielle, generell wirksame Psoriasisdiät ist bisher nicht definierbar. Empfehlenswert nach derzeitigem Erfahrungsstand jedoch die Normalisierung von Körpergewicht (→ *Adipositas) und Blutfettwerten (→ *Hypercholesterinämie, *Hypertriglyceridämie). Limitierung der Fettzufuhr in Höhe der Empfehlungen für die Ernährung des Gesunden (<30% der Energiezufuhr) unter Anhebung des Polyensäureanteils (Ziel: P/S-Quotient >1,0). Abbau überhöhten Fleischkonsums. Begrenzung der Proteinzufuhr auf den physiologischen Bedarf (Erwachsene: 0,8 g Protein/kg/Tag). Reichlich grobe Vegetabilien (rohes Obst, Gemüserohkost, Vollkornerzeugnisse). Zurückhaltung mit potentiell juckreizverstärkenden Nahrungsbestandteilen, insbesondere mit scharfen Gewürzen (→ *Pruritus). Maßhalten im Alkoholgenuß. Neuerdings in der Diskussion: Kostanreicherung mit ω-3-Polyensäuren (*Eikosapentaensäure▲ ; [32, 447]) in Form von Fischölzulagen (vgl. *Makrelendiät●), ferner die Supplementierung von *Vitamin D*-Metaboliten; Erfahrungen bleiben abzuwarten.

Psychosen, akute

Bedarfsgerechte Energie- und Nährstoffversorgung in einer je nach Toleranz und Aufnahmefähigkeit zu gestaltenden Form (*Vollkost●, *leichte Vollkost●, *flüssig-breiige Kost●, *Flüssigkost●). Ausgleich allfälliger Folgen gestörter Nahrungsaufnahme (protein-calorische *Unterernährung, Hypovitaminosen, Ballaststoffmangel; Ernährungsanamnese!) und abnormen Trinkverhaltens (Oligodipsie, Polydipsie; → hypertone *Dehydratation, hypotone *Hyperhydratation, *Hyponatriämie). Kalkulation dem Einzelfall angemessener Energiezufuhr (ca. 25 kcal/kg/Tag bei stuporösen Patienten, bis ca. 45 kcal/kg/Tag bei erregten Patienten; [149]). Berücksichtigung des erhöhten Nährstoffbedarfs bei unruhigen Psychotikern, ferner der häufigen *Appetitlosigkeit und chronischen *Obstipation sowie diätetisch relevanter Nebenwirkungen der eingesetzten Psychopharmaka, Neuroleptica usw. (→ *Arzneimitteltherapie). Unter Neuroleptica- und Thymolepticamedikation Zurückhaltung mit alkoholischen Getränken. In den Details der Kostgestaltung im übrigen weitestmögliche Rücksichtnahme auf Ernährungsgewohnheiten und individuelle Wünsche. Bei unzureichender oraler Nahrungsaufnahme rechtzeitiger Beginn mit adjuvanter und ggf. voll bedarfsdeckender *Sondenernährung● oder *parenteraler Ernährung●, insbesondere in Fällen von Katatonie, Halluzinationen, Paranoia, Vergiftungsfurcht oder schwerer Depression. Im Notfall kein unnötiges Hinauszögern indizierter Zwangsernährung.

Akute schizoaffektive Psychose: Versuchsweise **eiweißarme Kost*●, fettarm und kohlenhydratreich (60 g Protein, 20 g Fett, >400 g KH/Tag; [47]). Erfahrungen bleiben abzuwarten.

Purpura, thrombocytopenische; allergische Vasculitis

Ausschluß gesicherter oder aufgrund der Ernährungsanamnese zu vermutender Nahrungsmittelallergene und -pseudoallergene, insbesondere Muscheln, Erdbeeren, Schokolade, Hefe, Lebensmittelfarbstoff Tartrazin (E 102; → **Tartrazinintoleranz*), Salicylate *(*→ **Salicylatintoleranz),* Benzoate (E 210-219; → **Benzoatintoleranz*) und Chinin (enthalten in Limonaden mit „Bitter lemon"-Geschmack, tonic water, chininhaltigen Marmeladen u. ä.). Diätetisches Vorgehen wie bei **Nahrungsmittelallergien und -pseudoallergien.* Größte Vorsicht mit Expositionsversuchen! Vgl. **Thrombocytopenie.*

Pyelonephritis

Akute Pyelonephritis: Flüssigkeitsangereicherte **leichtverdauliche Kost*● oder **leichte Vollkost*●. Etwa gleiches diätetisches Vorgehen wie allgemein bei fieberhaften Erkrankungen *(*→ **Fieber; Status febrilis),* jedoch noch reichlicher trinken lassen, nach Möglichkeit auch nachtsüber (Ziel: Harnmenge >2,5 l/24 Std.). Zurückhaltung mit scharfen Gewürzen (Pfeffer, Paprika, Curry, Senf). In der Regel keine Einschränkung der Kochsalz- oder Eiweißzufuhr.
Chronische Pyelonephritis: Im Energie- und Nährstoffgehalt bedarfsgerechte flüssigkeitsreiche **leichte Vollkost*● oder **Vollkost*●. Ausgleich allfälliger Flüssigkeits- und Elektrolytimbalancen. Reichlich Ballaststoffe (Kriterium ausreichender Versorgung: Problemlose Darmentleerungen ohne Obstipationsbeschwerden). *Keine* Natrium- oder Eiweißrestriktion, solange Verlauf der Pyelonephritis ohne Komplikationen (Bluthochdruck, Niereninsuffizienz usw.). Symptombezogene Kostabwandlungen →*arterielle *Hypertonie, chronische *Niereninsuffizienz,* * *Kaliummangelnephropathie, *Salzverlustsyndrome.*

Pyodermien; Furunkulose

Beseitigung der häufig zugrundeliegenden Fehlernährung, insbesondere **B-Vitaminmangel, *Ascorbinsäuremangel, protein-calorischer *Unterernäh-

rung (→ *Infektresistenzschwäche), andrerseits auch calorischer Überernährung *(→ *Adipositas)* und überhöhten Zuckerkonsums (Ernährungsanamnese!). Im Falle eines **Diabetes mellitus* Optimierung der Stoffwechseleinstellung. Abbau inadäquater Alkoholbelastung. Bei Nasen- oder Lippenfurunkeln in der akuten Phase nährstoffkomplette **Flüssigkost* ●, in Problemfällen **Sondenernährung* ●.

Pyridoxin-(Vitamin B_6-)Mangel

Kostaufwertung durch Zulage von Fleisch, Fisch, Vollkornerzeugnissen, Weizenkeimen, Molkereiprodukten, Hülsenfrüchten, Blattgemüse, Trokkenhefe. Berücksichtigung häufig zugleich bestehender Defizite an weiteren B-Vitaminen *(→ *B-Vitaminmangel)*. Bei schwererem B_6-Mangel, Unmöglichkeit ausreichender alimentärer Versorgung oder Zuständen von **Malabsorption* zusätzlich medikamentöse Supplementierung (20–40 mg Pyridoxin/Tag und mehr). Bei Behandlung mit *pyridoxininaktivierenden Arzneimitteln* (Anticonvulsiva, Oestrogene, Isoniazid, Penicillamin) neben B_6-reicher Kost meist zusätzliche medikamentöse B_6-Substitution indiziert *(→ *Arzneimitteltherapie)*. In Fällen eines *pyridoxinabhängigen Krampfleidens* lebenslange B_6-Zufuhr in Höhe des 10-100fachen physiologischen Bedarfs (10-100 mg Pyridoxin/Tag und mehr oral; wirksame Dosis individuell auszutesten), praktikabel nur in medikamentöser Form.

Pyroglutaminacidurie; 5-Oxoprolinurie

Möglichkeiten einer Ernährungsbehandlung noch im Experimentierstadium *(*eiweißarme Kost* ●, **alkalisierende Kost* ●, hochdosiertes **Vitamin E* ▲ *)*. Gesicherte Empfehlungen noch nicht möglich.

Querschnittslähmung

Im Nährstoffgehalt bedarfsgerechte, calorisch dem reduzierten Bedarf angepaßte, ballaststoff- und flüssigkeitsreiche Kost (Ziel: Harnmenge > 2 l/Tag), zweckmäßigerweise zunächst ausgehend von **leichter Vollkost* ● oder **Vollkost* ●. Details → **Immobilität, langdauernde Bettlägerigkeit; *Decubitus.*

Rachenentzündungen, akute; Diphtherie

Bedarfsdeckende, flüssigkeitsreiche, in ihrer Konsistenz der individuellen Aufnahmefähigkeit angepaßte, nach den Grundsätzen der Ernährung des *Fieber*-Kranken zu gestaltende Kost, je nach Lage des Einzelfalls ausgehend von nährstoffkompletter *Flüssigkost* ●, *flüssig-breiiger Kost* ●, pürierter oder normal-konsistenter *leichter Vollkost* ●. Kühle Getränke, Eisgetränke, Speiseeis. Eisstückchen lutschen lassen. Keine stark gesalzenen, scharf gewürzten, übermäßig gezuckerten (höher osmolaren) oder sehr sauren Gerichte. Zu trockenen Nahrungsmitteln (Backwaren, Fleisch) stets Getränke reichen. Zurückhaltung mit CO_2-haltigen und alkoholischen Getränken.

Radionuklidincorporation bei kerntechnischem Unfall

Allgemeinmaßnahmen bei akuter Strahlenschädigung: Korrektur von Flüssigkeits- und Elektrolytimbalancen (oral, parenteral). Ernährung je nach örtlicher Verfügbarkeit geeigneter Nahrungsmittel sowie Aufnahmefähigkeit und Toleranz seitens des Patienten (*Flüssigkost* ●, *flüssig-breiige Kost* ●, *leichtverdauliche Kost* ●, *leichte Vollkost* ● o. ä., ggf. auch *Sondenernährung* ● oder *parenterale Ernährung* ●). Sofortige Einstellung des Konsums von Erzeugnissen, die wahrscheinlich radioaktiv kontaminiert sind. Symptombezogene Maßnahmen → *Appetitlosigkeit*, *Übelkeit*, *Erbrechen*, *Diarrhoe*, *Fieber*, *Strahlenenteropathie*, *Intensivbehandlung*, *Sterilpflege*.

Spezielle Maßnahmen zur Verkürzung der Radionuklid-Eliminationshalbwertszeit: Je nach Art und Schwere einer erfolgten oder unmittelbar bevorstehenden Strahlenexposition und besonderen Umständen des Einzelfalls ist zur Verdünnung und beschleunigten Ausscheidung aufgenommener Radionuklide zu erwägen:

1. Jodsättigung: Indiziert nur, wenn nach Lage des Strahlenunfalls tatsächlich eine erhebliche Freisetzung radioaktiven Jods befürchtet werden muß. Beginn mit Jodzufuhr **nur nach öffentlicher besonderer Aufforderung durch die zuständige Behörde!** Keine Jodzufuhr allein aus eigener Initiative! Nach erfolgter öffentlicher Aufforderung frühestmöglich Einleitung der mit der gebotenen Schnelligkeit nur auf medikamentösem Wege praktikablen Jodsättigung (Tabletten zu 100 *Milli*gramm Kaliumjodid, sog. Reaktor-Jodtabletten). *Dosierung: Erwachsene* (auch Schwangere und stillende Mütter) und *Kinder ab 13 Jahren* Anfangsdosis 2 Tabletten, danach etwa alle 8 Stunden 1 Tablette bis zu einer Gesamtzahl von 10 Tabletten innerhalb von 3-4 Tagen; *Kinder von 6-12 Jahren* Anfangsdosis

1 Tablette, danach etwa alle 8 Stunden ½ Tablette bis zu einer Gesamtzahl von 5 Tabletten innerhalb von 3–4 Tagen; *Säuglinge* (auch bei Muttermilchernährung) und *Kleinkinder bis 5 Jahre* täglich ½ Tablette bis zu einer Gesamtzahl von 2 Tabletten innerhalb von 4 Tagen. Einnahme der Tabletten möglichst zu oder nach einer Mahlzeit, evtl. unter Auflösung in einem sofort zu verbrauchenden beliebigen Getränk. Auf Anweisung der zuständigen Behörde kann Dauer der Anwendung und Gesamtzahl der einzunehmenden Tabletten erhöht werden. *Kontraindikation* für Einnahme von Jodtabletten der genannten Art: Bekannte Überempfindlichkeit gegen Jod („Jodidiosynkrasie", selten).

2. Sehr reichliche *Flüssigkeitszufuhr* (3–6 Liter/Tag oral und ggf. parenteral) zwecks beschleunigter Ausscheidung von tritiiertem Wasser (T_2O, HTO) und anderen harnfähigen Radionukliden.

3. Erhöhte *Ballaststoffzufuhr* (→ *ballaststoffreiche Kost ●)* zwecks „Verdünnung", Herabsetzung enteraler Resorption und beschleunigter fäkaler Ausscheidung mit der Nahrung aufgenommener Radionuklide. Zulage von Sauermilchen, Milchzucker, auch Lactulose. Einschränkung des Konsums von Kakao und Schokolade.

4. Zulage von (radionuklidfreier!) *Milch* und eiweißreichen Molkereiprodukten (ca. 100 g Milchprotein/Tag, vgl. *calciumreiche Kost ● ;* ggf. zusätzlich Calcium in Tablettenform zu den Mahlzeiten) zur Herabsetzung der Incorporation von radioaktivem Calcium und Strontium (sowie möglicherweise Radiokupfer und Radioquecksilber; [419]).

5. *Kaliumanreicherung* (> 150 mmol = > 6 g Kalium/Tag; → *kaliumreiche Kost ●)* zur Verdünnung und beschleunigten renalen Ausscheidung von radioaktivem Kalium und Caesium.

6. *Kochsalzanreicherung* (20 g NaCl/Tag und mehr) zur Verdünnung von radioaktivem Natrium. Kontraindikationen (Herzinsuffizienz, arterielle Hypertonie, Ödemkrankheiten) beachten!

7. Erhöhte Zufuhr *essentieller Spurenelemente* zwecks Verdünnung aufgenommener radioaktiver Spurenelementisotope, am zweckmäßigsten in Form eines polyvalenten Mineralstoffkonzentrats (z. B. Präparat Basica[R] Fa. Klopfer/Protina).

Weitere Kostgestaltung je nach Manifestation von Folgen der Radionuklidincorporation (s. o.) und Verfügbarkeit radionuklidfreier Nahrungsmittel.[1)]

[1)] Falls sich in einer Notsituation die Möglichkeit der Verwendung radioaktiv kontaminierter Lebensmittel nicht ganz ausschließen läßt, kann ausgiebiges mehrfaches Wässern der zerkleinerten Produkte (Fleisch, Gemüse, Obst, Getreideerzeugnisse) mit Verwerfen des Einweichwassers und Kochwassers den Gehalt an Radionukliden, insbesondere aus den Gruppen der Alkalimetalle und Erdalkalimetalle, wesentlich verringern.

Präventivmedizinische Perspektive: Dauerhafte Sicherstellung voll bedarfsgerechter Versorgung mit essentiellen Mineralstoffen und Spurenelementen, insbesondere Jod, Calcium und Kalium, kann aufgrund eines dann geringeren Incorporationssogs für die entsprechenden Radioisotope (und die im periodischen System gruppengleichen Radioelemente Strontium bzw. Caesium) die gesundheitliche Ausgangslage für den Fall einer etwaigen Radionuklidbelastung wesentlich verbessern. So nimmt z. B. die Schilddrüse im Falle einer ^{131}Jodexposition bei ausreichender Jodversorgung sehr viel weniger Radiojod auf als im Zustand des alimentären Jodmangels (→ *Jodmangelstruma).* Ähnliche Zusammenhänge sind für die Aufnahme von Radiostrontium (^{90}Sr) im Zustand des Calciummangels und von Radiocaesium (^{137}Cs, ^{134}Cs) im Zustand des Kaliummangels sowie für andere nutritiv relevante Elemente anzunehmen.

Rectumprolaps

Wichtigste Maßnahme zur Prävention und Rezidivprophylaxe (auch postoperativ) die dauerhafte Verhütung bzw. Beseitigung einer **Obstipation* durch Einstellung auf altersstufengerechte **ballaststoffreiche Kost*● (Ziel: Weicher, geschmeidiger Stuhl und problemlose Defäkationen ohne Zwang zu stärkerer Betätigung der Bauchpresse). Unvorteilhaft und durch entsprechende Kostgestaltung ebenfalls bestmöglich zu limitieren sind Durchfallsstörungen aller Art (→ **Diarrhoe).*

Refluxgastritis, postoperative alkalische

Im Energie- und Nährstoffgehalt bedarfsgerechte **leichte Vollkost*● unter sorgfältiger Ausschaltung aller individuell möglicherweise Beschwerden auslösenden Kostbestandteile (→ chronische **Gastritis).* Beseitigung objektivierbarer Nährstoffdefizite, insbesondere **Cobalaminmangel* und **Eisenmangel.* In akuten Phasen mit sehr ausgeprägter Symptomatik vorübergehend totale **parenterale Ernährung*● oder, wenn praktikabel, jejunale **Sondenernährung*● *(*Oligopeptiddiät*●*)* mit anschließendem vorsichtigem oralem Kostaufbau *(*Schleimdiät,* nährstoffkomplette **Flüssigkost*●, **flüssig-breiige Kost*●, **leichtverdauliche Kost*● usw.). Langzeiternährung in operativ nicht weiter korrigierbaren Fällen bedarf in besonderem Maße der Überwachung, um der Entwicklung von Fehlernährungszuständen vorzubeugen (→ **Magenresektion).*

Refluxoesophagitis

Behandlungsprinzip: Linderung der Auswirkungen des gastrooesophagealen Refluxes auf die Speiseröhrenschleimhaut, Verbesserung der Oesophagusclearance, Verminderung der Quantität und Aggressivität des Refluats, Tonisierung des unteren Oesophagussphincters, Vermeiden tonusschwächender alimentärer Einflüsse [156].

Praktisches Vorgehen: 1. Fett- und zuckerreduzierte (Fett <25%, Zucker <10% der Energiezufuhr), mit Eiweiß (bis auf 1,0-1,2 g/kg/Tag) und Ballaststoffen angereicherte **leichte Vollkost* ● unter Ausschaltung individuell unverträglicher Bestandteile und Zubereitungsweisen (Ernährungsanamnese!). Vorsicht insbesondere mit hocherhitzten Fetten, fetten Fleischwaren, Schweineschmalz, Mayonnaise, ferner scharfen Gewürzen, Zwiebel, Knoblauch, Essiggemüse, saurem Obst, sauren Säften, gezuckerten Limonaden, Kakao, Schokolade, Süßigkeiten, Pfefferminz, Speiseeis. *2. Zurückhaltung mit Bohnenkaffee* (auch coffeinfreiem), schwarzem Tee, Cola- und anderen CO_2-haltigen Getränken, besonders bei leerem Magen. *3.* Weitgehender *Verzicht auf Alkohol*, vor allem in konzentrierter Form und vor dem Schlafengehen. *4.* Keine sehr heißen oder sehr kalten Getränke oder Gerichte. *5. Abbau des meist bestehenden Übergewichts* (kann allein schon zur Beschwerdefreiheit führen! → **Adipositas)*, Beseitigung von *chronischer *Obstipation* und **Meteorismus*. *6.* Anstelle einzelner relativ reichlicher besser *häufigere (5-6) kleine, über den Tag verteilte Mahlzeiten*. Nur knappe Abendmahlzeit, spätestens 2-3 Std. vor dem Schlafengehen. *7.* In Phasen akut-oesophagitischer Exazerbation vorübergehend pürierte oder **flüssig-breiige Kost* ●, in Problemfällen jejunale **Sondenernährung* ● (Oligopeptiddiät), mit anschließendem vorsichtigem Kostaufbau.

Flexible Handhabung vorgenannter Empfehlungen je nach individuellen Intoleranzen sowie therapeutischem Ansprechen. *Sicherstellung bedarfsgerechter Nährstoffversorgung* (wasserlösliche Vitamine! Calcium!) in jeder Behandlungsphase.

REFSUM-Syndrom; Phytansäure-Speicherkrankheit

Behandlungsprinzip: Weitestmögliche Eliminierung von *Phytansäure* (3, 7, 11, 15-Tetramethylhexadecansäure; Hauptvorkommen: Milchfett, Fettanteil des Fleisches von Wiederkäuern) aus der Kost. Herabsetzung der Phytansäurezufuhr von ca. 60-90 mg/Tag bei üblicher Ernährungsweise (Erwachsene) auf <20 mg/Tag. Ziel: Phytansäureplasmaspiegel <10 mg/dl.

Praktisches Vorgehen: Ausschaltung jeder Art von *fetthaltigen Molkereiprodukten* (Butter, Käse, Sahne, Vollmilch usw.) sowie von *Rind- und Kalbfleisch* (zu vermeiden auch das Fleisch von Hirsch, Reh, Elch, Ren, Kamel, Giraffe). Auch Margarine kann Phytansäure in unerwünschter Menge enthalten, am wenigsten noch die deshalb bei dieser Erkrankung ausschließlich zu verwendende Pflanzenmargarine (Diätmargarine, Analysenwerte anfordern!). *Die im allgemeinen so resultierende relativ fett- und eiweißarme Kost erfordert sorgfältige Kalkulation ausreichender Versorgung mit allen essentiellen Nährstoffen* (besonders zu beachten: Calcium, Retinol, Calciferol). Erschwerend dabei das bisherige Fehlen zuverlässiger Phytansäureanalysedaten für viele Lebensmittel. Hilfreich unter Umständen der adjuvante Einsatz phytansäurearmer Formeldiäten. Auf *chlorophyllhaltige grüne Gemüse* (1 Mol Chlorophyll enthält 1 Mol des Phytansäurepräkursors Phytol) braucht entgegen früherer Annahme offenbar nicht verzichtet zu werden [387]. Wichtig die dauerhafte Sicherstellung adäquater Energiezufuhr. Keine längeren Nüchternperioden. Keine Fasten- oder sonstigen strengen Entfettungskuren! *Phytansäurearme Ernährung* ist zum frühestmöglichen Zeitpunkt zu beginnen und *lebenslang beizubehalten.*

Regurgitation, idiopathische

Vermeiden einer Überfüllung des Magens durch zu üppiges Essen. Häufiger (ca. 6-7 mal) am Tage eine kleinere Portion reichen, die Mahlzeiten ungestört und ohne Zeitdruck einnehmen lassen. Beseitigung allfälliger **Adipositas* und *chronischer *Obstipation.*

Reisediarrhoe

Behandlung der in der Mehrzahl mild verlaufenden Fälle nach den gleichen Grundsätzen wie allgemein bei Durchfallserkrankungen *(→ *Diarrhoe).* Häufig genügen 2-3 Rehydratationstage (Zufuhr gezuckerter und gesalzener Flüssigkeit in ausreichender Menge) mit beibehaltener leichter Kost oder einige Tage **Schleimdiät* ● mit anschließendem raschen Kostaufbau.
Prävention (Expositionsprophylaxe) erfordert Eßdisziplin, überlegte Nahrungswahl und konsequente Einhaltung einer strengen Nahrungsmittelhygiene: *1.* Mäßigkeit im Essen, insbesondere bei ungewohnten Speisen. Keine zu großen Mahlzeiten. Zurückhaltung im Alkoholgenuß. *2.* Zum Trinken (auch zum Zähneputzen) nur frisch abgekochtes Wasser

(Reisetauchsieder!) oder kommerzielles CO_2-haltiges Mineralwasser (Originalverschluß!). *3.* Kalte Getränke nur aus originalverschlossener Flasche oder Dose von Markenfirmen. Keine offenen Fruchtsäfte oder offene sonstige kalte Getränke. *4.* Auf Eiswürfel verzichten. *5.* Zum Rohverzehr bestimmtes Obst selbst waschen und schälen. Kein Obst essen, das nicht geschält werden kann. Keine Melonen. *6.* Vorsicht mit rohen Tomaten (sorgfältig zu waschen) und Gurken (zu waschen und zu schälen). Bei sonstigem Gemüse auf Rohverzehr besser verzichten. *7.* Anstelle mit bakteriologisch zweifelhafter Rohkost Deckung des Vitaminbedarfs zweckmäßiger in medikamentöser Form (Polyvitaminpräparat). *8.* Beim kalten Büffet Zurückhaltung mit allen kalt angerichteten oder länger offenstehend angebotenen Zubereitungen. Vorsicht mit Eierspeisen und gemischt belegten Broten. *9.* Keine Mayonnaise-, Gemüse- oder Obstsalate. *10.* Keine rohen oder ungenügend durchgegarten Fleisch- oder Fischzubereitungen. Keine rohen Muscheln, Austern o. ä.. *11.* Gedünstete, gedämpfte, gekochte Speisen sind nur dann als unbedenklich zu betrachten, wenn sie so heiß auf den Tisch kommen, daß man sie nicht sofort verzehren kann. *12.* Keine Cremespeisen, Cremetorten, Schlagsahne, süße Soßen u. ä.. *13.* Speiseeis nur aus unversehrter kommerzieller Originalverpackung. *14.* Milch und Milchprodukte nur steril aus Originalbehältnis von Markenfirmen. Keine rohe Milch! *15.* Keine Nahrungsmittel von suspektem Aussehen, Geruch oder Geschmack zum Verzehr kommen lassen. *16.* Kein Essen aus Straßenverkauf, an offenen Imbißständen oder in hygienisch dubiösen Gaststätten. Im Zweifelsfall besser einmal verzichten und kurze Nahrungspause einlegen anstelle der Inkaufnahme eines nicht kalkulierbaren gesundheitlichen Risikos.

Reizmagen; non ulcer dyspepsia

Im Energie- und Nährstoffgehalt bedarfsgerechte, zunächst leichtverdauliche Kost (Basis: *Leichte Vollkost* ●) unter Ausschaltung aller individuell unverträglichen Bestandteile und Zubereitungsweisen (Ernährungsanamnese!). Im Tagesablauf zeitlich geregelte, mit vernünftigem ersten Frühstück beginnende, häufigere, nicht zu voluminöse Mahlzeiten. Zurückhaltung mit starkem Kaffee und Tee, CO_2-haltigen und sauren Getränken, konzentriertem Alkohol und ähnlichen die Säureproduktion stimulierenden oder die Schleimhaut irritierenden Produkten. Abbau von überhöhtem Fett- und Zuckerkonsum (Ziel: Fett $<30\%$, Zucker $<10\%$ der Energiezufuhr). Beseitigung von Ballaststoffmangel, B- und C-Hypovitaminosen, Magnesiummangel u. ä. *Am häufigsten indizierte Maßnahmen:* Umstellung von Feinbrot auf Vollkornbrot, allmähliche Erhöhung des Verzehrs von Gemüse (auch Kohl und Hülsenfrüchte in adäquater, nicht zu fettreicher Zubereitung) und Obst, wo möglich auch als Rohkost. *Einfluß der Ballaststoffaufwertung auf das Beschwerdebild bei kunstgerechter diätetischer Führung meist überraschend gut.* Korrektur der häufig nicht optimalen Essensgewohnheiten (schlechtes Kauen, hastiges Herunterschlingen des Essens, Bohnenkaffee oder eisgekühlte Getränke auf nüchternen Magen u. ä.). Überprüfung der Kaufunktion und ggf. Gebißsanierung. Auf die Besonderheiten des Einzelfalls abgestellte sorgfältige Ernährungsberatung. Vgl. *unspezifische *Nahrungsmittelintoleranz.* Zum diätetischen Vorgehen bei durch Medikamente ausgelöstem Reizmagen-Syndrom → **Arzneimitteltherapie* (S. 120f.).

Renale tubuläre Acidose (RTA)

RTA Typ I-III: Vor und neben medikamentöser Alkalitherapie flüssigkeitsangereicherte **kaliumreiche Kost●,* erforderlichenfalls zusätzliche medikamentöse Kaliumsupplementierung (Blut-pH- und Ionogrammüberwachung). Begrenzung der Eiweißzufuhr auf die Höhe des altersstufenentsprechenden physiologischen Bedarfs. *Weitestmögliche Kochsalzrestriktion (*natriumarme Kost●).*

RTA Typ IV: Solange Mineralocorticoidsubstitution nicht ausreichend wirksam: **Kaliumarme (!) Kost●.* Ausreichende Natriumzufuhr.

Übrige Kostgestaltung bei allen Formen einer renalen tubulären Acidose je nach Grundleiden, Nierenfunktion und allfälligen Begleitstörungen.

Renin-Test

Bestimmung der Reninaktivität im Blutplasma erfordert standardisierte Reduktion der Natriumzufuhr und Sicherstellung ausreichender Kaliumversorgung:

Vorperiode (3-4 Tage): „Normalkost" mit ca. 120 mmol = 2,9 g Natrium und 80-100 mmol = 3,2-4 g Kalium pro Tag.

Testperiode (1 Woche): Streng **natriumarme Kost●* mit 20 mmol = 0,45 g Natrium und 80-100 mmol = 3,2-4 g Kalium pro Tag (in der Regel nur stationär zuverlässig praktikabel).

Respiratorische Insuffizienz

*Natriumarme Kost● (50-100 mmol = 1,2-2,4 g Natrium/Tag) und Flüssigkeitsbegrenzung (auch bei parenteraler Ernährung) nach gleichen Grundsätzen wie bei *Herzinsuffizienz. Bedarfsgerechte Versorgung mit Energie (meist 1500-2500 kcal, entsprechend 6,3-10,5 MJ/Tag) und essentiellen Nährstoffen (1-2 g Protein/kg/Tag). Erhöhung des Fettanteils (bis etwa 50% der Energiezufuhr, P/S-Quotient möglichst > 1,0) auf Kosten der Kohlenhydrate (*kohlenhydratarme Kost● in leichtverdaulicher Abwandlung; [12]); Expertenmeinung in dieser Frage bisher nicht einheitlich. Beseitigung allfälliger *protein-calorischer *Unterernährung* [302] und sonstiger Nährstoffmängel (*Hypokaliämie, *Hypomagnesiämie, Hypovitaminosen usw.). Vgl. *apparative *Beatmung*.

Retinol-(Vitamin A-)Mangel

Kostanreicherung mit *retinolreichen Nahrungsmitteln* (Butter, vitaminierte Margarine, fetter Käse, Vollmilch, Ei, Leber) und *carotinreichen Gemüsen* (Karotte, Spinat, Grünkohl, Wirsing, Broccoli u. ä.; bei dieser Indikation nicht als Rohkost!) in vielen leichteren Fällen ausreichend. Sicherstellung ausreichender Fett- und Proteinversorgung. Bei *symptommanifestem Retinolmangel* (Xerophthalmie, Hautveränderungen usw.) hochdosierte orale *medikamentöse Substitution* (je nach Akuität und Erkrankungsschwere 30-90 mg, entsprechend 100000-300000 I. E. Retinol/Tag über 3-5 Tage, anschließend 6-15 mg, entsprechend 20000-50000 I. E./Tag über etwa 10-14 Tage). Bei Unmöglichkeit ausreichender oraler Zufuhr oder gestörter Fettresorption parenterale Applikation. Beseitigung eventuell begleitenden *Zinkmangels*.

Prävention: Kostgestaltung wie eingangs angegeben. In Problemfällen **Lebertranprophylaxe:** 4-5 g Dorschlebertran (z. B. Lebertrankapseln Fa. Pohl) enthalten den ungefähren Tagesbedarf des Erwachsenen an Retinol (und Calciferol).

Retinolüberdosierung; A-Hypervitaminose

Diätetische Behandlungsmöglichkeit beschränkt sich neben dem sofortigen Stoppen weiterer medikamentöser Retinolzufuhr (auch in Form von Lebertran) und dem Vermeiden zu reichlichen Verzehrs von Leber und fettreichen Molkereiprodukten auf symptomatische Maßnahmen (→ *Appetitlosigkeit, *Übelkeit, *Erbrechen, *Hypercalcämie).

REYE-Syndrom

Frühzeitig Unterbrechung jeglicher Eiweißzufuhr unter Sicherstellung bedarfsgerechter Energieversorgung (Maltodextrin per Sonde, Glucose parenteral; Überwachung des Blutzuckers). Beseitigung von Flüssigkeits- und Elektrolytimbalancen (zu Beginn 10%ige Glucoselösung mit 40 mmol/l Natrium und 20 mmol/l Kalium; [277]). Praktisches Vorgehen wie bei *Leberinsuffizienz*. Als adjuvante Maßnahmen in der Diskussion: Supplementierung von L-Citrullin und L-Carnitin [398]; gesicherte diesbezügliche Empfehlungen noch nicht möglich.

Riboflavin-(Vitamin B₂-)Mangel

Kostaufwertung durch *Zulage riboflavinreicher Produkte* (Milch, Käse, Ei, Leber, Fleisch, Vollkornerzeugnisse, Weizenkeime, Kleie, Trockenhefe) in der Mehrzahl der Fälle ausreichend. Bei schwereren Mangelsymptomen *(Ariboflavinose)* oder Unmöglichkeit ausreichender Nahrungsaufnahme *zusätzlich medikamentöse Substitution* (10–20 mg Riboflavin/Tag über etwa 3–5 Tage, anschließend halbe Dosis weiter, bis Defizit behoben), am zweckmäßigsten in Form eines B-Vitaminkomplexpräparates *(→ *B-Vitaminmangel)*. Bei zu vermutender Resorptionsstörung parenterale Verabfolgung eines geeigneten Polyvitaminpräparates.

Riesenwuchs

Bei Tendenz zu unerwünschtem Längenwachstum sorgfältige Ernährungsanamnese im Hinblick auf möglicherweise pathogenetisch beteiligte Überfütterung. Frühzeitig empfehlenswert **Limitierung der Protein- und Energiezufuhr** in Höhe der unteren Grenze der Empfehlungen für die Ernährung von gesunden Kindern der entsprechenden Altersstufe (S. 66f.). Am häufigsten zu korrigierende Ernährungsfehler: **Übermäßiges** Milchtrinken, überhöhter Zuckerkonsum (Süßigkeiten, gezuckerte Getränke), unzureichender Obst- und Gemüseverzehr.

ROEMHELD-Syndrom; sog. gastrocardialer Symptomenkomplex

Im Gehalt an essentiellen Nährstoffen bedarfsgerechte, nicht zu schwer verdauliche Kost (ausgehend z. B. von **leichter Vollkost* ●) unter Vermeiden jeder Art von Luxuskonsumption (Fett, Fleisch, Alkohol). Keine zu üppigen Mahlzeiten, speziell zum Abend. Nicht unmittelbar nach reichlichem Essen zur Ruhe legen lassen. Statt weniger größerer Mahlzeiten häufiger im Tagesverlauf (5-6mal) einen kleineren Imbiß. Zurückhaltung mit CO_2-haltigen Getränken. Abbau des häufig bestehenden Übergewichts (→ *Adipositas), Beseitigung von *Meteorismus und chronischer *Obstipation. Weitere symptombezogene Maßnahmen → *coronare Herzkrankheit, *Herzrhythmusstörungen, *Hiatushernie, *Refluxoesophagitis, *Cholelithiasis.

Rosacea

Vermeiden die Gesichtsdurchblutung (Hautröte) verstärkender Irritantien: Starker Kaffee und schwarzer Tee, Grog, Glühwein, konzentrierte Alkoholica, Übermaß scharfer Gewürze u. ä. Frage der diätetischen Beeinflußbarkeit der Rosacea im übrigen umstritten. Beseitigung häufig begleitender Fehlernährung (*Adipositas, *Hypercholesterinämie, chronische *Obstipation) jedoch in jedem Fall indiziert.

Rumination (jenseits des Säuglingsalters)

Probeweise Variation von Zahl, zeitlicher Verteilung, Volumen und Konsistenz der einzelnen Mahlzeiten zwecks Ermittlung möglichen Einflusses auf das Ruminieren (vgl. [321]) und dementsprechend zweckmäßigerer Gestaltung des individuellen Kostplans. Patient ist anzuhalten, langsam zu essen und sorgfältig zu kauen. Beseitigung begleitender *Dehydratation und protein-calorischer *Unterernährung. Sicherstellung dauerhaft bedarfsgerechter Energie- und Nährstoffversorgung.

Saccharase-Isomaltase-Mangel

Behandlungsprinzip: Weitgehender Ersatz von Saccharose (Kochzucker) durch Glucose, Fructose, Lactose. Einschränkung der Zufuhr von Stärke und Dextrinmaltosegemischen (Maltodextrin, sog. Nährzucker) entsprechend der herabgesetzten individuellen Toleranz.
 Praktisches Vorgehen: 1. Jüngere Säuglinge: Frauenmilchernährung, *adaptierte *Säuglingsmilchnahrung* ●, unter Umständen auch *saccharosefreie teiladaptierte *Säuglingsmilchnahrung* ● (z. B. Beba 1, Aptamil) oder *saccharosefreie *Heilnahrung* ● (z. B. Nestlé al 110, Pregestimil®). Kein unnötiger Einsatz von Glucose, Fructose oder künstlichen Süßstoffen

(zwecks Vermeidens vorzeitiger Geschmacksprägung für das Süße). Vorerst keine Getreideprodukte (Stärke, Schleime usw.)). Symptombezogene Maßnahmen → *Säuglinge: Ernährungsstörungen, akute.* **2. Ältere Säuglinge, Kleinkinder, ältere Kinder:** Altersstufengerechte *saccharosearme Kost●.* Stärke, Schleime, Dextrinmaltosegemische, Getreideerzeugnisse aller Art nach jeweiliger individueller Toleranz. Sicherstellung ausreichender Versorgung mit B-Vitaminen und Vitamin C; erforderlichenfalls medikamentöse Supplementierung. Symptombezogene Kostabwandlungen → *Diarrhoe.* Als zusätzliche Maßnahme in der Diskussion: Saccharasesubstitution in Form lyophilisierter Hefe (Präparat Perenterol®); weitere Erfahrungen bleiben abzuwarten. Mit dem Heranwachsen der Kinder und Eintritt in das Erwachsenenalter meist zunehmende Lockerung und allmähliches Auslaufenlassen der Diät möglich.

Saccharopinurie

Zu erwägen *lysinarme Kost* (Beschränkung der Lysinzufuhr auf den physiologischen Minimalbedarf; Präparate Maizena L-AM 1, L-AM 2, Milupa LYS 1, LYS 2) und *eiweißarme Kost●.* Gesicherte Ergebnisse liegen noch nicht vor.

Säuglinge: Abstilldyspepsie

Entwöhnung von der Mutterbrust gelingt um so sicherer, je älter der Säugling ist, je mehr die Zusammensetzung der neuen Nahrung derjenigen der Muttermilch ähnelt und je behutsamer die Umstellung erfolgt.
Praktisches Vorgehen: Zunächst nur Ersatz *einer* Brustmahlzeit durch eine Mahlzeit der altersentsprechenden künstlichen Nahrung (S. 73 f.). Erst wenn darunter nach mehrtägiger Beobachtung keine Störung erkennbar, Austausch einer zweiten Brustmahlzeit usw., bis alle Brustmahlzeiten durch die neue Milchnahrung ersetzt sind (Vorteil derartigen successiven Vorgehens: Mutterbrust bleibt für den Fall eines Mißerfolgs zunächst funktionsfähig). Bei Entwicklung einer **dyspeptischen Störung** Rückkehr zu ausschließlicher oder überwiegender Muttermilchernährung bis zum meist raschen Abklingen der Dyspepsie. Nach einiger Zeit sodann neuerlicher, noch vorsichtigerer Versuch des Abstillens. In Problemfällen weiter bestehender Durchfälle diätetisches Vorgehen wie bei *akuter Ernährungsstörung* (S. 345 f.). Bei Therapieresistenz an die Möglichkeit einer *Kuhmilchproteinintoleranz,* eines *Saccharase-Isomaltase-Mangels* o. ä. denken. *Kein vorzeitiges Abstillen ohne zwingende Indikation!*

Säuglinge: Acidose, späte metabolische

Stoppen der relativ zu hohen Zufuhr an Eiweiß und sauren Valenzen durch Unterbrechung bisheriger Kuhmilchernährung für 1-1½ Tage (Fütterung mit Ringer-Traubenzucker-Lösung o. ä.) und anschließendem Übergang auf *adaptierte *Säuglingsmilchnahrung* ●. Kontrollierte orale Bicarbonatsubstitution (1-4 mmol $NaHCO_3$/kg/Tag) bis zur funktionellen Reifung des renalen Säureausscheidungsvermögens.

Prävention: Aufgrund geringeren Anfalls renal auszuscheidender Nettosäuren ist *Frauenmilchernährung* für Säuglinge mit Acidoserisiko (Neugeborene, Frühgeborene) vorteilhafter als Ernährung mit (insbesondere nicht adaptierten) Kuhmilchnahrungen.

Säuglinge: Adipositas

Beim *künstlich ernährten Säugling* Ermittlung und Ausschaltung der Quelle der zu hohen Energiezufuhr. *Reduzierung des überhöhten Nahrungsangebots* (inadäquate Mengen nicht voll adaptierter Säuglingsmilchnahrung, zu frühe oder zu kohlenhydratreiche Beikost u. ä.) auf die Höhe der Empfehlungen für das entsprechende Lebensalter. Vorbeugend *Vermeiden jeder Art von Überfütterung,* insbesondere bei einem Geburtsgewicht von über 4000 g. Beim *voll gestillten Säugling* (sehr seltene Behandlungsindikation) Beschränkung der Mahlzeiten auf 5 pro Tag. Bei allzu milchreicher Mutterbrust zu erwägen: Einschränkung der Trinkdauer sowie vorzeitiger Beginn (3.-4. Monat) mit Beifütterung von Gemüse und Obst *vor* der mittäglichen Brustmahlzeit mit dem Ziel, diese dann bald durch eine Gemüse- oder Obstmahlzeit ganz zu ersetzen.

Säuglinge: Allergische Diathese

Bei zu vermutendem erhöhtem Allergierisiko (positive Familienanamnese, hoher IgE-Spiegel im Nabelschnurblut) unbedingt anzustreben: *Muttermilchernährung.* Falls diese nicht realisierbar, entweder *1.* zunächst eine semielementare Proteinhydrolysatnahrung (Präparate Nutramigen®, Humana HS®, Pregestimil®, Pregomin® o. ä.) bis zur allergologischen Klärung der Situation und eventuell gegebener Möglichkeit der gezielten Ausschaltung identifizierter spezieller Allergene (Kuhmilch, Ei, Citrussaft usw.) aus weiterer künstlicher Ernährung *oder 2.* von vornherein Übergang auf hypoallergene teiladaptierte Säuglingsmilch (z. B. Beba® H. A., auch für Zwiemilchernährung) als Dauernahrung bis Ende des

6. Lebensmonats. *In jeder Behandlungsphase Sicherstellung ausreichender Versorgung mit Energie und allen essentiellen Nährstoffen.*
Prävention: 1. Optimal lange, d. h. über mindestens 6 Monate andauernde *Muttermilchernährung* (Ziel: Zeitgewinn, da Allergiebereitschaft mit dem Heranwachsen des Säuglings abnimmt). Für Zwiemilchernährung zunächst eine hypoallergene Säuglingsnahrung (s. o.). Beim weiteren Kostaufbau Vermeiden der Nahrungsmittel, gegen welche schon die Mutter allergisch ist. *2. Adäquate Ernährung der Mutter* unter Ausschaltung der bei ihr gesicherten Nahrungsmittelallergene (Kuhmilch, Hühnerei, Fisch, Nüsse o. ä.) während Schwangerschaft (etwa ab 3. Monat) und Stillzeit. *3. Kein unnötiger vorzeitiger nutritiver Kontakt des Säuglings mit* vergleichsweise häufig allergogen wirkenden *Fremdeiweißen* (Kuhmilch, Getreide, Fisch, Ei usw.). *4.* Einführung der *Beikost* allmählich (Zulage von Woche zu Woche) und jeweils nur mit einer Sorte.

Säuglinge: Amylasemangel, isolierter transitorischer

Eliminierung (junge Säuglinge) bzw. toleranzangepaßte Reduktion (ältere Säuglinge) der Zufuhr *amylaseabhängiger Polysaccharide* (Stärke, Dextrine, Schleime). Ernährung zunächst *ausschließlich* mit *Frauenmilch* oder *voll adaptierter Säuglingsmilchnahrung.* Ab etwa 5. Lebensmonat von Zeit zu Zeit Probebelastung mit einer stärkehaltigen teiladaptierten Säuglingsmilchnahrung, einer Folgemilch oder einer geeigneten Beikostzulage; im Fall der Toleranz entsprechende Kosterweiterung. Zunehmende Reifung der Amylaseaktivität im Laufe des zweiten Lebenshalbjahrs erlaubt meist allmähliche Anhebung des Polysaccharidgehalts der Kost zur altersüblichen Norm.

Säuglinge: Cardiainsuffizienz; Chalasie

Umsetzung auf eine *konsistentere,* mit Trockenschleim oder Johannisbrotkernmehl (Präparat Nestargel®) *angedickte,* im übrigen *altersstufengerechte Säuglingsmilchnahrung.* Fütterung in häufigen kleinen Mahlzeiten. Beim Brustkind Vorfütterung von einigen Löffeln Brei vor jedem Anlegen.

Säuglinge: Chloriddiarrhoe, kongenitale

Neben nach Möglichkeit beizubehaltender altersentsprechender Säuglingskost zunächst parenterale *Substitution von Kochsalz und Kaliumchlorid* in isoosmolarer Lösung bis zur Auffüllung des meist beträchtlichen Elektrolyt- und Flüssigkeitsdefizits *(hypotone *Dehydratation)*. Zufuhr von Natrium und Kalium im Verhältnis von 3:1 beim Neugeborenen, 2:1 beim älteren Säugling [187]. **Keinen übereilten Ausgleich der Hyponatriämie anstreben!** Von akuten hypoosmolaren Notfällen abgesehen, keine Anhebung des Natriumspiegels im Blut um mehr als 12 mmol/l/24 Std. Keine Infusion hyperosmolarer Lösungen! Überwachung von Plasmaionogramm und renaler Chloridausscheidung. Kriterium ausreichender Chloridversorgung: Plasmachlorid >95 mmol/l, renale Chloridausscheidung >2 mmol/kg/24 Std. Nach etwa 1-2 Wochen allmählicher Übergang auf *orale Dauersubstitution* mit einer 0,7% (120 mmol/l) NaCl und 0,3% (40 mmol/l) KCl enthaltenden Mischlösung (bei Neigung zu Hyperkaliämie abzuwandeln: 0,9% NaCl und 0,2% KCl). Nach wechselndem individuellem Bedarf (meist etwa 8-12 mmol Chlorid/kg/24 Std.) zu bemessende Tagesdosis der Substitutionslösung wird auf die einzelnen Mahlzeiten aufgeteilt und Säften oder sonstiger geeigneter Säuglingsnahrung zugemischt. *Sicherstellung ausreichender Flüssigkeitszufuhr!* Bei interkurrenten Erkrankungen meist zusätzliche parenterale Substitution erforderlich.

Säuglinge: Chloridmangel-Syndrom, alimentäres

Chloridsubstitution in Form einer (meist oral möglichen) Kochsalz- und Kaliumchloridzulage zur altersentsprechenden Säuglingsnahrung, beginnend mit etwa 10 mmol=0,35 g Chlorid (entsprechend 0,6 g NaCl)/kg/Tag, schrittweise zu reduzieren auf schließlich 3 mmol=0,1 g Chlorid (entsprechend 175 mg NaCl)/kg/Tag (Gesamtzufuhr; [330]). Beseitigung der häufig begleitenden hypotonen Dehydratation. Bei *Flaschenkindern* Umsetzen auf ausreichend chloridhaltige Säuglingsmilchnahrung (9 mmol=320 mg Chlorid/l; Analysenwerte des Herstellers beachten!). Bei *Brustkindern* Überprüfung des Chloridgehalts der Muttermilch (normal >8 mmol/l; [15]) und ggf. Komplettierung der Ernährung durch Versuch der Zufütterung von Kochsalzlösung in etwas abgepreßter Milch (bis ca. 3 mmol=175 mg NaCl/kg/Tag) oder Übergang zu Zwiemilchernährung mit chloridreichem Säuglingsmilchpräparat. Überwachung der Chloridwerte im Blut und Urin (Ziel: Plasmachlorid >95 mmol/dl, Harnchlorid >10 mmol/l).

Säuglinge: Darmlabilität

Solange das Gedeihen des Kindes nicht ernsthaft beinträchtigt, keine Indikation für eingreifendere diätetische Maßnahmen. **Kein Abstillen eines „darmlabilen", aber gut gedeihenden Brustkindes!** Allenfalls leichte Trinkmengenkorrektur im (seltenen) Fall einer Überfütterung an der Brust (Einschränkung der Trinkdauer; vgl. **Säuglinge: Adipositas*).Beim **Flaschenkind** Überprüfung der bisherigen Nahrung auf altersentsprechende Zusammensetzung und fehlerfreie Dosierung der Einzelbestandteile. Hilfreich des öfteren die Zufütterung von etwas **Karottenreisschleim** oder 2%igem Johannisbrotmehl-(Arobon®-)Schleim, gelegentlich auch die schrittweise Umsetzung auf eine lactoseärmere Säuglingsnahrung (z. B. Nestlé al 110 oder Humana baby-fit®). *Größte Vorsicht jedoch mit jeder Art abrupter Nahrungsumstellung!*
Diätetisches Vorgehen bei zugleich bestehender Gedeihstörung (Gewichtsstillstand, Gewichtsverlust) → **Säuglinge: Ernährungsstörungen.*

Säuglinge: Dehydratation

In *leichteren Fällen* (kein Erbrechen, keine stärkere Bewußtseinstrübung, kein Gewichtsverlust von wesentlich mehr als 10%) vielfältige Möglichkeiten einer *oralen Rehydratation: 1.* Gezuckerter (3-4%) und gesalzener (0,3%) Kräutertee oder dünner schwarzer Tee. *2.* Sog. Drittel-Lösungen (z. B. ⅓ Ringer-Lösung, ⅔ Glucose-Lösung 5%ig). *3.* Kommerzielle Präparate vom Typ der WHO-Rehydratationslösung (Oralpädon®, Elotrans®, Milupa GES 45®, Normolytoral® u. ä.; optimales Ionenverhältnis noch nicht bis ins letzte Detail ausdiskutiert). *4.* Reisschleim-Elektrolyt-Lösung (Fa. Töpfer), aufgrund spezieller Zusammensetzung [160] besonders für dyspepsiebedingte Dehydratationszustände *(→ *Säuglinge: Akute Ernährungsstörungen)* geeignet. Trinkmenge in der Regel unbegrenzt (mindestens 150-200 ml/kg/24 Std., 10 ml/kg/Std. während der ersten 8 Stunden). *Keine zusätzliche Kaliumanreicherung ohne Kenntnis des Serumkaliumwertes oder in Fällen ohne funktionierende Diurese.* Weitere Kostgestaltung je nach Grundleiden und Umständen des Einzelfalls.
In *schweren Fällen* (anhaltendes Erbrechen, Kollaps, Bewußtlosigkeit, Gewichtsverlust wesentlich über 10%, Säuglinge unter 2500 g) Flüssigkeits- und Elektrolytsubstitution (Erhaltungsbedarf plus erlittene Verluste plus laufende Verluste) zunächst intravenös *(parenterale Rehydratation)* unter Beseitigung häufig begleitender *Elektrolytimbalancen* (Hyponatriämie, Hypernatriämie, Hypokaliämie usw.; Technik: [397, 37a]). Frühestmöglich daneben vorsichtiger Versuch *zusätzlicher oraler Flüssigkeitsverab-*

folgung (Rehydratationslösungen, s. o.). Beginn mit Zufuhr konsistenterer Nahrung (Säuglingsmilchen, Heilnahrung) in der Regel nicht vor 36 Stunden nach Einleitung der Rehydratationsbehandlung. Details der weiteren Kostgestaltung je nach Grundleiden (meist *akute Ernährungsstörungen*) und vordergründiger Symptomatik. Häufig über mehrere Tage fortbestehendes *Kaliumdefizit* ist besonders zu beachten (Zulage von Obst- und Gemüsesäften, Karottensuppe, Banane, geriebenem Apfel u. ä. je nach Lebensalter).

Säuglinge: Dermatitis seborrhoides; LEINER'sche Krankheit

In Problemfällen, insbesondere bei den zumeist voll gestillten, unter dieser Erkrankung jedoch schlecht gedeihenden Kindern zu erwägen: Übergang auf *Zwiemilchernährung* mit einer fettarmen **Heilnahrung* auf Kuhmilchbasis. Versuchsweise auch **Biotin*▲ parenteral (5–10 mg/Tag). Kostgestaltung im übrigen je nach Art und Schwere begleitender Ernährungsstörungen (S. 345 f.).

Säuglinge: Diabetes mellitus

1. Junge Säuglinge: Nach Beseitigung allfälliger Flüssigkeits- und Elektrolytimbalancen Aufbau einer altersgemäßen Normalkost *(Muttermilch, kommerzielle Säuglingsmilchnahrung)*, verteilt auf zunächst 6–8 kleine Fütterungen im Tagesverlauf, unter entsprechend häufiger Gabe sehr kleiner Dosen (1–3 Einheiten; Beginn mit 0,2 Einh./kg) oder kontinuierlicher Infusion von Alt-Insulin und engmaschiger Blutzuckerkontrolle. *Keine zu scharfe Stoffwechseleinstellung* (erhöhte Hypoglykämiegefahr!). Gleiches Vorgehen beim passageren *interkurrenten Säuglingsdiabetes.*

2. Ältere Säuglinge: Diabetesgerechte Abwandlung der altersgemäßen Normalkost, insbesondere mengenmäßig und in der Verteilung auf die einzelnen Mahlzeiten geregelte Kohlenhydratzufuhr sowie weitestmöglicher Ersatz der Zucker vom Glucosetyp durch polymere Kohlenhydrate (vgl. **Diabeteskost*●).

Säuglinge: Diarrhoe, protrahierte „intraktable"

Beseitigung von Flüssigkeits- und Elektrolytimbalancen (Rehydratation; vgl. **Säuglinge: Dehydratation*). Hochcalorische **parenterale Ernährung*● bis zum Erreichen zufriedenstellender Gewichtszunahme und ausreichender Toleranz für bedarfsgerechte orale Nahrungszufuhr. Daneben frühestmöglich (je nach bioptischem Dünndarmmucosabefund) vorsichtiger Versuch eines *kuhmilch- und sojafreien oralen Nahrungsaufbaus,* wenn irgend möglich mit *Frauenmilch* (Beginn in 5-10 ml-Schritten), andernfalls mit lactosereduzierter (z. B. Alfaré®, Humana HS®) oder lactosefreier (z. B. Pregomin®) *hypoallergener Semielementardiät.* Keine zu frühe Belastung mit Kuhmilchprotein! Erst nach bioptisch gesicherter Normalisierung der Dünndarmschleimhaut versuchsweiser weiterer Kostaufbau mit sorgfältig auf Toleranz auszutestenden nährstoffdefinierten Heilnahrungen auf Kuhmilchbasis (Beginn in 5 ml-Schritten). Sojamilchen für diese Indikation im allgemeinen nicht empfehlenswert. Beachtung häufiger Kohlenhydratintoleranzen (**Lactasemangel* u. a.). Vergleichsweise gut verträgliche Energiequellen Maltodextrin und MCT-Fette. Auch im späteren Säuglingsalter bedarf die Ernährung oftmals sorgfältiger Anpassung an vielfältige individuelle Empfindlichkeiten, um bedarfsgerechte Energie- und Nährstoffversorgung zu gewährleisten.

Prävention: Muttermilchernährung! „*Die beste Prophylaxe ist die engagierte Befürwortung des Stillens!*" [161]. Bei Ernährungsstörungen unterernährter Flaschenkinder im frühen Säuglingsalter (1. Lebensquartal) zu erwägen: Kostaufbau zunächst nur mit hypoallergener Semielementardiät, später Übergang auf hypoallergene teiladaptierte Säuglingsnahrung (z. B. Beba® H. A.).

Säuglinge: Eisenmangel

1. Prävention: Kritische Versorgungslage (prälatenter bis latenter Eisenmangel) ausgetragener gesunder Säuglinge beginnt mit der Erschöpfung der kongenitalen Eisenreserve (Brustkinder 2. Lebenshalbjahr, Flaschenkinder 4.-5. Lebensmonat). Von diesem Zeitpunkt an *relativ hoher exogener Bedarf* (8 mg Fe/Tag) *mittels herkömmlicher künstlicher Säuglingsnahrung in der Regel nicht ausreichend zu decken.* Deshalb empfehlenswert Verringerung des Anteils eisenarmer Kuhmilch auf ca. 0,5 l/Tag, beginnend spätestens ab 6. Lebensmonat, und Ersatz durch eisenreichere Nahrung (Fleisch, Leber, C-vitaminreiches Obst und Gemüse, Rohsäfte). *Selbst maximal tolerierbare Fleischmenge* bleibt in der Regel jedoch, auch zusammen mit dem übrigen Eisengehalt der Säuglingsnahrung, *für alimentäre Bedarfsdeckung unzureichend. Zusätzliche Eisensupplementierung* (4-6 mg Fe/Tag; beim Flaschenkind spätestens ab 5. Monat, beim vollgestillten Brustkind etwa ab Zeitpunkt des Abstillens, jeweils mindestens bis zum Ende des 1. Lebensjahrs) wird deshalb von den meisten Sachkennern für *wünschenswert* gehalten [353].

Praktisches Vorgehen: Eisenangereicherte Fertignahrungen, am zweckmäßigsten in Form von Breien (Analysenwerte beachten!), 1-2 Mahlzeiten pro Tag. Alternative: *Medikamentöse Substitution* (4-6 mg Fe/Tag). Eisenmedikation nicht gleichzeitig mit der Zufuhr milchhaltiger Nahrung. Bei teilgestillten Kindern auch keine eisenangereicherte Nahrung zugleich mit Brustmahlzeit. *Beste Prophylaxe eines Eisenmangels* für die ersten 6-8 Lebensmonate bleibt im übrigen *die langzeitige Vollstillung* (ohne unnötig frühe Zufütterung von Beikost) über mindestens 5 Monate!
2. Therapie manifesten Eisenmangels: Ernährung wie vorstehend. Zusätzlich höher dosierte medikamentöse Eisensubstitution.

Säuglinge: Ekzem

Adjuvante diätetische Korrekturen können in Einzelfällen den Krankheitsverlauf günstig beeinflussen. *Brustkinder:* Seitens der stillenden Mutter für einige Wochen versuchsweise Verzicht nicht nur auf allfällige bei ihr gesicherte nutritive Allergene, sondern auch auf Nahrungsmittel von erfahrungsgemäß allgemein erhöhter allergener Potenz (Kuhmilch, Hühnerei, Nüsse usw. → **Nahrungsmittelallergie;* dabei zu beachten eine weiterhin bedarfsgerechte Versorgung mit allen essentiellen Nährstoffen → **stillende Mütter*). Im Erfolgsfall Beibehaltung dieser Maßnahme für ganze Stillzeit. Beim Ausbleiben eines Effekts zu erwägen: Übergang auf Zwiemilchernährung unter Verwendung einer adaptierten oder teiladaptierten Säuglingsmilchnahrung. *Flaschenkinder:* Optimierung des Ernährungszustands. Beim überernährten pastösen Kind Korrektur der überhöhten Nahrungszufuhr *(→ *Säuglinge: Adipositas),* beim mageren Säugling geeignete Kostzulage (versuchsweise auch polyensäurereiches Pflanzenöl) mit dem Ziel der Gewichtsnormalisierung. Beim älteren Säugling rechtzeitig (3. Trimenon) Herabsetzung des Kuhmilchanteils der Kost (0,3-0,5 l/Tag) und Ersatz durch adäquate Menge von Fleisch und geeigneten Fleischprodukten. Ermittlung und Ausschaltung allfälliger nutritiver Allergene *(→ *Säuglinge: Allergische Diathese; Kuhmilchproteinintoleranz).*
Prävention bei familiärer atopischer Belastung: *Muttermilchernährung* für mindestens 6 Monate (unter bestmöglichem Vermeiden potentieller Nahrungsmittelallergene seitens der stillenden Mutter, s. o.). Keine unnötig frühe Verabfolgung kuhmilch-, hühnerei- oder fischhaltiger Nahrung an den Säugling.

Säuglinge: Enterocolitis, nekrotisierende neonatale

Völlige orale Nahrungskarenz über mindestens 2 Wochen. Totale *parenterale Ernährung* ●. Vorsichtiger Wiederaufbau oral/gastraler Ernährung möglichst mit *Frauenmilch* (Beginn mit 12 mal 3-4 ml/24 Std.), erforderlichenfalls in Kombination mit kommerzieller Frühgeborenennahrung, unter entsprechender allmählicher Reduktion der parenteralen Ernährung.

Säuglinge: Erbrechen, habituelles

Fütterung in *häufigen kleinen Portionen* (8-10 Mahlzeiten/Tag). *Andicken der altersentsprechenden Säuglingsmilchnahrung* mit Johannisbrotkernmehl (Präparat Nestargel®, calorisch indifferent) oder Trockenschleim. Bewährt auch das Verfüttern von etwas dickem Brei (Stärke, Trockenschleim, Johannisbrotkernmehl Nestargel®) vor jeder Flasche. In hartnäckigen Fällen versuchsweise vorzeitiger Übergang ganz auf Breikost (dabei jedoch Vermeiden calorischer Überernährung, nach Möglichkeit deshalb reichliche Verwendung von Kartoffeln, Gemüse und Obst). Bei *Brustkindern* vor jedem Anlegen Verfütterung von 2-3 Teelöffeln eines dicken (3-4%igen) Nestargel®-Breis. Keine Indikation zum Abstillen! In Problemfällen Muttermilch mittels Flasche füttern. Manchmal verhilft allein schon die *Korrektur fehlerhafter Still- und Fütterungstechnik* (Aufsetzen des Kindes, richtige Haltung der Flasche, genügendes Aufstoßenlassen nach der Mahlzeit usw.) zum Abklingen der Störung.

Säuglinge: Ernährungsstörungen, akute; akute Dyspepsie

Diätetisches Vorgehen nach gleichen Grundsätzen wie bei Durchfallserkrankungen jenseits des Säuglingsalters (→ **Diarrhoe,* S. 167f.), jedoch unter Anpassung an die besonderen Bedingungen dieses Altersabschnitts. Kostaufbau je nach Schwere der Störung in 2-4 Stufen: *1. Rehydratation. 2. Zwischendiät. 3. Realimentation. 4. Umsetzen auf Dauernahrung.* Stufe 1 *oder* 2 sowie Stufe 3 können in leichteren Fällen übersprungen werden.

1. Orale Rehydratation („Teepause"): Je nach Krankheitsschwere über 6-18 Std. Fencheltee, Kamillentee oder dünner schwarzer Tee mit Zucker-(3-4%) und Kochsalzzusatz (0,3%), sog. Drittel-Lösung (⅓ Ringer-Lösung, ⅔ 5%ige Glucose-Lösung oder 5%iger Glucose-Tee) oder kommerzielles Präparat vom Typ der WHO-Rehydratationslösung, z.B.

Oralpädon® (1 Tabl. auf 100 ml warmen abgekochten Wassers), Elotrans®, Milupa GES 45® oder Normolytoral® (je 1 Beutel auf 200 ml Wasser; → *Säuglinge: Dehydratation). Trinkmenge nach Belieben, mindestens jedoch 150-200 ml/kg/24 Std. (10 ml/kg/Std. während der ersten 8 Stunden). Fütterung in häufigen (8-12 und mehr) kleinen Einzelportionen, erforderlichenfalls auch nachtsüber. Bei Brechreiz alle 10 Minuten 1-2 Teelöffel eiskalter Flüssigkeit oral. Bei unüberwindlichen Trinkschwierigkeiten Zufuhr per Sonde. In schweren Fällen (persistierendes Erbrechen, Krämpfe, Kollaps, Bewußtlosigkeit u. ä., Säuglinge unter 2500 g) zunächst parenterale Flüssigkeits- und Elektrolytsubstitution (→ *Säuglinge: Toxikose). Versuchsweise Folsäure medikamentös (15 mg/Tag; [154]).

2. Zwischendiät: Schrittweiser Ersatz (je 20-40 ml zu jeder 2. Mahlzeit) der vorgenannten Rehydratationslösungen durch **Schleimabkochungen** (Reis, Gerste 5-10%) mit 3% Glucose oder Nährzucker und 0,3% Kochsalz (speziell Reisschleim-Elektrolyt-Lösung; kommerzielle Präparate → *Schleimdiät●), **Johannisbrotmehlsuppe** (Präparat Arobon®) oder ab 8. Lebenswoche **Karottensuppe** (vgl. *Pectinkost●), auch nebeneinander zu verschiedenen Mahlzeiten oder in Kombination (z. B. Karottenreisschleim oder Arobon® 1-3%ig in Reisschleim; vgl. [42]). Bei Aufnahme unzureichenden Volumens an Zwischendiät (z. B. unter ⅙ des Körpergewichts im 1. Trimenon) Auffüllung des Restbedarfs an Flüssigkeit mit Rehydratationslösungen der Stufe 1. *Trinkmenge darüber hinaus unbegrenzt.* Weiterhin 6-9 Mahlzeiten pro 24 Stunden. Orale Rehydratation (Teepause) und Zwischendiät allein, also ohne weitere Nahrungszufuhr, in der Regel nicht länger als insgesamt 24-36 Stunden. *Keine häufigere Wiederholung von Teepausen* (Gefahr der Unterernährung).

3. Realimentation: Schrittweises Umsetzen auf kommerzielle **antidiarrhoische *Heilnahrung●**, indem unter sorgfältiger Überwachung des klinischen Bildes von jeder Mahlzeit der Zwischendiät je nach ursprünglicher Krankheitsschwere, aktuellem Allgemeinzustand und Beschaffenheit der Stühle 10-20 g (50-150 g pro 24 Std.) gegen die gleiche Menge Heilnahrung ausgetauscht werden, bis (in der Regel etwa am 5.-6. Behandlungstag) das altersentsprechend normale Tagesvolumen an Milchnahrung erreicht ist. Allmähliche Reduzierung der Zahl der Mahlzeiten auf 5-6 pro Tag. Kein zu sehr zögernder (ab 4. Behandlungstag möglichst > 70 kcal/kg/Tag), andrerseits aber auch kein zu rascher Kostaufbau (Rezidivgefahr). Bei Hinweisen auf drohendes dyspeptisches Rezidiv zunächst Rückstufung auf letztes noch toleriertes Quantum an Heilnahrung und erst bei wieder stabiler Lage vorsichtige weitere Steigerung. Im Falle erneuter Durchfälle *mit Gewichtssturz* Absetzen bisher gegebener Heilnahrung, *kurze* neuerliche Zwischendiätphase (z. B. mit

Reisschleim-Elektrolyt-Lösung, als alleinige Nahrung über höchstens 2-3 Mahlzeiten) und anschließend vorsichtigerer nochmaliger Kostaufbau. Zu erwägen dabei, insbesondere bei schon länger andauernder Durchfallsstörung und bei sehr jungen oder ansonsten besonders gefährdeten Säuglingen, der Beginn mit einer semielementaren Heilnahrung (Alfaré®, Humana HS®, Pregestimil®, Nutramigen®, Pregomin® o. ä.) und erst später Einsatz einer (weniger teuren) nährstoffdefinierten Heilnahrung der zuvor benutzten Art. Bei sehr darmlabilen Säuglingen kann die Beibehaltung einer Flasche mit Karottenschleim für einige Wochen zweckmäßig sein.

Anstatt mit nährstoffdefinierten Heilnahrungen kann die Realimentation, vornehmlich in weniger schweren Fällen, auch mit einer kommerziellen *normalen *Säuglingsmilchnahrung●* in verdünnter Form erfolgen (¼-, ⅓-, ½-, ⅔-Milchnahrung usw., Verdünnung mit Rehydratationslösung, Reisschleim, Karottensuppe, Johannisbrotmehlsuppe o. ä.). Dabei prinzipiell gleiches Vorgehen mit toleranzgerechter stufenweiser Dosissteigerung wie bei Verwendung von Heilnahrungen. Das Stadium einer bedarfsgerechten Energie- und Nährstoffversorgung wird jedoch häufig nicht in gleich kurzer Zeit erreicht wie unter einer Heilnahrung (größere Rezidivgefahr). Andrerseits vereinfacht sich der anschließende Übergang auf Dauernahrung sehr wesentlich.

4. Umsetzen auf Dauernahrung: Erst nach Konsolidierung eines guten Allgemeinzustandes (Trinkfreudigkeit, Gewichtszunahme und gutes Gedeihen wichtigere Kriterien als Anzahl und Konsistenz der Stühle!), d. h. je nach Krankheitsschwere nach etwa 1-3 Wochen, schrittweiser Übergang von der Heilnahrung zu altersgemäß normaler Säuglingsnahrung (meist 20 g-weiser Austausch pro Flaschenmahlzeit, d. h. etwa 100-120 g/Tag).

In *leichten und leichtesten Fällen* einer akuten Ernährungsstörung Beschränkung von oraler Rehydratation und/oder Zwischendiät auf zusammen nur 2-3 Mahlzeiten mit anschließender Fortsetzung bisheriger Flaschennahrung unter Beigabe von 2% Johannisbrotmehl (Arobon®), eventuell auch vorübergehende Reduktion der Nahrungsmenge bei ausreichendem Flüssigkeitsersatz (Rehydratations-Lösung). Mit Rückbildung der Störung schrittweise Rückkehr zur altersgemäßen Normalkost.

Bei persistierenden Durchfällen *(postenteritisches Syndrom)* nach kurzer oraler Rehydratation und/oder Zwischendiät Übergang auf semielementare Diät (Alfaré®, Pregestemil®, Pregomin®, Nutramigen®, Humana HS®) mit späterer sehr vorsichtiger Umstellung auf eine nährstoffdefinierte *antidiarrhoische *Heilnahrung●* für genügend lange Zeit. Fahndung nach häufig ursächlich beteiligter Kohlenhydratintoleranz (**Lacta-*

semangel, **Glucose-Galactose-Malabsorption* u. ä.) und ggf. entsprechende Kostkorrektur (Eliminierung des betreffenden Zuckers). Nach Eintritt stabilen Gedeihens von Zeit zu Zeit behutsame Austestung auf Verträglichkeit einer altersgemäß normalen Säuglingsnahrung, da Intoleranzen der genannten Art sich mit der Zeit meist zurückbilden (vgl. **Säuglinge: Diarrhoe, protrahierte „intraktable"*).

Akute Ernährungsstörung beim Brustkind: In *leichteren Fällen* Vorwegfütterung einiger Löffel Rehydratationslösung (z. B. Oralpädon®) oder Johannisbrotmehlsuppe (Arobon®) und vorübergehend kontrollierte Herabsetzung der Trinkmenge (verkürzte Trinkdauer, nur 4 Brustmahlzeiten pro Tag, Flüssigkeitsersatz durch Rehydratationslösung). In *schwereren Fällen* nach kurzer oraler Rehydratation (2–3 Mahlzeiten) zunächst auf etwa die Hälfte eingeschränkte, baldmöglichst schrittweise wieder auf volles Quantum zu steigernde Stillmenge (verkürztes Anlegen, Trinkmengenkontrolle mittels Waage) unter ausreichender zusätzlicher Flüssigkeitszufuhr (Rehydratationslösung). In Problemfällen vorübergehender Übergang auf Zwiemilchernährung in Form des Ersatzes von 1 oder 2 Brustmahlzeiten pro Tag durch eine nährstoffdefinierte oder semielementare *antidiarrhoische *Heilnahrung* ●. Nur in Ausnahmefällen Indikation für mehrtägige Unterbrechung des Stillens und entsprechend verlängerte Kostaufbauphase (Heilnahrung, Zwiemilchernährung). In jedem Fall zwischenzeitlich Sicherstellung regelmäßiger vollständiger Entleerung der Brust (Abspritzen, Abpumpen), um Nachlassen der Milchsekretion zu verhindern.

Säuglinge: Ernährungsstörungen, chronische (Dystrophie, Atrophie)

Behandlungsprinzip: Beseitigung der protein-calorischen Unterernährung und ihrer Folgen durch toleranzadaptierten Aufbau einer altersgemäß bedarfsgerechten Ernährung.

Leichtere Formen: Komplettierung des Energie- und Nährstoffgehalts bei bis dahin defizitärer Kost. *Ermittlung und Ausschaltung bisheriger Ernährungsfehler* (Ernährungsanamnese!). Schrittweises Umsetzen auf altersadäquate Säuglingsnahrung, bei jungen Säuglingen ausgehend von einer adaptierten Milch (sofern keine Möglichkeit der Frauenmilchernährung gegeben). Bei älteren Säuglingen zeitgerechter Übergang auf altersgemäße Breinahrung, auch wenn bei der meist nur langsamen Gewichtszunahme dieser Kinder das Normalgewicht noch nicht erreicht ist. Bei *dystrophischen Brustkindern* Trinkmengenkontrolle (Wiegen des Kindes vor und nach jedem Anlegen) und erforderlichenfalls Zulage einer altersentsprechenden Nahrung auf Kuhmilchbasis (Zwiemilchernährung; S. 73).

Schwere Formen (Atrophie, Marasmus): Vordringlich die Beseitigung allfälliger Flüssigkeits- und Elektrolytimbalancen (Rehydratation) sowie der häufigen verschleppten Durchfallsstörungen (→ **Säuglinge: Dehydratation* bzw. *akute Ernährungsstörungen).* Bei sehr schlechtem Allgemeinzustand, bei anhaltendem Erbrechen, während auch nur kurzer Teepausen oder bei aus sonstigen Gründen unzureichender Möglichkeit oraler Nahrungszufuhr bedarfsgerechte Energie- und Nährstoffversorgung auf parenteralem Wege bis zur Wiederkehr intestinaler Belastbarkeit. Frühestmöglich Beginn mit überlappender oral/gastraler Nahrungszufuhr in häufigen kleinen Mahlzeiten (8-12 und mehr Fütterungen pro Tag) bzw. per Sonde. *Je stärker Unterernährung und Entwicklungsrückstand, um so vorsichtiger das diätetische Vorgehen!* Schrittweiser, über Wochen und notfalls Monate laufender Aufbau einer energie- und proteinreichen, im übrigen Nährstoffgehalt bedarfsgerechten, der jeweiligen digestiven Potenz angepaßten Ernährung (Ziel: 120-200 kcal=ca. 500-850 kJ und 3-5 g Protein bzw. Aminosäuren pro kg/Tag; beginnend mit einem Nahrungsvolumen von 200-300 ml/Tag, Steigerung um etwa 50 ml/Tag, Auffüllung mit Flüssigkeit auf ca. 200 ml/kg/Tag unter Einbeziehung etwaiger parenteraler Zufuhr). Kostaufbau zunächst mit ***nährstoffdefinierter *Heilnahrung●***, bei jungen Säuglingen, wenn irgend möglich, zusammen mit ***Frauenmilch***. Bei Intoleranz und zu vermutender sekundärer Disaccharid- oder Kuhmilchproteinintoleranz Beginn mit lactosereduzierter oder lactosefreier ***hypoallergener Semielementardiät*** (Alfaré®, Pregomin® u. ä.); mit sich bessernder Toleranz vorsichtige Rückkehr zur Heilnahrung des vorgenannten Typs mit dem Ziel der späteren Umsetzung auf eine altersgemäße normale, ggf. lactosereduzierte Säuglingsmilchnahrung. Supplementierung von ***Vitaminen*** (Multivitaminpräparat) und, sobald Darmfunktion stabilisiert, von ***Eisen*** in medikamentöser Form. Für benötigte Energieaufwertung versuchsweise Kostanreicherung mit Dextrin-Maltose-Gemisch (Maltodextrin®19), Reisschleimkonzentrat oder MCT-Fett. *Jede Erhöhung der Nahrungsmenge, jeder Übergang von einer Kost zur anderen nur schrittweise und mit größter Vorsicht!* Gewichtszunahme tritt auch bei optimaler diätetischer Führung oft nur sehr langsam oder gar erst nach mehrwöchiger Behandlung ein. Deshalb, solange die Gesamttendenz einigermaßen zufriedenstellend, Geduld mit diesen Kindern und keine Experimente mit übereilten Kostumstellungen! Vgl. **Säuglinge: Mehlnährschaden, *Säuglinge: Milchnährschaden.*

Säuglinge: Fetopathia diabetica (Neugeborene diabetischer Mütter)

Verhütung bzw. Beendigung hypoglykämischer Episoden durch frühzeitige kontrollierte **Glucosesubstitution**.
Prävention: Optimale Einstellung des mütterlichen Diabetes während des ganzen Schwangerschaftsverlaufs (S. 165). Beim Neugeborenen noch im Kreißsaal *vorsorglich* Beginn mit i. v. Dauerinfusion einer 5-10%igen Glucoselösung (100 ml/kg/24 Std.) unter Blutzuckerkontrolle. **Therapie manifester Hypoglykämie:** 20%ige Glucoselösung 3-5 ml (0,6-1,0 g Glucose)/kg als Bolus i. v., anschließend Dauerinfusion 10%iger Glucoselösung (60-120 ml/kg/24 Std.) unter engmaschiger (1-3stündlicher) Blutzuckerüberwachung. Bei fortbestehender oder rezidivierender Hypoglykämie erhöhte i. v. Glucosezufuhr neben der dann meist indizierten medikamentösen Therapie (Glucagon). Beginn mit *oraler Ernährung* (Muttermilch, voll adaptierte Säuglingsmilch) 2-3 Stunden nach der Geburt (erforderlichenfalls per Magensonde). Zusätzlich bis zum Eintreten stabiler Normoglykämie Glucose-Saccharid-Lösung (Präparat Dextro® neonat, peroral je nach Bedarf und Toleranz 2-20 ml/kg/24 Std., auf mehrere Einzelgaben verteilt) unter rascher Beendigung der i. v. Glucoseinfusion.

Säuglinge: Fieber; Status febrilis

Nach Möglichkeit Beibehaltung der bis dahin gegebenen Säuglingsnahrung, jedoch unter vorübergehender Herabsetzung des Fett- und Eiweißanteils *("Halbmilch")* und Zulage von reichlich Flüssigkeit (Tee, Obstpreßsaft, Rehydratationslösungen) je nach Fieberhöhe und Durst. Bei Appetitmangel und Trinkunlust Nahrungs- und Flüssigkeitszufuhr vorübergehend per Sonde. Bei längerdauerndem Fieber zu erwägen: Medikamentöse Substitution wasserlöslicher Vitamine.

Säuglinge: Frühgeborene; hypotrophe Neugeborene

Fütterungsbeginn frühestmöglich nach Erholung des Kindes von den Belastungen der Geburt (ca. 3.-10. Lebensstunde), zunächst mit steriler *10%iger Glucoselösung* (pro Mahlzeit 2-10 ml, je nach Geburtsgewicht) oder Glucose-Saccharid-Lösung (Präparat Dextro® neonat, je 2-5 ml), erforderlichenfalls (zumeist bei Geburtsgewicht < 1500 g) per Sonde. Ab 2. Lebenstag, wenn vorausgegangene Fütterungen ohne Zwischenfall toleriert, Übergang auf **Muttermilch** (gepoolte Frauenmilch weniger empfehlenswert) oder, falls diese nicht ausreichend verfügbar, zusätzlich oder ausschließlich auf eine **voll adaptierte Frühgeborenennahrung** (z. B. Aletemil O®, Beba O®, Humana O®, O-B oder O-F®, Milupa Meb®, Prematil®, an den ersten beiden Tagen im Verhältnis 1:1 bzw. 1:0,5 mit steriler 10%iger Glucoselösung zu verdünnen). **Faustregel für die Nahrungsmenge pro Tag:** 1. Tag 2% des Geburtsgewichts (Rechenhilfe: 2mal die beiden ersten Zahlen des Geburtsgewichts in Gramm, z. B. 30 g bei einem Geburtsgewicht von 1500 g). Diese Menge (2% des Geburtsgewichts) ist zugleich die Steigerungsmenge für die folgenden Tage (d. h. am 2. Tag × 2 = 60 g, 3. Tag × 3 = 90 g, 4. Tag × 4 = 120 g usw., bezogen auf ein Geburtsgewicht von 1500 g), bis die tägliche Nahrungsmenge bei flexiblem Vorgehen innerhalb von 10-14 Tagen etwa ⅙-⅕ des Körpergewichts erreicht hat. Evtl. darüber hinausgehende an der Brust getrunkene Milchmengen unbedenklich. Zusätzlich je nach Bedarf und Toleranz Glucose-Saccharid-Lösung (Dextro® neonat, 2-5 ml/kg/Tag). Anzustrebende Energiezufuhr 120-150 kcal (ca. 500-630 kJ)/kg/24 Std. (Ziel: Tägliche Gewichtszunahme 20-40 g, Verdoppelung des Geburtsgewichts nach etwa 8 Wochen). **Anzahl der Fütterungen** je nach Körpergewicht (>1500 g: 8-10, <1500 g: ca. 12, <1000 g: bis 24/24 Std.). Nötigenfalls nasogastrale oder nasojejunale Sondenernährung. Bedarfsdeckende Versorgung mit Energie, Nährstoffen und Flüssigkeit erfordert **während der ersten Lebenswoche** (bei akzidentellen Erkrankungen auch darüber hinausgehend) **komplettierende *parenterale Ernährung●** (Details: [434]). Bemessung der Flüssigkeitszufuhr individuell je nach Gewichtsentwicklung, Diurese, allfälligen zusätzlichen Erkrankungen und Art der stationären Versorgung (Inkubator usw.). **Nährstoffsubstitution in medikamentöser Form** (ggf. unter Berücksichtigung des entsprechenden Angebots mit der speziell verwendeten Frühgeborenennahrung; Analysenwerte beachten!): **Vitamin K** (1 mg bald nach der Geburt parenteral), **Vitamin E** (20 mg/kg/Tag parenteral an den ersten 3 Lebenstagen), **Vitamin C** (50 mg/Tag ab 3. Lebenstag), **Vitamin D** (12,5-25 µg = 500-1000 I. E./Tag ab 2. Lebenswoche), **Riboflavin** (0,3 mg/Tag, nur bei überwiegender Muttermilchernährung), **Calcium** (bei unter 1500 g liegendem Geburtsgewicht 200-400 mg = 5-10 mmol/kg/Tag; bei Muttermilchernährung verdünnte 10%ige Calciumgluconat-Lösung 1-3 ml/kg/Tag, Überwachung des Calcium- und Phosphatspiegels im Blut), **Phosphat** (Tagesbedarf ca. 80 mg = 2,6 mmol/kg/Tag; gesicherte Dosierungsempfehlung für Muttermilchernährung noch nicht möglich, vgl. [265, 147, 305]), **Eisen** (2 mg/kg/Tag ab 2. Lebensmonat, vgl. ***Säuglinge: Eisenmangel***). Noch in der Diskussion die Frage der Substitution von **Carnitin, Zink, Kupfer** (vgl. [448]) und **Fluorid**.

Säuglinge: Herzinsuffizienz

Altersgemäß adäquate Energie- und Nährstoffversorgung mit einem *Minimum an Natrium und Flüssigkeit,* d. h. Herabsetzung des Nahrungsvolumens unter Anhebung von Energiedichte und Nährstoffdichte. *Praktisches Vorgehen:* Reduktion der Natriumzufuhr auf 2 mmol (ca. 50 mg) Na/kg/Tag, der Flüssigkeitszufuhr auf 80–120 ml/kg/Tag. Beim *Brustkind* die Brustmahlzeiten mit Fütterungen eines konzentrierten hypercalorischen (möglichst natriumarmen) Säuglingsmilchpräparats alternieren lassen *oder* Verfütterung abgepumpter, mit dem Konzentrat einer solchen Milchnahrung angereicherten Muttermilch. Beim *Flaschenkind* Bevorzugung natriumärmerer Milchnahrungen (Natriumgehalt möglichst nicht wesentlich über 1 mmol = 23 mg Na pro 100 kcal, z. B. Präparat Lactana A®). Häufigere (8–10) kleine Mahlzeiten. Beim *älteren Säugling* Kostgestaltung nach den Grundsätzen der *natriumarmen Kost● für ältere Kinder und Erwachsene. Korrektur allfälliger Flüssigkeits- und Elektrolytimbalancen (Hyperhydratation, Dehydratation, Hypokaliämie, Hyponatriämie). Überwachung von Körpergewicht (Wiegen 2mal täglich), Plasmaionogramm und Harnosmolarität (durch aräometrische Dichtebestimmung nicht zu ersetzen). Die Harnosmolarität sollte zwischen 300 und 400 mOsm/l liegen. Osmolaritätswerte unter 300 mOsm/l, sofern nicht Folge einer Diureticamedikation, möglicherweise Hinweis auf inadäquat starke Verdünnung der Milchnahrung, Werte über 400 mOsm/l (ebenso wie Azotämie und metabolische Acidose) andrerseits möglicher Hinweis auf zu konzentrierte Milchnahrung.

Säuglinge: Hypercalcämie, idiopathische infantile

Herabsetzung der Calcium- und Calciferolzufuhr, soweit mit der Gewährleistung einer ausreichenden Nährstoffversorgung vereinbar. *Optimal in dieser Hinsicht die Muttermilchernährung* (Calciumgehalt der Frauenmilch: 31 mg/dl). Falls diese nicht realisierbar, Auswahl einer kommerziellen Säuglingsnahrung unter dem Gesichtspunkt des niedrigsten Calciumgehalts (im Durchschnitt etwa doppelt so hoch liegend wie bei der Frauenmilch). In Problemfällen calciumarme Spezialmilch (Fa. Milupa). Vergleichsweise calciumreiche Säuglingsnahrungen auf Sojabasis für diese Indikation keine brauchbare Alternative. Kostgestaltung beim älteren Säugling nach den Grundsätzen einer *calciumarmen Kost●*. Reichlich Flüssigkeit. Absetzen jeglicher D-Vitaminzufuhr in medikamentöser Form. Keine routinemäßige Rachitisprophylaxe!

Säuglinge: Hyperphosphatämie

In Problemfällen zu erwägen: Herabsetzung der alimentären Phosphatzufuhr durch Übergang auf phosphatärmere Milchnahrung (Analysenwerte beachten!). Kuhmilch (95 mg PO_4/dl) und kommerzielle Säuglingsmilchnahrungen auf Kuhmilchbasis (30-50 mg PO_4/dl und mehr) wesentlich phosphatreicher als *Frauenmilch* (15 mg PO_4/dl). Auch die Mehrzahl der Sojamilchen enthält relativ viel Phosphat (25-75 mg/dl).

Säuglinge: Hypertyrosinämie, neonatale transitorische

Reduktion überhöhter Eiweißzufuhr auf etwa 2 g Protein/kg/Tag *(Muttermilch, adaptierte *Säuglingsmilchnahrung●)*. Supplementierung von Vitamin C (50-100 mg Ascorbinsäure/Tag). Überwachung des Tyrosinspiegels im Blut (Ziel: <120 µmol/l).

Säuglinge: Hypocalcämie, neonatale

Wegen ihrer optimalen Ca/PO_4-Konstellation dringend zu empfehlen die **Muttermilchernährung**. Nur ersatzweise eine phosphatärmere voll adaptierte Säuglingsmilchnahrung (<35 mg PO_4/100 ml; Deklaration beachten!). *Supplementierung von Calcium* und (bei persistierender Hypocalcämie) *Vitamin D. 1. Frühe (transitorische) Form:* Bei Serumcalciumwerten unter 2 mmol/l (Termingeborene) bzw. unter 1,75 mmol/l (Frühgeborene) in der ersten Lebenswoche und unter 2,1 mmol/l ab zweiter Lebenswoche (jedes Gestationsalter) orale Zulage von 10%igem *Calciumgluconat* (5 ml = 45 mg Ca/kg/24 Std.), auf die einzelnen Mahlzeiten verteilt, bis sich der weiter zu kontrollierende Calciumblutspiegel (meist binnen weniger Tage) normalisiert. Calciumsupplementierung in klinisch symptomlosen *leichteren* Hypocalcämiefällen ist Ermessensfrage. In symptommanifesten schwereren Fällen zusätzlich 10%ige Calciumgluconatlösung langsam i.v. (2 ml/kg über 10 min), erforderlichenfalls wiederholt, unter sorgfältiger Kreislaufüberwachung und engmaschiger Kontrolle des Calciumblutspiegels. *2. Späte (persistierende) Form:* Zusätzlich zur oralen Calciumsupplementierung (s. o., optimale Menge auszutesten) hochdosiertes *Vitamin D* (125-250 µg = 5000-10 000 I. E./Tag) oder D-Metabolit in entsprechender Dosis (z. B. Calcitriol 0,05 µg/kg/Tag; Überwachung des Calciumhaushalts!).

Säuglinge: Hypoglykämie, neonatale

Behandlungsindikation bei Termingeborenen Blutzuckerwert <30 mg/dl (1.-3. Lebenstag) bzw. <40 mg/dl (ab 4. Lebenstag), bei Frühgeborenen und hypotrophen Neugeborenen <20 mg/dl (1. Lebenswoche) bzw. <30-40 mg/dl (ab 2. Lebenswoche). Neuerdings zur Diskussion gestellter Blutzuckergrenzwert für Therapiebedürftigkeit von Termingeborenen und Frühgeborenen: <48 mg/dl.
Praktisches Vorgehen: 20%ige Glucoselösung 2-3 ml (0,4-0,6 g Glucose)/kg als Bolus i. v., anschließend Dauerinfusion einer 10%igen Glucoselösung (60-120 ml/kg/24 Std., 4-8 mg Glucose/kg/min, erforderlichenfalls auch mehr) unter engmaschiger (1-3 stündlicher) Blutzuckerüberwachung. Ausgleich evtl. begleitender Elektrolytimbalancen (z. B. Hypocalcämie). In *leichteren Fällen* zunächst 10%ige Glucoselösung (10-20 ml) oral, bei Notwendigkeit mehrtägiger oder längerer Supplementierung mit Übergang auf Glucose-Saccharid-Lösung (Präparat Dextro® neonat, je nach Bedarf 2-20 ml/kg/24 Std., in häufigeren Einzelgaben zwischen den Mahlzeiten).
Prävention: Frühernährung, d. h. erste Fütterungen mit 10%iger Glucoselösung oder Glucose-Saccharid-Lösung bereits in der 3.-6. Lebensstunde, insbesondere bei Frühgeborenen und hypotrophen Termingeborenen (→ *Säuglinge: Frühgeborene).

Säuglinge: Kuhmilchproteinintoleranz

Konsequente Eliminierung aller auf Kuhmilchbasis (auch ultrahocherhitzter Milch) hergestellten Säuglingsnahrungen, milchhaltiger Beikost und sonstiger milchhaltiger Nahrungsbestandteile.
Praktisches Vorgehen: Vordringlich die Beseitigung von häufig bestehenden Ernährungsstörungen, Dehydratation und Elektrolytimbalancen (→ *Säuglinge: Ernährungsstörungen).* Erforderlichenfalls vorübergehend parenterale Ernährung. Überlappender vorsichtiger oraler Kostaufbau, wenn verfügbar, mit Frauenmilch. *„Frauenmilch ist (bei Kuhmilchproteinintoleranz) die beste erste orale Nahrung und soll fortgesetzt werden, bis die Gewichtszunahme befriedigend ist"* [247]. Alternativ hypoallergene semielementare (Präparate: Alfaré®, Nutramigen®, Pregestemil®, Humana HS®, Pregomin®) oder in leichteren Fällen hypoallergene teiladaptierte Säuglingsnahrung (Beba® H. A.). Erst nach eindeutiger klinischer Besserung und in der Regel nicht vor 5.-6. Lebensmonat (Auffassungen über Zweckmäßigkeit früheren Beginns bei dieser Indikation sind kontrovers) vorsichtiger Einsatz von Säuglingsnahrungen auf *Sojabasis* (Humana

SL®, Multival Plus®, Milupa SOM® o. ä.). Berücksichtigung des häufigen sekundären *Lactasemangels* (Energieanreicherung versuchsweise mit Maltodextrin und polyensäurereichen Pflanzenölen) sowie nicht ganz seltener Intoleranzen auch für Soja- und gelegentlich für Rindfleischprotein. Ziegenmilch wegen häufiger Unverträglichkeit nicht empfehlenswert, sog. Mandelmilch wegen defizitären Nährstoffgehalts ungeeignet. Vgl. *Kuhmilchallergie* jenseits des Säuglingsalters (S. 247).

Prävention: Möglichst lange (erstes Lebenshalbjahr) Muttermilchernährung; keine verfrühte kuhmilchhaltige Beikost! Mütter von Kindern mit Kuhmilchallergie sollten während neuerlicher Schwangerschaft (etwa ab 3. Monat) und Stillzeit Konsum von Milch und Milchprodukten weitgehend meiden (unter Beachtung ausreichender Protein- und Calciumbedarfsdeckung aus anderen Quellen).

Säuglinge: Lippen-Kiefer-Gaumenspalten

Bedarfsgerechte Energie- und Nährstoffversorgung in Form einer weitestmöglich normalen altersentsprechenden Säuglingsnahrung. Muttermilchernährung erwünscht. *In keinem Fall Indikation für Stillverzicht oder vorzeitiges Abstillen.* Erforderlichenfalls Verfütterung der abgepumpten Muttermilch mittels Flasche oder Zufuhr per Sonde. Sorgfältige Einübung der jeweiligen individuellen Situation angepaßter *Still- und Fütterungstechnik* (detaillierte Beschreibung: [205]). Beikost zeitgerecht und von normaler Zusammensetzung, erforderlichenfalls in verflüssigter Form aus Schnabeltasse o. ä. Präoperativ gegebenenfalls Entwöhnung von der Flasche. Postoperativ Fütterung zunächst nur flüssiger Nahrung (Löffel, Pipette, Sonde je nach Umständen des Einzelfalls), nach 1-3 Wochen Übergang auf flüssig-breiige altersentsprechende Säuglingskost.

Säuglinge: Megacolon congenitum (HIRSCHSPRUNG'sche Krankheit)

Unter allen eine geregelte Darmentleerung begünstigenden diätetischen Maßnahmen beim *jüngeren Säugling* am wirksamsten die *Muttermilchernährung* (Vollstillung). Bei künstlicher Ernährung Zulage von Malzextrakt, Milchzucker oder Lactulose (optimale Dosis individuell auszutesten, Kriterium weichere Konsistenz und ausreichende spontane Entleerbarkeit des Stuhls). Beim *älteren Säugling* Ballaststoffmenge (häufig zu reduzieren!) und Auswahl der Ballaststoffträger (keine groben oder faserigen Celluloseanteile, keine kernhaltigen Früchte, keine Obstschalen, keine Bananen!) nach Verträglichkeit im Einzelfall. In schweren Fällen und präoperativ vorübergehend Elementardiät *(*Oligopeptiddiät●)* oder totale **parenterale Ernährung●*.

Säuglinge: Mehlnährschaden (Milchmangelschaden)

Ausgehend von bisher überwiegender Kohlenhydrat-(meist Schleim-)Kost, toleranzangepaßter schrittweiser Aufbau einer im Protein- und sonstigen Nährstoffgehalt (Calcium, Vitamine usw.) vollwertigen Säuglingsnahrung. Je nach Schweregrad der Störung und digestiver Belastbarkeit Beginn mit einer fett- und lactosereduzierten **Heilnahrung●* (10–20 ml-weise pro Mahlzeit, 50–100 ml-weise pro Tag zu steigern) oder einer *hypoallergenen Semielementardiät* (Alfaré®, Nutramigen®, Pregestemil®, Pregomin® o. ä., in gleicher Weise zu steigern), bei gefährdeten jungen Säuglingen nach Möglichkeit kombiniert mit (ggf. gepoolter) *Frauenmilch.* Vitaminsubstitution zunächst medikamentös (Polyvitaminpräparat). Mit Besserung der digestiven Toleranz allmählicher Übergang auf hochcalorische altersentsprechend normale Säuglingsernährung. Symptombezogene Maßnahmen → **Säuglinge: Ernährungsstörungen, Kuhmilchproteinintoleranz,* ferner **Lactasemangel* (S. 252). Vgl. **Kwashiorkor.*

Säuglinge: Methämoglobinämie, nitratinduzierte

Ermittlung und *Ausschaltung alimentärer Quellen überhöhter Nitrat- und Nitritzufuhr,* insbesondere von zu nitratreichem Wasser (meist Wasser aus Einzelbrunnen) bei der Zubereitung der Milchmahlzeiten sowie von zu nitratreichen Gemüseprodukten (überdüngter Spinat, Rote-Bete-Saft u. ä.). Für besonders gefährdete Kinder (z. B. schwere Ernährungsstörungen beim jungen Säugling) kann selbst der Nitratgrenzwert des Trinkwassers nach EG-Richtlinien (50 mg/l) noch zu hoch sein [245]; vorsorglich zu empfehlen in solchen Fällen Zubereitung der Nahrung mit besonders nitratarmem Wasser (<10 mg/l; sterile Abfüllung „für die Säuglingsnahrung geeignet"). Gemüse am sichersten aus kommerzieller Glaskonserve speziell für die Säuglingsbeikost. Ergänzende Maßnahme bei symptommanifester Methämoglobinämie: *Vitamin C* medikamentös in hoher Dosierung (100 mg/Tag und mehr).

Säuglinge: Milchnährschaden

Abbau relativ oder absolut zu hoher Kuhmilchzufuhr. *Erhöhung des Kohlenhydratanteils der Kost* durch schrittweise Zulage von Malzsuppenextrakt 2-5-10% (bei Obstipationsneigung), Maltodextrin (bei Dyspepsieneigung) oder Stärke und Zucker. In leichteren Fällen genügt allein schon vorsichtiges Umsetzen auf eine altersgemäß normale kommerzielle Säuglingsmilchnahrung und damit Sicherstellung ausreichender Kohlenhydratversorgung, beim älteren Säugling die Einführung dem Lebensalter angemessener Beikost (Obst, Gemüse, Kartoffeln, Rohsäfte usw.). Auffüllung begleitenden Vitamindefizits (Ascorbinsäure, B-Vitaminkomplex) und Eisenmangels.

Prävention: Bei Ernährung mit *selbsthergestellter *Säuglingsmilchnahrung* ● Begrenzung des Einsatzes von Kuhmilch auf etwa 100 ml pro kg Körpergewicht (maximal 500 ml/Tag). *Keine Fütterung einer Milchverdünnung ohne genügende Kohlenhydratzugabe.* Berücksichtigung des individuell variierenden Kohlenhydratbedarfs. Keine reine Vollmilch (ohne Kohlenhydratzusatz) vor der gebotenen Zeit. Zeitgerechter Übergang auf Breinahrung.

Säuglinge: Muttermilchikterus

Bei Hyperbilirubinämien über 15-20 mg/dl zu erwägen: Kurzfristige (1-2tägige), erforderlichenfalls in mehrtägigem Abstand einige Male zu wiederholende Unterbrechung der Muttermilchernährung (unter ausreichender zwischenzeitlicher Versorgung mit Flüssigkeit, Nährstoffen und Energie in Form einer adaptierten Milchnahrung oder hypoallergenen Semielementardiät) zwecks beschleunigter Herabsetzung der täglich zu kontrollierenden Serumbilirubinwerte *(„Stillen in Intervallen").* Sicherstellung vollständiger Entleerung der Brust (Abspritzen, Abpumpen) während jeder Stillpause, um Nachlassen der Milchsekretion zu verhindern. In der Regel keine Indikation zum Abstillen!

Säuglinge: Obstipation

1. Flaschenkinder: Korrektur evtl. Ernährungsfehler (zu hoher Milchanteil bei selbsthergestellter Säuglingsnahrung, zu stark konzentrierte Pulvernahrung, unzureichende Kohlenhydrat- oder Flüssigkeitszufuhr u. ä.; Ernährungsanamnese!). Flaschenweiser Ersatz des Rohrzuckers durch *Malzextrakt* oder Zusatz von *Milchzucker* (½-1 Teelöffel) zu jeder Flasche. In hartnäckigen Fällen vorsichtige Lactulosezulage. *2. Brustkinder:* Nach jeder Brustmahlzeit ein paar Teelöffel Haferschleim mit reichlich Milchzucker oder Zufütterung von Malzextrakt (1-3mal täglich 1 Teelöffel). *Beim gut gedeihenden Brustkind* ist beschwerdefreie seltenere Stuhlentleerung (etwa nur alle 3-4 Tage) jedoch, sofern nicht mit Analfissuren o. ä. verbunden, *noch kein Grund zum diätetischen Eingreifen* (sog. Pseudoobstipation). *3. Ältere Säuglinge:* Reduktion überhöhter Milchzufuhr (maximal 0,5 l/Tag). Vermehrte Beifütterung von Obst und Gemüse. Gekochte Breie aus Vollkornerzeugnissen (Weizenschrot, Hafergrütze u. ä.), erforderlichenfalls (selten) unter Beimischung von Weizenkleie.

Säuglinge: Pastöser („dicklich-schwammig-bläßlicher") Habitus

Beim sonst gesunden Kind stets ein *Hinweis auf nicht optimale Ernährung,* zumeist bei Fütterung mit von der Mutter selbst zubereiteter Säuglingsmilchnahrung. Korrektur überhöhter Kohlenhydratzufuhr, inadäquater Kuhmilchdosierung, unnötigen Salzens u. ä. Fehler (Ernährungsanamnese!). Empfehlenswert nach Möglichkeit Umsetzen auf eine altersentsprechende kommerzielle Säuglingsmilchnahrung. Beim älteren Säugling frühzeitig Übergang auf eine gemischte Kost (Obst, Gemüse, Fleisch, Vollkornbreie). Sicherstellung ausreichender Eisenversorgung *(→ *Säuglinge: Eisenmangel)* und korrekter Rachitisprophylaxe (S. 359).

Säuglinge: Pylorospasmus; spastisch-hypertrophische Pylorusstenose

1. Konservative Behandlung: Muttermilch (6-8-10maliges Anlegen pro Tag, zweckmäßiger meist Abpumpen und Füttern der Milch mit Löffel oder Flasche) oder *adaptierte *Säuglingsmilchnahrung●* in *häufigen (10-12 oder mehr) kleinen Mahlzeiten.* Bei Erbrechen neuerliches Anlegen bzw. Nachfüttern entsprechender Nahrungsmenge. Zweckmäßig die Herabsetzung des Trinkvolumens (⅟₇ des Körpergewichts) durch Anbieten einer *konzentrierteren Milchnahrung* (Anreicherung abgepumpter Frauenmilch mit 5% Nährzucker bzw. Verdünnung der Pulvermilch mit geringerer Wassermenge). In kritischen Fällen versuchsweise Nahrungszufuhr durch Duodenal- oder Jejunalsonde. Bei anhaltendem Erbrechen Chloridsubstitution mit der Nahrung (0,5-1 g NaCl, 0,5 g KCl pro Tag). Erforderlichenfalls (Überwachung des Plasmaionogramms!) parenterale Flüssigkeits- und Elektrolytsubstitution. *2. Operative Behandlung:* Präoperativ parenterale Korrektur häufig bestehender Flüssigkeits- und Elektrolytdefizite (Basis: Ringer-Traubenzuckerlösung 200 ml/kg/Tag). Vitamin K 10 mg i.m. Ab etwa 6 Std. post op. stündlich 5-10 ml Reisschleim oder Ringer-Traubenzuckerlösung peroral. Unter bis etwa zum 4. postop. Tag auslaufender *parenteraler Ernährung* ● überlappend vorsichtiger oraler Kostaufbau mit Muttermilch bzw. adaptierter Milchnahrung (anfangs 1:1 mit Reisschleim verdünnt), so daß unter allmählicher Verringerung der Mahlzeitenzahl nach etwa 1 Woche die volle altersübliche Nahrungsmenge in 5 Mahlzeiten pro Tag erreicht ist.

Säuglinge: Rachitis; Vitamin-D-Mangel

1. Prophylaxe: Auch bei ansonsten im Nährstoff- und Energiegehalt bedarfsgerechter Ernährung (Brustkinder, Flaschenkinder) ist ausreichende Versorgung mit Vitamin D nicht in jedem Fall gesichert. Ab 2. Lebensmonat über mindestens das ganze 1. Lebensjahr deshalb vorbeugende *medikamentöse D-Vitaminsupplementierung* für jedes Kind indiziert, auch bei Vollstillung und bei Ernährung mit calciferolangereicherten kommerziellen Säuglingsmilchnahrungen. *Praktisches Vorgehen:* Termingeborene Säuglinge täglich 10-12,5 µg (400-500 I.E.) Vitamin D, Frühgeborene während der ersten 3 Lebensmonate 25 µg (1000 I.E.) pro Tag (bei vollgestillten Frühgeborenen fallweise zu prüfen: Notwendigkeit zusätzlicher Calcium- und Phosphatsupplementierung). Vitamindosis (Tropfen, Tablette) vorfüttern, nicht in die Flasche geben. Wenn Eltern unzuverlässig, anstelle der täglichen Zufuhr 3malige Stoßprophylaxe je 5 **mg** (200000 I.E.) Vitamin D in der 2. Lebenswoche, im 3. und 6. Lebensmonat. *2. Behandlung florider Rachitis:* Täglich 125 µg (5000 I.E.) Vitamin D über etwa 3 Wochen (=Gesamtdosis von ca. 2,5 **mg** = 100000 I.E.), in schweren Fällen länger. Wenn tägliche Einnahme aus exogenen Gründen nicht gewährleistet: Einmalige Stoßbehandlung mit 5 **mg** (200000 I.E.) Vitamin D. Bei Resorptionsstörungen Vitamin D parenteral (250 µg = 10000 I.E./Tag i.m.). Bedarfsgerechte altersentsprechende Ernährung. Solange D-Vitaminsubstitution in therapeutischer Dosis erfolgt (im Fall einer Stoßbehandlung nach Möglichkeit für etwa 3 Wochen), zusätzlich orale *Calciumsupplementierung* (etwa 0,5-1 g Calcium/Tag). Bei manifester Spasmophilie Calcium intravenös (ca. 5 ml 10%iges Ca-gluconat pro kg/Tag). Nach Ausheilung der Rachitis weitere D-Supplementierung, wie obenstehend, in Prophylaxedosen.

Säuglinge: Rumination

Breiige Kost zweckmäßiger als flüssige Kost. Andicken der altersentsprechenden Säuglingsmilchnahrung mit Johannisbrotkernmehl (Präparat Nestargel®), Stärke, Trockenschleim o. ä. oder Vorfütterung von etwas dickem Brei vor jeder Flasche (diesbezügliches Vorgehen wie bei *habituellem Erbrechen,* S. 345). Beim älteren Säugling frühzeitiger Beginn mit Kartoffel-Gemüse-Fleisch-Kost anstelle (im Magen sich leichter verflüssigender) Milchbreie. Längere Nahrungspausen (mindestens 4 Stunden) zwischen den Mahlzeiten. Versuchsweise Reduzierung der Mahlzeitenzahl auf nur 4 oder (beim älteren Säugling) auf 3 am Tage. In mit Erbrechen und Gedeihstörung komplizierten Fällen zu erwägen: Vorübergehend kontinuierliche Nahrungszufuhr durch Nasogastral- oder Nasoduodenalsonde bis zur Stabilisierung der Lage.

Säuglinge: Struma neonatorum

Wenn auf intrauterinem Jodmangel beruhend *(neonatale Jodmangelstruma):* Orale Substitution von 150 µg Kaliumjodid/Tag (bei unter 2500 g liegendem Geburtsgewicht 100 µg/Tag) bis zum meist raschen Verschwinden der Struma. Anschließend weiter 25 µg Kaliumjodid/Tag bis Ende des 3. Lebensmonats [172]. Rezidivprophylaxe (für das betroffene Kind) und Primärprävention (seitens der Mutter) → **Jodmangelstruma* (S. 241).

Säuglinge: Toxikose

Vordringlich bei dieser schwersten Form einer akuten Ernährungsstörung die Wiederherstellung stabiler Kreislaufverhältnisse sowie Beseitigung von Dehydratation, Acidose und Elektrolytimbalancen durch gezielte, meist nur parenteral mögliche Substitution (Basis: Elektrolyt-Glucose-Lösungen, z. B. Ringer-Traubenzuckerlösung; spezielle Technik [397, 37a]). Frühestmöglich Beginn mit schrittweisem oralem Kostaufbau unter gleichzeitiger entsprechender Reduktion der parenteralen Erhaltungstherapie. Von oraler Rehydratationslösung *(→ *Säuglinge: Dehydratation),* Reisschleim-Elektrolyt-Lösung oder sonstiger **Schleimdiät* ● ausgehend, vorsichtiger stufenweiser Übergang auf eine *antidiarrhoische *Heilnahrung* ● (8–10 Mahlzeiten/24 Std.). Weiteres diätetisches Vorgehen → **Säuglinge: Akute Ernährungsstörungen* (S. 345f.).

Säuglinge: Wundsein, perianales

Im Falle der Zufütterung von Citrussäften oder anderen relativ sauren Obstsäften Ersatz dieser durch weniger saure Säfte, am zweckmäßigsten einen Gemüserohsaft speziell für die Säuglingsernährung. Bei sehr sauren Stühlen (Gärungsstühle), auch unter Muttermilchernährung, Versuch einer Eiweißanreicherung der Kost (Zulage einer kleinen Menge, etwa $^1/_{10}-^1/_8$, einer *antidiarrhoischen *Heilnahrung* ●). *Seitens der stillenden Mutter* Vermeiden des Verzehrs von Rhabarber und Herabsetzung eines evtl. zu reichlichen Konsums von Obst und Obstsäften (auch von Wein!) für die Dauer der Stillperiode.

Säuglinge: Ziegenmilchanämie

Ersatz der bis dahin gefütterten Ziegenmilch durch Kuhmilch in altersentsprechender Zubereitung oder als kommerzielle Säuglingsmilchnahrung. Medikamentöse Substitution von Folsäure (5 mg/Tag), zweckmäßigerweise in Verbindung mit Cobalamin [351], Ascorbinsäure und Eisen.

Säuglinge: Zuckertee-Syndrom

Wichtigste präventive Maßnahme die Ausschaltung der beim richtig ernährten Säugling überflüssigen, als Beruhigungsmittel oder Einschlafhilfe gebräuchlichen gezuckerten Durstlöscher (Tee, Limonaden, Kakao u. ä.). Eliminierung der für die Zahngesundheit *(→ *Zahncariesprävention)* verhängnisvollen süßen „Nuckelflasche"! Zur Deckung eines unter besonderen Umständen erhöhten Flüssigkeitsbedarfs (Durchfall, Fieber, hohe Außentemperaturen) Verabreichung nur zuckerarmer Getränke (Kohlenhydratgehalt < 4%, Deklaration beachten!).

Salicylatintoleranz

Intoleranz betrifft in erster Linie das in jedem derartigen Fall zu vermeidende Medikament Acetylsalicylsäure (Aspirin®, in pflanzlichen oder tierischen Lebensmitteln normalerweise nicht vorkommend). Die früher als Konservierungsmittel viel benutzte Salicylsäure ist aus toxikologischen Gründen in fast allen Ländern als Lebensmittelzusatzstoff jetzt verboten. Die Frage, ob (und ggf. wie weitgehend) darüber hinaus auch Salicylsäure in ihrer natürlich vorkommenden Form (freie Salicylsäure, Na-salicylat, Ester, Glykoside) und diese z. T. nur in Spuren [152] enthaltende Lebensmittel auszuschalten sind – von den Sachkennern bisher kontrovers beurteilt – ist von Fall zu Fall zu entscheiden, dürfte aber meist wohl zu verneinen sein. Völliger Verzicht auf das ganze Spektrum salicylsäurehaltiger Nahrungs- und Genußmittel (zahlreiche Obst- und Gemüsearten, Gewürze, Aromastoffe, bestimmte Teesorten, alkoholische Getränke, alkoholfreie Erfrischungsgetränke u. v. a.; [399, 153]) ist mit letzter Konsequenz auf Dauer ohnehin kaum praktikabel (→ *salicylatarme Kost●). Weitere Erfahrungen bleiben abzuwarten. In jedem Fall zu beachten: Häufig zugleich bestehende weitere Unverträglichkeiten (*Benzoatintoleranz, *Tartrazinintoleranz, *Sulfitintoleranz u. a.; vgl. Nahrungsmittelpseudoallergien, S. 280).

Salzverlustsyndrome

In schweren Fällen Kochsalz- und Flüssigkeitssubstitution zunächst auf parenteralem Wege (anfangs isotone, später je nach Plasmanatriumspiegel hypertone oder hypotone NaCl-Lösung; Kontrolle des zentral-venösen Drucks). Mit zunehmender Konsolidierung, in leichteren Fällen von vornherein, Übergang auf *kochsalzreiche Kost* mit exakter Bilanzierung von NaCl und Flüssigkeit. Überwachung von Plasmaionogramm, renaler Kochsalz- und Flüssigkeitsausscheidung, Blutdruck und Körpergewicht. Berücksichtigung begleitender Kalium- und sonstiger Elektrolytimbalancen. Kostgestaltung im übrigen je nach Grundleiden und Begleitstörungen (chronische *Niereninsuffizienz, *Nebenniereninsuffizienz, *adrenogenitales Syndrom, kongenitale *Chloriddiarrhoe u. ä.; vgl. *Hyponatriämie, *Hypochlorämie, hypotone *Dehydratation).

Schädel-Hirn-Trauma, Akutphase; Zustand nach Schädeloperation

Je nach Bewußtseinszustand, Art und Schwere neurologischer Ausfälle, Magen-Darmfunktion und oraler Nahrungsaufnahmefähigkeit zunächst *parenterale Ernährung●, nasojejunale (Oligopeptiddiät) bzw. nasogastrale (nährstoffdefinierte Formeldiät) *Sondenernährung● oder nährstoffkomplette *Flüssigkost●. Berücksichtigung des in schweren Fällen möglicherweise erhöhten Energie- und Nährstoffbedarfs. Weiterer Aufbau bedarfsgerechter Kost nach individueller Toleranz (*flüssig-breiige Kost●, *leichte Vollkost●, vorgegebene Diätkost) und besonderen Erfordernissen des Einzelfalls (Flüssigkeitsmenge, Kochsalz, Ballaststoffe usw.).

Schlafstörungen

Gelegentlich durch adjuvante diätetische Maßnahmen günstig zu beeinflussen: Nicht zu voluminöse, nur mäßig eiweißhaltige, *leicht verdauliche Abendmahlzeit*, spätestens 2 Stunden vor dem Schlafengehen. Sofern keine Kontraindikation für Alkohol, 1 Flasche Bier oder 1 Glas Wein je nach Bekömmlichkeit und individuell auszutestendem Einfluß auf den Nachtschlaf. Jedoch kein größeres Alkoholquantum und keine zu große Flüssigkeitsmenge am Abend. An die diätetische Beeinflußbarkeit den Schlaf beeinträchtigender Begleitstörungen (**Nykturie, *Nachtschweiße, *Meteorismus, *Hypotonie-Syndrom* usw.) denken! In Einzelfällen, insbesondere bei Senioren mit Neigung zur Hypotonie, von überraschend guter Schlafwirkung: 1-2 Tassen eines guten Bohnenkaffees vor dem Schlafengehen oder während nächtlicher Wachphase.

Schluckstörungen

Sicherstellung der Aufnahmefähigkeit für bedarfsgerechte Nahrungsmenge durch Variation von Kostkonsistenz und Zufuhrweg. Bei Beeinträchtigung des Schluckvermögens vornehmlich *für feste Kost* Ernährung mit nährstoffkompletter **Flüssigkost●, *flüssig-breiiger Kost●*, pürierter **leichter Vollkost●* o. ä. unter reichlicher Zufuhr von Flüssigkeit. Vor dem Essen stets erst etwas trinken lassen. Im Falle von Schmerzen beim Schlucken eisgekühlte Getränke, Speiseeis, kein zu starkes Würzen und Salzen. Bei Beeinträchtigung des Schluckvermögens vornehmlich *für flüssige Kost* Ernährung und Zufuhr der benötigten Flüssigkeitsmenge mit konsistenteren Zubereitungen (dünne Breie, pürierte Gerichte) sowie mit flüssigkeitsreichem Obst und Gemüse. Brot in Suppe, Brühe o. ä. eintunken lassen. In Problemfällen nasogastrale *(*nährstoffdefinierte Formeldiät●)* oder nasojejunale *(*Oligopeptiddiät●) *Sondenernährung●*, in Langzeitfällen auch Ernährung durch *percutane endoskopische *Gastrostomie (PEG)*. In kritischer Situation, insbesondere im Falle manifester *protein-calorischer *Unterernährung*, adjuvante oder totale **parenterale Ernährung●*.

Schwangerschaftserbrechen

Kleine Mahlzeiten, häufig (8-12mal) im Tagesverlauf (erster Imbiß in der Frühe ½ Stunde vor dem Aufstehen). Fettarme, nicht zu eiweißreiche, leicht verdauliche Kost von hoher Nährstoffdichte. Zurückhaltung mit hocherhitzten Fetten. Versuchsweise Johannisbrotkernmehl (Nestargel®) 1-3 g/100 ml Flüssigkeit vor jeder Mahlzeit. Weitestgehende Berücksichtigung individueller Essensgelüste *(Wunschkost)*, jedoch unter Gewährleistung voller Deckung des erhöhten Nährstoffbedarfs der **Schwangeren.* Reichlich Flüssigkeit. Trinken am besten zwischen den Mahlzeiten. Versuchsweise Vitamin B$_6$ (40 mg/Tag) medikamentös. Problemfälle → *gehäuftes *Erbrechen.* Vgl. **Hyperemesis gravidarum.*

Schwangerschaftshyperlipoproteinämie

Diätetische Maßnahmen können schwangerschaftsbedingt überhöhte Serumlipidwerte (Kontraindikation für medikamentöse Lipidsenker) zur Rückbildung bringen. Entscheidung über Behandlungsbedürftigkeit je nach Höhe der Lipidwerte und Einschätzung der Gesamtrisikokonstellation im Einzelfall.

1. **Hypercholesterinämie:* Wenn Serumcholesterinspiegel im Schwangerschaftsverlauf den Wert von 240 mg/dl übersteigt *oder* vor der Schwangerschaft bereits über 220 mg/dl lag: **Cholesterinreduzierende Kost●*, angepaßt an die speziellen Nährstoffbedürfnisse der **Schwangeren.* Vermeiden übermäßiger Gewichtszunahme während der Schwangerschaft (vgl. Schwangerschaft bei **Adipositas,* S. 110).

2. **Hypertriglyceridämie:* Spätestens bei Serumtriglyceridwerten über 1000 mg/dl (!) konsequente **triglyceridreduzierende Kost●*, bei ausgeprägter Chylomikronämie darüber hinaus Einschränkung des Fettanteils der Kost auf <15% der Energiezufuhr (Pankreatitisprophylaxe; vgl. **Chylomikronämie-Syndrome*), jedoch in jedem Fall unter Sicherstellung voller Deckung des erhöhten Nährstoffbedarfs der **Schwangeren.* Subtile Kostplanung und detaillierte Diätberatung!

Schwangerschaftshypertonie

Nach derzeitig überwiegender Auffassung keine Indikation für natriumarme Kost (Ausnahme: Zugleich bestehende **Herzinsuffizienz* oder ödematöse **Niereninsuffizienz*), Frage einer *moderaten* Kochsalzrestriktion bei Schwangerschaftshypertonie jedoch sicherlich noch nicht ausdiskutiert (vgl. **Präeklampsie*). Überhöhte Kochsalzzufuhr (>6-7 g NaCl/Tag) ist zu vermeiden, ebenso übermäßige Gewichtszunahme im Verlauf der Schwangerschaft (vgl. Schwangerschaft bei **Adipositas,* S. 110). Weitere zu erwägende Maßnahmen → **arterielle *Hypertonie.*

Schwangerschaftsobstipation

Diätetisches Vorgehen nach gleichen Grundsätzen wie bei der gewöhnlichen **habituellen** *Obstipation (flüssigkeitsangereicherte *ballaststoffreiche Kost●), jedoch unter Anpassung an den erhöhten Nährstoff- und Energiebedarf der *Schwangeren. *Zu beachten:* Noch behutsamere Handhabung aller Maßnahmen zur Ballaststoffanreicherung der Kost, bestmögliches Vermeiden von Patientin als blähend empfundener Produkte (→ *Meteorismus).

Schwangerschaftsödeme

Vermeiden einer überhöhten Kochsalzzufuhr. *Maßvolle* Natriumrestriktion (100 mmol = 2,4 g Na, entsprechend 5,8 g Kochsalz pro Tag; → *natriumarme Kost●) reduziert die Ödemneigung ohne Gefährdung bedarfsgerechter Versorgung der Schwangeren mit Natrium und Chlorid. Flüssigkeitseinschränkung darunter in der Regel nicht erforderlich. Kaliumanreicherung (>150 mmol = 6 g Kalium/Tag; → *kaliumreiche Kost●) bei intakter Nierenfunktion empfehlenswert (→ *Ödeme).

SCHWARTZ-BARTTER-Syndrom (SIADH)

Konsequente *Flüssigkeitseinschränkung* (Gesamtzufuhr unter 0,5–0,8 l/Tag; vgl. *hypotone* *Hyperhydratation). Bei stärkerer Hyponatriämie (Serumspiegel <115 mmol Na/l) Salzzulage zur Kost (3–10 g NaCl/Tag; „kochsalzreiche" *Trockenkost●), erforderlichenfalls (insbesondere bei Auftreten cerebraler Störungen) 200–400 ml 3%iger NaCl-Lösung *langsam* i. v. Dabei keine übereilte Normalisierung des Natriumblutspiegels anstreben (→ *Verdünnungs-*Hyponatriämie);* intravenöse Substitutionsmenge an Flüssigkeit und Kochsalz soll in etwa der renalen Ausscheidung entsprechen. Korrektur begleitender *Hypokaliämie und *Hypomagnesiämie (unter Trockenkost oftmals nur medikamentös möglich). In desperaten Fällen, z. B. bei tumorinduziertem SIADH, soll gelegentlich die dosierte Zulage eines konzentrierten Alkoholicums hilfreich sein (Ethanol reduziert die ADH-Aktivität). Kostgestaltung im übrigen je nach Grundleiden.

Schwitzprozeduren

Reichliche Flüssigkeitszufuhr (verdünnte Obstsäfte, dünner Tee) vor der Prozedur verstärkt deren schweißtreibende Wirkung sehr wesentlich. Frage einer zusätzlichen, über den bloßen Flüssigkeitseffekt hinausgehenden diaphoretischen Wirkung von Holunderblüten-, Lindenblüten-, Hagebuttentee und ähnlichen Getränken umstritten. Wichtig nach jedem Schwitzen *Ersatz der dabei zu Verlust gegangenen Flüssigkeit* (u. U. mehrere Liter, Gefahr der hypertonen Dehydratation) *und Mineralstoffe* (Kochsalz, Kalium, Magnesium): Trinkenlassen beliebiger Getränke frei nach Durst (darunter möglichst auch eine kräftig gesalzene Brühe und einige Gläser Obstsaft). Auch kommerzielle Elektrolytpräparate (Elotrans®, Normolytoral®, Isostar® u. ä.) zur Rehydratation nach größeren Schweißverlusten geeignet.

Scombroid-Vergiftung

Diätetisches Vorgehen wie bei *Lebensmittelvergiftung*. *Prävention:* Sorgfältige Einhaltung aller gebotenen Hygienemaßnahmen bei der küchenmäßigen Verarbeitung von Fisch, Fischkonserven (insbesondere Thunfisch, Makrele, Sardine, Hering) und Räucherfisch (Details → *Lebensmittelvergiftung*). Fischkonserve nach Öffnen der Dose am gleichen Tag verbrauchen! Aufbewahrung allenfalls nur wenige Stunden und dann nur bei Temperaturen von ständig unter 6 °C [411]. Giftstoffe (vor allem Histamin) durch Erhitzen nicht inaktivierbar.

Sellerie-Karotten-Beifuß-Gewürz-Syndrom (WÜTHRICH-Syndrom)

Ausschaltung von *Sellerie* und selleriehaltigen Produkten aller Art (Knollensellerie, Schnitt- und Blattsellerie, Selleriesalz, selleriehaltige Mischgewürze, Kräutermischungen, Salatmarinaden u. ä.). Ermittlung und gezielte Eliminierung *assoziierter (Gruppen-)Allergene:* Karotte, Kümmel, Petersilie, Fenchel, Paprika, Anis, Curry u. ä. [445, 444]. Zum praktischen Vorgehen → *Nahrungsmittelallergie*.

Sepsis

Stufenweiser Kostaufbau entsprechend der jeweiligen metabolischen und digestiven Belastbarkeit. Nach sepsisbedingter Operation oder in kritischer Phase aus sonstiger Ursache zunächst über 24-48 Std. lediglich Volumentherapie mit Flüssigkeits- und Elektrolytsubstitution (Basis- plus Korrekturbedarf). Spätestens ab 3. Tag für weitere 24-48 Stunden peripher-venöse Ernährung im hypocalorischen Bereich (0,8-1.0 g Aminosäuren/kg/24 Std., Energie ca. 20 kcal/kg/24 Std.) mit anschließendem schrittweisem Übergang auf bedarfsgerechte zentral-venöse *parenterale Ernährung* ● [358]. Richtwerte für anzustrebende Nährstoffzufuhr: Aminosäuren 1-2,5 g, Kohlenhydrate 4-5 g, Fett 1-1,5 g/kg/24 Std. (kontinuierlich über Tag und Nacht), 35-45 kcal/kg/24 Std. (2500-3000 kcal = 10,5-12,5 MJ/Tag). Berücksichtigung eines evtl. gesteigerten Energiebedarfs (→ *hyperkatabole Zustände)*. Steuerung der Substratzufuhr entsprechend ihrer Plasmawerte (bzw. derjenigen ihrer Folgeprodukte im Urin) sowie unter Anpassung an komplizierende Organfunktionsstörungen (Leber, Niere usw.). *Kontraindikation für parenterale Fettgabe:* 1. Die unmittelbare Frühphase, z. B. nach septischem Schock, 2. Fieber über 39 °C, 3. Anstieg der Plasmatriglyceride unter der Fettinfusion auf Werte über 350 mg/dl (vgl. S. 449). 4. Thrombopenie.

Nach Rückkehr enteraler Aufnahmefähigkeit frühestmöglich stufenweiser Übergang auf jejunale (Oligopeptiddiät) oder gastrale (nährstoffdefinierte Formeldiät) *Sondenernährung* ●. Weiterer oraler Kostaufbau nach individueller Toleranz (vgl. *Fieber; akute *Infektionskrankheiten).

Sialadenose, afrikanische

Beseitigung meist zugleich bestehender, auch latenter Fehlernährung, insbesondere *protein-calorischer *Unterernährung, *Kwashiorkor,* Kaliummangel *(→ *Hypokaliämie)* und Vitaminmangel.

Sialorrhoe; Ptyalismus; Hypersalivation

Substitution der durch Ausspucken von Speichel zu Verlust gehenden oftmals beträchtlichen Flüssigkeits- und Elektrolytmengen (Gefahr fortschreitender *hypertoner *Dehydratation),* je nach Lage des Einzelfalls auf oralem, gastral/jejunalem oder parenteralem Wege. Flüssigkeitsreiche Ernährung (*nährstoffkomplette *Flüssigkost*●, **flüssig-breiige Kost*●, pürierte *leichte Vollkost* ● o. ä.), erforderlichenfalls *Sondenernährung* ●

oder *parenterale Ernährung●. Kostgestaltung im übrigen je nach Grundleiden und Begleitstörungen.

Singultus

Vor medikamentösen Maßnahmen versuchsweise zu empfehlen: *1.*Grobkörnigen Zucker (2 gehäufte Teelöffel) trocken schlucken lassen, bei Rezidiv zu wiederholen. *2.* Eisstückchen schlucken oder eiskalte Flüssigkeit trinken lassen. *3.* Eine in Angostura-Bitter (enthält 40–50 Vol% Alkohol!) o. ä. gesättigte Zitronenscheibe, die schwach gezuckert sein darf, ohne Schale rasch verzehren lassen. Letztgenanntes Vorgehen bisher offenbar nur bei alkoholinduziertem Singultus erprobt (vgl. [141]).

β-Sitosterinämie; Phytosterinämie

Behandlungsprinzip: Weitestmögliche Einschränkung der alimentären Zufuhr von β-Sitosterin und sonstigen Phytosterinen. Herabsetzung des Phytosteringehalts der Kost (bei üblicher Ernährungsweise ca. 200–400 mg/Tag) auf <75 mg/Tag.

Praktisches Vorgehen: Ausschaltung pflanzlicher Öle und aller pflanzenölhaltigen Produkte (Margarine, Back-, Brat-, Fritierfette, Mayonnaise usw.) sowie aller fettreicheren Vegetabilien (Nüsse, Oliven, Avocados, Getreidekeime, Kakao u. v. a.) und daraus gewonnener Erzeugnisse. Die Gewährleistung einer bedarfsgerechten Nährstoffversorgung **(kritisch: *Linolsäure▲ *, α-Linolensäure▲!)** erfordert sorgfältige Kostplanung und detaillierte Diätberatung (tabellarische Übersicht des Phytosteringehalts der Lebensmittel pflanzlicher Herkunft: [428]). Bei zugleich bestehender *coronarer Herzkrankheit, *Hypercholesterinämie und/oder *Hypertriglyceridämie anstelle im Regelfall indizierter ungesättigter Pflanzenfette versuchsweise Einsatz adäquater Menge eikosapentaensäurereichen Fischfettes *(→ *Eikosapentaensäure▲).*

SJÖGREN-Syndrom

Vordringliches Behandlungsziel die Linderung der Xerostomiebeschwerden, Erleichterung von Kauen und Schlucken sowie Herabsetzung des hohen Cariesrisikos dieser Patienten. Praktisches Vorgehen → *Mundtrockenheit, *Schluckstörungen, *Zahncariesprävention* (Fluoridsupplementierung!). Weitere symptombezogene Maßnahmen je nach Lage des Einzelfalls: → *Zungenbrennen, *Eisenmangel, *Retinolmangel, *B-Vitaminmangel, *Malabsorption. Vgl. *Autoimmunerkrankungen, Kollagenosen.

Sklerodermie, systemische

Beseitigung häufig bestehender Elektrolytimbalancen und Nährstoffdefizite (Kalium, Calcium, Magnesium, wasserlösliche Vitamine, Eisen usw.). In schwereren Fällen zunächst *parenterale Ernährung* ● mit stufenweisem Übergang auf bedarfsgerechte *leichtverdauliche Kost* ● und *leichte Vollkost* ● ; in weniger schweren Fällen letztere von Anfang an. Symptombezogene Maßnahmen → *Refluxoesophagitis, *Diarrhoe, *Steatorrhoe, *Malabsorption, *Meteorismus, hypertone *Dehydratation, proteincalorische *Unterernährung. Vgl. *Autoimmunerkrankungen, Kollagenosen.

Sodbrennen

Ermittlung und Ausschaltung der im Einzelfall Beschwerden auslösenden Nahrungsbestandteile. Dazu Überprüfung aller jeweils bis 3½ Std. vor Auftreten des Sodbrennens genossenen Speisen und Getränke (Ernährungsanamnese!). Keine zu voluminöse Einzelmahlzeit. Weiteres diätetisches Vorgehen je nach Grundleiden *(*Refluxoesophagitis, chronische *Gastritis, *Ulcuskrankheit, *Hyperacidität,* Zustand nach *Magenresektion, *Reizmagen).*

Sojaproteinintoleranz

Systematische *Ausschaltung aller sojahaltigen Produkte* aus der Kost. Bei Säuglingen Ersatz bis dahin gefütterter Sojamilch durch eine Säuglingsmilchnahrung auf Kuhmilchbasis, bei zugleich bestehender Unverträglichkeit auch für Kuhmilcheiweiß Übergang auf hypoallergene teiladaptierte (z. B. Beba® H. A.) oder semielementare Säuglingsnahrung (z. B. Alfaré®, Nutramigen®, Pregestemil®, Pregomin®; → *Säuglinge: Kuhmilchproteinintoleranz).* Bei Kindern jenseits des Säuglingsalters, bei Jugendlichen und Erwachsenen, solange Sojaproteinintoleranz fortbesteht (Expositionsversuch von Zeit zu Zeit! → *Nahrungsmittelallergien),* Vermeiden aller sojahaltigen Nahrungsmittel (Sojaschrot, Sojamehl, Sojamark, Sojasprossen, Tofu, Sojakäse, Sojabrotaufstriche, Sojateigwaren, vorsorglich auch kaltgeschlagenes Sojaöl) und Zubereitungen (sojahaltige Suppen, Soßen, Frikadellen, Aufläufe, Gemüsegerichte, Salate,

Desserts, Backwaren usw.). Problem: Sojagehalt für den Konsumenten nicht immer ohne weiteres erkennbar. Im Zweifelsfall deshalb besser Verzicht! Bei Eliminierung sojahaltiger Erzeugnisse zu beachten: Sicherstellung bedarfsgerechter Nährstoffversorgung (speziell Proteine!) aus anderen Quellen, von Bedeutung insbesondere bei bis dahin streng vegetarischer Ernährungsweise (Veganer, S. 93).

Sorbitintoleranz

Reduktion der alimentären Sorbitzufuhr auf auszutestendes, von Fall zu Fall variierendes, gerade noch tolerables Quantum (meist ca. 10-20 g Sorbit/Tag, gelegentlich auch weniger). *Einzuschränken: 1.* Sorbit (z. B. Präparat Sionon®-Diabetes-Süße) als Süßungsmittel für Selbstbereitung von Speisen und Getränken. *2.* Mit Sorbit (E 420) gesüßte Lebens- und Genußmittel kommerzieller Herkunft (Diabetikergebäck, Diabetikerschokolade, zuckerzusatzfreie Fruchtsäfte, sog. Diätbonbons, Kaugummi u. ä.). *3.* Von Natur aus sorbitreiches Obst: Apfel, Birne, Kirsche, Pflaume, Pfirsich, Dattel und sonstiges Steinobst (auch als Trockenobst), nicht jedoch Beerenobst, Citrusfrüchte, Banane, Ananas. *4.* Die entsprechenden Obstsäfte (Apfelsaft 3-9, Kirschsaft 15-20 g Sorbit/l), auch wenn ohne künstlichen Sorbitzusatz.

Vergleichsweise belastend insbesondere die in konzentrierter Form, stoßweise und ohne begleitende Ballaststoffe erfolgende Sorbitaufnahme (Getränke, Süßwaren, Desserts), weniger dagegen sorbitreiches Obst, zumal wenn als Rohkost im Rahmen einer Vollkost oder einer Diabetesdiät über den Tag verteilt. Mit der Zeit kann „Gewöhnung" an vorsichtig gesteigerte Sorbitzufuhr eintreten, was beim Diabetiker immer versucht werden sollte. In seltenen Fällen hartnäckiger Sorbitintoleranz probeweiser Austausch des Sorbits gegen andere Zuckeraustauschstoffe (Fructose, Mannit = E 421, Xylit), erforderlichenfalls verstärkter Einsatz von Süßstoffen (Saccharin, Cyclamat, Aspartame). Zu beachten: Möglichkeit zugleich bestehender *hereditärer *Fructoseintoleranz.*

Sprue, tropische

Ausgleich meist bestehender Flüssigkeits- und Elektrolytimbalancen *(→ *Dehydratation),* in schweren Fällen im Rahmen initialer **parenteraler Ernährung*●. Entsprechend jeweiliger digestiver Belastbarkeit frühestmöglich schrittweiser Aufbau einer hochcalorischen (2400-3000 kcal = 10-12,5 MJ/Tag), eiweißreichen (1,5-2,0 g Protein/kg/Tag), fettarmen (anfangs 40–60 g Fett/Tag), vitamin- und mineralstoffreichen, leichtverdaulichen Kost von hoher Energie- und Nährstoffdichte *(*flüssig-breiige Kost●, *leichtverdauliche Kost●, *leichte Vollkost●* o. ä.). Versuchsweise für einige Wochen Ausschaltung von Gluten *(*glutenfreie Kost●)*. Substitution von Folsäure (erste Woche 5–20 mg/Tag i. m., dann weiter etwa 5 mg/Tag je nach Effekt), Vitamin B_{12} (1000 µg/Monat), übrigen wasserlöslichen sowie fettlöslichen Vitaminen (Polyvitaminpräparat, anfangs parenteral), ferner Kalium, Calcium, Magnesium, Eisen je nach Bedarf. Symptombezogene Maßnahmen → **Malabsorption, *Diarrhoe, *Steatorrhoe, *Lactasemangel, *Meteorismus, protein-calorische *Unterernährung.*

Steatorrhoe; Fettmalabsorption

Adjuvante symptomatische Maßnahmen: *Einschränkung der Zufuhr üblicher Nahrungsfette (LCT-Fette)* entsprechend der jeweiligen Toleranz (Kriterium: Faecale Fettausscheidung unter 15–20 g/Tag) auf etwa 25–15(-10)% der Energiezufuhr (35–60 g Fett/Tag; → **fettarme Kost●*). Fette nur in leichtverdaulicher Form (kein hocherhitztes Fett, kein Schlachtfett). Wenn zur Deckung des Energiebedarfs erforderlich oder aus küchentechnischen Gründen erwünscht, Zulage von MCT-Fetten (schrittweise zu steigern auf etwa 60–80 g/Tag), evtl. auch unter Verwendung MCT-angereicherter Formuladiäten *(→ *MCT-Kost●)*. Sicherstellung bedarfsgerechter Versorgung mit Eiweiß, essentiellen Fettsäuren (polyensäurereiches Pflanzenöl ca. 10–15 g/Tag), fettlöslichen Vitaminen und Calcium (Magermilcherzeugnisse, evtl. zusätzlich medikamentös 0,5–1 g Ca/Tag). Deckung des Energiebedarfs überwiegend mit Kohlenhydraten. Bei Entwicklung einer enteralen **Hyperoxalurie* Einschränkung der Oxalatzufuhr *(*oxalatarme Kost●)*. Kostgestaltung im übrigen je nach Grundleiden und Begleitstörungen. Vgl. **Malabsorption.*

STEIN-LEVENTHAL-Syndrom

Abbau der fast immer bestehenden, an der dem Krankheitsbild zugrundeliegenden endokrinen Störung pathogenetisch wesentlich mit beteiligten **Adipositas.*

Sterilpflege; reverse (life island)isolation

Nach anfangs meist erforderlicher totaler *parenteraler Ernährung● baldmöglichst Beginn mit oraler Nahrungszufuhr in Form einer weitgehend keimfreien, unter Beachtung strenger hygienischer Kautelen zu bereitenden und zu servierenden *Sterilkost.* Autoklavierung [425] oder Mikrowellenerhitzung (vgl. [267, 182]) aller dafür in Frage kommenden Produkte (portionierte Menüs, geschnittenes Brot, Brötchen usw.) unmittelbar vor dem Auftragen. Zweckmäßig die Verwendung steril abgepackter Lebensmittel (Butter, Käse, Wurst, Gebäck, Getränke), nährstoffdefinierter Flüssigfertignahrungen, auch kommerzieller Säuglingsnahrung (Obst-, Gemüse-, Menü-, Dessertzubereitungen aus Originalbehältnis). Keine rohe (pasteurisierte) Milch! *Kein rohes Obst oder rohes Gemüse, keine Rohsäfte!* Kaffee und Tee nur frisch bereitet servieren. Kein Getränk darf länger als 3 Std. im Patientenzimmer verbleiben. Speisereste sind nach der Mahlzeit unverzüglich abzuräumen. Vitaminsupplementierung medikamentös (Polyvitaminpräparat). Abdeckung speziell des hohen Folsäuredefizits nach Knochenmarkstransplantation (5–10 mg Folsäure/Tag für mindestens 3 Wochen). Kostgestaltung im übrigen toleranz- und wunschgerecht (*nährstoffkomplette *Flüssigkost●, *flüssigbreiige Kost●, *leichtverdauliche Kost●, *leichte Vollkost●* o. ä.) in sorgfältiger Anpassung an allfällige Begleitstörungen (→ **Appetitlosigkeit, *Übelkeit, *Erbrechen, *Fieber, *Diarrhoe, *Strahlenenteropathie* usw.).

Stomatitis

In der **akuten Phase** reizlose **nährstoffkomplette *Flüssigkost●, *flüssigbreiige Kost●** oder pürierte *leichte Vollkost●*. Vermeiden von stärker gewürzten und stark gesalzenen Zubereitungen sowie sauren Säften und alkoholischen Getränken *(→ *Rachenentzündungen).* Bei **Stomatitis aphthosa** Prüfung auf mögliche *Nahrungsmittelallergien und -pseudoallergien* und ggf. entsprechende Kostanpassung; versuchsweise, insbesondere bei zugleich nachweisbaren Jejunalschleimhautveränderungen, *glutenfreie Kost* [115, 441].

STRACHAN-SCOTT-Syndrom

Beseitigung der zugrundeliegenden, ihrer Natur nach noch nicht restlos aufgeklärten Fehlernährung, wahrscheinlich eine Form von *B-Vitaminmangel* in Verbindung mit Eiweißmangel *(→ protein-calorische *Unterernährung).* Ernährungsanamnese! Vgl. *Polyneuropathie.*

Strahlenenteropathie; aktinische Enterocolitis

Im Frühstadium bedarfsgerechte *Elementardiät (*Oligopeptiddiät●)* für einige Wochen, in schweren Fällen **parenterale Ernährung●*. Kostaufbau über **nährstoffdefinierte Formeldiäten●, nährstoffkomplette *Flüssigkost●* und **flüssig-breiige Kost●* zu fettarmer, eiweiß- und vitaminangereicherter **leichtverdaulicher Kost●* in häufigen kleinen Mahlzeiten, evtl. unter Beibehaltung zusätzlicher nährstoffdefinierter Diät als Trinknahrung. Symptombezogene Maßnahmen → **Malabsorption, *Diarrhoe, *chologene Diarrhoe, *Steatorrhoe, *Lactasemangel, *Darmstenosen*. Weiterer Kostaufbau *(*leichte Vollkost●, *Vollkost●)* erst nach Konsolidierung befriedigenden Allgemeinbefindens mit Normalisierung der röntgenologischen und histologischen Schleimhautbefunde. Bei *Strahlencolitis* kann zum Vermeiden harten Stuhlgangs **ballaststoffreiche Kost●* zweckmäßig sein. In schweren Fällen chronifizierter aktinischer Colitis diätetisches Vorgehen nach etwa gleichen Grundsätzen wie bei **Colitis ulcerosa.*

Prävention: Unter auch den Dünndarm in das Bestrahlungsfeld einbeziehender Strahlenbehandlung (ab 3. Tag vor Beginn) Ernährung mit *Elementardiät (*Oligopeptiddiät●)* oder ballaststofffreier **nährstoffdefinierter Formeldiät●* (jejunal bzw. oral/gastral); in Problemfällen **parenterale Ernährung●*.

Strahlentherapie

Optimierung des Ernährungszustands durch geeignete diätetische Maßnahmen (leichtverdauliche Kost von hoher Energie- und Nährstoffdichte) *möglichst schon vor Beginn der Strahlentherapie.* Ernährung unter der Bestrahlungsbehandlung in einer dem häufig schon vor Therapiebeginn bestehenden reduzierten Ernährungszustand und der jeweiligen digestiven Toleranz anzupassenden Form und mengenmäßigen Bemessung.

Praktisches Vorgehen: Basiskost eine möglichst konventionell zu gestaltende **leichte Vollkost●, *Aufbaukost●* oder vorgegebene Diätkost in 5-6 kleineren Mahlzeiten pro Tag, interprandial zu ergänzen durch Süßspeisen, calorienreiche nährstoffkonzentrierte Milchmischgetränke, kommerzielle Trinknahrungen u. ä. kleine Zwischengerichte. Flexible Anpassung an zunehmende strahlenbedingte Beeinträchtigung von Allgemeinbefinden und Nahrungsaufnahmefähigkeit unter dem Gesichtspunkt des weiterhin voll zu deckenden, meist erhöhten Energie- und Nährstoffbedarfs (energieangereicherte **leichtverdauliche Kost●, *flüssig-breiige Kost●,* nährstoffkomplette **Flüssigkost●, *Sondenernährung●,* erforderlichenfalls vorübergehend adjuvante **parenterale Ernährung●*). Falls

Teile des Verdauungstrakts (insbesondere der Dünndarm) im Bestrahlungsbereich liegen: Ab 3. Tag vor Beginn bis Ende der Strahlenbehandlung *Elementardiät (*Oligopeptiddiät●)* jejunal oder ballaststofffreie **nährstoffdefinierte Formeldiät●* oral/gastral. Tägliche Kontrolle des Körpergewichts. Bei Gewichtsverlust von mehr als 0,5 kg/10 Gy (1000 rad) adäquate Kostzulage (500-1000 kcal = 2,1-4,2 MJ/Tag; [228]). Symptombezogene Maßnahmen → **Appetitlosigkeit, *Erbrechen, *Geschmackssinnsstörungen, *Mundtrockenheit, *Rachenentzündungen, *Schluckstörungen, *Refluxoesophagitis, *Diarrhoe, *Strahlenenteropathie, protein-calorische *Unterernährung.*

Streßulcusprävention

In entsprechender Risikosituation (Schock, Polytrauma, Sepsis, Verbrennungskrankheit, respiratorische Insuffizienz, Nierenversagen, Leberinsuffizienz) frühestmöglich Nahrungszufuhr auf oralem Wege (nährstoffkomplette **Flüssigkost●, *flüssig-breiige Kost●*) oder gastrale **Sondenernährung● (*nährstoffdefinierte Formeldiät●,* kontinuierliche Zufuhr über 24 Stunden), ggf. unter Anpassung an die Erfordernisse des Grundleidens.

Strophulus

Ermittlung und Eliminierung in Einzelfällen möglicherweise pathogenetisch beteiligter nutritiver Allergene oder Pseudoallergene *(→ *Nahrungsmittelallergien und -pseudoallergien).*

Sulfitintoleranz

Vermeiden der zahlreichen Lebensmittel, denen Schwefeldioxyd, schweflige Säure oder Sulfite (E 220, E 221, E 222, E 223, E 224, E 226, E 227) als Antioxydans oder Konservierungsmittel zugesetzt werden dürfen (Kartoffelfertigprodukte, getrocknete Gemüseerzeugnisse, Gewürze, Trockenfrüchte, Konfitüren, Marmeladen, bestimmte Weine, Biere, Fruchtsäfte u. v. a.; → **sulfitfreie Kost●*). Problematisch der meist relativ hohe Sulfitgehalt von Restaurant- und Kantinenmahlzeiten, da aufgrund häufig mangelhafter Deklaration bzw. fehlender Deklarationspflicht (z. B. Weine) Gefährdung für den sulfitempfindlichen Gast nicht erkennbar. Auch Medikamente häufig sulfithaltig (ohne Deklaration).

Sulfitoxydasemangel

In der Diskussion: Im Gehalt an schwefelhaltigen Aminosäuren (Methionin plus Cystein plus Cystin: 55 mg/kg/Tag) limitierte → *eiweißarme Kost*● [376]. Weitere Erfahrungen bleiben abzuwarten. Empfehlenswert zudem die Ausschaltung aller mit Schwefeldioxyd oder Sulfiten behandelten Lebensmittel (→ *Sulfitintoleranz).

Tabakabusus

Persistierender Abusus (Rauchverhalten nicht zu ändern): Anhebung des Vitamingehalts der Kost (Vitamin C, Riboflavin, Vitamin B_6, Folsäure) entsprechend dem erhöhten Bedarf des Rauchers (bei starkem Zigarettenrauchen auf etwa das 1½fache der wünschenswerten täglichen Zufuhr für den Gesunden; S. 68). Berücksichtigung eines möglicherweise erhöhten Energiebedarfs (Größenordnung: ca. 200 kcal/24 Zigaretten/Tag) und tabakinduzierter Hyperlipoproteinämien (→ *Hypercholesterinämie, *Hypertriglyceridämie). Empfehlenswert auch die Korrektur der bei starken Rauchern überdurchschnittlich häufigen Ernährungsmängel (unzureichender Obst- und Gemüseverzehr, Calciummangel, Ballaststoffmangel; Ernährungsanamnese!)

Raucherentwöhnung: Zum Vermeiden unerwünschter Gewichtszunahme vorsorglich moderate ***Beschränkung des Konsums „leerer" Energieträger*** (Fett, Zucker, Feinmehlerzeugnisse, Alkohol) und Ersatz durch geeignete ballaststoffreichere Produkte unter Sicherstellung ausreichender Versorgung mit allen essentiellen Nährstoffen. Über einige Wochen Gewichtskurve führen lassen; rechtzeitig weitere Calorienrestriktion bei drohendem Übergewicht ([420]; → *Adipositas). Keine zu opulenten Mahlzeiten. Dafür häufiger im Tagesverlauf einen kleinen Imbiß empfehlen. Öfter einen guten Kaffee nehmen lassen, insbesondere nach dem Essen und bei allen Gelegenheiten, wo früher gerne zur Zigarette gegriffen wurde. Hilfreich auch in den ersten Wochen der Entwöhnung ein Stückchen Bitterschokolade oder Lakritze, ein paar Salmiakpastillen o. ä. jeweils bei aufkommendem Rauchverlangen.

Tabak-Alkohol-Amblyopathie; alimentäre Opticusneuropathie

Beseitigung des ätiopathogenetisch vermutlich zugrundeliegenden ***B-Vitaminmangels*** (Thiamin, Riboflavin, Pyridoxin, Folsäure, Cobalamin) und allfälliger ***protein-calorischer*** *Unterernährung (Ernährungsanamnese!). Sicherstellung dauerhaft bedarfsgerechter Versorgung mit Energie und allen essentiellen Nährstoffen. *Absolute Alkoholkarenz* (vgl. **Alkoholismus;* [243]).

Tartrazinintoleranz

Ausschaltung aller mit dem gelben, für die verschiedensten Farbnuancierungen (grün, braun, rot) gebräuchlichen Azofarbstoff Tartrazin (E 102; Deklaration beachten!) gefärbten Lebensmittel (Süßwaren aller Art, Cremespeisen, Speiseeis, Puddingpulver, Fruchtessenzen, Limonaden, Liköre u. v. a.; → **azofarbstofffreie Kost●*). Liste der Lebensmittel, bei denen Zusatz von Tartrazin zulässig ist, variiert im internationalen Vergleich von Land zu Land (Tartrazinzusatz in einzelnen Ländern, u. a. Norwegen, Schweden, Finnland, nahezu ganz verboten). Problematisch vielerorts die nicht ohne weiteres erkennbare Gefährdung beim Restaurantessen. Wichtig der Hinweis, daß auch zahlreiche Fertigarzneimittel (in Deutschland noch großenteils ohne Deklaration!) den Lebensmittelfarbstoff Tartrazin oder andere synthetische Farbstoffe enthalten. Eine nicht selten zugleich bestehende Intoleranz für weitere Lebensmittelzusatzstoffe (z. B. **Benzoatintoleranz*) und für Salicylate *(→ *Salicylatintoleranz)* ist zu berücksichtigen (vgl. *Nahrungsmittelpseudoallergien,* S. 280).

Tetanie, normocalcämische

Beseitigung möglicherweise (selten) zugrundeliegenden Magnesiummangels *(→ *Hypomagnesiämie).* Normocalcämische Tetanie in der Regel *keine* Indikation für eine den Normalbedarf (Erwachsene: 800 mg Ca/ Tag) überschreitende Calciumzufuhr oder für Behandlung mit Vitamin D (Gefahr der Hypercalcämie). Zur gelegentlichen *Selbsthilfe in Notfällen* jedoch auch bei normocalcämischer Tetanie bewährt: Rasch wirksames Calciumpräparat oral (z. B. Calcium-Trinkampulle).

Tetanus

Stufenweiser Aufbau eiweiß- bzw. aminosäurenreicher gastraler *(*nährstoffdefinierte Formeldiät●)* oder besser jejunaler *(*Oligopeptiddiät●)* **Sondenernährung●*. Zusätzlich ggf. ergänzende **parenterale Ernährung●* (Glucose, Aminosäuren, Fettemulsionen) bis zur Höhe der im Einzelfall für erforderlich gehaltenen Gesamtmenge an Protein plus

Aminosäuren (1,5–2,0 g/kg/Tag) und an Energie (35–50 kcal = 150–210 kJ/kg/Tag und mehr). Mit dem Sistieren der Konvulsionen baldmöglichst vorsichtiger Versuch oraler Nahrungszufuhr (nährstoffkomplette *Flüssigkost●, *flüssig-breiige Kost●*, pürierte *leichte Vollkost●* o. ä.). Sorgfältige Bilanzierung des Flüssigkeits- und Elektrolythaushalts (Kalium!). Zurückhaltung mit der Natriumzufuhr (beginnend mit etwa 100 mmol = 2,4 g Na/Tag; → *natriumarme Kost●*), um bei den für eine adäquate Ernährung Tetanuskranker meist benötigten relativ großen Flüssigkeitsmengen ein durch die Umstände dieser Erkrankung möglicherweise begünstigtes Hirnödem nicht zu provozieren.

Thiamin-(Vitamin B$_1$-)Mangel; Beriberi

Kostkorrektur in Form verstärkten Einsatzes thiaminreicher Nahrungsmittel (Schweinefleisch, Leber, Vollkornerzeugnisse, Haferflocken, Weizenkeime, Weizenkleie, Hülsenfrüchte, Trockenhefe) in Fällen eines latenten oder subklinischen Thiaminmangels als alleinige Maßnahme zur Behebung des Defizits in der Regel ausreichend. Bei manifesten Mangelsymptomen oder Unmöglichkeit quantitativ ausreichender Nahrungsaufnahme zusätzlich medikamentöse Substitution (10–20 mg Thiamin/Tag oral) für etwa eine Woche, anschließend reduzierte Dosis weiter, bis Defizit behoben. Empfehlenswert dabei die B$_1$-Medikation in Form eines B-Vitaminkomplexpräparates *(→ *B-Vitaminmangel)*, bei zu vermutender Resorptionsstörung auf parenteralem Wege. Beim Vollbild einer *feuchten Beriberi* täglich 50–100 mg Thiamin i. m. bis zum Eintritt sichtbaren Erfolgs, mindestens bis zum Auftreten des typischen Thiamingeruchs im Urin. Zugleich Herabsetzung des Kohlenhydratanteils der Kost (auf < 40% der Energiezufuhr) zugunsten des Eiweiß- und Fettgehalts. Reichlich Fleischprodukte, Milch, Ei, frische Gemüse, Obst, Getreidekeime, Weizen- oder Reiskleie. Bei beriberiinduzierter *Lactatacidose* Thiamin i. v. (100–300 mg/Tag) über einige Tage. Während bestehender *Ödeme* Natriumrestriktion (< 100 mmol = 2,4 g Na/Tag; → *natriumarme Kost●*). Beseitigung häufig begleitender sonstiger Nährstoffmängel (übrige B-Vitamine, Eiweiß, Ascorbinsäure, Magnesium, Kalium, Zink). Ausschaltung eines evtl. ursächlich beteiligten Alkoholabusus *(→ *Alkoholismus).*

Säuglings-Beriberi: 50–100 mg Thiamin/Tag parenteral über mehrere Tage [439]. Bei Beriberi-Erkrankung eines Brustkindes medikamentöse Thiaminsubstitution (über einige Tage je 50–100 mg) und Kostaufwertung mittels thiaminreicher Zulagen (s. o.) und sonstiger evtl. indizierter Korrekturen (Ernährungsanamnese!) auch bei der *stillenden Mutter.*

Thrombocytopenie

Ätiologisch unklare Fälle erfordern Ausschluß möglicherweise ursächlich beteiligter Nahrungsmittelallergene, u. a. Hühnerei, Fisch, Hefe, bestimmte Käsesorten, Nüsse (Ernährungsanamnese! Testung auf Thrombocytenabfall 1 Stunde nach Probemahlzeit). Gleiche diätetische Überlegungen wie bei *thrombocytopenischer *Purpura*. Praktisches Vorgehen (Eliminationsdiät, Additionsdiät, allergenfreie Dauerkost) → **Nahrungsmittelallergien und -pseudoallergien.*

Thromboseprävention

Mit zunehmender epidemiologischer, klinischer und biochemischer Erfahrung über die Beeinflußbarkeit der intravasalen (und atrialen?) Thromboseneigung durch Ernährungsfaktoren beginnen sich erste rationale Grundlagen für den Versuch einer Herabsetzung des Thromboembolierisikos durch diätetische Korrekturen abzuzeichnen.

Praktisches Vorgehen in Fällen *erhöhter Thrombosegefährdung* (bei nicht malignen Erkrankungen): *1.* Stets ausreichende Flüssigkeitsversorgung unter Vermeiden von Exsiccose und **Dehydratation,* insbesondere perioperativ, bei Hitze, Fieber, Durchfall u. ä. *2.* Behutsamer Abbau häufig bestehender **Adipositas.* Dabei Sicherstellung der notwendigen reichlichen Flüssigkeitszufuhr (>2½ Liter/Tag). Kein Versuch einer übermäßig schnellen Gewichtsabnahme (nicht über 0,75 kg pro Woche). Keine strengen Fastenkuren! *3.* Beseitigung allfälliger **Hypercholesterinämie* und **Hypertriglyceridämie. 4.* Fettmodifizierte, fettreduzierte Kost (P/S-Quotient >1,5; **cholesterinreduzierende Kost●* unter bevorzugter Verwendung von Leinöl) auch in Fällen ohne Hyperlipoproteinämie [190]. Keine zu fettreichen Einzelmahlzeiten! Vermeiden übermäßigen Fleischkonsums (Proteinzufuhr nicht über 0,8 g/kg/Tag). **Lactovegetabile Kost●* bei gegebener Bereitschaft des Patienten erwägenswert. *5.* Im Rahmen der fettmodifizierten Kost Einsatz an ω-3-Polyensäuren reichen fetten Fisches (100-200 g Makrele, Lachs, Hering, Thunfisch pro Tag; Ziel: >1,7% der Energiezufuhr oder >2-3 g an Eikosapentaensäure plus Dokosahexaensäure pro Tag; → **Makrelendiät●*). Frage der Vereinbarkeit konsequent eingehaltener Makrelendiät mit zugleich laufender Antikoagulation mittels eines Dicoumarolpräparats (z. B. Marcumar®) noch nicht ausreichend geklärt. *6.* Kostgestaltung im übrigen je nach Grundleiden und Begleitstörungen. Vieldiskutierte günstige Wirkungen reichlichen Knoblauchverzehrs auf Blutlipide und Blutgerinnungsparameter in kontrollierten Studien bisher nicht objektivierbar.

Tinnitus aurium

In der Diskussion: Versuchsweise Einschränkung überhöhten Konsums glutamat- und tyraminreicher Nahrungsmittel (→ *Glutamatintoleranz, *tyramin- und dopaminarme Kost●), coffeinhaltiger (Bohnenkaffee, schwarzer Tee, Cola-Getränke) und alkoholischer Getränke (insbesondere Rotwein). Weitere Erfahrungen bleiben abzuwarten; Empfehlungen noch nicht möglich.

Tocopherol-(Vitamin E-)Mangel

Kostaufwertung durch Zulage tocopherolreicher Pflanzenöle (Weizenkeim-, Sonnenblumen-, Baumwollsaat-, Färberdistel-, Maiskeim-, Sojaöl), in einer Menge von etwa 50-75 g/Tag in geeigneter Zubereitung anstelle anderer Fette auf alle Mahlzeiten des Tages verteilt. Kein Hocherhitzen (Braten, Rösten, Schmoren, Fritieren) dieser Öle, wenn vornehmlich Tocopherolsupplementierung beabsichtigt. Auch Sonnenblumenkerne, Haselnüsse, Erdnüsse und Weizenkeime bei regelmäßigem Verzehr zur Kostanreicherung mit Vitamin E geeignet. Bei Intoleranz für die genannten Öle und tocopherolreichen Vegetabilien, bei unzureichender oraler Nahrungsaufnahmefähigkeit oder Fettresorptionsstörungen (*Steatorrhoe, *Malabsorption) medikamentöse, erforderlichenfalls parenterale Substitution (ca. 100-200 mg Tocopherol/Tag).

Tonsillektomie

Am Operationstag *klare *Flüssigkost●* (lauwarme oder kalte Getränke, nicht mit Strohhalm!). Kostaufbau über reizlose **nährstoffkomplette *Flüssigkost●** (incl. häufiger am Tag eine Portion Eiscreme), *flüssig-breiige Kost●* und flüssigkeitsreiche pürierte *leichte Vollkost●* je nach Rückkehr beschwerdefreier Schluckfähigkeit innerhalb von etwa 4-6 Tagen. Vermeiden von heißen Getränken, sehr sauren Säften, CO_2-haltigen Limonaden, starkem Kaffee und Alkohol. Keine stark gesalzenen oder scharf gewürzten Gerichte. Ab 2. Woche in der Regel normale *Vollkost●* verträglich. Bis zum Abheilen der Wunde jedoch Vorsicht mit harten Kostbestandteilen (ungeschälte Äpfel, nicht zerkleinerte rohe Möhren, Knäckebrot, Nüsse u. ä.).

Toxoplasmoseprävention

Wichtigste *Indikation* seronegative Schwangerschaft (ganze Schwangerschaftsdauer, vorsorglich auch ganze Laktationszeit) sowie alle Arten fortgeschrittener Immunschwäche. *Prinzip:* Verhütung der Aufnahme infektionsfähiger Toxoplasmacysten mit der Kost.
Praktisches Vorgehen: Nur gekochtes oder gut durchgebratenes Fleisch zum Verzehr kommen lassen. Erhitzen auf 75 °C Kerntemperatur für mindestens 5 Minuten (oder Einfrieren auf -20 °C für 3 Tage) tötet im Fleisch möglicherweise enthaltene Cysten ab. *Eliminierung jeglichen rohen oder halbgaren Fleisches* (aller warmblütigen Tierarten!) *aus dem Speiseplan:* Kein Tatar, keine kurz gegrillten Steaks, kein roher Schinken, keine Rohwurst, Plockwurst, Teewurst o. ä. Gesetzlich vorgeschriebene Fleischbeschau kann möglichen Toxoplasmacystenbefall der Fleischwaren nicht ausschließen. Gefährdung durch Genuß von rohem Hühnerei oder roher nicht pasteurisierter Milch kann in Anbetracht extrem seltenen Vorkommens von Toxoplasmen in diesen Produkten im allgemeinen außer acht gelassen werden (Ausnahme: Schwere Immunschwächezustände, z. B. *AIDS*). Wichtig die gründliche Säuberung von zum Rohverzehr bestimmtem, möglicherweise mit Oocysten kontaminiertem Gemüse und Obst (z. B. Erdbeeren!).

Trehalasemangel

Kurativ und präventiv Ausschaltung des in Pilzen (Feldchampignon, Steinpilz u. a.), in Eschen-Manna (Trockensaft von Fraxinus ornus, in manchen Ländern als mildes Darmregulans gebräuchlich) und in Hefe vorkommenden Disaccharids Trehalose aus der Kost. Symptombezogene Maßnahmen → *Erbrechen, *Diarrhoe*. Empfehlung für die Dauerkost: Verzicht auf Pilzgerichte jeder Art.

Trichinoseprävention

Prinzip: Verhütung der Aufnahme in ungenügend erhitztem Fleisch (meist Schweinefleisch) enthaltener lebender Trichinen (eingekapselte Dauerform).
Praktisches Vorgehen: Unbedingte Beachtung aller Modalitäten der gesetzlich vorgeschriebenen Fleischbeschau. Keine Verwendung von Fleisch oder Fleischwaren dubiöser Herkunft! Besondere Vorsicht in Ländern ohne zuverlässige Trichinenschau! Falls adäquater veterinär-

hygienischer Standard oder korrekte Einhaltung einschlägiger gesetzlicher Vorschriften nicht zweifelsfrei vorausgesetzt werden kann: *Nur ausreichend erhitztes Fleisch zum Verzehr kommen lassen!* Erhitzen auf > 75 °C Kerntemperatur (in größeren Fleischstücken erst nach längerer Zeit zu erreichen) für mindestens 5 Minuten, nicht jedoch alleiniges Räuchern oder Pökeln, tötet im Fleisch möglicherweise enthaltene Trichinenlarven sicher ab. Größte Sorgfalt beim Garen im Mikrowellengerät. Unter nicht ganz sicheren Umständen Ausschluß aller rohen oder halbgaren Fleischzubereitungen vom Speiseplan, Verzicht insbesondere auf Tatar, kurz gegrillte Steaks, rohen Schinken, Rohwurst und Räucherwurst aller Art. Gleiche Vorsichtsmaßnahmen empfehlenswert bei Wildschweinfleisch, in Anbetracht vereinzelt vorgekommener Trichinoseauslösung zu erwägen auch bei Pferdefleisch.

Trimethylaminurie; Fischgeruch-Syndrom

Weitgehende Beseitigung des unangenehmen Körpergeruchs gelingt durch *Verzicht auf* besonders *cholin- bzw. trimethylaminoxydreiche Lebensmittel* (Eigelb, Fisch, Leber, Niere, Mayonnaise, Sojaprodukte, Erbsen, Pilze, Hefe), was bei richtiger Kostwahl (ausreichend Molkereiprodukte, Muskelfleisch) eine bedarfsgerechte Energie- und Nährstoffversorgung nicht zu beeinträchtigen braucht. *Kontraindikation für Lecithinpräparate!* Gleiche Ernährungsempfehlung für die stillende Mutter eines an Trimethylaminurie leidenden Brustkinds [375].

Tryptophan-Malabsorption

Diätetisches Vorgehen je nach Schweregrad der begleitenden absorptiven *Hypercalcämie* und *Hypercalciurie.* Optimale Höhe der alimentären Tryptophan-(und Protein-)Zufuhr bei dieser Erkrankung noch nicht definierbar.

Tube-feeding-Syndrom

In leichteren Fällen *Erhöhung der Flüssigkeitszufuhr* (Tee, verdünnte Säfte) unter Herabsetzung des Substratanteils (Protein, Kochsalz, Zucker bzw. Trockenpulvermenge) der Sondennahrung. In schwereren Fällen 1-1½tägige Teepause (Tee, verdünnte Säfte nach Durst oder nach Bilanz) mit anschließendem stufenweisen Neuaufbau der Sondenernährung, nunmehr jedoch mit ggf. toleranzentsprechend reduziertem Substratanteil. Fallweise zu prüfen die Zweckmäßigkeit vorübergehender adjuvanter *parenteraler Ernährung●. Kontrolle von Blutzucker, Plasmaionogramm, Harnosmolarität und Flüssigkeitsbilanz. Vgl. *hypertone *Dehydratation, *Hypernatriämie.*

Prävention: Vermeiden überhöhten Substratanteils im Verhältnis zum Flüssigkeitsgehalt der Sondenkost. Keine Flüssignahrung mit einem Proteinanteil von mehr als 20% des Energiegehalts. Vorsicht insbesondere bei intercurrenten Flüssigkeitsverlusten (Durchfall, polyurische Zustände, hohes Fieber u. ä.). Vorsorgliche Überwachung der genannten Blut- und Harnparameter (s. o.; vgl. S. 461 f.).

Tuberkulose

Bedarfsgerechte Energie- und Nährstoffversorgung mit dem Ziel der *Beseitigung allfälliger Fehlernährung* (Basis: **leichte Vollkost●, *Vollkost●, *Aufbaukost●*). Reichlich Eiweiß (1,0–1,2 g/kg/Tag). Empfehlenswert auch erhöhtes Angebot an wasserlöslichen und fettlöslichen Vitaminen (Rohobst, Gemüse, Weizenkeime; in Problemfällen auch der altbewährte Lebertran). Energiezufuhr dem individuellen Bedarf entsprechend, jedoch unter *Vermeiden von Überfütterung und Adipositas* (Gewichtskurve führen lassen). In früheren Jahrzehnten üblich gewesene hypercalorische Ernährung bei den modernen Behandlungsmöglichkeiten der Tuberkulose nur noch selten indiziert (Zustände *protein-calorischer *Unterernährung*). Bei der teilweise immer noch langen Behandlungsdauer dieser Kranken jedoch von besonderer Wichtigkeit: Phantasievolle Gestaltung einer abwechslungsreichen, immer wieder schmackhaften und appetitanregenden Kost. Symptombezogene Maßnahmen → **Appetitlosigkeit, *Fieber, *Nachtschweiße, *Arzneimitteltherapie: Isoniazid (INH), Paraaminosalicylsäure (PAS).*

Tumoren, maligne; onkologische Erkrankungen

Autonomes Wachstum bereits ausgebildeter Tumoren nach derzeitigem Kenntnisstand allein durch diätetische Maßnahmen nicht rückbildungsfähig. Für alle bisher empfohlenen „Anti-Krebsdiäten" steht der Nachweis *kurativer* Wirksamkeit noch aus (zur Frage möglicher präventiver Effekte diätetischer Korrekturen → **Krebsprävention*). Wichtig jedoch die Verhütung bzw. Beseitigung tumorassoziierter Mangelernährung (Kachexie, Marasmus) zwecks Verbesserung von Allgemeinbefinden und

Belastbarkeit für aggressive Tumortherapie (Operation, Strahlentherapie, Chemotherapie). *Indikation für forcierte Ernährungsmaßnahmen:* *1.* Gewichtsverlust von mehr als 10% des Normalgewichts (definiert als Broca-Index 1,0) bereits vor Behandlungsbeginn. *2.* Serumalbuminspiegel <3 g/dl, Präalbumin <15 mg/dl. *3.* Oberarmmuskelumfang und Tricepshautfaltendicke unter 80% der Norm. *4.* Gewichtsabnahme von 0,5 kg/Woche oder mehr.

Praktisches Vorgehen: Detaillierte Ernährungsanamnese zwecks Ermittlung und Möglichkeit der Berücksichtigung bisheriger Ernährungsgewohnheiten, Nährstoffversorgung und allfälliger Ernährungsfehler, Zahl und zeitliche Verteilung der Mahlzeiten, Vorlieben für bestimmte Speisen und Getränke, evtl. Aversionen, Intoleranzen, Geschmackssinnsstörungen, Probleme beim Schlucken usw. *Bedarfsangepaßte Erhöhung der Nahrungszufuhr* (auf etwa 1,3-2,0 g Protein/Aminosäuren, 1,5-2,0 g Fett, 4-7 g Kohlenhydrate, 35-50 kcal = 150-210 kJ pro kg Normalgewicht). Bevorzugung des „physiologischsten" der jeweils zur Verfügung stehenden Zufuhrwege (oral > gastral/jejunal > parenteral). Ausgehend zunächst von einer der digestiven Belastbarkeit im Einzelfall entsprechenden programmierten Basiskost (z. B. **leichte Vollkost●* oder **Aufbaukost●*, **leichtverdauliche Kost●*, **flüssig-breiige Kost●*, nährstoffkomplette **Flüssigkost●*). Zulage beliebiger energie- und nährstoffreicher Zusatz- und Zwischengerichte (Milchmischgetränke, Süßspeisen, kommerzielle Formulatrinknahrungen) unter Verwendung von Sahne, Maltodextrin, Eiweißkonzentraten, vitaminreichen Säften, auch alkoholischen Getränken, je nach Wunsch und Bekömmlichkeit, bis wünschenswertes Quantum an Energie und Nährstoffen erreicht. Vitamine erforderlichenfalls zusätzlich medikamentös (Polyvitaminpräparat). Häufige kleine Mahlzeiten. Flüssigkeitsreiches Regime, insbesondere unter Cytostaticabehandlung (2,5-3 l Flüssigkeit/Tag). Proteinalternativen anbieten für häufige Fleischaversion (Fisch, Ei, Milchprodukte, Soja). Bei stationärer Behandlung sehr hilfreich die Möglichkeit des Wahlessens nach Speisekarte. *Erlaubt dabei alles, was dem Patienten schmeckt und bekommt.* Gefahr der Überfütterung besteht praktisch nicht. Letztlich ungeklärt jedoch noch die Frage einer möglichen Begünstigung des Tumorwachstums durch forcierte hypercalorische Ernährung ohne flankierende aktive antineoplastische Therapie [402].

Bei ausbleibendem Gewichtsanstieg und ungenügender oraler Nahrungsaufnahme Prüfung der Zweckmäßigkeit einer zusätzlichen gastralen oder jejunalen **Sondenernährung●* *(*nährstoffdefinierte Formeldiät●* bzw. *Elementardiät/*Oligopeptiddiät●)* oder adjuvanter **parenteraler Ernährung●* (ggf. auch als künstliche *Langzeiternährung* zu Hause). Auch in fortgeschrittenen, kurativ oder palliativ nicht mehr behandelbaren Fällen kann künstliche Ernährung die Lebensqualität für begrenzte Zeit noch wesentlich verbessern.

Symptombezogene Maßnahmen → *Appetitlosigkeit, *Übelkeit, *Erbrechen, *Geschmackssinnsstörungen, *Rachenentzündungen, *Schluckstörungen, *Diarrhoe, *Malabsorption, protein-calorische *Unterernährung. Vgl. *Strahlentherapie.

Typhus abdominalis

Flüssigkeitsreiche leichtverdauliche Kost von hoher Energie- und Nährstoffdichte (→ akute *Infektionskrankheiten). Flexible Gestaltung entsprechend der jeweiligen Krankheitsschwere, oralen Nahrungsaufnahmefähigkeit und digestiven Belastbarkeit: *Nährstoffkomplette *Flüssigkost●, *flüssig-breiige Kost●, *leichtverdauliche Kost●, *leichte Vollkost●* in häufigen kleinen Mahlzeiten. In Phasen ausgeprägter Obstipation behutsame Ballaststoffanreicherung (Gemüsegerichte, Hafergrütze, Trockenobst). Bei sehr darniederliegendem Appetit adjuvante gastrale *Sondenernährung (*nährstoffdefinierte Formeldiät●), unter erschwerenden Umständen auch vorübergehend *parenterale Ernährung●. Symptombezogene Maßnahmen → *Fieber, *Diarrhoe, *Malabsorption, *Lactasemangel, proteincalorische *Unterernährung.

Übelkeit; Nausea

Bei Zuständen von *akuter Nausea* (z. B. bei sog. „verdorbenem Magen") ein- oder mehrtägige Karenz für feste Nahrung. *Klare *Flüssigkost●* (Tee, Saft, gesalzene Brühe) in häufigen kleinen Portionen mit anschließendem toleranzgerechten Kostaufbau. Diätetisches Vorgehen etwa wie bei *akuter *Gastritis.

Bei länger bestehender *protrahierter Nausea* empirischer schrittweiser Aufbau einer toleranzadaptierten leichtverdaulichen Kost unter weitestmöglicher Berücksichtigung individueller Wünsche. Gestaltungsmöglichkeit variiert dabei in weitem Rahmen je nach Art des Grundleidens und begleitender Störungen (*nährstoffkomplette *Flüssigkost●, *flüssig-breiige Kost●, *leichtverdauliche Kost●, *leichte Vollkost●* u. ä., entsprechend abgewandelte vorgegebene Diätkost). Starkes Süßen und scharfes Würzen meist nicht empfehlenswert. In Fällen von azotämieassoziierter Nausea bei *chronischer *Niereninsuffizienz* kontrollierte Herabsetzung der Proteinzufuhr. Keine zu reichliche Einzelmahlzeit, besser alle 1½–2 Stunden eine kleinere Portion anbieten. Kein zu hastiges Essen, kein zu rasches

Trinken! Getränke meist bekömmlicher zwischen den Mahlzeiten als zu den Mahlzeiten. Bohnenkaffee sowie CO_2-haltige Getränke häufig nicht gut tolerabel. Beim verstärkten Auftreten von Übelkeit immer zur gleichen Tageszeit: Prüfen, ob Nahrungsaufnahme von nauseasteigernder (häufig z. B. bei Hepatitis) oder nausealindernder Wirkung (häufig z. B. bei chronischer Gastritis) und dementsprechend zeitlich günstigste Festlegung der Mahlzeiten. In weiteren Details gleiches praktisches Vorgehen wie bei *Appetitlosigkeit.*

Ulcus cruris

Abbau häufig zugleich bestehender *Adipositas, *Hypercholesterinämie* und *Hypertriglyceridämie.* Optimierung der Kosteinstellung bei allfälligem *Diabetes, *Herzinsuffizienz* oder Zuständen von *Dehydratation.* Sicherstellung bedarfsgerechter Versorgung mit allen essentiellen Nährstoffen (Ernährungsanamnese!). Bei zu vermutendem *Zinkmangel* (Serumspiegel < 10 µmol Zn/l) ggf. medikamentöse Zinksubstitution. Vgl. *Varikose.*

Ulcuskrankheit, peptische (Ulcus ventriculi, Ulcus duodeni)

Die langjährigen Diskussionen um die zweckmäßigste Form der Ernährung des Ulcuskranken haben noch nicht zu einem von den verordnenden Ärzten allgemein akzeptierten diätetischen Konzept geführt. Das in praxi derzeitig meist geübte und wohl auch am besten zu begründende Vorgehen deckt sich weitgehend mit der bereits 1973 von L. DEMLING formulierten und jüngst wiederholten Empfehlung einer moderaten Schonkost[1]: „Es liegt in der Natur der Sache, daß über Wert oder Unwert einer diätetischen Therapie bei Erkrankungen des Magens der Doppelblindversuch niemals eine Entscheidung bringen wird. So ist man auf zwei Dinge angewiesen:
 1. den gesunden Menschenverstand und
 2. die subjektive Reaktion des Patienten.
 Der gesunde Menschenverstand sagt, daß es mit Wahrscheinlichkeit zweckmäßiger ist, ein entzündlich oder geschwürig erkranktes Hohlorgan in motorischer und sekretorischer Hinsicht nicht bis an die obere Grenze seiner Leistungsfähigkeit zu beanspruchen. Die subjektive Reaktion des Magenleidenden auf stark gewürzte, scharf gebratene Speisen, erhitztes

---

[1] Zum Begriff der Schonkost vgl. Fußnote S. 433

Fett, Pfeffer, Meerrettich, Senf, Paprika, Zwiebeln, Knoblauch, Bohnenkaffee, Liköre, Schnäpse, Weißwein, Süßigkeiten und Citrusfrüchte ist meist schlecht" [80].

Behandlungsprinzip: Weitestmögliche Eliminierung stark säurelockender und schleimhautirritierender sowie individuell unverträglicher sonstiger Nahrungsbestandteile. Korrektur der häufig defizitären Ernährungsweise (wasserlösliche Vitamine, Magnesium, Calcium, *Ballaststoffe!*) zwecks dauerhafter Sicherstellung bedarfsgerechter Versorgung mit Energie und allen essentiellen Nährstoffen.

Praktisches Vorgehen: Basiskost in der Regel eine calorisch angemessene **leichte Vollkost●* (bei sehr empfindlichen Patienten eine schrittweise aufzubauende **leichtverdauliche Kost●*). Pürierte Kost nur bei zugleich bestehender **Kauinsuffizienz.* Toleranzgerechte Anreicherung mit Ballaststoff- und Vitaminträgern (Vollkornprodukte aller Art, grobe Haferflocken, Hülsenfrüchte, Gemüse, Obst, dieses auch in Form von Frischkornbreien und Rohkostgerichten; [169]) sowie polyensäurereichen Pflanzenölen. Vermeiden von in Fett gebackenen oder gebratenen Zubereitungen (Pfannkuchen, Kartoffelpuffer u. ä.), fetten Räucherwaren, scharfen Gewürzen (s. o.), sehr süßen, sehr sauren und stark gesalzenen Gerichten. Zurückhaltung mit sauren Säften und eisgekühlten Getränken, mit Bohnenkaffee (auch coffeinfreiem und sog. magenfreundlichem Kaffee), schwarzem Tee und Colagetränken (auf nüchternen Magen allesamt ganz zu meiden). Alkoholkarenz (!). Darüber hinaus Ausschaltung aller vom Patienten als subjektiv schlecht verträglich empfundenen Kostbestandteile. Detaillierte Ernährungsanamnese zwecks Erfassung und Möglichkeit der Korrektur individuell fehlerhafter Ernährungsweisen (unzureichender Verzehr von Gemüse, Obst, Rohkost, Vollkornprodukten, Molkereierzeugnissen o. ä.). Wünschenswert mindestens 5–6 in Ruhe einzunehmende Mahlzeiten im Tagesverlauf. Keine unnötig langen Nüchternperioden. Ein kleiner nächtlicher Imbiß wird von einzelnen Patienten mit Neigung zu Nüchternschmerz als angenehm empfunden. Symptombezogene Maßnahmen → chronische **Gastritis,* **Refluxoesophagitis, chronische habituelle *Obstipation, *Lactasemangel.* Vgl. **Hyperacidität.*

Allmählicher Übergang auf uneingeschränkte **Vollkost●* erst nach dem Verschwinden der ulcusbedingten Beschwerden, im allgemeinen jedoch nicht vor Ablauf etwa der 8. Behandlungswoche. Weiterhin Vorsicht mit Säurelockern und anderen als individuell belastend anzunehmenden Nahrungsfaktoren. Bei *rezidivierender Ulcuserkrankung* zu erwägen: Beibehalten der in ihren Details auf den Einzelfall abgestimmten **leichten Vollkost●* in möglichst konventioneller Form als Dauerkost. Dabei besonders zu beachten: *Ausschaltung unerwünschter Nahrungsbe-*

standteile darf Vollwertigkeit des Nährstoffgehalts der Kost (Vitamine, Magnesium, Calcium, Ballaststoffe usw.) *nicht beeinträchtigen.* Alternativen anbieten, bis in jeder Hinsicht zufriedenstellende Lösung einer bedarfsgerechten Ernährung gefunden.

Bei *Anastomosenulcus* (Ulcus jejuni pepticum) diätetisches Vorgehen nach etwa gleichen Grundsätzen wie allgemein bei Zustand nach *Magenteilresektion* (S. 265 f.).

Häufigster Fehler bei der Behandlung der Ulcuskrankheit: Verwechslung des vergleichsweise liberalen Kostregimes der neuzeitlichen Ulcustherapie mit einer ungeregelten „freien Kost", d. h. gänzlicher Verzicht auf diätetische Bemühungen, Vernachlässigung des Ernährungszustands, Versäumen der Ernährungsanamnese und Unterlassung indizierter Ernährungskorrekturen (Devise: „Essen Sie, was Ihnen schmeckt und bekommt!"; vgl. S. 102). Risiko des Fortbestehens gravierender, möglicherweise das Ulcusrezidiv (z. B. Ulcus duodeni bei chronischem Ballaststoffmangel) begünstigender prämorbider Fehlernährung.

Unterernährung, protein-calorische; (Hunger-)Dystrophie; Kachexie

Behandlungsprinzip: Nach Ausgleich häufig zugleich bestehender Flüssigkeits- und Elektrolytimbalancen, insbesondere *hypotoner *Dehydratation,* behutsame Realimentation unter Beachtung der meist begrenzten digestiven und metabolischen Belastbarkeit.

Praktisches Vorgehen: **1.** Kontrollierte *Flüssigkeits- und Elektrolytsubstitution,* weitestmöglich auf oral/gastralem Weg. Ziel: Bei „trockener" Dystrophie *(→ *Dehydratation)* positive, bei ödematöser Dystrophie zunächst ausgeglichene, besser noch leicht negative Bilanz. *Reichlich Kalium,* bei funktionierender Diurese bis etwa 6-8 mmol = 250-300 mg/kg/Tag, in Fällen mit Durchfall oder Erbrechen erforderlichenfalls mehr (1 Liter erbrochener oder durchfälliger Entleerung enthält ca. 20 bzw. 40 mmol = 0,8 bzw. 1,6 g Kalium). Überwachung der Plasmawerte. Natrium etwa 3-5 mmol = 70-115 mg/kg/Tag, zusätzlich Ersatz allfälliger Verluste infolge Durchfalls (ca. 35 mmol = 0,8 g Na/l Entleerung) oder Erbrechens (ca. 12 mmol = 275 mg Na/l Erbrochenes). *Überhöhte* Kochsalzzufuhr begünstigt Ödementwicklung. Calcium, Magnesium und Phosphat nach Plasmaionogramm. **2.** *Energie- und Nährstoffzufuhr* in toleranzentsprechender leichtverdaulicher Form und schrittweiser quantitativer Steigerung bis Endstufe nach ungefähr 4 Wochen. Protein anfangs etwa 0,6 g/kg/Tag (Ziel: 2-2,5 g, Kinder bis 4 g/kg/Tag), Energie 30-50 kcal = 125-210 kJ/kg/Tag (Ziel: 60-100 kcal = 250-420 kJ,

Kinder bis 180 kcal = 750 kJ/kg/Tag und mehr). Als Energieträger zu Beginn vorwiegend Kohlenhydrate. Fett zunächst nicht über 15-20% der Energiezufuhr (bevorzugt polyensäurereiches Pflanzenfett). Überfütterung vermeiden. *Je fortgeschrittener die Dystrophie, je schwerer das Krankheitsbild, um so vorsichtiger der Aufbau der Ernährung.* **3. Kostformen:** In schweren Fällen Beginn mit fettarmer, zunehmend mit Eiweiß anzureichernder *nährstoffkompletter *Flüssigkost* ● oder **flüssig-breiiger Kost* ● (protein-calorische Unterernährung bei Säuglingen: → **Säuglinge: chronische Ernährungsstörungen,* S. 348). Erforderlichenfalls zusätzliche nasogastrale oder nasojejunale **Sondenernährung* ● *(*nährstoffdefinierte Formeldiät* ● bzw. *Elementardiät/*Oligopeptiddiät* ● *),* in kritischer digestiver Situation auch vorübergehend adjuvante oder totale **parenterale Ernährung* ●. Sobald die Toleranz es erlaubt (in leichteren Fällen von Anfang an), Übergang auf **leichtverdauliche Kost* ● und **Aufbaukost* ●, letztere als vorläufige Dauerkost. Weitestgehende Berücksichtigung individueller Ernährungsgewohnheiten und Wünsche. Häufige (8-10) kleine Mahlzeiten im Tagesverlauf. Keine längeren Nüchternperioden. **4. Vitamine, Mineralstoffe:** Frühzeitig Beginn mit medikamentöser Vitaminsubstitution (Polyvitaminpräparat). Bei schwerer exogen-alimentärer Dystrophie initial einmaliger Stoß von 20-30 mg (65000-100000 I. E.) Vitamin A i. m. Anzustrebende Mineralstoffzufuhr in der weiteren Realimentationsphase (vgl. [416]): *Kalium* 4-5 mmol (150-200 mg)/kg/Tag; *Natrium* 3-5 mmol (70-115 mg)/kg/Tag, bei ausgeprägten Ödemen maximal 2 mmol (50 mg) Na/kg/Tag *(→ *natriumarme Kost* ● *); Calcium* 1 g/Tag (Erwachsene); *Eisen* 15-30 mg/Tag (Erwachsene); reichlich Magnesium, Phosphat und essentielle Spurenelemente (erforderlichenfalls auch medikamentös). **5.** Symptombezogene Maßnahmen → **Diarrhoe, *Malabsorption, *Lactasemangel, *Ödeme, *Appetitlosigkeit, *Hypokaliämie, *Hypocalcämie, *Hypomagnesiämie, *Hypophosphatämie, *Hypoglykämie.* Kostgestaltung im übrigen je nach Grundleiden und Begleitstörungen.

Zustand nach totalem Hungern: Diätetisches Vorgehen nach prinzipiell gleichen Grundsätzen wie vorstehend bei chronischer protein-calorischer Unterernährung. Vordringlich in jedem Fall die kontrollierte oral/gastrale, erforderlichenfalls auch parenterale *Flüssigkeits- und Elektrolytsubstitution* (Kalium, Natrium) zwecks Beseitigung der meist ausgeprägten *hypotonen *Dehydratation* (nach alleinigem Hungern) oder *hypertonen *Dehydratation* (nach Hungern und Dursten). Reichlich trinken lassen. Jedoch *keinen übereilten Ausgleich von Salz- und Flüssigkeitsdefiziten anstreben* (vgl. S. 156f.) sowie Vermeiden von therapiebedingter Hyperhydratation und Ödembildung. Frühzeitig daneben schrittweiser Aufbau einer bedarfsgerechten Ernährung (Beginn mit oraler **Flüssigkost* ●, gastral/jejunaler **Sondenernährung* ●, in kritischen Fällen auch **parente-*

raler Ernährung ●, anschließend weiterer Kostaufbau wie vorstehend) je nach Schweregrad des Krankheitsbildes, oraler Nahrungsaufnahmefähigkeit sowie zu vermutender digestiver und metabolischer Belastbarkeit.

Unterkühlung; Hypothermie

Reichliche Zufuhr warmer Flüssigkeit. Trinkenlassen von gezuckertem heißem Tee, Saft u. ä. Keine alkoholhaltigen Getränke! *Auf 37-43°C angewärmte 0,9%ige Kochsalzlösung* oder Ringer-Lactat-Lösung (jeweils *mit 5% Glucose*) i. v. Beseitigung evtl. fortbestehender **Dehydratation,* Elektrolytimbalancen und **Hypoglykämie.* Kohlenhydratreiche **Flüssigkost* ●. Weiterer Kostaufbau *(*flüssig-breiige Kost* ●, **leichte Vollkost* ●, **Vollkost* ●*)* je nach Zufuhrmöglichkeit, Appetit und Toleranz. Bei unzureichender oraler Nahrungsaufnahme *keine* Sondenernährung (erhöhte Gefahr von Herzrhythmusstörungen bei Sondeneinführung!), sondern **parenterale Ernährung* ●.

Ureterosigmoideostomie

Behandlungsprinzip: Ausgleich der durch die Urinableitung in das Colon und die damit verbundene enterale Rückresorption von Harnbestandteilen, insbesondere Chlorid-Ionen, induzierten Elektrolyt- und Flüssigkeitsimbalancen (hyperchlorämische Acidose). Anpassung der Kost an begleitende sekundäre gastrointestinale Störungen.
Praktisches Vorgehen: 1. Chloridarme Diät, zu realisieren praktisch nur in Form einer weitestmöglich kochsalzzusatzfreien Kost (50 mmol Na entsprechen etwa 3 g NaCl; → **natriumarme Kost* ●). Chloridanteil in den handelsüblichen Kochsalzersatzpräparaten zwar geringer als im Kochsalz, dennoch sind sie fast alle für diese Indikation nur mit größter Zurückhaltung verwendbar (Deklaration beachten!). Bei sich entwickelndem Natriummangel (und/oder Acidose) Zulage von Natriumbicarbonat (Backnatron in Grammdosen). *2. Reichlich Kalium* (>150 mmol = 6 g/Tag; → **kaliumreiche Kost* ●). Allfällige medikamentöse Kaliumsubstitution nur mit chloridfreien Präparaten. *3.* Trinkenlassen nach Durst (2-3 Liter/Tag und mehr). *4. *Ballaststoffreiche Kost* ● (>60 g Ballaststoffe/Tag), wichtige Hilfe zur Herabsetzung der Resorption von Urinbestandteilen durch die Darmschleimhaut. Überwachung des Plasmaionogramms. Symptombezogene Maßnahmen → **Hyperchlorämie, *Hypokaliämie, hypertone *Dehydratation, *Diarrhoe, *Übelkeit, *Appetitlosigkeit.*

Urocaninacidurie

Zu erwägen: Histidinarme Diät (Säuglinge: <25 mg Histidin/kg/Tag; Präparate → *Histidinämie). Gesicherte Empfehlungen noch nicht möglich.

Urographie (Pyelographie), intravenöse

Vortag: *Ballaststoffarme Kost* ● und Vermeiden blähender Nahrungsmittel (→ *Meteorismus). Zur Abendmahlzeit nur *klare *Flüssigkost* ●. Säuglinge und Kleinkinder: Normalkost. *Untersuchungstag:* Nahrungs- und Flüssigkeitskarenz bis Untersuchungsende. Säuglinge und Kinder aller Altersstufen: Tee nach Belieben bis 2 Std. vor Untersuchungsbeginn.

Zur Verbesserung der Kontrastmittelkonzentration in den Nieren beim Erwachsenen zu erwägen: Verlängertes Dursten (bis etwa 20 Std.) vor der Untersuchung. Ambulante rüstige Patienten bedürfen häufig keinerlei diätetischer Vorbereitung.

Urologische Chirurgie

Bei Operationen mit vorauszusehender oder als mögliche Komplikation nicht auszuschließender Eröffnung des Colons diätetische Vorbereitung wie vor primären Coloneingriffen (→ *Colonchirurgie). Weitere Maßnahmen → *perioperative Ernährung, benigne *Prostatahyperplasie.

Urostomie (Ureteroileocutaneostomie, Ureterocutaneostomie)

Flüssigkeitsangereicherte *Vollkost* ●, *leichte Vollkost* ● oder vorgegebene Diätkost (Ziel: Urinvolumen >2 l/24 Std.). Keine größeren Mengen sauren Obstes oder saurer Obstsäfte zu einer Einzelmahlzeit (zwecks Schonung der peristomalen Haut). Zurückhaltung mit Nahrungsmitteln, die besonders starken Uringeruch verursachen können (z. B. Spargel, Knoblauch, gebratene Zwiebeln, Krabben). Als adjuvante Maßnahme zur Infektprophylaxe zu erwägen: *Säuernde Kost* ● oder (zuverlässiger wirksam, jedoch wesentlich teurer) medikamentöse Harnsäuerung (Aminosäure L-Methionin).

Urticaria

Ermittlung und Eliminierung gesicherter *nutritiver Allergene* (meist bei akuter Urticaria) oder *Pseudoallergene* (meist bei chronischer Urticaria) führt im größeren Teil der Fälle (55-90% bei chronischer Urticaria; Übersicht: [207]) zur Heilung oder zu wesentlicher Besserung. Als *allergene Noxe* vor allem in Betracht kommend: Fisch, Krabben, Muscheln, bestimmte Fleisch- und Käsesorten, Erdbeeren, Citrusfrüchte, Nüsse, Soja, Sellerie, Gewürze; als *Pseudoallergene* fast alle synthetischen Lebensmittelfarbstoffe, zahlreiche Konservierungsstoffe, Antioxydantien und sonstige Lebensmitteladditiva, auch Chinin (chininhaltige Marmeladen, Limonaden und Spirituosen) sowie gelegentlich Penicillin- und andere Antibioticaspuren in Fleisch und Molkereiprodukten. Detaillierte Ernährungsanamnese! Praktisches Vorgehen → **Nahrungsmittelallergien und -pseudoallergien*. Als adjuvante Maßnahme weitestmögliche Ausschaltung unspezifischer juckreizverstärkender Nahrungsbestandteile (→ **Pruritus)*, Reduzierung überhöhten Fleischkonsums (Begrenzung der Eiweißzufuhr in Höhe der Empfehlungen für die Ernährung des Gesunden: 0,8 g Protein/kg/Tag; Erwachsene) und Abbau allfälliger *Adipositas. Gelegentlich hilfreich bei chronischer Urticaria die Beseitigung einer hartnäckigen *habituellen* *Obstipation durch Ballaststoffaufwertung der Kost.

Vagotomie; Postvagotomie-Syndrom

Präoperative und frühe postoperative Ernährung bei Vagotomie → *Magenchirurgie.

Dauerkost: Anpassung der Kost an durch die Vagotomie veränderte gastrointestinale Funktionen (Motilität, Sekretion, Resorption; [66]): *1. Selektive proximale Vagotomie, trunculäre Vagotomie mit Antrumresektion und breiter gastroduodenaler Anastomosierung:* *Leichte Vollkost● in häufigen kleinen Mahlzeiten mit versuchsweisem späteren Übergang auf *Vollkost●. *2. Selektive gastrale Vagotomie, trunculäre Vagotomie mit Gastroenterostomie oder Pyloroplastik:* **Ballaststoffarme Kost*● mit toleranzgerechtem späteren Übergang auf *leichte Vollkost●. Vermeiden grobfaseriger Ballaststoffträger (Orange, Pampelmuse, Ananas, Trockenfeigen, rohe Steckrübe, Rettich, Sauerkraut, Kürbis, dicke Bohnen, Blattsalat u. ä.). Häufige kleine Mahlzeiten. Patienten zum sorgfältigen Kauen anhalten.

Symptombezogene Maßnahmen → *Dumping-Syndrom, *Diarrhoe, **chologene Diarrhoe*, *Steatorrhoe, *Malabsorption, *Osteoporose, **Refluxoesophagitis*.

Vanillinmandelsäurebestimmung im Urin

Bei den älteren Bestimmungsmethoden von Vanillinmandelsäure und anderen Catecholaminabkömmlingen indizierte diätetische Beschränkungen (Vermeiden von Käse, Bananen, Citrusfrüchten, Erdnüssen, Vanille, Bohnenkaffee, schwarzem Tee, Colagetränken; vgl. **tyramin- und dopaminarme Kost●*) gelten bei Anwendung der spezifischeren modernen Analyseverfahren als nicht mehr obligat. In Zweifelsfällen empfiehlt sich jedoch vorsorgliche Eliminierung der genannten Produkte ab 2. Tag vor bis Ende der Urinsammelperiode. Vorübergehende Ausschaltung höheren Bohnenkaffeekonsums in jedem Fall ratsam.

Varikose; postthrombotisches Syndrom

Beseitigung allfälliger **Adipositas* und *chronischer habitueller *Obstipation.* Bestmögliche Rekompensierung evtl. zugleich bestehender **Herzinsuffizienz* durch entsprechende Kostgestaltung. Im übrigen calorisch angemessene, den individuellen Gegebenheiten und Möglichkeiten anzupassende **ballaststoffreiche Kost●*. Bei sehr fortgeschrittenen varikösen Veränderungen und bei postthrombotischen Syndromen zu erwägen: Kostabwandlung nach den Grundsätzen der diätetischen **Thromboseprävention.*

Vegetative Labilität

Vielfältige neurastheniforme, sog. „funktionelle" oder „vegetative" Störungen (Reizbarkeit, Nervosität, abnorme Ermüdbarkeit, allgemeine Leistungsschwäche, mannigfache funktionelle Organstörungen) können Ausdruck eines **subklinischen Nährstoffmangels** sein (Vitamine des B-Komplexes, Ascorbinsäure, Retinol, Magnesium, Calcium, Eisen). In jedem derartigen Fall, soweit nicht durch organische Befunde eindeutig zu erklären, Ernährungsanamnese (wo möglich und ökonomisch vertretbar auch biochemische Objektivierung des Defizits) und bei positivem Resultat entsprechende Kostkorrektur.

Verbrennungskrankheit

Behandlungsprinzip: Ausgleich der gravierenden, häufig protrahierten Flüssigkeits- und Elektrolytimbalancen. Verhüten vermeidbarer

Gewichtsverluste und Wiederherstellung ausreichenden Ernährungszustands durch der hyperkatabolen Stoffwechsellage entsprechende Energie- und Nährstoffversorgung [114, 417, 26, 6, 89].

1. Akute Schockphase (1. Tag): **Ringer-Lactat-Lösung** 2 (Kinder 3) ml/kg Körpergewicht pro je 1% verbrannte Körperoberfläche/24 Std. i. v., davon ½ in den ersten 8 Stunden, ½ in den restlichen 16 Stunden (Ziel: Diurese von 30-50 ml/Std., Kinder 1 ml/kg/Std.). Ersatzweise auch 0,9%ige Kochsalzlösung mit Natriumbicarbonatzusatz (30 mmol $NaHCO_3$/l). Ein Viertel der Menge vorgenannter Elektrolytlösungen kann durch 5-10%ige Glucoselösung ersetzt werden. Behelfslösung für erste Hilfe und längeren Transport: Beliebiges gerade verfügbares Getränk (Saft, Limonade, Tee, Leitungswasser) mit Zusatz von 3‰ (3 g = 1 Teelöffel auf 1 Liter) Kochsalz in reichlicher Menge trinken lassen.

2. Intermediärphase (Ödemstadium, etwa 2.-4. Tag): Weiterhin Flüssigkeits- und Elektrolytsubstitution (Bemessungsgrundlage: Täglich zu kontrollierendes Körpergewicht, Plasma- und Urinionogramm, Harnvolumen). Besonders zu beachten: Zunehmend notwendige **Kaliumsubstitution** (150-400 mmol/Tag)! Mit Stabilisierung der vitalen Funktionen Beginn mit schrittweisem Ernährungsaufbau, in leichteren Fällen (<25% verbrannte Körperoberfläche = KO) überwiegend auf oral/gastral/enteralem Wege (klare oder nährstoffkomplette *Flüssigkost*●, *Sondenernährung*● mit nährstoffdefinierter oder Oligopeptiddiät), andernfalls Ernährung zunächst auf parenteralem Wege *(*parenterale Ernährung*●*, Richtwerte für stufenweisen Aufbau → **Polytrauma*). In nicht zu schweren Fällen (verbrannte KO <40%) wird parenterale Ernährung frühestmöglich, d. h. nach Rückkehr normaler Magendarmfunktion (in der Regel jedoch nicht vor dem 4. Krankheitstag), durch oral/gastral/enterale Nahrungszufuhr abgelöst (stufenweise Umstellung).

3. Adaptationsphase (Resorptions- und Reparationsstadium): Schrittweiser Übergang auf bedarfsadaptierte hypercalorische Ernährung (vgl. **hyperkatabole Zustände*). *Energie:* 20-25 kcal/kg Normalgewicht (Broca-Index 1,0) + 40-70 kcal × % verbrannter KO/24 Std., Kinder bis 12 Jahre: 60 kcal/kg Körpergewicht + 35 kcal × % verbrannter KO/24 Std. [69]. *Protein/Aminosäuren:* 1 g/kg Normalgewicht + 3 g × % verbrannter KO/ 24 Std., Kinder bis 12 Jahre: 3 g/kg Körpergewicht + 1 g × % verbrannter KO/24 Std. [26]. *Kohlenhydrate:* 5-7 mg/kg Normalgewicht/min. *Fett:* Auffüllung auf angestrebte Gesamtenergiemenge (d. h. nach Eiweiß und Kohlenhydraten verbleibender Anteil, meist 20-30% der Energiezufuhr). *Mineralstoffe* (Kalium, Natrium, Calcium, Magnesium) und Phosphat nach Plasmaspiegel. *Vitamine:* Ascorbinsäure 250-500(-1000) mg/Tag. B-Vitamine in entsprechend der gesteigerten Energie- und Proteinzufuhr erhöhter Dosis. Fettlösliche Vitamine in etwa 1½- bis höchstens 2facher Menge der Empfehlungen für die Ernährung des Gesunden [215].

Praktisches Vorgehen: Von totaler **parenteraler Ernährung●* (in Fällen mit verbrannter KO über 40–50% meist für längere Zeit erforderlich) mit Konsolidierung der Lage und Wiederkehr digestiver Belastbarkeit schrittweiser Übergang auf weiterhin hypercalorische gastrale oder jejunale **Sondenernährung●* *(*nährstoffdefinierte Formeldiät●* bzw. *Elementardiät/*Oligopeptiddiät●)* und zu gegebener Zeit (Schluckfähigkeit, Appetit, Toleranz) orale Ernährung. Leichtverdauliche Kost von geeigneter Konsistenz (ggf. **Flüssigkost●, *flüssig-breiige Kost●*) und hoher Energie- und Nährstoffdichte unter weitestmöglicher Berücksichtigung individueller Wünsche und Ernährungsgewohnheiten. Häufige kleine Mahlzeiten, calorien- und proteinreiche Zwischengerichte, Trinknahrungen u. ä. *(→ *Aufbaukost●).* Überwachung der täglichen Nahrungsaufnahme, der Trinkmengen und der objektiven Parameter des Ernährungszustands. Symptombezogene Maßnahmen bei gestörtem Verlauf → *hypotone *Dehydratation, *Hyponatriämie, *Hypokaliämie, *Hyperkaliämie, *Hypernatriämie, hypotone *Hyperhydratation, *Magenblutung,* ferner **Diarrhoe, *Erbrechen, *Übelkeit, *Appetitlosigkeit, *Streßulcusprävention.*

4. Rehabilitationsphase: Allmähliche Rückkehr zu normaler Ernährungsweise *(*leichte Vollkost●, *Vollkost●)* unter Berücksichtigung allfälliger diätetisch relevanter Restbefunde (Untergewicht, gastrointestinale, renale oder hepatische Störungen).

Vergiftungen, akute exogene

Als symptomatische Maßnahme vordringlich der Ausgleich allfälliger Flüssigkeits- und Elektrolytimbalancen. Versuch der Behebung diätetisch beeinflußbarer Begleit- und Folgestörungen (**Hypokaliämie, *Hypocalcämie, *Hyperkaliämie, *Hyponatriämie, akutes *Nierenversagen* u. ä.). Nahrungszufuhr je nach von Fall zu Fall zu prüfender Zweckmäßigkeit und gegebener Zufuhrmöglichkeit. Empfehlenswert meist, bei schwerer Intoxikation in jedem Fall, Beginn zunächst mit **parenteraler Ernährung●* [368]. Späterer Übergang auf oral/gastral/enterale Ernährung je nach Entwicklung des klinischen Bildes. Symptombezogene Maßnahmen → **Appetitlosigkeit, *Übelkeit, *Erbrechen, *Diarrhoe, *Schluckstörungen, cerebrales *Koma, akute *Psychosen.*

Vorsicht mit der Verabfolgung von **Kochsalz als Brechmittel; für Kinder absolut ungeeignet!** Entgegen landläufiger Meinung ist auch **Milch** bei akuten Vergiftungen (außer als erste Hilfe bei Säuren- oder Laugenvergiftung) *kontraindiziert,* da sowohl mit ihrer lipophilen als auch ihrer hydrophilen Phase die Resorption vieler Gifte begünstigend. Als resorptionsmindernde Maßnahme hilfreich dagegen gelegentlich die Auffüllung des Magendarmkanals mit *Ballaststoffen* (Hülsenfrüchte, Trockenobst, grobe Gemüse, Hafergrütze, Guarmehl u. ä.; → **ballaststoffreiche Kost* ●), Milchzucker (auch Lactulose) und reichlich Flüssigkeit, wenn in verschleppten leichteren Vergiftungsfällen die incorporierte Substanz bereits im Darm zu vermuten ist (Resorptionsverringerung durch „Verdünnung" der Noxe und eventuelle weitere Verkürzung der gastrointestinalen Transitzeit verstärken den Eliminationseffekt der in dieser Situation meist anzuwendenden medikamentösen Laxantien).

VERNER-MORRISON-Syndrom

Kontrollierte Substitution der hochgradigen enteralen Flüssigkeits- und Elektrolytverluste (möglicherweise bis zu 10 Liter Wasser und 300 mmol = 12 g Kalium pro 24 Std.) und Ausgleich sekundärer Folgestörungen mittels einer entsprechend *flüssigkeits- und elektrolytangereicherten Ernährung* sowie zusätzlich meist erforderlicher parenteraler Supplementierung und oraler Medikation (Mineralstoffe, Vitamine, Spurenelemente).

Praktisches Vorgehen: Ausgehend von flüssigkeitsreicher Basiskost von hoher Energie- und Nährstoffdichte *(nährstoffkomplette *Flüssigkost* ●, **leichtverdauliche Kost* ●, **leichte Vollkost* ● o. ä., ggf. auch **Sondenernährung* ●*)* individuelle Abwandlung je nach vordergründiger Symptomatik: **Dehydratation, *Hypokaliämie, *Diarrhoe, *Hypochlorämie, *Hyponatriämie, *Hypomagnesiämie, *Hypercalcämie, *Malabsorption, *Steatorrhoe, gehäuftes *Erbrechen, protein-calorische *Unterernährung.*

Verschlußikterus

Subtotaler Gallengangsverschluß: Calorisch angemessene eiweiß- und calciumreiche **MCT-Kost* ●. Parenterale Substitution der fettlöslichen Vitamine (A, D, E, K). Erforderlichenfalls partielle oder totale **parenterale Ernährung* ●. *Präoperativ* (unter temporärer Gallenwegsdrainage): Hochcalorische jejunale **Sondenernährung (*Oligopeptiddiät* ●*)* oder **parenterale Ernährung* ● über 1–2 Wochen [119]. *Postoperativ:* Diätetisches Vorgehen → **perioperative Ernährung.* Vgl. **Cholecystektomie.*

Villöses Adenom

Ersatz der überhöhten faecalen Flüssigkeits-, Elektrolyt- und sonstigen Nährstoffverluste (bis zu 4 Liter Wasser, 160 mmol Natrium und Chlorid, 70 mmol Kalium/24 Std.) durch eine entsprechend anzureichernde toleranzgerechte Kost *(*leichte Vollkost●, *Aufbaukost●* oder indizierte spezielle Diätkost). Symptombezogene Maßnahmen → **Dehydratation, *Hypokaliämie, *Hyponatriämie, *Hypochlorämie, *Diarrhoe, protein-calorische *Unterernährung.*

Wadenkrämpfe, rezidivierende

Ermittlung und Ausschaltung pathogenetisch möglicherweise beteiligter Nährstoffmängel, Flüssigkeits- und Elektrolytimbalancen *(*B-Vitaminmangel, *Dehydratation, *Salzverlustsyndrome, *Hypocalcämie, *Hypomagnesiämie, *Hypokaliämie, *Hyponatriämie, *Hypochlorämie, *Hyperphosphatämie, *Ödeme,* Neigung zu **Hypoglykämie).*

WERNICKE-KORSAKOW-Syndrom

Behandlungsprinzip: Beseitigung der bei diesen Kranken immer bestehenden, insbesondere die B-Vitamine (speziell Thiamin), meist auch die Proteine betreffenden Mangelernährung (Ernährungsanamnese!).
Praktisches Vorgehen: Toleranzgerechte, den besonderen Bedürfnissen des Alkoholkranken *(→ *Alkoholismus)* angepaßte B-vitaminreiche Kost *(→ *B-Vitaminmangel)* von hoher Nährstoffdichte *(nährstoffkomplette *Flüssigkost●, *flüssig-breiige Kost●, *leichte Vollkost●* o. ä. je nach Zufuhrmöglichkeit und Verträglichkeit im Einzelfall, erforderlichenfalls zunächst **Sondenernährung●* oder **parenterale Ernährung●).* Zusätzlich hochdosierte medikamentöse Substitution von Thiamin (200–500 mg/Tag parenteral über 4–6 Wochen, Fortsetzung mit abfallender Dosis und späterem Übergang auf perorale Applikation). *In weniger schweren Fällen* ohne manifeste Lebercirrhose können unter einer biologisch vollwertigen, d. h. alle essentiellen Nährstoffe ausreichend enthaltenden Ernährung bereits sehr viel geringere Thiamindosen (3–5 mg/Tag) ausreichend sein. *Absolute Alkoholkarenz bleibt unerläßlich.*

WHIPPLE'sche Krankheit

Adjuvante diätetische Maßnahmen in Phasen manifester Krankheitserscheinungen: Ausgleich von Flüssigkeits- und Elektrolytimbalancen (→ *Diarrhoe)*, schrittweiser Aufbau einer eiweiß- und vitaminreichen *leichtverdaulichen Kost●*. Medikamentöse Vitaminsubstitution (Polyvitaminpräparat). Weiteres Vorgehen je nach vordergründiger Symptomatik (→ *Malabsorption, *Steatorrhoe, *exsudative Gastroenteropathien, proteincalorische *Unterernährung, *Ödeme, *Meteorismus, sekundäre *Hyperoxalurie, *Eisenmangel)*. Dauerkost in Remissionsphasen: Bedarfsgerechte *leichte Vollkost●* oder *Vollkost●*.

WILSON'sche Krankheit

Behandlungsprinzip die weitestmögliche Negativierung der Kupferbilanz. Herabsetzung der alimentären Kupferzufuhr auf das effektive Mindestmaß (0,6–1 mg Cu/Tag; → *kupferarme Kost●*) ist auf Dauer schwierig zu praktizieren und deshalb als alleinige Behandlungsmaßnahme meist wenig erfolgreich, verbleibt bei Unverträglichkeit für Chelatbildner jedoch gelegentlich die einzige therapeutische Alternative. Auffassungen über die Notwendigkeit einer diätetischen Kupferrestriktion als flankierende Maßnahme bei Chelatbildnermedikation *(vgl. *Arzneimitteltherapie: Penicillamin)* bisher kontrovers. Empfehlenswert in jedem Fall jedoch das Vermeiden besonders kupferreicher Lebensmittel (→ *Kupfer▲, S. 26 f.)*, die Überprüfung des Kupfergehalts des Leitungswassers (Limit: <100 µg=1,5 µmol Cu/l; ggf. Beschaffung von entmineralisiertem Wasser als Trink- und Kochwasser) und die Ausschaltung von Küchen- und Eßgeschirr aus kupferhaltigem Material. Zusätzlich zu erwägen: *Zink* medikamentös oral (kompetitive Hemmung der Kupferresorption). Kostgestaltung im übrigen je nach Begleit- und Folgestörungen (→ *Lebercirrhose)*.

Zahncariesprävention

Prinzip: Adjuvant zu optimaler Mundhygiene (sorgfältige Zahnreinigung nach jeder Aufnahme fester, gründliche Mundspülung nach jeder Aufnahme flüssiger Nahrung) weitestmögliche *Ausschaltung ernährungsgebundener cariogener Risikofaktoren* [231]. Minimierung von Häufigkeit und Dauer des Kontakts der Zahnsubstanz mit mikrobiell vergärbaren Kohlenhydraten: Saccharose (Kochzucker, auch brauner Zucker und Zuckersirup), Maltose, Lactose, Glucose, Fructose, Invertzucker (Stärke besitzt dagegen nur etwa $1/10$ der Cariogenität der genannten Zucker). Herabsetzung der absoluten Menge (wünschenswert <40 g/Tag oder <15 kg Zucker/Jahr; [374]) sowie insbesondere der Häufigkeit des Verzehrs von Zucker. Sicherstellung ausreichender Versorgung mit dem für die Zahnentwicklung und Zahnerhaltung als essentiell zu betrachtenden Spurenelement Fluor (→ *Fluorid▲).

Praktisches Vorgehen: *1.* Basisernährung eine biologisch vollwertige, d. h. Energie und essentielle Nährstoffe bedarfsgerecht enthaltende, jedoch *zuckerarm zu gestaltende* altersstufengemäße *Vollkost*● (Säuglinge: Muttermilch oder bedarfsgerechte künstliche Säuglingsnahrung je nach Lebensalter; keine gewohnheitsmäßige Zufütterung von gezuckerten sog. Kindertees → *Säuglinge: Zuckertee-Syndrom*). Zur Anregung von Kautätigkeit und Speichelfluß vom Kleinkindesalter an reichlicher Einsatz geeigneter ballaststoffreicher Nahrungsmittel (Vollkornerzeugnisse, grobes Gemüse, rohe Karotte, rohe Steckrübe, Kohlrabi, Rettich, Radieschen, feste Äpfel mit Schale usw.) *2. Beschränkung der Aufnahme zuckerhaltiger Speisen und Getränke auf wenige Hauptmahlzeiten* (2–3 pro Tag). Keine Zuckeraufnahme in irgendeiner Form kurz vor dem Schlafengehen. *3. Möglichst selten zuckerhaltige Zwischenmahlzeiten!* Anstelle von Kuchen und süßen Näschereien besser ein belegtes Brot oder Brötchen, eine Portion Nüsse, Frischobst (außer Banane), Joghurt pur o. ä. Anstelle gezuckerter Limonaden oder süßer Säfte besser ein zuckerfreies Getränk (Kaffee, Tee, Mineralwasser), einen ungezuckerten Obstpreßsaft oder ein Glas Milch. Wenn ein süßer Zwischenimbiß genommen werden soll, dann möglichst nur mit Süßung durch geeigneten *Zuckeraustauschstoff* (Xylit, Sorbit, Mannit) oder *Süßstoff* (Saccharin, Cyclamat, Aspartame) anstelle von Zucker. Bevorzugung als „zahnschonend" deklarierter Süßwaren! Alle stärker zuckerhaltigen und/oder *klebrigen Produkte* sind unter dem Gesichtspunkt der Cariesprävention für Zwischenmahlzeiten ohne Möglichkeit zu anschließender Zahnreinigung *nicht empfehlenswert* (übliche süße Backwaren, Marmeladen, Honig, Cremefüllungen, Süßspeisen, Früchtejoghurts, Speiseeis, Bananen, Trockenobst, Bonbons, Pralinen, Schokoladenerzeugnisse, gezuckerte Säfte, Limonaden u. ä.). Auch sehr *saure Säfte* und stark *säurehaltiges Obst* sollten nicht gewohnheitsmäßig ohne anschließende Mundspülung bzw. Zahnreinigung genossen werden. Im Gegensatz zu vielen anderen (und dann meist zwingenderen) diätetischen Indikationen entsprechen dem Prinzip der Cariesprävention eher *seltenere Mahlzeiten* mit längeren Nahrungspausen als häufige kleine Mahlzeiten mit kürzeren Nahrungspausen.

Fluoridprophylaxe: Einfachste und wirksamste anticariogene Präventivmaßnahme, eröffnet in Verbindung mit vorgenannter Kostregelung die

Chance, das natürliche Gebiß während des ganzen Lebens funktionsfähig zu erhalten. Alimentäre Fluoridversorgung erreicht aufgrund zu geringen bioverfügbaren Fluoridgehalts von Trinkwasser und fast allen verzehrsüblichen Nahrungsmitteln die wünschenswerte Höhe (1,5 mg/ Tag für den Erwachsenen) bei der großen Masse der Verbraucher nicht. Möglichkeiten einer rein diätetischen Fluoridanreicherung der Kost (bestimmte Meerestiere, schwarzer Tee) sehr begrenzt ([364]; vgl. S. 18). Zusätzliche Fluoridsupplementierung deshalb unverzichtbar. *1. Individualprophylaxe:* Bei niedrigem Fluoridgehalt des Trinkwassers (unter 0,75 mg Fluorid/l, zutreffend für über 99% der Gemeinden der Bundesrepublik Deutschland; [101]) Fluoridverabfolgung in Form von Tabletten, beginnend im frühen Säuglingsalter (zunächst zweckmäßigerweise in Verbindung mit der oralen Rachitisprophylaxe), fortzuführen mindestens bis zum vollständigen Durchbruch des bleibenden Gebisses. Dosierung[1]) je nach Lebensalter und natürlichem Fluoridgehalt des Trinkwassers (letzterer zu erfahren beim örtlichen Gesundheitsamt oder Wasserwerk). Fluoridtabletten nach Möglichkeit lutschen oder langsam im Munde zergehen lassen. Gravierender Unsicherheitsfaktor der medikamentösen Prophylaxe die Notwendigkeit korrekter Tabletteneinnahme über viele Jahre. Verträglichkeitsprobleme dagegen nicht zu befürchten. Toxikologisch relevanter Dosisbereich beginnt erst bei täglicher Aufnahme etwa der 10-20fachen Menge der für die Cariesprävention empfohlenen Fluoriddosis. *2. Kollektivprophylaxe: Fluoridierung des Trinkwassers* mit 1 mg Fluorid pro Liter. Gilt als einer der bedeutendsten Fortschritte in der Geschichte der präventiven Medizin, hinsichtlich Effizienz und Sicherheit weltweit anerkannt, von der WHO empfohlen, seit Jahrzehnten in vielen Ländern bewährt, in der Bundesrepublik Deutschland aus rational schwer nachvollziehbaren Gründen bisher nicht realisierbar. In Gebieten mit Trinkwasserfluoridierung ist zusätzliche individuelle Fluoridein-

---

[1]) **Empfohlene Fluoriddosis pro Tag** bei einem natürlichen Fluoridgehalt des Trinkwassers

Lebensjahr (LJ)	bis 0,25 mg F/l	bis 0,5 mg F/l	bis 0,75 mg F/l	>0,75 mg F/l
1. u. 2. LJ	0,25 mg	–	–	–
3. LJ	0,50 mg	0,25 mg	–	–
4.-6. LJ	0,75 mg	0,50 mg	0,25 mg	–
ab 7. LJ	1,00 mg	0,75 mg	0,50 mg	–

Quelle: Deutsche Gesellschaft für Zahn-, Mund- und Kieferheilkunde 1982 (zit. n. [101]).

nahme, z. B. in Form von Tabletten, nicht mehr indiziert. *Fluoridierung des Speisesalzes* (90-250 mg Fluorid/kg je nach regionalem Trinkwasserfluoridwert) erwägenswerte Alternative zur Trinkwasserfluoridierung.

Zahnextraktion

Aufnahme fester Nahrung erst wieder nach völligem Abklingen der Lokalanästhesie. Häufig wird bereits nach wenigen Stunden normale **Vollkost*● wieder toleriert. Andernfalls Kostwahl nach individueller Verträglichkeit *(→ akute *Kauinsuffizienz)*. Am Tage der Extraktion Karenz für Bohnenkaffee und alkoholische Getränke.

ZIEVE-Syndrom

Absolute Alkoholkarenz allein führt in der Mehrzahl der Fälle binnen 4-6 Wochen zum Verschwinden aller Symptome. Fettmodifizierte zuckerarme Kost *(*Hyperlipoproteinämie-Basisdiät●)* beschleunigt den Rückgang von **Hypertriglyceridämie* und **Hypercholesterinämie*. Zugleich meist bestehende Leberbeteiligung erfordert entsprechende Kostanpassung *(*Fettleber, *Lebercirrhose)*. Weitere von Fall zu Fall zu erwägende diätetische Maßnahmen → **Alkoholismus*.

Zinkmangel

Erhöhung der alimentären Zinkzufuhr durch verbesserte Versorgung mit Fleisch, Käse, Milch und Eiern, den besten Quellen bioverfügbaren Zinks (besonders sorgfältig zu kalkulieren und gelegentlich problematisch bei Vegetariern). In Vollkornerzeugnissen, Weizenkeimen und Hülsenfrüchten ebenfalls reichlich enthaltenes **Zink*▲ ist enteral weniger gut ausnutzbar. Vermeiden überhöhten Verzehrs von Getreiderohbreien, Kleie, Nüssen u. ä. phytatreichen Grobvegetabilien [289].

Bei Intoleranz für die genannten zinkreichen Nahrungsmittel, bei sehr hohem Defizit, stark erhöhtem Bedarf oder Resorptionsstörungen *(*Malabsorption)* zusätzlich medikamentöse Substitution (20-100 mg Zink/Tag und mehr), erforderlichenfalls auch parenteral. Gleichzeitige orale Medikation mit Eisen oder Tetracyclinen verschlechtert die enterale Zinkresorption.

ZOLLINGER-ELLISON-Syndrom

Diätetisches Vorgehen nach gleichen Grundsätzen wie bei *peptischer *Ulcuskrankheit:* Ausgehend von einer bedarfsgerechten *leichten Vollkost*● sorgfältige Ausschaltung aller individuell unverträglichen Nahrungsbestandteile (Ernährungsanamnese!). Besondere Vorsicht mit scharfen Gewürzen, sauren Speisen und Getränken sowie Bohnenkaffee, Colagetränken und Alkohol (letztere nicht auf nüchternen Magen!). *Reichlich Ballaststoffe.* Häufige kleine Mahlzeiten. Keine unnötig langen Nüchternperioden. In kritischen Phasen parenteraler Ausgleich von Flüssigkeits- und Elektrolytimbalancen und vorübergehend *parenterale Ernährung*●. Symptombezogene Maßnahmen → *exsudative Gastroenteropathien, *Diarrhoe, *Steatorrhoe, *Malabsorption, *Hypokaliämie.*

Zungenbrennen (Glossopyrosis, Glossodynie)

Diätetisch soweit beeinflußbar, wie Ernährungsfaktoren ursächlich beteiligt sind. Sicherstellung bedarfsgerechter Versorgung mit allen essentiellen Nährstoffen im Rahmen einer calorisch angemessenen *leichten Vollkost*● oder indizierten Diätkost. Beseitigung objektivierbarer Ernährungsmängel (*Eisenmangel, *B-Vitaminmangel,* speziell *Cobalaminmangel, *Riboflavinmangel* und *Thiaminmangel).* Vermeiden scharf gewürzter Gerichte, sehr heißer Suppen und Getränke sowie konzentrierter Alkoholica. Überprüfung der Kosteinstellung bei *Diabetes,* bei *Achlorhydrie* und Zuständen von *Malabsorption.* Berücksichtigung allfälliger *Nahrungsmittelallergien* oder -pseudoallergien (z. B. gegen Lebensmittelzusatzstoffe).

4 Kostformen (incl. künstlicher Ernährung) •

Alkalisierende Kost •

Überwiegend pflanzliche Kost unter Bevorzugung der basenüberschüssigen Vegetabilien (Obst, Gemüse, Kartoffeln). Keine Johannisbeeren oder Preiselbeeren. Als Träger tierischen Eiweißes vor allem Milch und Milchprodukte. Alkalisierende (Hydrogencarbonat-)Mineralwässer, z. B. Fachinger oder Wildunger Helenenquelle. Citrussäfte. Keine Colagetränke. Weitgehende Einschränkung von jeder Art Fleisch, von Eiern, kleie- und keimlingshaltigen (Vollkorn-)Getreideprodukten, von Hülsenfrüchten und Nüssen. Die alkalisierende Potenz der Nahrung steigt in der Reihenfolge fleischhaltige Mischkost < lactovegetabile Kost < streng vegetarische (veganische) Kost [100]. Für viele Indikationen wird alkalisierende Kost heute durch die einfachere und zuverlässigere (allerdings auch wesentlich teurere) medikamentöse Alkalizufuhr ersetzt.

Allergenfreie Kost •

Eliminationsdiäten (Auslaßkost). 1. Teefasten (nur schwarzer Tee, nicht aus Aufgußbeutel) mit milchfreiem Zwieback. Mineralwasser. Strengste Form einer Eliminationsdiät, nur für besondere Fälle und ohne Zulagen für nur wenige Tage anzuwenden. *2. Kartoffel-Reis-Diät.* Milchfrei. Einziges Gemüse Blattsalat (ohne Gewürze, Zucker erlaubt). Mineralwasser, schwarzer Tee, Bohnenkaffee. Ohne Zulagen (chemisch reine Vitamine, Elementardiät) für längere Anwendung nicht geeignet. *3. Elementardiät (*Oligopeptiddiät* •*)* ohne weitere Zusätze. Vom Prinzip her als Alternative ideal; wird vom Patienten jedoch meist nicht lange genug akzeptiert. *4. Erweiterte Kartoffel-Reis-Diät* (meist benutzte Auslaßkost). Entspricht der obengenannten Kost, angereichert durch Zulage von Brot (nur eine Sorte, hergestellt ohne Milch, Mohn, Sesam u. ä., kein Vollkornbrot), Rind-, Kalb- oder Lammfleisch (kein anderes Fleisch, keine Wurst, kein Schinken, keine Räucherwaren; als Garverfahren nur Kochen oder Dünsten), Butter, grüne (Tiefkühl-)Erbsen, Banane. Zum Würzen nur Kochsalz. Als Getränk nur schwarzer Tee (nicht aus Aufgußbeutel), Bohnenkaffee, Mineralwasser. Keine Milch, keine Fruchtsäfte, keine alkoholischen oder Colagetränke. Kontrollierte Zulage von chemisch reinen Vitaminen, Maltodextrin oder einer Elementardiät ist möglich.

Unter Eliminationsdiät müssen mutmaßliche allergische Erscheinungen abgeklungen sein (ggf. nach Abwandlung der Diät), bevor mit Additionsdiät begonnen werden kann.

Additionsdiät (Allergensuchkost). Ausgehend von einer der vorgenannten Eliminationsdiäten stufenweise Zulage einzelner potentieller Allergenträger (immer nur ein Nahrungsmittel zur Zeit, mehrtägiger Abstand; vgl. S. 279). Gut verträgliche Produkte verbleiben im Kostplan, nicht verträgliche werden gestrichen. Fortsetzung der Suchkost erst nach völligem Abklingen allfälliger Intoleranzerscheinungen. Zufuhr der Nahrungsmittel in versteckter Form (Kapseln) kann zweckmäßig sein, insbesondere bei Reexposition (oraler Provokation) mit bereits suspekten Erzeugnissen.

Bei **Kindern** bedürfen Eliminations- und Additionsdiäten wegen der größeren Gefährdung dieses Lebensalters durch Ernährungsmängel aller Art strengster Indikationsstellung und besonders sorgfältiger Nährstoffkalkulation.

Allergenfreie Dauerkost. Im Energie- und Nährstoffgehalt bedarfsangepaßte *Vollkost●*, *leichte Vollkost●* oder aus anderen Gründen indizierte Diätkost unter sorgfältiger Ausschaltung der mittels vorgenannter Additionsdiät und evtl. weiterer allergologischer Tests objektivierter Nahrungsmittelallergene. Problematisch dabei besonders die Eliminierung der vielfältigen *okkulten Allergenquellen.* Zu den Details → *milcheiweißfreie Kost●*, *eifreie Kost●*, *fischfreie Kost●*, *schalen- und krustentierfreie Kost●*, *nußfreie Kost●*, *hefe- und schimmelpilzfreie Kost●*, *nickelarme Kost●*, ferner *azofarbstofffreie Kost●*, *benzoatfreie Kost●*, *salicylatarme Kost●*, *sulfitfreie Kost●*.

Patientenliteratur: [508, 463].

Aufbaukost ●

Energie- und nährstoffangereicherte Abwandlung der *leichten Vollkost●*, mittels geeigneter Zulagen (Milchmischgetränke, Quark-Obst-Speisen, Formula-Trinknahrungen, kommerzielle Proteinkonzentrate, Maltodextrin u. ä. leichtverdauliche Produkte) und häufigerer Zwischenmahlzeiten auf etwa den 1,3fachen Energie- und den 1,5fachen Nährstoffgehalt der leichten Vollkost programmiert. Standardkost für alle Zustände erhöhten Bedarfs an Energie und Nährstoffen.

Azofarbstofffreie Kost ●

Auszuschaltende Farbstoffzusätze: *1. Azoverbindungen* Tartrazin *(E 102)*, Gelborange S *(E 110)*, Azorubin *(E 122)*, Amaranth *(E 123)*, Cochenillerot A (Ponceau 4 R, *E 124*), Brillantschwarz BN *(E 151)*, Litholrubin BK (Rubinpigment BK, *E 180*). *2. Weitere synthetische Farbstoffe* Chinolingelb *(E 104)*, Erythrosin *(E 127)*, Patentblau V *(E 131)*, Indigotin I (Indigocarmin, *E 132*), Säurebrillantgrün BS *(E 142)*. Deklaration der E-Nummern beachten!

Lebensmittel, die mit den genannten synthetischen Farbstoffen gefärbt werden dürfen[1]: Käsezubereitungen, Fertig-Fondue, Schmelzkäse, Fruchtjoghurt, Früchtequark, Salatsoßen, Fertigsoßen, Fertigsuppen, Ketchup, Senf, Mayonnaise, Fertigsalate, Fischkonserven, Kaviar, Dauerbackwaren, Feinbackwaren, Puddingpulver, Cremepulver, Obstkonserven, Gemüsekonserven, Gemüsesäfte, Konditorei- und Zuckerwaren (Bonbons, kandierte Früchte, Marzipan, gefüllte Schokoladenartikel, Kaugummi), Speiseeis, Fruchtsäfte, Fruchtsirupe, farbige Süßgetränke, Limonaden, Limonadenpulver, Brausetabletten, Konfitüren, Marmeladen, Gelees, Kunsthonig, Nußpasten, Liköre u. a. (abgewandelt nach [442]). Mit mangelhafter Deklaration des Farbstoffzusatzes ist häufiger zu rechnen.[2]

Hinweise zur Kostgestaltung: Entsprechend der jeweiligen individuellen Empfindlichkeit *ausschließliche Verwendung farbstoffzusatzfreier Produkte.* Am einfachsten zunächst Beschränkung auf Brot, Brötchen, Butter, Pflanzenöle, Eier, Milch, einfachen Quark oder Joghurt, Haferflocken, Reis, Kartoffeln, Frischfleisch, Wild, Geflügel, Wurst, Schinken, frischen Fisch, Gemüse und Obst (nur frisch oder tiefgefroren), Zucker, Kochsalz, Kaffee, Tee, selbstbereitete Fruchtsäfte, natürliches Mineralwasser. Fleischbrühe, Cremesuppen, Mayonnaise, Süßspeisen, Puddings, Kuchen, Feingebäck u. ä. nur, wenn ohne farbstoffhaltige Zusätze selbst hergestellt. Erst mit wachsender Erfahrung des Patienten Nutzung auch des kommerziellen Angebots an zuverlässig farbstoffzusatzfreien Produkten aus der Gruppe der üblicherweise mit synthetischen Farbstoffen gefärbten Nahrungs- und Genußmittel.

---

[1] Umfang und Zusammensetzung der Liste variieren international von Land zu Land.
[2] Auch zahlreiche **Fertigarzneimittel** enthalten (in der Bundesrepublik Deutschland bisher großenteils ohne Deklaration) synthetische Farbstoffe.

Ballaststoffarme Kost ●

Reduktion der Ballaststoffzufuhr auf < 10 g/Tag durch weitgehende *Ausschaltung aller ballaststoffreicheren Nahrungsmittel* (→ **Ballaststoffe▲*, S. 3f.). Feinmehl- und Stärkemehlerzeugnisse anstelle von Vollkornerzeugnissen, frische Obstpreßsäfte (außer Pflaumensaft) anstelle von Obst, Gemüsepreßsäfte anstelle von Gemüse. Keine Hülsenfrüchte, Haferflokken, Weizenkeime, Nüsse u. ä. Kartoffeln nur knapp. Kein hartes (gebratenes) oder zähes Fleisch, keine bindegewebsreichen (Sehnen, Schwarten u. ä. enthaltenden) Fleisch- und Wurstwaren. Vermeiden *überhöhten* Milch- und Käsekonsums. Sorgfältige Kalkulation bedarfsgerechter Versorgung mit allen essentiellen Nährstoffen. B-Vitaminbedarf meist nur durch medikamentöse Supplementierung zu decken. Ballaststofffreie Formuladiäten hilfreich. Spezielle Kostgestaltung im übrigen je nach diätetischer Indikation im Einzelfall.

Ballaststoffreiche Kost ●

Von bedarfsgerechter **Vollkost●*, **leichter Vollkost●* oder indizierter Diätkost ausgehend, stufenweise *Anhebung des Ballaststoffgehalts auf > 60 g/Tag* (entsprechend > 20 g Rohfaser) durch vermehrten Einsatz geeigneter ballaststoffreicher Nahrungsmittel (→ **Ballaststoffe▲*, S. 3f.) und entsprechende Reduktion des Anteils ballaststoffarmer Produkte (Feinmehlerzeugnisse, Zucker, Fett usw.). Den individuellen Gegebenheiten (Toleranz, geschmackliche Neigungen) angepaßte Auswahl möglichst verschiedenartiger Ballaststoffträger unter Aufteilung auf alle (5-6) Mahlzeiten des Tages. Vollkorn- anstelle von Feinmehlerzeugnissen. Getreiderohbreie (1-2mal täglich) aus geweichtem Schrot, Hafer- oder Weizenflocken mit Zusatz von Weizenkleie, Weizenkeimen, Leinsamenschrot, Nüssen sowie jeder Art Frisch- oder Trockenobst. Reichlich Gemüse (0,5-1 kg/Tag) unter Bevorzugung der groben Kohl- und Rübenarten (auch als Rohkost). Reichlich Hülsenfrüchte. Reichlich Frischobst (0,5-1 kg/Tag, möglichst in roher Form) und Trockenobst. *Zu den Mahlzeiten ausgiebig trinken lassen* (> 1500 ml/24 Std.). Calciumreiche Kostgestaltung (Milchprodukte!) empfehlenswert.

Grundlage für die Ballaststoffanreicherung in *leichtverdaulicher und kindergerechter Form:* Gekochte Breie und gebackene Aufläufe (pikant oder obstig-süß) auf Basis von Weizenschrot, Hafer-, Gersten- oder Buchweizengrütze (auch mit Kleiezusatz nach Art der Kruska[1]), in viel-

---

[1] Fußnote siehe Seite 407.

fältiger Weise mit Fleisch oder ovolactovegetabil zu variieren und zu erweitern [169].
Tagespläne: [78]. Patientenliteratur: [480, 490, 468, 511, 512].

Benzoatarme Kost ●

Auszuschaltende Zusätze von Benzoesäure und Derivaten: Benzoesäure *(E 210)*, Natriumbenzoat *(E 211)*, Kaliumbenzoat *(E 212)*, Calciumbenzoat *(E 213)*, p-Hydroxybenzoesäure-(PHB-)ethylester *(E 214)*, PHB-ethylester-Na *(E 215)*, PHB-n-propylester *(E 216)*, PHB-n-propylester-Na *(E 217)*, PHB-methylester *(E 218)*, PHB-methylester-Na *(E 219)*. Deklaration der E-Nummern beachten!

Lebensmittel, die mit Benzoesäure, Benzoaten oder PHB-estern konserviert werden dürfen[2]: Fischwaren (Marinaden, Pasten, Salzfische, Krebszubereitungen, Garnelenerzeugnisse u. ä.), Flüssigei, Mayonnaise und mayonnaiseartige Erzeugnisse, Ketchup, Halbfettmargarine, Fleischsalate, Aspik, Gemüsesalate, Kartoffelsalat, Meerrettichpaste, Paprikapaste, Speisesenf, gelatinehaltige Überzugsmassen, Sauergemüse, Fruchtsäfte, Limonaden, Fruchtjoghurt, Konfitüren, Marmeladen, Gelees, Nußpasten, Backcreme, Marzipan und marzipanähnliche Erzeugnisse u. a. (abgewandelt nach [442]). Mit mangelhafter Deklaration des Benzoatzusatzes ist zu rechnen.

Hinweise zur Kostgestaltung: Ausschließliche *Verwendung benzoatzusatzfreier Produkte.* In Zweifelsfällen Verzicht auf unsicheres Erzeugnis aus vorstehend genannten Produktgruppen. Notwendigkeit einer Ausschaltung auch der von Natur aus benzoesäurehaltigen pflanzlichen Nahrungsmittel *(→ *Benzoatintoleranz)* dürfte nur in Ausnahmefällen gegeben sein.

Calciumarme Kost ●

Reduktion der Calciumzufuhr auf meist 200-400 mg (5-10 mmol)/Tag durch weitgehende *Ausschaltung aller sehr calciumreichen Nahrungsmittel,* insbesondere Milch und Molkereiprodukte, Ölsardinen, Salzhering und bestimmter Vegetabilien (→ **Calcium*▲*,* S. 5f.). Reichlich grobe Voll-

---

[1] Schwedische **Kruska:** Weizenkleie (15 g) wird mit etwa der doppelten Menge grober Hafergrütze (25-30 g) und beliebigem geweichtem Backobst (meist Rosinen, 25-30 g pro Einzelportion) in reichlich Wasser gargekocht.
[2] Umfang und Zusammensetzung der Liste variieren international von Land zu Land.

kornprodukte, Frischkornbreie, Kleie, calciumarme Gemüsearten (Blattsalat, Blumenkohl, Chinakohl, Rosenkohl, Rotkohl, Chicoree, grüne Erbsen, Tomate, Gurke, Zucchini, Kürbis, Paprikaschote), soweit möglich auch als Rohkost; reichlich rohes Kernobst und Steinobst. Sicherstellung ausreichender Versorgung mit Vitamin B_2 (→ *Riboflavin▲, S. 43 f.). *Kein Mineralwasser mit mehr als 100 mg Calcium/l!* Überprüfung und ggf. Berücksichtigung der lokalen Trinkwasserhärte (1° Gesamthärte = 1 deutscher Härtegrad beinhaltet bis zu 10 mg CaO oder 7,15 mg Ca^{++} pro Liter Wasser). Die Kalkulation einer calciumarmen Kost nur anhand von Lebensmitteltabellen erlaubt aufgrund schwankender Analysenwerte und anderer Fehlerquellen die Festlegung auf einen bestimmten Calciumgehalt zwar nur in grober Annäherung, ist für die Praxis jedoch im allgemeinen ausreichend. Zuverlässiger, z. B. für diagnostische Zwecke, eine auf der Verwendung von Formuladiäten basierende Kost.

Tageskostbeispiele: [78, 134].

Calciumreiche Kost ●

Ausgehend von bedarfsgerechter *leichter Vollkost●* oder indizierter spezieller Diätkost Erhöhung des Calciumgehalts auf 1,5–2 g (37,5–50 mmol)/Tag durch *vermehrten Einsatz calciumreicher Nahrungsmittel,* insbesondere fettarmer Molkereierzeugnisse (→ *Calcium▲, S. 5 f.).* Sicherstellung ausreichender Versorgung mit *Vitamin D▲* (fetter Fisch, ggf. medikamentöse Supplementierung). *Vermeiden sehr phosphatreicher Produkte* (Fleischextrakt, Hefeextrakt, Bierhefe, Sojamehl, Weizenkeime, Kakaoerzeugnisse, Colagetränke, Bier; Phosphatzufuhr möglichst unter 2 g = 65 mmol/Tag, vgl. *phosphatreduzierte Kost●) und oxalatreicher Vegetabilien (→ *oxalatarme Kost●). Begrenzung auch der Ballaststoffzufuhr:* Keine Kleie, keine Getreiderohbreie, kein Trockenobst, kein grobes Vollkornbrot.

Tageskostbeispiele: [134].

Cholesterinreduzierende (fettreduzierte, fettmodifizierte) Kost ●

Ausgehend von bedarfsgerechter *Vollkost●, *leichter Vollkost●* oder indizierter Diätkost *Limitierung der Energiezufuhr* in Höhe des realen individuellen Bedarfs (Kriterium das jeweilige Körpergewicht). *Beschränkung der Fettmenge* (einschließlich des unsichtbaren Fettes) auf zunächst maximal 25–30% der Energiezufuhr; erforderlichenfalls weitere Herab-

setzung auf 20%. Durch geeignete Auswahl der Fette *Anhebung des P/S-Quotienten auf > 1,5* (→ *Fette*▲, S. 16f.). *Reduzierung des Cholesteringehalts* auf zunächst 300 mg, erforderlichenfalls weiter auf <200 mg/Tag (→ *Cholesterin*▲, S. 7f.). *Ballaststoffe* >50 g/Tag (weitere Details → *Hypercholesterinämie).
Hinweise zur Kostgestaltung: 1. Magermilch anstelle von Vollmilch. Magerjoghurt anstelle von Vollmilch- oder Sahnejoghurt. Fettarme Kondensmilch anstelle von Kaffeesahne. Fettarme Käsesorten anstelle fettreicher. 2. Häufiger Fisch anstelle von Fleisch und Wurst. 3. Mageres Fleisch (reines Muskelfleisch) anstelle von fettem Fleisch, Innereien oder üblicherweise fetten Fleisch- und Wurstwaren. 4. Huhn oder jungen Truthahn anstelle von Gans oder Ente. 5. Fleischportionen verringern, Kartoffel- und Gemüseportionen vergrößern. 6. Gekochte Kartoffeln oder Kartoffelpüree anstelle von Bratkartoffeln, Kartoffelchips oder Pommes frites. 7. Polyensäure- und ölsäurereiches Pflanzenfett (Öle, Pflanzenmargarine) anstelle von Butter, Schmalz oder gehärteten Fetten. 8. Weißei (Eiklar) oder cholesterinfreie Ei-Ersatzstoffe anstelle von Vollei. 9. Vollkornbrot anstelle von Weißbrot und Feinmehlbackwaren. 10. Trockenen fettarmen Kuchen, ggf. mit Obst oder Magerquark, anstelle von Sahnetorte und sonstigem fetten Cremegebäck. Fettarme Schlagcreme anstelle von Schlagsahne. 11. Frischobst anstelle süßer Desserts. Einheimische Nüsse oder Sonnenblumenkerne anstelle von Schokolade und Marzipan. 12. Bei höherem Konsum an coffeinhaltigen Getränken: Schwarzer Tee anstelle von Bohnenkaffee.
Tageskostbeispiele: [78, 134]. Patientenliteratur: [476, 481, 515].

Diabeteskost ●

Im Gehalt an Kohlenhydraten (Art, Menge) den Erfordernissen der diabetischen Stoffwechselstörung angepaßte, calorisch und im Nährstoffgehalt voll bedarfsgerechte *Vollkost* ● (→ *Diabetes mellitus).
Hinweise zur Kostgestaltung: 1. Bei unkompliziertem Diabetes *Kalkulation der Energie- und Nährstoffzufuhr* (Eiweiß, Fett, Vitamine, Mineralstoffe, Spurenelemente, Ballaststoffe) nach den Empfehlungen für die Ernährung des Gesunden entsprechender Altersstufe und vergleichbarer körperlicher Belastung, im Falle diabetischer Komplikationen oder sonstiger Zweiterkrankungen unter Anpassung an die sich daraus evtl. ergebenden diätetischen Konsequenzen.
2. Empfehlungen für die *Verteilung der Hauptnährstoffe* beim erwachsenen Diabetiker (abgewandelt nach H. MEHNERT):

Diabeteskost

	Kohlenhydrate	Eiweiß	Fett	Energie		Verteilung der BE auf die Mahlzeiten[1]						
BE	g	g	g	kcal	MJ	a	b	c	d	e	f	g
8	100	70	30	980	4,1	2	1	1	1	–	2	1
9	110	70	35	1060	4,4	2	1	2	1	–	2	1
10	120	70	40	1150	4,8	2	1	2	1	1	2	1
11	135	70	45	1260	5,3	2	2	2	1	1	2	1
12	145	75	50	1370	5,7	2	2	2	2	1	2	1
13	155	75	55	1450	6,1	2	2	3	2	1	2	1
14	165	75	60	1540	6,5	2	2	3	2	1	3	1
15	180	75	60	1600	6,7	2	2	3	2	1	3	2
16	190	75	60	1640	6,9	2	2	4	2	1	3	2
17	200	75	65	1730	7,2	2	2	4	2	1	4	2
18	220	75	65	1810	7,6	3	2	4	2	1	4	2
19	230	80	70	1920	8,0	3	3	4	2	1	4	2
20	240	80	70	1960	8,2	3	3	4	3	1	4	2
21	250	85	75	2070	8,7	3	3	5	3	1	4	2
22	265	90	80	2200	9,2	3	3	5	3	1	5	2
23	275	90	80	2240	9,4	4	3	5	3	1	5	2
24	285	95	85	2350	9,8	4	3	5	3	2	5	2
25	300	100	90	2480	10,3	4	3	6	3	2	5	2
26	310	100	90	2520	10,5	4	3	6	3	2	6	2
27	325	105	95	2650	11,1	5	3	6	3	2	6	2
28	335	110	100	2750	11,5	5	3	6	3	3	6	2
29	350	115	100	2840	11,9	5	4	6	3	3	6	2
30	360	115	105	2920	12,2	5	4	6	3	3	6	3
31	370	120	110	3030	12,7	5	4	6	4	3	6	3
32	385	125	110	3110	13,0	6	4	6	4	3	6	3
33	395	125	115	3200	13,4	6	4	6	4	4	6	3
34	410	130	115	3280	13,7	6	5	6	4	4	6	3
35	420	135	120	3390	14,2	6	6	6	4	4	6	3
36	435	140	125	3520	14,7	6	6	6	5	4	6	3
37	445	140	125	3560	14,9	6	6	7	5	4	6	3
38	455	140	130	3650	15,3	6	6	7	5	4	7	3
39	470	140	130	3710	15,5	7	6	7	5	4	7	3
40	480	140	135	3800	15,9	7	6	7	5	5	7	3

[1] a = 1. Frühstück f = Abend
b = 2. Frühstück g = Spätmahlzeit
c = Mittag
d = Nachmittag
e = Vesper

3. **Kohlenhydratzufuhr** mengenmäßig definiert entsprechend der individuellen metabolischen Toleranz. Fixe Aufteilung auf die einzelnen Mahlzeiten. Weitestmögliche Beschränkung auf hochpolymere Kohlenhydrate (Stärke). Reichlich Ballaststoffe. Empfehlung für eine zweckmäßige Kombination der wichtigsten Kohlenhydratträger (in Broteinheiten = BE je 12 g KH; nach [134]):

Gesamt-	Brot	Milch	Obst	Kartoffeln	Gemüse	Sorbit + Fructose
BE	BE	BE	BE	BE	BE	BE
9	4	–	3	1	1	–
11	4	1	3	1	2	–
13	4	1	3	2	2	1
14½	5	1	3	2	2½	1
16½	6	1	4	2	2½	1
18	6	1	5	3	2	1
20	7	1	5½	3	2	1½
21½	8	1	5½	3	2½	1½
23½	8	2	5½	4	2½	1½

4. Weitgehende *Ausschaltung aller Zucker vom Glucosetyp* (Traubenzucker, Rohrzucker, Malzzucker, Invertzucker). Keine Verwendung von Haushaltszucker. Keinen Honig, keine handelsüblichen Süßigkeiten, keine mit vorgenannten Zuckern gesüßten Produkte irgendwelcher Art (Süßspeisen, Obstkonserven, Marmeladen, Früchtejoghurts, Eiscreme, Backwaren, Getränke usw.). Auch zuckerreiches Trockenobst ist zu meiden. In Molkereiprodukten enthaltener Milchzucker ist als Kohlenhydrat voll anrechnungspflichtig. Neuerdings diskutierte Liberalisierung des Zuckerkonsums (30 g Saccharose/Tag) für allgemeine Anwendung *nicht* geeignet.

5. *Zuckeraustauschstoffe* empfehlenswert nicht mehr als 10–12 g pro Hauptmahlzeit. Tageshöchstmenge etwa 50 g Fructose *oder* 40 g Sorbit plus Xylit (letztere häufig selbstlimitierend infolge diarrhoischer Nebenwirkung). Zuckeraustauschstoffe mit den Kohlenhydraten anrechnungspflichtig und im Brennwert als Kohlenhydrat zu berechnen. Für übergewichtige Diabetiker möglichst durch energiefreie synthetische Süßstoffe zu ersetzen (Saccharin, Cyclamat, Aspartame, Acesulfam).

6. **Kohlenhydrataustausch** (BE gegen BE) möglichst nur innerhalb der

nachfolgend genannten Lebensmittelgruppen[1]. *Je einer Broteinheit (1 BE = 12 g KH)[2] entsprechende Mengen austauschbarer Lebensmittel:*
Backwaren: *15 g* Knäckebrot, Zwieback, Salzstangen, Kräcker. – *20 g* Schlüterbrot. – *25 g* alle übrigen handelsüblichen Brotsorten einschließlich Weißbrot, Toastbrot und Brötchen.
Nährmittel: *15 g* Weizen- und Roggenfeinmehl, Paniermehl, Maismehl, Grünkernmehl, Maisstärke, Kartoffelstärke, Reisstärke, Sago, Nudeln, Reis, Hirse, Weizengrieß, Gerstengrütze, Gerstengraupen. – *20 g* Haferflocken, Hafergrütze, Hafermehl, Buchweizenvollmehl, Weizenschrot. – *30 g* Kakaopulver (stark entölt), Bierhefe, getrocknet. – *40 g* Weizenkeime.
Kartoffeln, Hülsenfrüchte: *15 g* Kartoffelflocken, Knödelpulver. – *20 g* Trockenbohnen, Trockenerbsen, Linsen. – *25 g* Kartoffelchips. – *35 g* Pommes frites. – *45 g* Sojabohnen, Sojavollmehl. – *65 g* Kartoffeln.
Gemüse: *50 g* weiße Bohnen (Naßkonserve). – *60 g* Zuckermais. – *70 g* Schwarzwurzeln. – *80 g* Pastinaken. – *90 g* dicke Bohnen (Naßkonserve). – *100 g* grüne Erbsen. – *140 g* Karotten; Artischocken. – *160 g* rote Bete. – *170 g* Steckrüben. – *200 g* grüne Bohnen. – *Kohlenhydratarme Gemüse* (<5 g KH/100 g) in verzehrsüblicher Menge (bis 250 g pro Mahlzeit) sind *anrechnungsfrei:* Aubergine, Bambussprossen, Blattsalat, Bleichsellerie, Blumenkohl, Broccoli, Champignons, Chicorée, Chinakohl, Endivie, Feldsalat, Fenchel, Gurke, Grünkohl, Knollensellerie, Kohlrabi, Kopfsalat, Kürbis, Mangold, Paprikaschote, Palmito, Pfifferlinge, Porree (Lauch), Radicchio, Radieschen, Rettich, Rhabarber, Rosenkohl, Rotkohl, Sauerkraut, Spargel, Speiserüben, Spinat, Steinpilze, Stielmus, Tomaten, Weißkohl, Wirsing, Zucchini u. ä.
Obst (Frischobst): *50 g* Banane ohne Schale. – *60 g* Hagebutten, Passionsfrucht. – *70 g* Granatapfel ohne Schale und Kerne, Reineclauden ohne Stein, Weintrauben. – *80 g* Banane mit Schale, Feigen, Mango,

---

[1] Backwaren, Nährmittel, Kartoffeln und Hülsenfrüchte sind gegeneinander austauschbar, ebenso Gemüse gegen Obst.
[2] Berechnungseinheiten der **Schweizerischen Diabetes-Gesellschaft:**
1 Brotwert = 10 g KH (+ 1,5 g Eiweiß)
1 Gemüsewert = 10 g KH (+ 2 g Eiweiß)
1 Obstwert = 10 g KH (+ 0,7 g Eiweiß)
1 Milchwert = 10 g KH (+ 7 g Eiweiß + 7 g Fett)
1 Eiweißwert = 10 g Eiweiß (+ 5 g Fett)
1 Fettwert = 10 g Fett
In der **DDR** gebräuchliche Berechnungseinheit:
1 Kohlenhydrateinheit (KHE) = 10 g KH
Auch bei der **Deutschen Diabetes-Gesellschaft** steht eine Anpassung der KH-Berechnungseinheit an das Dezimalsystem (10 g KH/BE) zur Diskussion.

Quitte, Reineclauden mit Stein, Süßkirschen ohne Stein, Mirabellen ohne Stein, Pflaumen ohne Stein. - *90 g* Ananas, Birne ohne Schale, Blaubeeren, schwarze Johannisbeeren, Süßkirschen mit Stein, Mirabellen mit Stein, Pflaumen mit Stein, Sauerkirschen ohne Stein. - *100 g* Apfel ohne Schale, Apfelsine ohne Schale, Aprikosen ohne Stein, Birne mit Schale, Honigmelone, Sauerkirschen mit Stein. - *110 g* Apfel mit Schale, Aprikosen mit Stein, Guave, Kiwi, Mandarinen ohne Schale, Nektarinen mit Stein, Pfirsich ohne Stein. - *120 g* rote Johannisbeeren, Papaya, Pfirsich mit Stein, Preiselbeeren. - *130 g* Grapefruit ohne Schale, Holunderbeeren. - *140 g* Apfelsine mit Schale, Brombeeren, weiße Johannisbeeren, Stachelbeeren. - *150 g* Himbeeren, Sanddornbeeren. - *160 g* Erdbeeren. - *170 g* Mandarinen mit Schale, Zitrone. - *190 g* Grapefruit mit Schale. - *200 g* Granatapfel mit Schale und Kernen. - *250 g* Wassermelone ohne, *400 g* mit Schale.

Nüsse: *30 g* Edelkastanien (Maronen). - *40 g* Cashewnüsse. - *70 g* Erdnüsse, Pistazien. - *80 g* Walnüsse, Mandeln. - *90 g* Haselnüsse. - *120 g* Cocosnuß. - *160 g* Paranüsse.

Säfte (unvergoren, ungezuckert): *50 g* Johannisbeersaft, schwarz. - *100 g* Apfelsaft, Johannisbeersaft, rot. - *110 g* Orangensaft. - *120 g* Grapefruitsaft. - *130 g* Rote-Bete-Saft. - *150 g* Zitronensaft. - *200 g* Karottensaft. - *300 g* Tomatensaft.

Milch: *25 g* Magermilchpulver. - *30 g* Vollmilchpulver. - *100 g* Kondensmilch 10% Fett. - *120 g* Kondensmilch 7,5% Fett. - *250 g* Vollmilch, fettarme Milchen, Dickmilch, Joghurt und Kefir aller Fettstufen. - *300 g* Buttermilch.

Diabetikerkonfitüre: *25 g* Konfitüre mit Zuckeraustauschstoffen. - *40 g* Konfitüre mit Zuckeraustauschstoffen und Süßstoff.

Zuckeraustauschstoffe: *12 g* Fructose, Sorbit, Xylit.

Die Frage der praktischen Eignung des *glykämischen Index* als weitere Determinante der Austauschbarkeit kohlenhydrathaltiger Lebensmittel ist noch Gegenstand der Diskussion.

7. Alkoholfreie Getränke. Bei unkompliziertem Diabetes *ohne Anrechnung erlaubt:* Trinkwasser, Mineralwasser, ungezuckerter Bohnenkaffee, ungezuckerter schwarzer Tee oder Kräutertee, fettarme Fleischbrühe, calorienfreie Limonaden. *Unter Anrechnung erlaubt* (Kohlenhydrate, Zuckeraustauschstoffe, Energiegehalt): Frisch gepreßte ungezuckerte Obstsäfte und Gemüsesäfte, Gemüsebrühe, Diabetiker-Obstdicksäfte, Diabetiker-Limonaden, „leichte" Colagetränke, alle Arten Milch, ungezuckerte Milchgetränke, ungezuckerte Kakaogetränke. *Verboten:* Gezuckerter Tee, Kaffee oder Kakao, Malzkaffee, gezuckerte Fruchtsäfte und Fruchtsaftgetränke, Obstsirupe, Obstdicksäfte, Fruchtnektare, Süßmoste, Traubensaft, handelsübliche Limonaden und Colagetränke.

8. Alkoholische Getränke. Bei unkompliziertem Diabetes fallweise *in begrenzter Menge erlaubt* (Limit: 25-30 g Ethanol/Tag; Energiegehalt ist anzurechnen, vgl. S. 14): Diabetikerbier (1 Flasche pro Halbtag), Weine mit einem Restzuckergehalt unter 4 g/l („für Diabetiker geeignet"), zuckerarmer Sekt („Diabetiker-Sekt"), kohlenhydratfreie konzentrierte Alkoholica (Weinbrand, Whisky, klarer Schnaps, Zwetschgenwasser, Gin, Arrak, Rum u. ä.). *Verboten:* Übliche Biere aller Brautypen, sog. alkoholfreies Bier (enthält ca. 5% Maltose), Weißweine, Rotweine, Obstweine mit einem Restzuckergehalt über 4 g/l, Südweine, Süßweine, normaler Sekt, Wermut, Sherry, süße Aperitifs, süße Schnäpse, Liköre, vergorene Moste u. ä. *Unzulässig jeglicher Alkoholgenuß auf leeren Magen.*

9. Die Diabeteskost läßt sich allein mit handelsüblichen Lebensmitteln voll bedarfsgerecht gestalten. *Spezielle Diabetikernahrungsmittel* können hilfreich sein (Zuckeraustauschstoffe, Diabetikerkonfitüre, einige Süßwaren, Diabetikerbier). Die meisten der so bezeichneten (meist auch teureren) Produkte, insbesondere Diabetikerbackwaren und Diabetikernährmittel, sind jedoch entbehrlich.

10. Für keine Energiestufe gibt es eine allgemein verwendbare Einheitskost. Jede die diätetischen Bedürfnisse eines Diabetikers bestimmende Befundkonstellation ist in so vielen Details individuell geprägt, daß auch alle Formen einer vorprogrammierten *Standardkost* der subtilen Feineinstellung und „maßgerechten" Anpassung an die Besonderheiten des Einzelfalls bedürfen.

Tageskostbeispiele: [78, 189]. Patientenliteratur: [465, 466, 470, 471, 475, 488, 489, 494, 495, 497, 501, 502, 505, 506].

Eifreie Kost ●

Ausschluß aller Arten von Eiern (Huhn, Gans, Ente, Pute, Möwe usw.). Aufbau der Kost ausschließlich aus Gerichten, deren Einzelzutaten bekannt, und aus Lebensmitteln, die keine Beimengungen von Ei, Eigelb oder Eiklar enthalten. Vorsorglich Ausschaltung auch aller Arten von *Geflügelfleisch* und daraus hergestellten Erzeugnissen.

Eizusatz zu den verschiedensten Lebensmitteln allgemein üblich und meist nicht ohne weiteres erkennbar. Deshalb sorgfältige Prüfung aller Fertignahrungsmittel auf eventuelle Eibeimengung und im Zweifelsfall besser Verzicht auf ein Erzeugnis fraglicher Zusammensetzung. *Häufiger Eibestandteile enthaltende Produkte:* Teigwaren (Nudeln, Makkaroni, Puddingpulver u. ä.), Backwaren (glasiertes Brot, Pumpernickel, Grahambrot, süße Brötchen, Toastbrot, Zwieback, Torten, Cremekuchen, Waffeln, Baisers, Plätzchen, Salzbrezeln, Pasteten u. ä.), Backpulver, Schokoladenfüllungen, Süßspeisen, Speiseeis, Marmeladen, einzelne Margarinesorten, Fertigsuppen, Soßen, Mayonnaise, Ketchup, Aspik, Kartoffelkroketten, käufliche Hackfleischzubereitungen, Frikadellen, Hamburger, Pastetenfüllungen, panierte Fleisch- und Fischgerichte u. ä., bestimmte Alkoholica (Wermut, Campari, französische Rotweine, Eierlikör). Auch nährstoffdefinierte *Formeldiäten* können Eiproteine enthalten (z. B. Precitene®; Deklaration beachten!).

Eiweißarme Kost ●

Altersstufengerechte *Herabsetzung des Proteingehalts,* erforderlichenfalls *bis zur Grenze des Minimalbedarfs,* bei voll bedarfsgerechtem Gehalt der Kost an Energie und allen essentiellen Nährstoffen. *Richtwerte* für die reduzierte Eiweißzufuhr (in g Protein/kg/Tag):

Säuglinge	1. Trimenon	1,5
	2. u. 3. Trimenon	1,2
	4. Trimenon	1,0
Kleinkinder		0,7-1,0
ältere Kinder, Jugendliche		0,6-0,7
Erwachsene		<0,6

Hinweise zur Kostgestaltung: Beim *Säugling* Reduktion der Eiweißmenge durch Verringerung des Milchanteils (insbesondere stärkere Verdünnung der Milchnahrung mit Wasser) und Ersatz durch Kohlenhydrate (Maltodextrin, Stärke, Trockenschleim, Zwieback usw.). Bei *Kindern* jenseits des Säuglingsalters, bei *Jugendlichen* und *Erwachsenen* Proteinrestriktion zunächst auf Kosten der eiweißreicheren Vegetabilien (Hülsenfrüchte, Getreideerzeugnisse, Nüsse, eiweißreichere Gemüse[1], bevor bei Notwendigkeit stärkerer Einschränkung auch die biologisch hochwertigen Eiweiße (Fleisch, Fisch, Ei, Milch) reduziert werden. Für die meisten Indikationen sollen eiweißarme Kostformen überwiegend (50-80%) Proteine tierischer Herkunft enthalten. Proteinäquivalenztabelle zum Austausch der eiweißhaltigen Lebensmittel für den Patienten hilfreich (z. B. in [493]). Empfehlenswert die Nutzung eiweißarmer Spezialprodukte aus

---

[1] **Eiweißreichere Gemüse** (>2 g Protein/100 g): Artischocke, Blumenkohl, grüne Bohnen, Broccoli, Champignons, frische grüne Erbsen, Fenchel, Gartenkresse, Grünkohl, Knoblauch, Löwenzahn, Mangold, Meerrettich, Petersilie, Porree, Rosenkohl, Schnittlauch, Sojakeimlinge, Spinat, Steinpilze, Topinambur, Wirsing, Zuckermais (zu begrenzen auf maximal 100-125 g/Tag).

kommerziellem Angebot (Stärkemehle, eiweißarme Fertigmehlmischungen, Fertigbreie, Teigwaren, Brot, Gebäck usw.).

Standardisierung der eiweißarmen Kost zweckmäßigerweise zunächst in zwei Stufen:
1. *Mäßig eiweißarme Kost* (40 g Eiweiß/Tag)
2. *Streng eiweißarme Kost* (20–25 g Eiweiß/Tag)

Häufig dabei zugleich elektrolytdefinierte Abwandlung indiziert (→ **natriumarme Kost●, *kaliumarme Kost●, *kaliumreiche Kost●)*. Realisierung der streng eiweißarmen Kost entweder *in proteinselektiver Form* (diätetische Eiweißkomplettierung; → **Kartoffel-Ei-Diät●*) oder durch **medikamentöse Aminosäurenkomplettierung** einer konventionellen Variante proteinarmer Kost *(→ *Schwedendiät●)*. In der Regel bedürfen sehr eiweißarme Kostformen (<30 g Protein/Tag) der Supplementierung defizitärer Nährstoffe: Thiamin, Riboflavin, Niacin, Vitamin B_6, Folsäure, Vitamin B_{12}, Calcium, Eisen, Zink [303], unter Umständen auch verzweigtkettiger Aminosäuren (Leucin, Isoleucin, Valin).

Tageskostbeispiele, Patientenliteratur: [493, 482].

Eiweißreiche Kost ●

Ausgehend von **leichter Vollkost●* oder indizierter Diätkost (speziell **natriumarme Kost●*) *Zulage geeigneter proteinreicher Lebensmittel* (Milchprodukte, Fleisch, Fisch, Ei) oder kommerzieller Proteinkonzentrate (S. 14) bis zum Erreichen der festgelegten Eiweißmenge (meist 80–120 g/Tag, 1,2–1,5 g/kg/Tag). Voraussetzung ausreichender Utilisation des vermehrt zugeführten Proteins ist eine adäquate Aufnahme von *Nahrungsenergie*. Abdeckung der meisten Indikationen für eine eiweißreiche Kost durch die energie- und nährstoffangereicherte **Aufbaukost●*.

EVERS-Diät ●

Eine von vielen Multiple-Sklerose-Kranken ausdrücklich gewünschte semialternative Kostform, die ernährungsphysiologisch gegenüber der konventionellen Ernährungsweise gewisse Vorzüge aufweist *(→ *multiple Sklerose)*. Subjektiv günstige Effekte dieser Diät dürften vornehmlich auf der Beseitigung der Folgen vorbestehender Fehlernährung beruhen.

Strenge Form (Basiskost): Eine durch Zulage von Vollkornbrot (bis 200 g/Tag), groben Haferflocken (bis 70 g/Tag), rohem Ei, Milch (1 Liter/Tag) und Quark sowie Ausschluß bestimmter Vegetabilien (alle Blattgemüse, Blumenkohl, Spargel, Rhabarber) modifizierte *erweiterte Rohkost*. Enthält reichlich Rübengemüse, Frischobst, Trockenobst, Nüsse oder Sonnenblumenkerne (bis 100 g tgl.), ferner täglich einen Getreiderohbrei aus 50-150 g gekeimtem Weizen oder Roggen. Verboten sind Margarine, raffinierte Fette und Öle, Kartoffeln, Weißmehl, Zucker, Kochsalz, Senf, Essig, Pfeffer, Süßstoffe, Kakao, Bohnenkaffee, Malzkaffee, schwarzer Tee, konzentrierte Alkoholika. Die von verschiedener Seite mehrfach abgewandelte Kost ist vergleichsweise fettarm, reich an Vitaminen, Mineralstoffen, Polyensäuren sowie Ballaststoffen und erlaubt die bedarfsgerechte Zufuhr aller essentiellen Nährstoffe.

Erweiterte Form (nicht obligat, sondern nur eine Konzession an Patienten, die auf Dauer eine Kostauflockerung wünschen): Zur Basiskost täglich 1 Scheibe mit Schinken, Tatar o. ä. belegten Brotes, dazu 1 mal wöchentlich eine kleine Fleischportion (Schwein, Kalb, Rind als rohes Schabefleisch oder leicht angebraten, auch Fisch, Geflügel oder Wild). Kartoffeln erlaubt. Keine Einschränkung mehr in der Auswahl der Gemüse.

Patientenliteratur: [472].

FEINGOLD-Diät ●

Ausgehend von altersstufengerechter Normalkost bestmögliche Ausschaltung salicylathaltiger Produkte *(→ *salicylatarme Kost●)* und Eliminierung einer großen Zahl synthetischer Lebensmittelzusatzstoffe: Synthetische Farbstoffe *(→ *azofarbstofffreie Kost●*, ferner Zuckercouleur *E 150)*, künstliche Aromastoffe (15 Einzelsubstanzen ohne E-Nummer)[1], Glutamate *(E 620-625)*, Nitrite und Nitrate (*E 250, E 251, E 252;* gepökelte Fleischwaren), synthetische Antioxydantien (BHA = *E 320*, BHT = *E 321*), Benzoesäurederivate *(→ *benzoatarme Kost●)*, Schwefeldioxyd *(→ *sulfitfreie Kost●)*. Bereitstellung einer derartigen Kost ohne Erwerb spezieller lebensmittelkundlicher Kenntnisse und umfassende Beratung durch Diätassistentin kaum praktikabel. Bedarfsgerechte Energie- und Nährstoffversorgung im Rahmen dieser Diät bei geschickter Nahrungswahl jedoch durchaus möglich.

---

[1] Ethylvanillin, Allylphenoxyacetat, α-Amylzimtaldehyd, Anisylaceton, Hydroxycitronellal, 6-Methylcumarin, Heptinsäuremethylester, β-Naphthylmethylketon, 2-Phenylpropionaldehyd, Piperonylisobutyrat, Resorcindimethylether, Propenylguäthol, Vanillinacetat, Chinin, Ammoniumchlorid (Deklaration meist summarisch als **künstliche Aromastoffe** o. ä.).

Fettarme Kost ●

Beschränkung des Gesamtfettgehalts der Kost auf 35-50 g/Tag (Fettanteil 15-25% der Energiezufuhr; *mäßig fettarme Kost*) oder <25 g/Tag (Fettanteil 10-15% der Energiezufuhr; *streng fettarme Kost*). Fettreduzierung meist verbunden mit
1. schonkostgerechter Kostabwandlung (Ausschaltung von Schlachtfetten, hocherhitzten Fetten usw.; → **leichtverdauliche Kost●, *Malassimilationsdiät●, *Pankreasschonkost●*) oder
2. MCT-Austausch *(→ *MCT-Kost●)* oder
3. Fettmodifizierung (P/S-Quotient > 1,5; → **cholesterinreduzierende Kost●*).

Hinweise zur Kostgestaltung: Herstellung *mäßig fettarmer Kost* durch weitgehenden Ersatz aller fettreicheren durch entsprechende fettarme Lebensmittel (Fleisch, Fleischwaren, Milch, Milchprodukte usw., S. 15f.) sowie Begrenzung von Streichfett (Halbfettbutter oder Halbfettmargarine nicht zu kalt servieren!) und Kochfett entsprechend der verbleibenden Restmenge nach Abzug des unsichtbaren Fetts. Herstellung *streng fettarmer Kost* durch Fortlassen des gesamten Streich- und Kochfetts bis auf die zur Deckung des Linol- und α-Linolensäurebedarfs (S. 29f.) erforderliche Mindestmenge. Ersatz des Streichfetts durch geeignete fettarme Brotaufstriche. Verwendung fettsparender Gartechniken. Ballaststoffanreicherung, wenn mit den Erfordernissen der diätetischen Indikation vereinbar (z. B. bei **cholesterinreduzierender Kost●*), setzt den Anteil des zur Resorption kommenden Fetts weiter herab. Sicherstellung ausreichender Versorgung mit fettlöslichen Vitaminen (A, D, E, K) ist besonders zu beachten.

Fischfreie Kost ●

Vermeiden aller Arten von Seefisch und Süßwasserfisch (frisch, tiefgefroren, getrocknet, eingesalzen, geräuchert, mariniert, erhitzt) sowie daraus hergestellter Erzeugnisse (Fischhalbkonserven, Fischdauerkonserven, Fischpasten, Fischklöße, Fischwurst, Fischsalate, Kaviar, Heringsmilch, Fischwürzen, Fischöle, Lebertran u. ä.). *Zu beachten:* Möglichkeit okkulten Vorkommens von allergen wirksamen Fischbestandteilen in Schweinefleisch, Geflügelfleisch, Hühnerbrühe und Eiern (bei Tierfütterung mit Fischmehl) sowie von nicht deklarierten Fischprodukten in Standard-(Konsum-)Margarine (gehärtetes Fischöl), Suppenkonserven, Brühwurst, Krabbensalat, Krebsfleischimitationen u. ä.

Flüssig-breiige Kost ●

Im Energie- und Nährstoffgehalt bedarfsgerecht zu kalkulierende Kost von ausschließlich flüssiger oder breiiger Konsistenz, angepaßt an Kau- und Schluckvermögen sowie digestive und metabolische Belastbarkeit im Einzelfall.
Hinweise zur Kostgestaltung: Geeignet alle Getränke und sonstigen Zubereitungen der **Flüssigkost●*, dazu Quarkspeisen, Gelatinespeisen, Flammeris, Puddings, weiche Getreidebreie (Grieß, Hafermark, Haferflocken, feines Weizenschrot), Apfelmus, Banane, Erdbeere, püriertes sonstiges Frischobst, weiches Konservenobst, Kartoffelbrei, fein passiertes zartes Fleisch, passiertes Gemüse, homogenisierte Linsen, Bohnen, Erbsen als Suppe oder Brei, Eierspeisen, eingeweichtes Feinbrot oder Grahambrot u. ä. Variation der Details je nach gewünschter Geschmacksrichtung und eventuellen Erfordernissen zusätzlicher diätetischer Indikationen.

Flüssigkost ●

Klare Flüssigkost. Ausschließlich aus substanzarmen klaren Flüssigkeiten bestehende Kost zur Deckung des Wasser- und Elektrolytbedarfs bei geringstmöglicher Belastung und Stimulierung des Verdauungsapparats. Eiweißarm, fettarm, praktisch ballaststoffrei. Im Nährstoff- und Energiegehalt ohne Supplementierung *nicht* bedarfsdeckend (ca. 350–1000 kcal/Tag). *Hinweise zur Kostgestaltung:* Fettarme klare Brühe (Fleischbrühe, Gemüsebrühe), klare Suppen, klare (filtrierte) Obst- und Gemüsepreßsäfte, Kräutertee, dünner schwarzer Tee (ohne Sahne), handelsübliche Fruchtsäfte, Limonaden, Mineralwässer, Rehydratationslösungen, klare Gelatinespeisen, Fruchteis, Bonbons. Verwendung von Zucker, Maltodextrin, Kochsalz, milden Gewürzen nach Bedarf und Toleranz. 8–12 Mahlzeiten/24 Std. Vitamine medikamentös. Bei alleiniger Anwendung über mehr als 2 Tage erfordert diese Kost bedarfsgerechte Nährstoffsupplementierung (Ergänzung durch **Oligopeptiddiät●* oder adjuvante **parenterale Ernährung●*).
Nährstoffkomplette Flüssigkost. Bedarfsgerecht zu kalkulierende Energie- und Nährstoffzufuhr ausschließlich in Form bei Körpertemperatur flüssiger Zubereitungen. *Hinweise zur Kostgestaltung:* Zusätzlich zu den Bestandteilen der klaren Flüssigkost (s. o.) Milch, Milchmischgetränke und sonstige flüssige Milchzubereitungen aller Art, Dickmilch, Joghurt ohne ganze Früchte, Milchkakao, Bohnenkaffee (Café au lait), süße oder pikante Schleimsuppen (aus Trockenschleim), Cremesuppen, Eicreme,

Kaltschalen, Speiseeis, kommerzielle Nährstoffkonzentrate, nährstoffdefinierte Trinknahrungen. Verwendung von Sahne, Butter, Margarine, Pflanzenölen, Zucker, Maltodextrin, Honig, Sirupen, Milchpulver, Eipulver, Fleischextrakt, Kochsalz, milden Gewürzen u. ä. nach Bedarf und Toleranz. Häufige kleine Mahlzeiten für ausreichende Energie- und Nährstoffaufnahme im Rahmen dieser Diät unerläßlich. *Kritische Nährstoffe:* Eisen, Folsäure, Vitamin B_6, Ballaststoffe.

Alternative zur selbstbereiteten nährstoffkompletten Flüssigkost: **Nährstoffdefinierte Formeldiäten* ● als Trinknahrung adjuvant oder ausschließlich und voll bedarfsdeckend (Vorteil die einfachere Herstellung, Nachteil die bei alleiniger Verwendung geringere geschmackliche Variationsmöglichkeit).

Fructosereduzierte („fructosefreie") Kost ●

Sehr weitgehende *Ausschaltung aller Nahrungsmittel, die nennenswerte Mengen an Fructose* (in freier Form oder in Saccharidform gebunden, S. 19 f.) *oder Sorbit enthalten.* Für die Kostkalkulation anzunehmende Toleranzgrenze zunächst < 0,5-1,0 g Fructose/Tag, mit dem Heranwachsen der Kinder in unterschiedlichem Maße meist höher anzusetzen.

Säuglinge. Ernährung ausschließlich mit Muttermilch, voll *adaptierter *Säuglingsmilchnahrung* (S. 456) oder sonstiger zuverlässig fructosefreier Säuglingsmilch (z. B. die teiladaptierten Milchnahrungen Aptamil®, Beba 1®, Humana 2 Milchnahrung®, Lactana flüssig Töpfer®, die Folgemilchnahrungen Beba 2®, Humana-Folgemilch® oder eine mit Traubenzucker anstatt Rohrzucker selbsthergestellte Säuglingsmilchnahrung). Als Breinahrung vorgenannte Milchnahrungen mit Stärkemehl, Reisschleim oder poliertem Reis angedickt. Ab 3. Trimenon auch normale Kuhmilch. Fleisch, Leber, Ei zu gegebener Zeit in normaler Menge. Kein Obst, kein Gemüse, keine Säfte. Keine handelsüblichen Säuglingsbreie. Keine rohrzuckerhaltigen Säuglingstees. Fructosefreie Heilnahrungen: Alfaré®, Heilnahrung Töpfer®, Humana HS®, Nestlé al 110®, Pregestimil®, Pregomin®.

Kinder, Jugendliche, Erwachsene. Erlaubte Nahrungsmittel: Milch, Sauermilchen, Quark, Käse (nicht jedoch Fruchtjoghurt, Fruchtquark, gezukkerte Kondensmilch, sonstige gezuckerte Molkereiprodukte); Eier; alle Sorten Fleisch, Fisch, Geflügel, Wurst (nicht jedoch gepökelte Fleischwaren, käufliche Fleisch- und Fischsalate, Aspikwaren, Brathering, Rollmops, Dosenfisch in Soße); Butter, Margarine, Pflanzenöle; Feinmehlteigwaren, Stärkemehle, polierter Reis (nicht jedoch Vollkornmehle, Kleie, Weizenkeime); Weißbrot, Brötchen, Feinmehlbackwaren ohne

Zusatz von Rohrzucker (Traubenzucker erlaubt) und Früchten (nicht jedoch dunkle Brotsorten und Vollkornbrote); Kartoffeln bis 150 g/Tag (gekocht nach 24-stündigem Wässern, geschält und zerschnitten, und Abtropfenlassen des Wassers); fructosearmes Gemüse (maximal 0,8 g Fructose/100 g; S. 20) bis 150 g/Tag (Kleinkinder bis 100 g); Küchenkräuter, Gewürze; Bohnenkaffee, alle Sorten Tee, Mineralwasser. Zum Süßen nur Traubenzucker oder calorienfreie Süßstoffe (Saccharin, Cyclamat, Aspartame; nicht jedoch Zuckeraustauschstoffe oder Diabetikerzukker). *Verbotene Nahrungsmittel:* Saccharose (Kochzucker, Haushaltszukker) in jeder Form, Honig, Sirup, Sorbit; Süßigkeiten aller Art (auch Schokolade, Marzipan u. ä.); jegliches Obst (auch Kompotte, Konfitüren, Obstsäfte, Diätfruchtsäfte); Nüsse, Mandeln; alle fructosereicheren Gemüse ($>0{,}8$ g Fructose/100 g; S. 20); handelsübliche Fertiggerichte, Tiefkühlmenüs, Fertigsuppen, Fertigsoßen, Mayonnaisen, Ketchups, Gewürzmischungen u. ä.; Limonaden, Wein, Bier, Sekt, Likör.

Kritische Nährstoffe: Wasserlösliche Vitamine, insbesondere Vitamin C (medikamentös zu supplementieren), Ballaststoffe.

Fructosefreie Sondennahrung: Salvimulsin® Standard „Neutral".

Fructose- und galactosearme, kohlenhydratreiche Kost ●

Begrenzung der Fructosezufuhr auf zunächst $<0{,}5-1{,}0$ g/Tag bei zugleich weitgehender Eliminierung von Galactose. Kohlenhydrate (ca. 70% der Energiezufuhr, 10-15 g KH/kg/Tag) vornehmlich in Form von Stärke und Maltodextrin. Fetteinschränkung ($<20\%$ der Energiezufuhr; → **fettarme Kost*●).

Hinweise zur Kostgestaltung: Ausgehend von bedarfsgerechter fettarm abgewandelter **fructosereduzierter Kost*● toleranzangepaßte Ausschaltung auch der lactose- und galactosehaltigen Nahrungsmittel nach den Grundsätzen für die **lactosearme Kost*● und die **galactosefreie Kost*●. 7-10 kleinere kohlenhydratreiche Mahlzeiten pro Tag, dabei möglichst gleichmäßige Verteilung auch des eventuell verbleibenden Fructose- und Galactoserests auf alle Mahlzeiten. Fallweise (bei **Glykogenosen*) zusätzlich nachtsüber kontinuierliche Maltodextrinzufuhr (4 g/kg/12 Std.) per Nasogastralsonde. Geeignete Basisnahrung für Säuglinge: Al 110®, Alfaré®, Humana HS®, Humana SL®, Pregestemil®, Pregomin® o. ä. Mit dem Heranwachsen der Kinder ist meist eine gewisse Kostauflockerung möglich mit Anhebung des Fructose- und Galactosegehalts entsprechend der jeweiligen individuellen Toleranz.

Kritische Nährstoffe: Calcium, wasserlösliche Vitamine (insbesondere Vitamin C und Riboflavin), Vitamin A und D, Ballaststoffe.

Tageskostpläne und weitere Details: [176, 177].

Galactosefreie Kost ●

Strenge Form der *lactosearmen Kost ●, zusätzlich galactosereduziert.
Hinweise zur Kostgestaltung: Ausgehend von perfekter streng *lactosearmer Kost ●* (<1,0 g Lactose/Tag, S. 432) Ausschaltung auch der nicht milchgebundenen Nahrungsquellen für *Galactose▲, insbesondere Linsen, Erbsen (frisch, getrocknet), Bohnen (Schnittbohnen, Trockenbohnen aller Sorten), Spinat und rote Bete, an nicht vegetabilen Produkten auch Leber und Hirn. Beim jungen Säugling für galaktosefreie Kost Sojamilchen erst zweite Wahl (→ *Galactosämie); besser statt dessen, wenn möglich, eine völlig galactosefreie Säuglingsnahrung (Nutramigen®, Pregestemil®, Pregomin® o. ä.). Keine nährstoffdefinierten Heilnahrungen herkömmlichen Typs mit zwar reduziertem, für diese Patienten aber immer noch zu hohem Lactose- und Galactosegehalt!
Wichtig für den weiteren Kostaufbau der sorgfältige *Ausschluß aller kommerziellen Erzeugnisse mit nicht ohne weiteres erkennbarem Zusatz von Milchprodukten:* Teigwaren, Getreide- und Kartoffelprodukte, Brot und Gebäck, Fleisch- und Fischwaren, Fertigsuppen, Fertigsoßen, Würzpräparate, Fertiggerichte, Dessertspeisen, Süßigkeiten, Kakaoerzeugnisse usw. Weitestmögliche milchfreie Selbstbereitung von Produkten der genannten Art ist empfehlenswert.
Kritische Nährstoffe: Calcium, Riboflavin, Vitamin D.
Tageskostpläne: [175, 176, 177].

Gemüsekost ●

Als alleinige Nahrung fettarm (15-25 g Pflanzenöl/Tag) zubereitetes kohlenhydratarmes Gemüse (<5 g KH/100 g, S. 25) variabler Auswahl in 5-6 Einzelmahlzeiten je 200-350 g netto. Etwa ein Drittel der Gemüsemenge als Rohkost. Keine Kartoffeln. Bei mehrtägiger Verabreichung dieser Kost zusätzlich 30-35 g tierisches Eiweiß pro Tag in fettarmer Form (mageres Fleisch, Magermilchprodukte). Beliebige Würztechniken. Kohlenhydratfreie nichtalkoholische Getränke nach Wunsch. Unter strenger Gemüsekost möglicherweise auftretende Acetonurie schwindet in der Regel nach kleiner Kohlenhydratzulage (2-5 BE, über den Tag verteilt).
Zu beachten: Gemüsekost calorisch nicht bedarfsdeckend! *Kritische Nährstoffe:* Essentielle Aminosäuren, fettlösliche Vitamine, Vitamin B_{12}, Calcium, Eisen. Unter alleiniger Gemüsekost beim Diabetiker in der Regel *kein Insulin* und *keine Sulfonylharnstoffpräparate!*

Glutenfreie Kost ●

Ernährung unter striktem Ausschluß des Klebereiweißes Gluten.

Hinweise zur Kostgestaltung: Ausgehend von bedarfsgerechter *Vollkost* ●, *leichter Vollkost* ● oder indizierter Diätkost **Ausschaltung aller Gluten enthaltenden Getreidearten** (Weizen, Roggen, Hafer, Gerste, Dinkel, Grünkern) und aus diesen gewonnener glutenhaltiger Produkte (Mehle, Schrote, Keime, Kleie, Flocken, Graupen, Grützen, Grieß, Trockenschleime, Teig- und Backwaren aller Art). Diesbezüglich auch kritische Prüfung der zahlreichen handels- und küchenüblichen Erzeugnisse, denen (nicht ohne weiteres erkennbar) möglicherweise glutenhaltige Getreideprodukte zugesetzt sind: Fertiggerichte aller Art, Fertigsuppen, Fertigsoßen, Klöße, Hackbraten, Bratklops, paniertes Fleisch, mehlhaltige Wurstwaren (Grützwurst, Graupenwurst, Blutwurst, Leberwurst), Fischkonserven, Gewürzmischungen, Fertigmüslis, Fertigdesserts, Puddingpulver, Kindermehle, Schokoladenfüllungen, Eiscreme u. v. a. In jedem Fall zu meiden: Alle Arten Bier, Malzkaffee, Malzextrakt, einzelne Käsesorten (Roquefort, Gorgonzola, Blauschimmelkäse). Im übrigen grundsätzlich **auf alles verzichten, dessen Glutenfreiheit nicht sicher feststeht!** Häufigster Fehler die unwissentliche Glutenaufnahme in Form mehlhaltiger Produkte unbekannter Zusammensetzung.

Glutenfrei und damit für diese Kost ohne Einschränkung verwendbar sind Mais-, Reis-, Hirse-, Buchweizen-, Soja- und Kartoffelmehl, ebenso *reine* Stärkemehle (ausgenommen Weizenstärke). Alle Nichtcerealien (Gemüse, Obst, Nüsse usw.) sowie Lebensmittel tierischer Herkunft (Milch, Ei, Fleisch, Fisch), sofern ohne Zusatz glutenhaltiger Getreideprodukte, lassen sich in üblicher Weise einsetzen. Herstellung und abwechslungsreiche Gestaltung einer bedarfsgerechten glutenfreien Kost werden durch das Angebot einer großen Auswahl industriell gefertigter diätetischer Lebensmittel erleichtert: Glutenfreie Nährmittel, Teigwaren, Backwaren (Brot, Kuchen, Feingebäck), Backmischungen, Fertiggerichte, Suppen, Soßen, Fleischwaren, Süßwaren, bilanzierte Diäten, Säuglingsnahrungen u. v. a. Glutenfrei sind insbesondere alle voll adaptierten und teiladaptierten Anfangs- und Dauernahrungen für die Säuglingsernährung, ebenso die Anschluß- oder Folgenahrungen *(→ *Säuglingsmilchnahrungen ●)*, die nährstoffdefinierten **Heilnahrungen ●*, die Sojamilchen, die semielementaren Proteinhydrolysatnahrungen, ferner Trockenreisschleime, Johannisbrotmehl und -kernmehl (Arobon®, Nestargel®) sowie zahlreiche Fertigbrei- und Beikostpräparate u. ä. (Übersicht, Hersteller- und Bezugsquellenverzeichnis für glutenfreie Produkte: [469, 55, 159, 458]).

Patientenliteratur: [469].

Haferdiät ●

Definierte Kohlenhydratmenge (meist 120–200 g KH, 10–16 BE) überwiegend in Form von Haferflocken, Hafermark, Hafergrütze oder Hafermehl als Suppe, Brei oder Frischkornbrei, verteilt auf 5–6 Mahlzeiten. Zubereitung *1. Obstig-süß* mit Frischobst, Tiefkühlobst, ungezuckertem Kompott, Rhabarber, Obstpreßsäften, Vanille u. ä. Aromen, Zuckeraustauschstoffen, Süßstoff (für Frischkornbreie aus Haferflocken zusätzlich 125 g fettarme Milch oder Magerjoghurt pro Tag). *2. Pikant* mit Salz, Tomate, Gemüsebrühe, Fleischbrühe, Hefeextrakt, Suppenwürze, Küchenkräutern und pikanten Gewürzen. Keine weitere Fett- oder Eiweißzulage.

Zur abwechslungsreicheren Gestaltung können für **Kohlenhydrattage** neben Hafer auch andere sog. „Mehlfrüchte" (W. FALTA) mit gleicher Wirkung eingesetzt werden: Weizen, Roggen, Gerste (Schrot, Grieß, Mehle, Teigwaren, Zwiebackmehl), Reis, Kartoffeln, Hülsenfrüchte. Zweckmäßig auch die Kombination der Haferdiät mit *Obstdiät ●, *Gemüsekost ● oder *Reis-Obst-Diät ●.

Zu beachten: Haferdiät im Energie- und Nährstoffgehalt nicht voll bedarfsdeckend. *Die Insulindosierung ist der veränderten Kohlenhydratzufuhr anzupassen!*

Hefe- und schimmelpilzfreie Kost ●

Ausschaltung aller Nahrungsquellen für Hefe und dieser biochemisch nahestehende Schimmelpilze sowie deren Stoffwechselprodukte. Eliminierung aller Lebensmittel, in denen Hefen oder Schimmelpilze von Natur aus vorkommen oder bei deren Herstellung Hefe technologisch eingesetzt wird. Generell *Frischprodukte und frisch bereitete Gerichte anstelle von Dauerwaren, Fertigprodukten oder Fertiggerichten* ([297, 446]).

Hinweise zur Kostgestaltung: 1. Frischmilch anstelle von Sauermilchen (Dickmilch, Buttermilch, Joghurt, Kefir). Frischer Quark oder nicht zu weit gereifter Hartkäse (ohne Rinde!) anstelle von Hüttenkäse, Schmelzkäse, Weichkäse, Camembert, Roquefort, Brie, Gorgonzola, Harzer u. ä. 2. Frischfleisch anstelle von Wurstwaren, Schinken, Räucherfleisch, Fleischfertiggerichten. 3. Frischer oder Tiefkühlfisch anstelle von Fischkonserven, Räucherfisch, Fischfertiggerichten. 4. Selbst zubereitete Suppen anstelle von Trocken- oder Dosenfertigsuppen, Brühwürfeln u. ä. 5. Mit Backpulver bereitetes Spezialbrot anstelle von mit Hefe oder aus Sauerteig bereitetem üblichem Brot. Keinerlei Hefebackwaren. Keinen Zwieback, kein Knäckebrot. Keine mittels Hefekulturen entstammender

B-Vitamine fortefizierten Mehle, keine daraus hergestellten Backwaren oder Teigwaren. *6.* Frisches Gemüse anstelle von Dosengemüse, Essiggemüse, Trockengemüse, Sauerkraut, Gemüsefertiggerichten. Keine Pilze. *7.* Frischobst (ggf. zu schälen) und frisch gekochtes Kompott anstelle von Konservenobst und Trockenobst. Keine Trauben, kein Beerenobst. *8.* Selbst hergestellte, nicht zu lange gelagerte Konfitüre anstelle käuflich erworbener. *9.* Frische Obst- und Gemüsepreßsäfte anstelle entsprechender Säfte des Handels. *10.* Salz und frische Küchenkräuter anstelle aller Trockengewürze und sonstiger handelsüblicher Würzmittel. *11.* Kein Bier, keinen Wein, keinen Sekt. *12.* Sachgemäße Lagerung aller Lebensmittel zum Schutz vor Befall von Hefen oder Schimmelpilzen. Vgl. **Penicillinfreie Kost* ●.

sog. Heilnahrungen, antidiarrhoische ●

In ihrer Zusammensetzung den Prinzipien der antidiarrhoischen Diät *(→ *Diarrhoe, *Säuglinge: Ernährungsstörungen)* entsprechende industriell gefertigte Formelnahrungen (fett und lactosereduziert, mineralstoffreich, z. T. protein- und pectinangereichert, glutenfrei). In erster Linie für die Realimentationsphase bei Durchfallsstörungen im Säuglingsalter konzipiert, auch bei älteren Kindern und beim Erwachsenen vorteilhaft zu verwenden.

Handelspräparate (Pv. = Pulver; fl. = flüssig, trinkfertig): Aledin® (Pv., Fa. Nestlé), Heilnahrung „Töpfer"® (Pv., fl.), Humana Heilnahrung® (Pv., fl.), Milupa Heilnahrung® (perliert, fl.). Für spezielle Indikationen, insbesondere beim jungen Säugling, *semielementare Proteinhydrolysatnahrungen* (frei von antigenen Proteinen, lactosefrei oder lactosearm, meist MCT-haltig, im Vitamin- und Mineralstoffgehalt bedarfsgerecht aufgewertet, niederosmolar, schlackenarm; [432]): Alfaré (Pv., Nestlé), Humana HS® Spezial-Nahrung (fl., Humana), Nutramigen® (Pv., Mead Johnson), Pregestimil® (Pv., Mead Johnson), Pregomin® (Pv., Milupa), Good Start H. A.® (Pv., Carnation/Kensington MD).

Eiweißmilch (H. FINKELSTEIN): Eine selbst herstellbare Heilnahrung mit reduziertem Milchzucker- und Molkegehalt, enthält die (durch Kochen mit 20%igem Calciumchlorid 1:100 gefällte) Caseinmenge von 1 Liter Vollmilch, aufgeschwemmt, aufgekocht und homogenisiert in ½ Liter Buttermilch (ersatzweise Magermilch) und ½ Liter Wasser. 5–7% Kohlenhydratzusatz (Maltodextrin, Rohrzucker). Im Notfall mit einfachen Mitteln in jeder Krankenhausküche improvisierbar. In Kombination mit Rehydratationslösungen, **Schleimdiät* ● oder **Pectinkost* ● für den Kostaufbau bei Durchfallskranken jeden Alters (Säuglinge, Kinder,

Erwachsene) über Jahrzehnte bewährt. Fast überall praktikable Behelfsmöglichkeit, falls in einer Mangelsituation Handelspräparate der vorstehend genannten Art nicht verfügbar.

Histaminarme Kost ●

Im Rahmen einer Vollkost oder indizierten Diätkost Vermeiden derjenigen Lebensmittel, die nach bisheriger Erfahrung am ehesten überhöhte Mengen an Histamin enthalten können: *1.* Bestimmte Arten Fisch und Fischwaren (Thunfisch, Makrele, Sardine, Hering, insbesondere als Konserve und Räucherfisch; Fischkonserven nach Öffnen der Dose baldmöglichst verbrauchen! → **Scombroid-Vergiftung*). *2.* Bestimmte Fleischwaren (Bratwurst, Salami, Cervelatwurst, Plockwurst, Mettwurst, Teewurst, Dauerwurst u. ä. Rohwurstsorten, Räucherschinken). *3.* Bestimmte Käsesorten (Blauschimmelkäse, Cheddar, Emmentaler, Gruyère, Parmesan, Provolone, Roquefort, Tilsiter; alle Arten überalterten Käses). *4.* Bestimmte Gemüse (Sauerkraut, Spinat, Tomate, Aubergine, Steinpilz, Morcheln). *5.* Trockenhefe, Hefeextrakt. *6.* Bestimmte alkoholische Getränke (Rotwein, Weißwein, Bier).

Hyperlipoproteinämie-(HLP-)Basisdiät ●

Erster Schritt zur Korrektur hyperlipoproteinämiebegünstigender Fehlernährung, in vielen leichteren Fällen von kombinierter **Hypercholesterinämie* und **Hypertriglyceridämie* zur Normalisierung der erhöhten Blutfettwerte ausreichend. Ausschaltung überhöhter Zufuhr an Nahrungsenergie und/oder Reduzierung den Fettstoffwechsel belastender Nahrungsbestandteile (gesättigte Fette, Cholesterin, Zucker, Alkohol). Auffüllung des häufig zugleich bestehenden Ballaststoffdefizits. *Die so resultierende Kost ist weitgehend identisch mit der wünschenswerten Idealform einer Vollkost,* unterschiedlich allein in der etwas strengeren Reglementierung für Fett, Cholesterin, Zucker und Alkohol.

Hinweise zur Kostgestaltung: Ausgehend von bedarfsgerechter **Vollkost* ●, **leichter Vollkost* ● oder indizierter Diätkost *1.* Begrenzung der Energiezufuhr auf den tatsächlichen Bedarf; in Fällen von Übergewicht behutsame, aber konsequent beizubehaltende Calorienreduktion unter Gewährleistung bedarfsgerechter Versorgung mit essentiellen Nährstoffen und Ballaststoffen (→ **Mischkostreduktionsdiät* ●). *2.* Akkurate Festlegung der Gesamtfettmenge (sichtbares und verstecktes Fett) auf maximal 30% der Energiezufuhr (ca. 30 g Fett/1000 kcal). *3.* Etwa ⅓ der

Fettmenge in Form überwiegend hochungesättigter Fette, ⅓ in Form überwiegend einfach ungesättigter Fette (z. B. Olivenöl), maximal ⅓ in Form gesättigter Fette (P/S-Quotient > 1,0, vgl. S. 16f.). *4.* Cholesterin nicht mehr als 250–300 mg/Tag (vgl. *cholesterinreduzierende Kost●*). *5.* Zuckereinschränkung: Reiner Zucker und „unsichtbarer", d. h. in von Natur aus zuckerreichen oder bei der Herstellung gezuckerten Produkten enthaltener Zucker maximal 10% der Energiezufuhr (höchstens 25 g Gesamtzucker/1000 kcal). *6.* Ballaststoffe > 15 g/1000 kcal. *7.* Weitgehende Eliminierung des Alkohols: „An die Stelle des (gewohnheitsmäßigen) Alkoholkonsumenten muß ein selten Genießender treten" (G. WOLFRAM in [208]). Wenn das nicht realisierbar erscheint, besser von vornherein völliges Alkoholverbot in jedem Fall von Hypertriglyceridämie.

Höhergradige Blutfetterhöhung oder unzureichendes Ansprechen der Lipidwerte auf HLP-Basisdiät sind Indikation für gezielte strengere lipidsenkende Kost (*cholesterinreduzierende Kost●, *triglyceridreduzierende Kost●*, ggf. Kombination beider Kostformen).

Patientenliteratur: [476, 481, 515].

Kaliumarme Kost ●

Begrenzung der Kaliumzufuhr auf < 1,6 g (40 mmol) K/Tag, bei streng kaliumarmer Kost (häufig nur unter stationären Bedingungen praktikabel) auf 800 mg (20 mmol) K/Tag.

Hinweise zur Kostgestaltung: Ausgehend von indizierter Diätkost mehr oder weniger weitgehende Einschränkung der kaliumhaltigen Lebensmittel je nach Höhe ihres Kaliumgehalts (→ *Kalium▲ ;* S. 22 f.), wo möglich, in Verbindung mit Kalium eliminierenden Zubereitungsweisen. *1. Weitgehend auszuschalten:* Vollkornerzeugnisse aller Art (Vollkornbackwaren, Vollkornteigwaren, Haferflocken usw.), Weizenkeime, Kleie, Milchen und Sauermilchen aller Fettstufen, sehr mageres Fleisch, Fleischextrakt, Fleischbrühe, Innereien, Fisch, kaliumreiches Gemüse (> 300 mg K/100 g; Frischgemüse, Tiefkühlgemüse, Dosengemüse, Gemüsesäfte, Tomatenmark), jede Art Trockengemüse, Hülsenfrüchte, Pommes frites, kaliumreiches Obst (> 200 mg K/100 g: Frischobst, Tiefkühlobst, Konservenobst, Kompotte, Obstpreßsäfte), jede Art Trockenobst, Nüsse, Sonnenblumenkerne, Leinsamen, Kakao, Schokolade, Kochsalzersatzpräparate (und damit versetzte Lebensmittel), kaliumreiche Mineralwässer (Deklaration beachten!). *2. In beschränkter Menge erlaubt* (entsprechend ihrem Kaliumgehalt): Quark, Käse, Ei, mäßig fettes und fettes Fleisch (Kochbrühe und Bratensaft verwerfen!), Fleischwaren, kaliumarmes

Gemüse (<300 mg K/100 g; zerkleinert 18-24 Std. wässern, mehrfaches Erneuern und Verwerfen von Wässerungsflüssigkeit und Kochwasser verringert den Kaliumgehalt um etwa 50%), entsprechende Gemüsekonserven (Wässern etc. wie vorstehend, auch das Konservenwasser verwerfen), Kartoffeln (nur geschält als Salzkartoffeln zulässig, Wässern und Verwerfen des Kochwassers wie bei Gemüse), kaliumarmes Obst (<200 mg K/100 g; Frischobst, Tiefkühlobst, Konservenobst, Kompotte, Saft zu verwerfen), Würzmittel (Senf, Trockengewürze usw.; sehr sparsam Küchenkräuter), Bohnenkaffee (enthält bis ca. 50 mg K/100 ml Aufguß), schwarzer Tee (bis ca. 35 mg K/100 ml Aufguß), Bier (ca. 40 mg K/100 ml), Weißwein (ca. 80 mg K/100 ml), Rotwein (ca. 100 mg K/100 ml). *3. Ohne Beschränkung erlaubt:* Weißbrot, Feinmehlbrötchen, Feingebäck (außer Obstkuchen), spezielles eiweißarmes Brot, Feinmehlteigwaren, polierter Reis, Sago, Stärkemehle, Maltodextrin, Butter, Margarine, Pflanzenöle, Schmalz, Speck, alle Arten Zucker, Honig, Zuckerersatzstoffe, Süßstoffe, Kochsalz (sofern nicht zugleich Indikation für natriumarme Kost besteht), kaliumfreie Würzmittel (Natriumglutamat u. ä.), Malzkaffee, Kräutertees, fruchtsaftfreie Limonaden, Colagetränke, kaliumarme Mineralwässer (<5 mg K/Liter; Deklaration beachten!).

Kritische Nährstoffe: Essentielle Aminosäuren, Ascorbinsäure, B-Vitamine, Vitamin D, Calcium, Eisen, Zink, Ballaststoffe. Eiweißanreicherung (mit kaliumarmem Proteinkonzentrat, z. B. Protein 88®) zu erwägen, ebenso gelegentlich Ballaststoffanreicherung (vergleichsweise kaliumarmes Präparat Ballaston® enthält in 30 g Produkt netto 23 g Ballaststoffe mit 350 mg Kalium). Medikamentöse Supplementierung von Vitaminen (Polyvitaminpräparat) und Mineralstoffen (Calcium, ggf. Eisen und Zink) in jedem Fall vonnöten.

Tageskostbeispiele und weitere Details: [134].

Kaliumreiche Kost ●

Von bedarfsgerechter *Vollkost●*, *leichter Vollkost●* oder indizierter Diätkost ausgehend Anhebung des Kaliumgehalts auf für den Einzelfall festgesetzte Höhe, meist 6-8 g (150-200 mmol) K/Tag oder 80-100 mg K/kg/Tag.

Hinweise zur Kostgestaltung: Als Kaliumträger besonders geeignet (→ *Kalium▲*, S. 22 f.): Kaliumreiche Obst- und Gemüsearten in jeder Zubereitung (unter Verwendung auch des Koch- und Konservenwassers), Obst- und Gemüsesäfte (auch aus industrieller Fertigung), Trockenobst (Verwendung auch des Einweichwassers), Hülsenfrüchte, Weizenkeime, Kleie, Fleischextrakt (7,2 g K/100 g), kaliumreiche Kochsalzersatzmittel (meiste Präparate: 410-480 mg K/1 g Salz). Generell Bevorzugung kaliumreicherer vor vergleichbaren kaliumärmeren Produkten: Kartoffeln anstelle von Teigwaren, Pellkartoffeln anstelle von Salzkartoffeln, Vollkorn- anstelle von Feinmehlerzeugnissen, flüssige Milchen und Sauermilchen anstelle von Quark oder Käse, Obstzubereitungen anstelle üblicher Dessertspeisen, Fruchtsäfte und kaliumreiche Mineralwässer (Deklaration beachten!) anstelle von Fruchttees und fruchtfreien Limonaden.

Kartoffel-Ei-Diät nach R. KLUTHE und H. QUIRIN ●

Proteinselektive streng *eiweißarme Kost*● nach dem Prinzip einer Maximierung der biologischen Eiweißwertigkeit durch Kombination zweier komplementärer Proteinträger (Kartoffel und Ei; vgl. S. 12f.), *natriumarm.* Enthält in der Standardform pro Tag 22-25 g Eiweiß, davon 9-14 g in biologisch hochwertiger Form (Kartoffel-Ei-Gemisch im Proteinverhältnis 3:2)[1], bei 2100-2300 kcal (8,8-9,6 MJ). Verteilung der Hauptnährstoffe: Eiweiß ca. 4%, Fett 41%, Kohlenhydrate 55% der Energiezufuhr.

Hinweise zur Kostgestaltung: Ungefähr die Hälfte der Eiweißzufuhr in Form von Kartoffel- und Eiprotein (knapp 600 g Kartoffeln auf je 1 Ei), den Rest in Form vegetabiler Proteine (eiweißarmes Brot, eiweißarme Teigwaren, Gemüse, Obst, Hefeprodukte) und etwas (2 g) Milcheiweiß. Kartoffel- und Eiproteine sind stets zusammen zu geben (zu mindestens 2 Mahlzeiten/Tag). Sicherstellung bedarfsgerechter Energieversorgung (zusätzlich Maltodextrin, Stärkemehle, Pflanzenöle u. ä.)!

Kritische Nährstoffe: Essentielle Aminosäuren, B-Vitamine, Calcium, Eisen, Zink. Indikation für Multivitaminpräparat und ggf. Supplementierung von Mineralstoffen.

Tageskostbeispiele: [493]. Kindergerechte Abwandlung der Kartoffel-Ei-Diät: [54, 53].

Ketogene Diät ●

Zu kontrollierter Ketonurie führende *fettreiche, kohlenhydratreduzierte, calorisch knapp bedarfsgerechte,* meist flüssigkeitsdefinierte *Kost.* Hauptindikation bis in jüngste Zeit (in den USA) die diätetische Behandlung bestimmter Formen kindlicher Epilepsie. In der Diskussion auch als

---

[1] Minimaler Proteinbedarf des Erwachsenen mit diesem Gemisch 0,374 g/kg/Tag [241].

unterstützende Maßnahme bei einzelnen Indikationen der säuernden Kost.
Traditionelle Form. Unter der Voraussetzung altersstufengemäß bedarfsgerechter Eiweißversorgung Kalkulation von ketogenen (= *F*ette in g) und sog. antiketogenen Nährstoffen (= *K*ohlenhydrate + *P*roteine in g) im jeweils festgesetzten Verhältnis (meist 4:1 oder 3:1):

kcal pro Tag	1 : 1		2 : 1		3 : 1		4 : 1		5 : 1	
	F	K+P	F	K+P	F	K+P	F	K+P	F	K+P
1000	77	77	91	45	97	32	100	25	102	20
1200	92	92	109	55	116	39	120	30	123	25
1400	108	108	128	64	135	45	140	35	143	29
1600	123	123	146	73	156	52	160	40	163	33
1800	138	138	164	82	174	58	180	45	184	37
2000	154	154	182	91	195	65	200	50	204	41
2200	169	169	200	100	213	71	220	55	225	45
2400	185	185	218	109	232	77	240	60	245	50

Beginn ketogener Ernährung mit 2-5tägiger Null-Diät (700-1200 ml kohlenhydratfreier Flüssigkeit pro Tag) bis zum Auftreten massiver Ketonurie. Anschließend binnen 3-4 Tagen stufenweiser Aufbau der ketogenen Diät (bis Ketogen/Antiketogen-Verhältnis 4:1 oder evtl. 5:1). Energiezufuhr an der unteren Grenze des physiologischen Bedarfs. Ebenso die Flüssigkeitszufuhr. Sicherstellung ausreichender Versorgung mit essentiellen Nährstoffen. *Kritische Nährstoffe* insbesondere B-Vitamine und Calcium (medikamentös zu supplementieren), bei der 4:1- und 5:1-Kost möglicherweise auch essentielle Aminosäuren. Bei beabsichtigter Beendigung effektiver ketogener Diät kontrolliertes langsames Absenken des Ketogen/Antiketogen-Verhältnisses und Auslaufenlassen über 2:1- und 1:1-Kost innerhalb etwa eines Jahres.

MCT-Form der ketogenen Diät enthält 60(-70)% der Energie als MCT-Fett, 11% als LCT-Fett (polyensäurereich), 19% als Kohlenhydrat und 10% als Protein. Prinzipiell gleiche Handhabung wie bei der traditionellen Form (s. o.). MCT-Fette wirken stärker ketogen als LCT-Fette in vergleichbarer Menge, beinhalten jedoch häufiger Toleranzprobleme.
Weitere Details: [8, 297, 19].

Kohlenhydratarme Kost ●

Reduktion der Kohlenhydratmenge auf meist 10-15% der Energiezufuhr (ca. 25-35 g KH/1000 kcal) unter entsprechender Anhebung des Fett- und Proteingehalts. Differenzierte Auswahl der einzelnen Kohlenhydrate (Disaccharide, Maltodextrin, Stärke) nach individueller Toleranz.
Hinweise zur Kostgestaltung: Ausgehend von **leichter Vollkost*● oder indizierter Diätkost Einschränkung insbesondere von Brot und Backwaren, Teigwaren, Kartoffeln und Hülsenfrüchten. Bevorzugt kohlenhydratarme Obst- und Gemüsearten. Weitestmögliche Einschränkung gezuckerter Zubereitungen (Gebäck, Süßspeisen, Getränke usw.). Ersatzweise Verwendung calorienfreier Süßstoffe. Fett überwiegend in modifizierter Form (P/S-Quotient > 1,0). Cholesterinarmes Regime. Erforderlichenfalls Ballaststoffaufwertung (Ballaststoffkonzentrat). *Kohlenhydratfreie Formeldiät:* Präparat Nestlé M-3423. Basisnahrung zur Supplementierung mit dem Kohlenhydrat, welches vom Patienten toleriert wird.
Kritische Nährstoffe: B-Vitamine, Ballaststoffe.
Zu beachten: Strenge Indikationsstellung für jeden längerdauernden Einsatz dieser Kost.

Kupferarme Kost ●

Reduktion des Kupfergehalts auf < 1 mg Cu/Tag (→ **Kupfer*▲ ; S. 26 f.).
Hinweise zur Kostgestaltung: Ausgehend von **Vollkost*●, **leichter Vollkost*● oder indizierter Diätkost **überwiegend lactovegetabiles Regime** unter weitgehender Ausschaltung aller kupferreichen Produkte: Vollkornerzeugnisse aller Art, Haferflocken, Weizenkeime, Kleie, Hülsenfrüchte, Kartoffelchips, Trockenobst, Avocados, Nüsse, Sonnenblumenkerne, bestimmte Käsesorten (Emmentaler, Edamer), Leber, Krusten- und Schalentiere, Pilze, Petersilie, Trockenhefe, Kakao, Schokolade, Dessertweine. Weitgehende Eliminierung auch aller sonstigen alkoholischen Getränke. Zurückhaltung mit Bohnenkaffee und schwarzem Tee.
Detaillierte Übersicht des Kupfergehalts aller zu beachtenden Lebensmittel: [58, 78].
Kritische Nährstoffe: B-Vitamine, Eisen, Zink, Ballaststoffe.

Lactosearme Kost ●

Im Rahmen altersstufengemäß bedarfsgerecht zu kalkulierender **Vollkost*●, **leichter Vollkost*● oder indizierter Diätkost Beschränkung des

Einsatzes lactosehaltiger Nahrungsmittel (→ *Lactose*▲, S. 27f.) entsprechend der für den einzelnen Patienten ermittelten Lactosetoleranz.

Mäßig lactosearme Kost (<8-10 g Lactose/Tag). Ausschaltung von flüssigen Milchen und Trockenmilchen aller Art sowie sämtlicher damit oder mit Molkenpulver hergestellter Zubereitungen: Lactosereiche Quark- und Käsesorten (Frisch-, Schicht-, Schmelz-, Kochkäse), Dessertspeisen, Eiscreme u. ä., mit Milch oder Milchpulver angereicherten Backwaren (bestimmte Brotsorten, Brötchen, Zwieback, vielerlei Arten Kuchen), Fertigmehlmischungen, Kindernährmittel, Wurstwaren, Fertigsuppen, Fertigsoßen, Schokoladenerzeugnisse usw. Beachtung des Lactosegehalts von Säuglingsnahrungen und sonstigen Formeldiäten auf Milchbasis (lactosefreie und lactosearme Säuglingsnahrungen: → *Lactasemangel*, S. 252). Keine Zugabe von Milchzucker zu Frischkornbreien o. ä.

Streng lactosearme („lactosefreie") Kost (<1,0 g Lactose/Tag). Über die vorgenannten Beschränkungen hinausgehend Ausschluß auch aller jener Nahrungsmittel, die Lactose nur in geringer Menge oder in Spuren enthalten. Verzicht auf Käse aller Art, auf Butter und bestimmte Margarinesorten (Analysenwerte einholen!). Weitestmögliche Erfassung und Ausschaltung verborgener Lactosequellen in kommerziellen Fertigprodukten (s. o.).

Sicherstellung bedarfsgerechten Nährstoffgehalts der Kost *(kritische Nährstoffe* insbesondere **Calcium*▲, **Riboflavin*▲, **Vitamin D*▲*)* durch Nutzung der zahlreichen Alternativen für die eliminierten lactosehaltigen Erzeugnisse: Fleisch, Fisch, Ei, milchzusatzfreie Fleisch- und Fischwaren, Getreideprodukte, Backwaren, Pflanzenöle, Sojaprodukte, lactosefreie Eiweißkonzentrate, Formeldiäten usw.

Lactovegetabile Kost ●

Unter Ausschluß jeder Art von Fleisch und Fleischwaren (auch Geflügel, Fisch, Krusten- und Schalentieren) voll bedarfsgerecht zu kalkulierende Varianten der **Vollkost*●, der **leichten Vollkost*● oder einer normalerweise fleischhaltigen Diätkost.

Hinweise zur Kostgestaltung: Ersatz des Schlachteiweißes in vollem Umfang durch Milcheiweiß (Milchen, sonstige Molkereiprodukte), bei **ovolactovegetabiler Kost** zudem durch Eiprotein. Reichlich auch pflanzliche Eiweißträger: Vollkornerzeugnisse, Kartoffeln, Hülsenfrüchte (Soja!), Nüsse. Obst und Gemüse in besonders reichhaltiger Auswahl und abwechslungsreicher Zubereitung, nach Möglichkeit zu mindestens ⅓ als Rohkost.

Tageskostbeispiele: [189]. Patientenliteratur: [484].

Leichte Vollkost; gastroenterologische Basisdiät; allgemeine Schonkost[1] ●

Eine leichtverdauliche, ebenfalls nach den Empfehlungen für die Ernährung des Gesunden (S. 68) auszurichtende Variante der Vollkost, von dieser sich lediglich durch Nichtverwendung derjenigen Lebensmittel und Zubereitungsweisen unterscheidend, die erfahrungsgemäß häufiger (d. h. bei mehr als 5% der Patienten; [337]) zu Intoleranzerscheinungen führen: Hülsenfrüchte, Gurkensalat, fritierte Speisen, Weißkohl, CO_2-haltige Getränke, Grünkohl, fette Speisen, Paprikagemüse, Sauerkraut, Rotkraut, süße und fette Backwaren, Zwiebeln, Wirsing, Pommes frites, hart gekochte Eier, frisches Brot, Bohnenkaffee, Kohlsalat, Mayonnaise, Kartoffelsalat, Geräuchertes, Eisbein, stark gewürzte Speisen, zu heiße und zu kalte Speisen, Süßigkeiten, Weißwein, rohes Stein- und Kernobst, Nüsse, Sahne, paniert Gebratenes, Pilze, Rotwein, Lauch, Spirituosen (Häufigkeitsreihenfolge nach H. ROTTKA). Generell zu vermeiden sind alle mit stark erhitzten Fetten zubereiteten Gerichte, Fettgebackenes, scharf Gebratenes, Spiegeleier, Bratkartoffeln, fettes Fleisch (Schwein, Hammel, Ente, Gans), fette Wurstsorten, Speck, Fischkonser-

---

[1] Die jahrelange akademische Diskussion um die gastroenterologische *Schonkost* hat aufgrund mißverständlicher Interpretationen vielerorts zur Verunsicherung von Ärzten, Diätassistentinnen und z. T. auch von Patienten geführt. *Das Prinzip der Kostanpassung an eine reduzierte Belastbarkeit des Verdauungsapparates zur Verbesserung der Verträglichkeit und zur Linderung subjektiver Beschwerden, gemeinhin als Schonkostprinzip bezeichnet, bleibt für viele Indikationen unverzichtbar,* auch wenn man heute aufgrund besserer Kenntnis ihrer Wirkungsgrenzen weniger weitgehende Zielvorstellungen mit einer solchen Kost verbindet als in früheren Jahrzehnten. Nicht das Schonkostprinzip ist überholt, sondern die in der Vergangenheit an seine organbezogene Effizienz (Organschonkostformen) geknüpften Erwartungen waren zu hoch gespannt; die strengeren Schonkoststufen wiesen zudem nach heutigem Maßstab gravierende Nährstoffdefizite auf [169]. Nicht die Schonkost, oder wie immer man diese Kost benennen will, ist obsolet, sondern ihr Stellenwert in der Therapie hat sich gewandelt, und ihre Zusammensetzung bedurfte (ebenso wie diejenige mancher anderer ähnlich alten Kostform) einer *zeitgemäßen Neudefinition:* Ausschaltung objektiv und subjektiv unverträglicher Kostbestandteile, voll bedarfsgerechter Nährstoff-, Energie- und Ballaststoffgehalt, Anpassung an die Besonderheiten des Einzelfalles, im übrigen weitestmögliche Bewahrung des Vollkostcharakters. Die meisten neueren Empfehlungen für die gastroenterologische Schonkostindikation, wie auch die vorstehend genannte *leichte Vollkost* nach dem Rationalisierungsschema der Deutschen Arbeitsgemeinschaft für klinische Ernährung und Diätetik, entsprechen weitgehend dieser Definition. Unberührt von Theorie und Lehrmeinungen legen viele Magen-, Leber- und Gallepatienten weiterhin Wert auf eine *Schon*kost. Nichts spricht dagegen, eine in derartigen Fällen indizierte leichte Vollkost oder sonstige leichtverdauliche Kost ohne spezielle Organbezogenheit als Schonkost zu verstehen und unter dieser vielen Patienten vertrauten Bezeichnung zu verordnen, wie es in der Praxis ohnehin meist noch geschieht.

ven in Öl, stark gesalzene und sehr saure Produkte, Essig, Senf, Meerrettich, Pfeffer u. ä., nicht voll ausgereiftes Obst, saure Getränke, gezuckerte Limonaden, Colagetränke, alkoholische Getränke aller Art.

Die Kost ist praktisch identisch mit der Endstufe der traditionellen Magen-Darm-Leber-Galle-Schonkostformen alter Nomenklatur.

Patientenliteratur: [467].

Leichtverdauliche Kost nach H. CANZLER ●

Der *leichten Vollkost* ● ähnliche, in der Ausschaltung potentiell belastender Nahrungsmittel und Zubereitungsweisen jedoch *restriktivere Variante einer Schonkost*. Strengere Beschränkung insbesondere in der Auswahl fetthaltiger Produkte: Nur fettarme Milchen (entrahmte Trinkmilch, Buttermilch, Magermilchjoghurt usw.). Keine normal fetthaltige (3,5%ige) Trinkmilch. Keine Kondensmilch mit mehr als 4% Fett. Keinen Käse mit mehr als 30% Fett i.Tr. Keine Verwendung von Hartfetten (Cocosfett u.ä.). Nur ausgesucht mageres zartes Fleisch, nur fettarme Fleischwaren. Bevorzugung tierischer Eiweiße gegenüber den meist schwerer verdaulichen pflanzlichen Eiweißen. Vermeiden auch von frischem Brot, backstubenfrischen Brötchen, frischem Hefegebäck u.ä. Lactosezufuhr mit dieser Kost weniger als 30 g/Tag. Ballaststoffe maximal 30–35 g/Tag [64].

Makrelendiät nach H. NOELLE ●

Im Rahmen einer fettreduzierten, fettmodifizierten Kost *(→ *cholesterinreduzierende Kost●)* von begrenztem Fleischgehalt (maximal 100 g Fleisch oder Fleischwaren pro Tag) Einsatz von *täglich 100–200 g Makrelenfilet* in abwechslungsreicher Zubereitung (gekocht, gedünstet, gebraten, geräuchert, sauer eingelegt, als Salat, als Konserve; Rezepte: [287]). Dabei Beibehaltung von mindestens ⅔ des ursprünglichen Linolsäuregehalts der cholesterinreduzierenden Kost (polyensäurereiche Pflanzenöle, Pflanzenmargarine). Neben der Makrele dürften auch andere ω-3-polyensäurereiche Seefische (S. 9f.) für diese Diät geeignet sein.

Malassimilationsdiät nach H. CANZLER ●

Leichtverdauliche, zunächst fast ausschließliche Kohlenhydratkost, lactosereduziert, mit stufenweiser quantitativer und qualitativer Erweiterung von Nährstoffzufuhr und Lebensmittelauswahl entsprechend der jeweiligen intestinalen Funktionsfähigkeit und Toleranz [49, 62, 64].

Hinweise zur Kostgestaltung: Von leicht aufschließbaren Kohlenhydraten (Stufe 1) ausgehend, in insgesamt 5stufigem Kostaufbau (jede Stufe über etwa 2-5 Tage) Zulage von fett- und lactosearmen Proteinen, MCT-Fett, ballaststoffarmen Gemüsen, kleinen Mengen Kartoffeln und geeigneten Obstzubereitungen mit dem Ziel des anschließenden Übergangs auf eine standardisierte *MCT-Kost* ●. Häufige (6-9) kleine Mahlzeiten.

Stufe 1 (ca. 250 g KH, 20 g Eiweiß, 9 g unsichtbares Fett, ca. 1300 kcal): Feinmehlnährmittel aller Art (Stärkemehle, Trockenschleime, Hafermark, Schmelzflocken, Puddingpulver, Nudeln, Sago usw.), polierter Reis, Zwieback, Toast, abgelagertes Weißbrot, fettarme gebundene Suppen aus Gemüsebrühe, Fleischbrühe oder verdünnten Obstsäften (keine Fertigsuppen!). Maltodextrin, Zucker, Sirup, Fruchtgelee u. ä. *Stufe 2* (ca. 275 g KH, 80 g Eiweiß, 30 g unsichtbares LCT-Fett, bis 50 g MCT-Fett, Lactose < 10 g, ca. 2100 kcal): Erweiterung der Kost durch lactosearme Magermilchprodukte (Magerquark, fettarme milde Käsesorten), zartes fein gewiegtes Fleisch, gekochten mageren Fisch, verkochtes Ei (1-2 Stück/Tag). Zusatz von MCT-Fetten, 10 g-weise zu steigern bis maximal 50 g/Tag. Obstsaftspeisen aus Kompottsäften. *Stufe 3* (ca. 300 g KH, Lactose < 15 g, ca. 2300 kcal): Kosterweiterung durch Verwendung fettarmer Milchen nunmehr auch in flüssiger Form (gekocht bzw. in Speisen). Weizenmischbrot. *Stufe 4* (ca. 2400 kcal): Zulage von täglich 100-125 g ballaststoffarmem Gemüse: Junger zarter Kohlrabi, Möhren, Spargelspitzen, Blumenkohl, Tomate, Spinat, gedünstete Gurken, Broccoli, Zucchini. Keine Rohkost! Graubrot mit fettarmem Aufstrich. *Stufe 5* (ca. 2700 kcal): Kosterweiterung durch Zulage einer kleinen Menge Kartoffeln (etwa 100 g jeden 2. Tag) und eine größere Auswahl an Obst (Apfelmus, Birnen, Kirschen, Mandarinen, Aprikosen, Pfirsiche als Kompott, Banane roh). Polyvitaminpräparat. Calcium- und Eisensupplementierung. Handhabung der einzelnen Aufbaustufen, zeitliche Begrenzung usw. flexibel je nach Lage des Einzelfalls.

Zu beachten: Stufen 1-3 im Energie- und Nährstoffgehalt meist nicht bedarfsgerecht! Ggf. adjuvante parenterale Ernährung erforderlich. Frühestmöglich daneben Ergänzung durch fett- und lactosearme Formeldiäten oral/gastral *(→antidiarrhoische *Heilnahrungen●)*.

MCT-Kost ●

Herabsetzung des Gehalts der Kost an langkettigen Triglyceriden (LCT-Fette) unter Ersatz durch definierte Menge mittelkettiger Triglyceride (*MCT-Fette*▲, S. 32 f.).

Hinweise zur Kostgestaltung: Ausgehend von indizierter Diätkost, meist eine *streng *fettarme Kost●*, schrittweise steigender Einsatz von MCT-Fetten (Beginn mit 20 g/Tag, auf alle Mahlzeiten verteilt; Steigerung um täglich 5-10 g) anstelle eliminierter LCT-Fette. MCT-Enddosis je nach Toleranz und Bedarf 50-100 g und darüber (50-80% der Fettcalorien).

Zu beachten: MCT-Fette keiner unnötig langen Erhitzung und keiner Hocherhitzung (>100°C) aussetzen! Kein Braten, Schmoren, Backen, Fritieren o. ä. Am besten Zugabe von MCT-Fetten erst, nachdem das Gericht vom Feuer ist. Kein längeres Stehenlassen, kein Wiederaufwärmen MCT-haltiger Zubereitungen. Bestmögliche Eliminierung aller Quellen versteckter (LCT-)Fette. *Sicherstellung bedarfsgerechter Versorgung mit essentiellen Fettsäuren* (geringe Restmenge polyensäurereichen Pflanzenfetts belassen)[1] *und fettlöslichen Vitaminen* (ggf. medikamentöse Supplementierung).

MCT-angereicherte Formuladiäten: Biosorbin® MCT, Fresubin® 750 MCT, Meritene® MCT, Precitene® MCT, Salvimulsin® MCT und MCT 800, die Oligopeptiddiäten Nutricomp® Peptid F, Peptisorb®, Survimed® OPD; ferner Humana Heilnahrung mit MCT®, Humana HS®, Portagen®, Pregestimil® und die Frühgeborenennahrungen Aletemil O®, Humana O-B®, Humana O-F®, Nestlé Beba O®.

Methioninarme Kost ●

Begrenzung der Methioninzufuhr in Höhe des physiologischen Minimalbedarfs (in Gegenwart von Cystin) in Form einer streng **eiweißarmen Kost●*, komplettiert durch methioninfreies, cystinangereichertes Aminosäurengemisch. Schätzungsweiser Minimalbedarf an Methionin (bei Homocystinurie, mg/kg/Tag; nach [414, 249]):

Säuglinge:	1. Lebenshalbjahr	40
	2. Lebenshalbjahr	20
Kinder:	1-2 Jahre	10-20
	4-6 Jahre	10-18
	7-10 Jahre	10-13
	über 10 Jahre	ca. 10
Jugendliche, Erwachsene:		<10

Empfehlenswert für größte Flexibilität in der Anpassung an verordnete wechselnde Methioninmengen die *primäre Kalkulation des altersentspre-*

---

[1] Ceres®-MCT-Diätmargarine enthält 3% Linolsäure.

chenden *Mindestbedarfs an Eiweiß* (S. 415) allein *mittels eines methioninfreien, cystinangereicherten Aminosäurengemischs* (Präparate: Maizena M-AM 1 und M-AM 2, Milupa HOM 1 und HOM 2), Kalkulation des Bedarfs an sonstigen Nährstoffen und an Nahrungsenergie mittels geeigneter methioninfreier oder nahezu methioninfreier Produkte und *Deckung des altersentsprechenden Mindestbedarfs an Methionin* (s. o.) sodann *durch Zulage adäquater Menge proteinhaltiger natürlicher Lebensmittel* (→ *Methionin▲;* weitere Details: [414]). Methioninarmes Sojaproteinkonzentrat: Low Methionin Diet Powder® der Fa. Mead Johnson, Evansville/Indiana/USA (enthält 3 g Protein, 30 mg Methionin und 27 mg Cystin/100 kcal).

Kritische Nährstoffe: → *Eiweißarme Kost●.* Überwachung des Aminosäurenspiegels im Blut, bei Kindern auch der Entwicklung von Körpergewicht und Körperlänge.

Milcheiweißfreie Kost ●

Ausgehend von *Vollkost●, *leichter Vollkost●* oder indizierter Diätkost. *Ausschluß aller Arten von Milch und Milchprodukten* (Joghurt, Sahne, Butter, Quark, Käse, Trockenmilch, Molkenpulver usw.) und sämtlicher unter Verwendung von Milch oder Milchprodukten hergestellten Erzeugnisse. Vorsicht dieserhalb bei allen käuflichen Eßwaren und allen außerhalb der eigenen Küche zubereiteten Speisen, da Milchgehalt nicht immer ohne weiteres erkennbar. Häufig *Milchzusätze enthaltende Lebensmittel:* Backwaren (Weißbrot, Toastbrot, Grahambrot, Pumpernickel, Brötchen, Zwieback, vielerlei Kuchen, Kleingebäck u. ä.), Teigwaren, Süßwaren (Milchschokolade, Pralinen, Nougat, Sahnebonbons, Karamelbonbons u. a.), Kakaogetränke, Speiseeis, Kunsthonig, Cremespeisen, Fertigdesserts, Fertiggerichte (Fleischgerichte, Suppen usw.), Ketchup, Senf, Salatsoßen, Mayonnaise, fertige Salate, Kartoffelpüree, viele Margarinesorten, Eierspeisen, Bratwurst, Hackbraten, Frikadellen, Rahmschnitzel, paniertes Fleisch, Pastetenfüllungen, Fischfertigprodukte, zahlreiche kommerzielle Kindernahrungen (Beikost, Babykost, Juniorkost usw.), bestimmte Alkoholica (Eierlikör, Mokkalikör, Weinbrandcream u. ä.). *In allen Zweifelsfällen* Nachfrage beim Hersteller, Bäcker, Fleischer, Gastwirt usw., andernfalls *besser Verzicht.* Weitestmögliches Ausweichen auf selbst bereitete Gerichte und Backwaren empfehlenswert.

Für die *Säuglingsernährung,* wenn keine Muttermilch verfügbar, Nahrungen auf Proteinhydrolysatbasis (Alfaré®, Humana HS, Nutramigen®, Pregestimil®, Pregomin®) oder Sojabasis (Humana SL®, Milupa SOM®, Multival-Plus® u. ä.). Keine sog. Mandelmilchen. Für die *Sondenernäh-

rung ● keine milchproteinhaltigen Formeldiäten (statt dessen z. B. das Eiklarproteinpräparat Precitene®).
Kritische Nährstoffe bei milcheiweißfreier Kost: Calcium, Riboflavin.

Mischkostreduktionsdiät ●

Im Energiegehalt abgestufte (800-1500 kcal = 3,35-6,3 MJ/Tag), im Gehalt *an essentiellen Nährstoffen voll bedarfsgerechte Reduktionskost,* nach Lebensmittelauswahl und Zubereitungsweise bestmöglich den Charakter einer Vollkost wahrend. Ab etwa 1200 kcal (5 MJ)/Tag als Dauerkost geeignet.

Hinweise zur Kostgestaltung: Ausgehend von **Vollkost●*, **leichter Vollkost●* oder indizierter Diätkost entsprechend im Einzelfall festgesetzter Energiemenge (meist 1000, 1200 oder 1500 kcal/Tag) Abbau insbesondere aller Produkte von sehr hoher Energiedichte („leere" Calorienträger: Zucker, Feinmehlerzeugnisse, Fett usw.) unter Ersatz durch adäquate Mengen ballaststoffreicher Vegetabilien. Gesamtfettmenge 30-60 g/Tag, Fettzusätze überwiegend polyensäurereich. Nur fettarme Zubereitungsweisen: Grillen, Garen in Folie, Braten in kunststoffbeschichteter Pfanne u. ä. Kohlenhydratreiche Lebensmittel (Brot, Teigwaren, Kartoffeln, Hülsenfrüchte) nur im Rahmen der festgesetzten Energiemenge. Energiefreie Süßstoffe anstelle von Zucker oder Zuckeraustauschstoffen. Reichlich calorienarmes Gemüse: Kohlenhydratarme Sorten (<5 g KH/100 g) mengenmäßig unbegrenzt, etwa ⅓ in Form von Rohkost. Obst (maximal 400-500 g/Tag, calorienarme Sorten) bevorzugt als Rohkost. Vollkorn- anstelle von Feinmehlerzeugnissen (Backwaren, Teigwaren). Nur mageres Fleisch (auch Fisch und Geflügel). Nur fettarme (und ungezuckerte) Molkereiprodukte.

Generell zu meiden: Alle Arten fetten Fleisches, fette Fleischwaren, fetter Fisch, fettes Geflügel, fetter Käse (>20% Fett i.Tr.), Vollmilch, Sahne, Kondensmilch (>4% Fett), zuckerhaltige Dessertspeisen, Speiseeis, süße Backwaren, Süßwaren aller Art, zuckerreiches Obst (Heidelbeeren, Banane, Weintrauben usw.; S. 25), Trockenobst, kandierte Früchte, Geleefrüchte, gezuckerte Obstkonserven und Kompotte, Nüsse, Mandeln, alle gezuckerten Getränke (Obstsäfte, Fruchtnektare, Limonaden, Colagetränke usw.), alle Alkoholica (auch sog. alkoholfreies Bier und Diabetikerbier).

Kochsalzeinschränkung in der Regel nicht erforderlich. Würztechniken beliebig. Reichlich Flüssigkeit (>2 l/Tag): Ungezuckerte verdünnte Obstpreßsäfte, Mineralwasser, Bohnenkaffee, Tee. 5-6 kleinere Mahlzeiten im Tagesverlauf. Beim Berufstätigen zu erwägen: Warme Hauptmahlzeit nicht mittags aus Restaurant oder Kantine, sondern calorisch angemessen abends aus eigener Küche. Calorienverminderte Erzeugnisse (Brot, Wurstwaren, Halbfett-Streichfette usw.) und energiereduzierte Fertiggerichte aus kommerzieller Fertigung oftmals hilfreich.

Zu beachten: Kalkulation ausreichender Versorgung mit essentiellen Nährstoffen *bei strengerer Calorienrestriktion* (<1200 kcal/Tag) mit besonderer Sorgfalt! *Kritische Nährstoffe:* Essentielle Aminosäuren, fettlösliche Vitamine, Calcium, Eisen, Zink.

Tageskostbeispiele: [78, 429, 458, 189, 134].

Patientenliteratur: [273, 380, 462, 486, 496, 510, 93].

Mixfasten ●

Flüssige Kurzzeitreduktionsdiät, ein weniger strenger Vorläufer des *modifizierten Fastens* ●, basierend auf selbstbereiteten calorienarmen Milchmischgetränken (Basis Magermilch, Buttermilch, Magermilchjoghurt, Zusatz von Magerquark, Frischobst, frischen Obst- oder Gemüsepreßsäften, Weizenkeimen, Trockenhefe, ferner Mokka, Kakao, Vanille u. ä. Aromaträgern). Pro Tag 5-6mal 250 ml Mixgetränk. Etwa 600-800 kcal (2,5-3,3 MJ)/Tag. Nährstoffgehalt bei entsprechender Auswahl der Zutaten bedarfsdeckend. Supplementierung von Ballaststoffen zweckmäßig (energiearme Rohkostgerichte, Kleie-Müsli o. ä.). Calorienfreie Getränke zusätzlich ad libitum (Bohnenkaffee, Tee, Mineralwasser; Flüssigkeitsgesamtmenge ca. 3 Liter/Tag). Die Kost ist vielfältig und abwechslungsreich zu variieren [169], auch unter Verwendung energiearmer kommerzieller Nährstoffkonzentrate. Geeignet als Anfangskost für die Initialphase der Behandlung mit energiereduzierten Diäten, im weiteren Verlauf für Schalttage oder für Zwischenmahlzeiten im Rahmen der *Mischkostreduktionsdiät* ●.

Modifiziertes Fasten nach H. DITSCHUNEIT ●

Flüssige Kurzzeitreduktionsdiät. Unterscheidet sich von der klassischen Nulldiät (vgl. *Saftdiät* ●) durch die Substitution von Eiweiß (Eieralbumin), essentiellen Fettsäuren, Vitaminen, Mineralstoffen und Spurenelementen in Höhe des physiologischen Bedarfs sowie Zulage einer niedrig dosierten Kohlenhydratmenge (ca. 25 g/Tag). Realisierbar praktisch nur in Gestalt einer *Formeldiät* (z. B. Präparat Modifast® Ulmer Trunk III; [86]). *Zu beachten:* Ausreichende Flüssigkeitsaufnahme! Energiefreie Trinkmenge ca. 3 Liter/Tag. Urinvolumen soll 2000 ml/Tag nicht unterschreiten.

Modifiziertes Fasten stellt die konsequenteste und schnellstwirksame Form einer Reduktionsdiät dar, welche bei minimalem Energiegehalt (<300 kcal/Tag) dem Prinzip einer bedarfsgerechten Versorgung mit essentiellen Nährstoffen noch voll gerecht wird. Erfordert jedoch **strenge Indikationsstellung** und *engmaschige ärztliche Überwachung* (wöchentliche Kontrolluntersuchungen, Bestimmung der chemischen und cellulären Blutparameter in 14-tägigen Abständen). Nach ausreichender Gewichtsabnahme oder bei erschöpfter Compliance des Patienten schrittweiser Übergang auf calorisch adäquate *Mischkostreduktionsdiät •.

Molkediät •

Flüssige Kurzzeitreduktionsdiät. Pro Tag 1–1½ Liter eiweißangereicherter Molke (z. B. Diätkurmolke der Fa. Heirler/Gauting, enthält 30 g Protein, 52 g Lactose und 390 kcal je Liter), zusätzlich 1 Liter frischen Gemüsepreßsaftes sowie Früchtetee und Mineralwasser ad libitum. Eine etwas energiereichere Variante des *modifizierten Fastens •;* gleiche Handhabung und nach bisheriger Erfahrung etwa gleiche Effizienz wie bei dieser [431].

Nährstoffdefinierte (hochmolekulare) Formeldiäten •

Standardisierte, voll bedarfsdeckend bilanzierte Nährstoffgemische auf der Grundlage überwiegend *hochmolekularer* Proteine und Kohlenhydrate (Polysaccharide) definierter Zusammensetzung in gebrauchsfertiger flüssiger Form oder in Pulverform. Einsatz zur supportiven oder totalen flüssigen Ernährung bei ausreichender digestiver Belastbarkeit und Resorptionsfähigkeit. Zufuhr oral (Trinknahrung) oder nasogastral (Sonde). Nährstoffdefinierte Formeldiäten *modifizierter Zusammensetzung* MCT-angereichert und lactosereduziert. Tagesbedarf an Energie und Nährstoffen bei den meisten Präparaten enthalten in 1500–2500 ml der Flüssigpräparation (1 kcal/ml). Portionsgerecht steril abgefüllte *Flüssigfertignahrungen* sind aus hygienischen Gründen *den Pulvernahrungen vorzuziehen.* Wichtig bei letzteren die Beachtung der vorgeschriebenen Verdünnung und insgesamt eine ausreichende Flüssigkeitszufuhr (Gefahr der *hypertonen *Dehydratation;* vgl. **Tube-feeding-Syndrom*). Im Zweifelsfall Kontrolle von Hämatokrit, Plasmaionogramm und Harnosmolarität.

Handelspräparate (Pv. = Pulver; fl. = flüssig, gebrauchsfertig): Biosorb® (Pv., Fa. Pfrimmer), Biosorb®-Drink (fl.), Biosorb® Sonde (fl.), Biosorb® plus (fl., ballaststoffangereichert), Biosorb® 1500 (fl.), Biosorbin® MCT

(Pv., Pfrimmer), Biosorbin® MCT flüssig, Fresubin® (Pv., Fresenius), Fresubin® diabetes (fl.), Fresubin® flüssig, Fresubin® plus (fl., ballaststoffangereichert), Fresubin® 750 MCT (fl.), Meritene® MCT (Pv., Wander), Nutricomp® (Pv., Braun), Nutricomp® F (fl.), Nutricomp® Intensiv (fl.), Nutridrink® (fl., Nutricia/Wien), Nutrison® (Variationen: Standard, energiereich, Soja, Na-arm, protein-mineralstoffarm; sämtlich flüssig, Nutricia/Wien), Nutrodrip® (Variationen: Standard, intensiv, energie; sämtlich flüssig, Wander), Precitene® (Pv., Wander), Precitene® MCT (Pv., Wander), Pre-Nutrison® (fl., Nutricia/Wien), Salvimulsin® MCT (fl., Boehringer/Mannheim), Salvimulsin® MCT 800 (fl., hochcalorisch), Salvimulsin® Standard (fl.), Salviplus® (fl., ballaststoffangereichert, Boehringer/Mannheim), Sonana®-Aufbau-Vollkost (Pv., Humana), Sonana®-Aufbau-Vollkost 500 (fl.), Sonana®-Aufbau-Vollkost 700 (fl.). Zu beachten: Deklaration der Inhaltsstoffe! Von Präparat zu Präparat in Details unterschiedliche Zusammensetzung.

Präparate des USA-Marktes: [193].

Natriumarme Kost ●

Begrenzung der Natriumzufuhr auf 50–70 mg (2–3 mmol)/100 kcal/Tag (alle Lebensalter). In der Praxis meist gebräuchlich die Standardisierung der *streng natriumarmen Kost* auf <1,2 g (50 mmol) Na/Tag oder (seltene Indikation, nur stationär praktikabel) auf <0,45 g (20 mmol) Na/Tag, der *erweiterten natriumarmen Kost* auf <2,4 g (100 mmol) Na/Tag. In einem Teil der Verordnungen natriumarmer Kost zugleich Limitierung der Flüssigkeitszufuhr.

Hinweise zur Kostgestaltung: Ausgehend von **Vollkost●*, **leichter Vollkost●* oder indizierter Diätkost Einschränkung bzw. Ausschaltung natriumhaltiger Lebensmittel je nach Höhe ihres Natriumgehalts (→ **Natrium▲*, S. 35 f.) und Grad der verordneten Natriumrestriktion, wo möglich unter Ersatz durch gleichartige natriumarme (kochsalzzusatzfreie) Produkte. Für die meisten Krankenhausküchen empfehlenswert das Vorhalten der *streng natriumarmen Kost* (<1,2 g Na/Tag) *als Basiskost* und Abwandlung der erweiterten natriumarmen Kost (<2,4 g Na/Tag) daraus durch dosierte Zulage von 1,2 g = 50 mmol Natrium (entsprechend knapp 3 g Kochsalz), z. B. in Form von Milch, Milchprodukten, normal gesalzenem Brot oder (nicht in jedem Fall zweckmäßig) abgewogener Kochsalzmenge zum Nachsalzen durch den Patienten. Ableitung der erfahrungsgemäß nur selten benötigten 0,45 g-(20 mmol-) Variante natriumarmer Kost durch entsprechende zusätzliche Eliminierung weiterer natriumhaltiger Produkte aus der 1,2 g-(50 mmol-)Basiskost.

Kalkulation *streng natriumarmer Kost* (< 1,2 g = < 50 mmol Na/Tag):
1. Weitgehend auszuschalten alle üblicherweise gesalzenen vorgefertigten Lebensmittel und daraus hergestellte Zubereitungen, insbesondere Brot und Backwaren aller Art, Fleisch- und Wurstwaren (auch Fleischkonserven, Pökelfleisch, Geräuchertes, Fleischextrakt), Käse (alle Sorten), Gemüsekonserven (auch Sauerkraut, Essiggemüse u. ä.), handelsübliche Fertiggerichte, Fertigsuppen, Fertigsoßen, Fertigsalate, Kartoffelfertigprodukte, Fertigbackmischungen (kein Backpulver!) u. ä., gesalzene Butter[1] und Margarine (speziell Halbfettsorten, auch Erdnußbutter u. ä.), Tomatenketchup, Maggiwürze, Hefeextrakte u. ä. Würzmittel, Salzstangen, Cornflakes, Puffmais, gesalzene Erdnüsse, Salzmandeln, Mineral- und Heilwässer mit mehr als 200 mg Na/Liter (Deklaration beachten!). *Keinerlei Kochsalzverwendung in irgendeiner Form* (Meersalz, Kräutersalz, Selleriesalz, Knoblauchsalz, Jodsalz, Fluoridsalz, Pökelsalz, gekörnte Brühe o. ä.)! Kein Nachsalzen bei Tisch! *2. In beschränkter Menge verwendbar* (entsprechend dem Natriumgehalt): Vollmilch, Magermilch, Sauermilchen (zusammen maximal 250 ml/Tag), Kondensmilch, Sahne, Eier, Innereien, natriumreichere Gemüse (> 50 mg Na/100 g; evtl. Kochwasser mehrfach erneuern und schließlich verwerfen).

3. Ohne Beschränkung zulässig: Die unter Ziffer 1 genannten vorgefertigten Lebensmittel (Brot und Backwaren, Fleisch- und Wurstwaren, Käse usw.), wenn *zuverlässig* ohne Kochsalzzusatz hergestellt (Deklaration bzw. Zutatenverzeichnis beachten!), sowie alle von Natur aus vergleichsweise natriumarmen Produkte, soweit ohne Verwendung von Salz verarbeitet, z. B. Frischfleisch, Frischgeflügel, Frischfisch in verzehrsüblicher Menge (gebratenes frisches Fleisch als kalter Aufschnitt vorteilhafter Ersatz für salzhaltige Wurstwaren!), Speisequark, Pflanzenöle, Schweineschmalz, Kartoffeln, Hülsenfrüchte, die meisten Gemüse (< 50 mg Na/100 g, S. 35f.), alle Arten Obst und Nüsse, Kochsalzersatz-

---

[1] Salzen der Butter in verschiedenen europäischen Ländern noch üblich.

Natriumgehalt einiger natriumarmer Mineralwässer (mg Na/Liter; nach [436])

Staatlich Selters	1,3	*Biberacher „Stilles Mineralwasser"*	19,3
Brückenauer Wernarzer Brunnen	2,4	*Niedernauer Römerquelle*	24,0
Meinberger Neubrunnen	6,1	*Hermannsborner Carlsquelle*	25,4
Contrex (ohne CO_2)	6,2	*Ensinger Mineralquelle*	29,1
Kloster Quelle	9,1	*Lamscheider Stahlbrunnen*	30,4
Marco Mineralbrunnen	9,6	*Caspar Heinrich Quelle*	32,2
Löwen-Sprudel (CO_2-arm)	9,7	*Jebenhauser Mineralquell*	36,8
Wildunger Reinhardsquelle	13,4	*Mineralbrunnen Grafenquelle*	37,8
Stifts Quelle	13,7	*Wildunger Georg-Viktor-Quelle*	41,7
Staatl. Bad Meinberger	14,2	*Mineralbrunnen Irisquelle*	47,9
Apollo-Quelle	17,0		

präparate (Ambisal®z, Dietosal® natriumarm, Disal®-Diätsalz, Frema-Salz®, Sina® Salz u. ä.: Kaliumgehalt beachten!), natriumarme Mineralwässer (S. 442), alle sonstigen Getränke (außer den unter Ziffer 1 und 2 genannten). Anstelle des Salzens sorgfältiges Abschmecken der Zubereitungen mit Küchenkräutern und salzfreien Trockengewürzen aller Art, mit natriumarmen Flüssigwürzen, Zwiebeln, Pilzen, Hefepulver, salzfreiem Senf, Essig usw. Zur Aromaverbesserung Garverfahren mit geringerer Auslaugung durch Wasser bevorzugen (Garen im Drucktopf, Römertopf oder in Folie, auch Grillen, Braten oder Schmoren).

Empfehlenswert die weitestmögliche *Einschränkung des Außerhausverzehrs!* Für Patienten mit häuslichen Versorgungsproblemen bewährt die *natriumarmen Ernährungsprogramme der Lebensmittelindustrie* (z. B. das Alevita-Programm der Fa. Nestlé Alete GmbH).

Besonders zu beachten der Natriumgehalt von Formeldiäten (Sondenkost) und Nährstoffkonzentraten, von Lebensmittelzusatzstoffen (S. 35), des Leitungswassers (Wasser mit > 20 mg Na/Liter für die Bereitung streng natriumarmer Kost unzweckmäßig; vgl. [238]), von Infusionslösungen und zahlreichen Arzneimitteln (Frage möglicher Natriumbelastung grundsätzlich vor jeder parenteralen Flüssigkeitszufuhr und vor jeder Verordnung eines Medikaments überprüfen!).

Kritischer Nährstoff bei natriumarmer Kost: Calcium.

Tageskostbeispiele: [189, 78]. Patientenliteratur: [507, 461].

Möglichkeit zur *Kontrolle korrekter Kostführung:* Bestimmung der Natriumausscheidung im 24-Std.-Urin.

Nickelarme Kost ●

Weitestmögliche Herabsetzung des Nickelgehalts (<2 mg Ni/Tag) durch geeignete Nahrungswahl und ausschließliche Benutzung chromnickelstahlfreier Küchengeräte *(→ *Nickeldermatitis).* Völlige Eliminierung des Spurenelements Nickel jedoch unmöglich, da dieses in Lebensmitteln aller Art weit verbreitet (Details: [150, 151, 300, 306]). Etwa ⅔ der alimentären Nickelaufnahme erfolgt bei in Mitteleuropa üblicher Ernährungsweise aus überwiegend ballaststoffreichen pflanzlichen Produkten, der Rest aus Fleisch, Fisch und Molkereierzeugnissen.

Hinweise zur Kostgestaltung: Ausgehend von **Vollkost●*, **leichter Vollkost●* oder indizierter Diätkost Ausschaltung insbesondere von Getreidevollkornerzeugnissen (Vollkornbrot, Haferflocken, Schrote, auch Weizenkeime und Kleie), Hülsenfrüchten (Erbsen, Linsen, Bohnen, Sojaprodukte), Pilzen, Nüssen, Mandeln, Kakaoerzeugnissen (einschließlich aller Arten Schokolade) und schwarzem Tee. Weitere Einschränkungen

fallweise nach besonderer Verordnung (bestimmte Kohlsorten, grüner Salat, Bohnenkaffee, Trockenhefe, Backpulver u. a.). Dosenkonserven gelten als unbedenklich. Nickelgehalt des Leitungswassers kann vernachlässigt werden, wenn die erste unmittelbar nach Aufdrehen des Hahns geflossene Wassermenge verworfen wird [151].
Kritische Nährstoffe: B-Vitamine, Ballaststoffe.

Nußfreie Kost ●

Vorgegebene Kost (meist *Vollkost●*) unter Ausschluß aller Arten (seltener nur bestimmter Arten) von Schalenobst: Walnüsse, Haselnüsse, Paranüsse, Hickorynüsse (Pekannüsse), Cashewnüsse, Cocosnüsse, Mandeln, Edelkastanien (Eßkastanien, Maronen), Pistazien, Pinienkerne (Pignolen) und Erdnüsse einschließlich aller unter deren Verwendung hergestellter Produkte (kandierte Nüsse, Walnußkäse, Nußmüsli, Nußtorte, Nußschokolade, Cocosraspeln u. ä.). Eigentliches Problem die Eliminierung der zahlreichen Lebensmittel, die *Nußbestandteile* (Nuß- oder Mandelmehle, -schrote, -muse, -milchen, -öle, -fette usw.) *in* mehr oder weniger *versteckter Form* enthalten: Bestimmte Backwaren (Makronen, Printen, Lebkuchen, Persipangebäck), Süßwaren (Marzipan, Nougat, Krokant u. ä.), Dessertspeisen, Eiscreme, Joghurtzubereitungen, Salate (Waldorfsalat), Brotaufstriche, Fleischwaren (Brühwurst, Mortadella, Pasteten) u. v. a.

Obstdiät ●

Als alleinige Nahrung 1250-1500 g Obst in 5-6 über den Tag verteilten Portionen (ca. 110-175 g Kohlenhydrate, ca. 500-750 kcal, *1,5-2 mmol Natrium/Tag*). Gemischte Auswahl, jedoch keine Avocados, kein überreifes Obst, kein Trockenobst. Zuckerreichere Sorten (Weintrauben, Bananen, Süßkirschen) nur auf besondere Verordnung. Servieren des Obstes in Form der frischen Früchte, als ungezuckerten Rohsalat (auch aus Tiefkühlobst) oder bei magenempfindlichen Patienten als ungezuckertes Kompott. Calorienfreie Getränke in der Regel nach Belieben. Zweckmäßig die Kombination der Obstdiät mit *Saftdiät●* oder *Gemüsekost●*.
Zu beachten: Obstdiät nicht voll bedarfsdeckend; ohne komplettierende Zusätze (z. B. Milchmischgetränke, Quarkspeisen) nur für kurze Perioden (3-4 Tage) oder für Schalttage anwendbar.

Oligopeptiddiät (Peptiddiät); sog. Elementardiät [1] ●

Standardisierte, voll bedarfsdeckend bilanzierte Gemische *mono- oder niedermolekularer* Nährstoffe (Aminosäuren, Oligopeptide, Mono-, Di-, Oligosaccharide, Triacylglyceride, Vitamine, Elektrolyte, Spurenelemente) definierter Zusammensetzung in gebrauchsfertiger flüssiger Form oder in Pulverform. Einsatz bei ausreichendem Resorptionsvermögen des Darms zur supportiven oder totalen enteralen Ernährung. Zufuhr nasojejunal, nasogastral oder in Ausnahmefällen oral. Tagesbedarf an Energie und Nährstoffen bei den meisten Präparaten enthalten in 1500-2000 ml der Flüssigpräparation (1 kcal/ml). Portionsgerecht steril abgefüllte *Flüssigfertignahrungen sind* aus hygienischen Gründen *den Pulvernahrungen vorzuziehen*. Wichtig bei letzteren die Beachtung der vorgeschriebenen Verdünnung und, wie bei allen Formeldiäten, eine insgesamt ausreichende Flüssigkeitszufuhr (Gefahr der *hypertonen *Dehydratation*; vgl. **Tube-feeding-Syndrom).* Im Zweifelsfall Kontrolle von Hämatokrit, Plasmaionogramm und Harnosmolarität.

Handelspräparate (Pv. = Pulver; fl. = flüssig, gebrauchsfertig): Nutricomp® Peptid (Pv., Fa. Braun), Nutricomp® Peptid F (fl.), Pepti® 2000 FA (Pv., Nutricia/Wien), Pepti® Junior (Nutricia/Wien), Peptisorb® (Pv., Pfrimmer), Peptisorb® flüssig, Salvipeptid® (Pv., Boehringer/Mannheim), Salvipeptid® liquid (fl.), Survimed® Instant (Pv., Fresenius), Survimed® OPD (fl.). Zu beachten: Deklaration der Inhaltsstoffe! Von Präparat zu Präparat in Details unterschiedliche Zusammensetzung.

Oxalatarme Kost ●

Herabsetzung der Oxalatzufuhr auf unter 50 mg/Tag (< 10 mg Oxalat pro Mahlzeit) durch *Ausschalten der oxalatreicheren Vegetabilien* [2]. Erschwerend dabei der Umstand, daß bisher verfügbare Oxalatanalysen verschiedener Autoren in weitem Rahmen variieren, zudem der Oxalatgehalt des einzelnen pflanzlichen Produkts je nach Anbaugebiet, Klima,

---

[1] Begriff der *Elementardiät* ursprünglich Terminus für die chemisch definierten Formeldiäten der ersten Generation (sog. Astronautenkost), heutzutage (wenngleich sprachlich nicht ganz korrekt) vielerorts gebräuchliche Sammelbezeichnung auch für die niedermolekularen Formeldiäten modernen Typs *(Oligopeptiddiäten).*

[2] **Besonders oxalatreiche Produkte** (mg Oxalat/100 g): Rhabarber 250-1000, Spinat 350-750, Mangold ca 650, rote Bete 100-400, Löwenzahn 250, Walnuß 550, Mandeln 350, Erdnuß 200, Kakao 400-600, Schokolade 80-200.

Jahreszeit, Alter der Pflanze usw. erheblichen Schwankungen unterliegt. In Anbetracht der Tatsache, daß sich der aktuelle Oxalatwert der einzelnen Lebensmittel somit nur größenordnungsmäßig abschätzen, nicht aber zahlenmäßig exakt präzisieren läßt, begnügt man sich für praktische Zwecke meist mit der summarischen Eliminierung der gemeinhin vergleichsweise oxalatreichen Erzeugnisse [297].

Hinweise zur Kostgestaltung: Ausgehend von **Vollkost●*, **leichter Vollkost●* oder indizierter Diätkost völliger Ausschluß der genannten besonders oxalatreichen Produkte, darüber hinaus auch von Grünkohl, weißen Rüben, Knollensellerie, Schnittlauch, Petersilie, Auberginen, Bataten, Pastinaken, Kürbis, Stachelbeeren, Himbeeren, Erdbeeren, Heidelbeeren, Pflaumen, Zwetschgen, Korinthen, Feigen, Citrusfrüchten, -säften und -schalen, Preiselbeersaft, Traubensaft, schwarzem Tee, Colagetränken und Bier. Bohnenkaffee höchstens 3 Tassen pro Tag.

Zu beachten: Sicherstellung ausreichender Versorgung mit Vitamin C (jedoch keine Ascorbinsäuremedikation in Grammdosen!). Oxalatarme Kost häufig verbunden mit (gesondert zu verordnender) **calciumreicher Kost●* und erhöhter Flüssigkeitszufuhr.

Pankreasschonkost nach U. RITTER ●

Von völliger oral/gastral/enteraler Nahrungskarenz *(Nulldiät)* und anschließender **Schleimdiät●* ausgehende, nur mit großer Vorsicht zu erweiternde **strengste Form einer Schonkost** [329].

Hinweise zur Kostgestaltung: Stufenweiser Kostaufbau. Zeitliche Begrenzung der einzelnen Stufen und Übergang zur nächsthöheren Stufe je nach Umständen im Einzelfall. *Stufe 0:* Karenz für jede Art fester und flüssiger Kost. In leichteren Fällen ab 2.–4. Tag schluckweise ungesüßter dünner Kräutertee oder schwarzer Tee. *Stufe 1:* Ausschließliche **Schleimdiät●* ohne irgendwelche Zulagen in 6–8 kleinen Mahlzeiten. Keine Gewürze. Keinen Zucker oder sonstige Süßungsmittel. Als Getränk dünner Tee. *Stufe 2:* Kosterweiterung durch Zulage von milchfreiem Grießbrei, Pudding oder Kartoffelbrei, auch Zwieback oder trockenen Toast. Als Getränk auch Gemüsesaft und Obstsaft. *Stufe 3:* Erstmalig Zulage von fettarmem Eiweiß (schrittweise bis 20 g/Tag): Magermilch, Magerjoghurt (verkocht), Magerquark (untergerührt), Weißei. Altbackenes Weißbrot, Knäckebrot, Nudeln, Apfelmus (ungezuckert). *Stufe 4:* Behutsame Erhöhung der Eiweißzufuhr auf 40 g/Tag. Passiertes zartes mageres Fleisch (Kalb, Huhn, Fisch). Spinat, pürierter Spargel oder Blumenkohl. Banane. Gelee. *Stufe 5:* Eiweißzufuhr bis 60 g/Tag. Beginn mit schrittweiser Fettzulage (10–20 g/Tag; Butter, Pflanzenmargarine, Oli-

venöl). Fettarmer Weichkäse, weichgekochtes Ei. *Stufe 6:* Allmählicher Übergang zur *leichtverdaulichen Kost* ●. Anhebung der Fettzufuhr um je 10 g pro Woche. In Problemfällen Einstieg in die *Malassimilationsdiät* ● (Stufe 2) und Übergang zur *MCT-Kost* ●.
  Zu beachten: Die Kost ist nicht bedarfsdeckend. *Adjuvante parenterale Ernährung* in der Regel bis Stufe 5 erforderlich, medikamentöse Supplementierung von Vitaminen, Calcium und Eisen auch darüber hinaus.

Parenterale Ernährung ●

Voll bedarfsdeckende (totale) oder unterstützende (adjuvante, supportive, partielle) Energie- und Nährstoffversorgung auf parenteralem Wege (zentral-venös, peripher-venös).
  Richtwerte für die Energie- und Nährstoffzufuhr bei totaler parenteraler Ernährung (Mengen pro 24 Std., Erwachsene):

Energie	35–40 (30–60) kcal/kg
Wasser	30–50(–100) ml/kg
Aminosäuren	0,8–1,5(–2,5) g/kg
Glucose	4–5 (2–10) g/kg
Fett	1–2 g/kg
Linolsäure	0,1 g/kg
Natrium	75–200 mmol (1–3 mmol/kg)
Kalium	50–150 mmol (0,7–2 mmol/kg)
Calcium	7–15 mmol (0,1–0,2 mmol/kg)
Magnesium	3–15 mmol (0,05–0,35 mmol/kg)
Chlorid	75–200 mmol (1–3,5 mmol/kg)
Phosphat	10–30 mmol (7–10 mmol/1000 kcal)
Eisen	1,2–1,8 mg (0,2–1 μmol/kg)
Zink	3–5 mg (1–2 μmol/kg)
Mangan	0,15–1,0 mg (0,1–0,6 μmol/kg)
Kupfer	0,5–1,5 mg (0,1–0,3 μmol/kg)
Chrom	10–20 μg (0,015 μmol/kg)
Selen	20–40(–120) μg
Molybdän	20–120 μg
Jod	50–150 μg
Fluorid	0,7(–1,5) μmol/kg?
Thiamin	3 mg

Riboflavin	3,6 mg
Niacin	40 mg
Vitamin B_6	4 mg
Folsäure	400 µg
Vitamin B_{12}	5 µg
Pantothensäure	15 mg
Biotin	100 µg
Vitamin C	100 mg
Vitamin A	1 mg Retinol
Vitamin D	5 µg (200 I. E.)
Vitamin E	7-10 mg D-α-Tocopheroläquivalente
Vitamin K	0,5 mg (5 mg 1mal wöchentlich i. m.)

Anzustrebende **Relation der Hauptnährstoffe** (in % der Energiezufuhr): Aminosäuren 20%, Kohlenhydrate 50% (Mindestmenge 200 g/24 Std.), Fett 30%.

Richtwerte für die Energie- und Nährstoffzufuhr bei parenteraler Ernährung von Säuglingen und Kindern: [458, 359, 354, 373].

Hinweise zum praktischen Vorgehen: **1.** Stufenweiser Aufbau bedarfsdekkender parenteraler Ernährung innerhalb von 3-5 Tagen. In der *Einstellungsphase* anhand biochemischer Überwachung (Blut, Harn) täglich neue Festlegung bedarfs- und toleranzgerechter Zufuhrmenge für jede einzelne Komponente der Infusion[1]. **2.** Zufuhr von *Aminosäuren nur zugleich mit Zufuhr von Energie* (25-30 kcal pro 1 g Aminosäuren, 120-200 kcal pro 1 g N). **3. *Kontraindikation für Aminosäuren-Infusion:*** Metabolische Acidosen, fortgeschrittene Leberinsuffizienz, angeborene Aminosäurenstoffwechselstörungen (ausgenommen Speziallösungen). **4.** *Aminosäuren und Glucose* sind über Y-förmiges Verbindungsstück *simultan* zu infundieren oder unmittelbar vor der Infusion in einem geschlossenen System zu mischen (z. B. Präparat Aminomix®, Nutriflex®). **5.** Sog. *Nichtglucosekohlenhydrate* (Fructose, Sorbit, Xylit) im Rahmen parenteraler Ernährung insgesamt nicht über 3 g/kg/Tag, Fructose plus Sorbit nicht über 1,5 g/kg/Tag, Fructose und Sorbit jedes für sich ebenfalls nicht über 1,5 g/kg/Tag, Xylit allein nicht über 3 g/kg/Tag. **6.** *Maximale Infusionsrate:* Glucose 0,4-0,5 g/kg/Std.; Fructose, Sorbit, Kombinationslösung (Fructose, Xylit, Glucose 2:1:1) 0,25 g/kg/Std.; Xylit für 12 Stunden 0,25 g/kg/Std., für > 12 Stunden 0,125 g/kg/Std. **7.** Für *Nichtglucosekohlenhydrate* sind Vorteile (Blutzuckerverhalten) und *Nachteile* (hochdosiert mögliche Nieren- und Leberschädigung, speziell

---

[1] Präparateübersicht: Deutschland [56], Österreich [43], USA [193, 407]; Einzelpräparate s. Monographien und Kompendien der Herstellerfirmen.

bei Kindern) sorgfältig gegeneinander abzuwägen; in einzelnen Ländern (z. B. USA) wegen potentieller schwerer Nebenwirkungen für kommerzielle Komplettlösungen nicht zugelassen ([193, 124]). *8.* Bei **Kindern** und **Jugendlichen** gehören *Fructose* (Laevulose) und *Sorbit* nicht in routinemäßige Infusions- und parenterale Ernährungsprogramme, da für den Fall einer unerkannten hereditären Fructoseintoleranz ein lebensbedrohendes **Risiko**. *9.* Deckung des Bedarfs an **essentiellen Fettsäuren** erfordert bei länger als eine Woche laufender parenteraler Ernährung den Einsatz von Fettemulsionen (mindestens 100 g Fett pro Woche)[1]. Meiste Fettemulsionen sind simultan mit Aminosäuren- und Kohlenhydratlösungen infundierbar (patientennah plaziertes Y-Verbindungsstück), nicht jedoch mit diesen vor der Infusion zu mischen. Im Zweifelsfall besser getrenntes Infusionssystem. *10.* Maximale **Infusionsrate für Fettemulsionen** 0,1–0,2 g Fett/kg/Stunde (erste 30 min. meist 0,5–1,0 ml der 10%igen bzw. 0,3–0,5 ml der 20%igen Emulsion pro Minute, Erwachsene; spezielle Empfehlung des Herstellers beachten!), Laufzeit zweckmäßigerweise mindestens 8 Stunden (besser 12–24 Std.). *11.* **Plasmatriglyceride** unter parenteraler Fettzufuhr möglichst nicht über 260 mg/dl (Nüchternwert); bei Anstieg über 350 mg/dl Zufuhrrate reduzieren! *12.* **Kontraindikation für parenterale Fettzufuhr:** Schockzustände, Postaggressionssyndrome, ketoacidotische Entgleisungen, hämorrhagische Diathesen (Auffassungen widersprüchlich), Hyperbilirubinämien, Störungen von Fetttransport und Fettverwertung (Hyperlipoproteinämien), Schwangerschaft. *13.* Nur **Vitaminkonzentrate** verwenden, deren Verträglichkeit mit Nährlösungen vom Hersteller garantiert wird! Andernfalls Vitaminkonzentrate (und Spurenelemente) gesondert applizieren. *14.* Keine **Medikamente** in eine laufende Infusion spritzen! Zumischung *vor* Infusionsbeginn unter aseptischen Kautelen. Grundsätzlich keine Medikamente zu Fettemulsionen, Aminosäurenlösungen oder hochkonzentrierten Kohlenhydratlösungen [407]. *15.* **Laufende Kontrolle** von Elektrolyten, Blutzucker, Triglyceriden, Kreatinin, Harnstoff, Säure-Basen-Status, Lactat, Osmolarität, ZVD, Harnausscheidung anfangs täglich, Serumalbumin, Bilirubin, Cholesterin, Magnesium, Calcium, Phosphat, Eisen 1–2mal pro Woche. Überwachung auch von Katheterzugangsstelle, Katheterlage, einwandfreiem Funktionieren der Geräte (Infusionspumpen usw.) sowie korrekter Beschaffenheit der Infusionslösungen. *16. Eigener Katheter nur für parenterale Ernährung!* Keine Blutentnahmen, keine i. v. Injektionen, keine Bluttransfusionen, keine ZVD-Messungen über diesen Zugang. Ggf. Verwendung eines Multilumen-Katheters. *17.* Implantation und Pflege des

---

[1] Präparate Intralipid®, Lipofundin® S, Lipofundin® MCT, Lipohorm®, Liposyn®, Lipovenös®.

zentralen Venenkatheters sowie jede Eröffnung des Kathetersystems nur unter **streng aseptischen Bedingungen!** Keine unnötigen Manipulationen. **18.** Bei **peripher-venöser Ernährung** besondere Beachtung des Osmolaritätswertes der Infusionslösungen (nicht über 800-950 mOsm/l!)[1]. Einsatz von Fettemulsionen erlaubt Herabsetzung der Glucosekonzentration in den Infusionslösungen und ermöglicht damit bessere calorische Nutzung des peripher-venösen Zugangs. **19. Keine abrupte Beendigung** der totalen parenteralen Ernährung, sondern schrittweises Auslaufenlassen, erforderlichenfalls unter weiterer 1-2tägiger Glucosezufuhr in abfallender Dosis (Hypoglykämiegefahr). **20.** Wo immer möglich, Ersatz der parenteralen Ernährung durch eine adäquate *****Sondenernährung** ●.

Kritische Nährstoffe bei totaler parenteraler Ernährung: Phosphat, Kalium, Natrium, Magnesium, essentielle Fettsäuren (frühzeitig, d. h. bereits innerhalb weniger Wochen) sowie Vitamine A, E, B_6, Pantothensäure, Folsäure, Riboflavin, Biotin (bei Langzeitanwendung; [70]).

Zur *künstlichen Langzeiternährung* zu Hause s. S. 462.

Pectinkost ●

Pectine und andere adsorbierende und wasserbindende Hochpolymere reichlich enthaltende Vegetabilien (Apfel, Banane, Karotte, Johannisbrotmehl u. ä.) in geeigneter Form als Basiskost *(„Pectintage")* oder als Zusatznahrung zu beliebiger *****Heilnahrung** ● oder leichtverdaulicher Kost, zweckmäßigerweise in Verbindung mit *****Schleimdiät** ●.

Hinweise zur Kostgestaltung: Bestbewährt die abwechslungsreiche Kombination folgender Zubereitungen zu 5-6 Mahlzeiten pro Tag (zusätzliche Trinkmenge beliebig: → *****Diarrhoe**): *1. Rohapfel.* 300 g[2] reife Äpfel (mit Schale, aber ohne Kerne und Kerngehäuse) gerieben oder im Mixer püriert. Zugabe von etwas Zitronensaft. Darreichung als frisch bereiteten Rohapfelbrei oder als Rohapfelsuppe (250 g geriebener Apfel aufgeschwemmt in 500 ml Schleim). Ersatzweise auch entsprechende Zubereitungen pürierter roher Erdbeeren oder Heidelbeeren. *2. Rohe Banane.* 300 g fein pürierte Banane (netto, Zugabe von etwas Zitronensaft). *3. Karottensuppe.* 250 g geschabte und fein zerkleinerte Karotten in 0,5 l Wasser weich gekocht (ca. 1 Std.), im Mixer homogenisiert oder durch Haarsieb gerührt, mit abgekochtem Wasser auf 0,5 Liter aufgefüllt, mit

---

[1] **Osmolarität von Glucoselösungen:** 5% Glucose 250 mOsm/l, 10% 500 mOsm/l, 15% 750 mOsm/l, 20% 1000 mOsm/l usw.
[2] Mengenangaben pro Mahlzeit für Jugendliche und Erwachsene.

ca. 2 g Salz abgeschmeckt. Einfacher (und für Säuglinge allein zulässig) Bereitung der Karottensuppe aus Karottenkonserve der diätetischen Lebensmittelindustrie oder aus kommerziellen Fertigpräparat (z. B. Karottenreisschleim „Bessau" instant Fa. Töpfer). *4. Johannisbrotmehlsuppe.* 20-30 g Johannisbrotmehlpulver (Präparat Arobon®) in 0,5 Liter dünnen Schleims verrührt.

Zu beachten: Pectinkost ohne weitere Zusätze (z. B. *antidiarrhoische *Heilnahrung* ●) nicht bedarfsdeckend. Für junge Säuglinge (1. Trimenon) nicht empfehlenswert (Möglichkeit einer Darmobturation).

Penicillinfreie Kost ●

Ausgehend von *eifreier Kost* ● Ausschluß allen Geflügels, allen Schlachtfleisches (Kalb, Rind, Schwein), aller daraus gewonnenen Fleischprodukte (Wurst, Schinken, Pastetenfüllungen, Fleischsalate, Fleischbrühwürfel, Fleischextrakt, Soßenpulver usw.) sowie aller Käsesorten mit Schimmelbildung: Weichkäse (Camembert, Brie), Sauermilchkäse (Harzer, Mainzer, Handkäse, Korbkäse, Stangenkäse u. ä.) und Käse mit Innenschimmel (Roquefort, Edelpilzkäse, Gorgonzola u. ä.). Vorsorglich Verzicht auch auf jeden überalterten Schnittkäse (vgl. *Hefe- und schimmelpilzfreie Kost* ●).

Unbedenklich sind Milch, Joghurt, Frischkäse (Speisequark, Schichtkäse aller Fettstufen), alle Arten Wildfleisch, Wildgeflügel, Fisch (außer Zuchtfischen) und Fleisch von sicher penicillinfrei gehaltenen Schlachttieren (z. B. aus Hausschlachtungen; nach [165]).

Phenylalanin- und tyrosinarme Kost ●

Begrenzung der Zufuhr von *Phenylalanin* ▲ (S. 39f.) in Höhe des altersstufengemäßen Mindestbedarfs bzw. in Höhe der ermittelten individuellen Phenylalanintoleranz *ohne ersatzweise Anhebung der Tyrosinzufuhr.* Aufbau der anfangs phenylalanin- und tyrosinfreien Einstellungskost und Entwicklung der phenylalanin- und tyrosinarmen Dauerkost (aus *eiweißarmer Kost* ●) nach gleichem Vorgehen wie bei *PKU-Diät* ●. Im Unterschied zu dieser werden anstelle der phenylalaninfreien, tyrosinangereicherten jedoch phenylalanin- *und tyrosinfreie* Formeldiäten eingesetzt: Maizena PT-AM 1 und 2, Milupa Tyr 1 u. 2 (USA: Mead Johnson Low Phe/Tyr Diet powder).

Phosphatreduzierte Kost ●

Herabsetzung des Phosphatgehalts auf < 750 mg PO_4/Tag durch Einschränkung der Zufuhr phosphatreicher Lebensmittel und bevorzugte Verwendung vergleichsweise phosphatarmer Proteinträger.

Durchschnittlicher Phosphatgehalt im Verhältnis zum Eiweißgehalt (mg PO_4/g Protein):

Eiklar	2	*Eierteigwaren*	14
Muskelfleisch	10	*Hülsenfrüchte, Soja,*	
Frischkäse, meiste Fischarten	12,5	*polierter Reis*	16–18
Vollei	16	*Roggenmehl Type 815*	20
meiste Käsesorten	ca. 20	*Roggenmehl Type 1800*	33
Milch, Sahne, Milchpulver	28	*Kartoffel*	25
Eigelb	35	*Haferflocken, Mais, Nüsse*	28
Schmelzkäse	65	*Weizenvollkornbrot*	38
		unpolierter Reis	44
Weizenfeinbrot	12	*Weizenkleie*	80

Hinweise zur Kostgestaltung: Ausgehend von **eiweißarmer Kost●* (Proteinmenge je nach Verordnung im Einzelfall) Einschränkung der besonders phosphatreichen Lebensmittel (→ **Phosphat▲*, S. 40 f.), insbesondere Milch, Milchpulver, meiste Käsesorten, Eigelb, Fleisch, Fisch, Soja, Hülsenfrüchte, Nüsse, Kakao, Schokolade, ferner Bier und Colagetränke. Muskelfleisch anstelle von Innereien. Frischkäse (Speisequark, Hüttenkäse, Schichtkäse) und Sauermilchkäse (Harzer, Mainzer) anstelle von Schnittkäse, Hartkäse, Schmelzkäse. Feinmehlerzeugnisse (am besten eiweißarme Spezialbrote) anstelle von Vollkornerzeugnissen. *Überwiegend vegetarische Ernährung* wegen geringerer Ausnutzbarkeit pflanzlicher Phosphatquellen vorteilhafter als übliche, tierisches Eiweiß favorisierende Kost. Vermeiden aller Produkte mit phosphathaltigen Lebensmittelzusatzstoffen (Backpulver, Schmelzsalze, Kuttersalze, *E 338–341, E 450 a, b, c*) kann Phosphatzufuhr um bis zu 3% weiter reduzieren. Keine Lecithinpräparate!

Kritische Nährstoffe: Essentielle Aminosäuren, Calcium (in Grammdosen medikamentös zu supplementieren, zusätzlich evtl. Vitamin D), B-Vitamine, Ballaststoffe.

PKU-Diät ●

Herabsetzung der Zufuhr von *Phenylalanin*▲ (S. 39) in flexibler Anpassung an die in wechselndem Maße eingeschränkte individuelle Toleranz (→ *Phenylketonurie),* jedoch unter Sicherstellung eben bedarfsgerechter Versorgung mit dieser Aminosäure. Ersatzweise Erhöhung der Tyrosinzufuhr.

Einstellungskost: Phenylalaninfreie, tyrosinangereicherte Formeldiät (Präparate Albumaid®, Aponti® PKU 40 u. 80, Maizena P-AM®, Milupa PKU® 1, 2 u. 3, Mead Johnson Phenyl-Free®), bedarfsdeckend zu komplettieren durch phenylalaninfreie Energieträger (Zucker, Maltodextrin, Stärkemehle, Pflanzenöle), stufenweise toleranzgerecht zu erweitern durch Zulage von Phenylalanin in Form natürlicher Proteine (Milch, eiweißhaltige Vegetabilien usw.).

Dauerkost: Im Rahmen einer altersstufengemäßen **eiweißarmen Kost●* Begrenzung der Zufuhr phenylalaninhaltiger Lebensmittel (S. 39 f.) entsprechend der in der Einstellungsphase ermittelten, im weiteren Verlauf meist variierenden individuellen Phenylalanintoleranz, jenseits des Säuglingsalters in Form einer *überwiegend vegetarischen Ernährung.* Auffüllung des verbleibenden Defizits an essentiellen Aminosäuren und Spurenelementen durch Zulage einer *phenylalaninfreien, tyrosinangereicherten Formeldiät* (Präparate s. o., zur Geschmacksverbesserung anzubieten in Fruchtsirup, Obstpüree, Gemüsebrühe o. ä.). Subtile Kalkulation bedarfsgerechten Energie- und Nährstoffgehalts (Variationsmöglichkeit nach Phenylalanin-Austauschtabelle, z. B. in [483]) sowie peinlich genaue Innehaltung des jeweils resultierenden Quantums an konventionellen Lebensmitteln und an phenylalaninfreier Formeldiät Voraussetzung für dauerhaften Behandlungserfolg.

Zu beachten: Phenylalaninhaltiger Süßstoff Aspartam für PKU-Diät nicht empfehlenswert.

Tageskostbeispiele: [392, 409, 464, 499, 483]. Patientenliteratur: [464, 483, 499].

Purinarme Kost ●

Herabsetzung des Gehalts an Harnsäurebildnern auf <300 mg Purin (<125 mg Purin-N)/Tag, bei streng purinarmer Kost auf <120 mg Purin (<50 mg Purin-N)/Tag. Eiweiß- (0,8 g/kg) und Fettgehalt (bis 30% der Energiezufuhr) vollkostgemäß. Nahrungsenergie nach Verordnung im Einzelfall (1500, 1800, 2100 kcal/Tag). Trinkmenge >2 Liter/Tag.

Hinweise zur Kostgestaltung: Ausgehend von **Vollkost●, *leichter Voll-*

kost ● oder indizierter Diätkost *Ausschaltung aller Lebensmittel tierischer Herkunft mit mehr als 200 mg Purin/100 g* (Innereien, Fleischextrakt, bestimmte Fische, Krabben usw.) und *aller pflanzlichen Produkte mit mehr als 50 mg Purin/100 g* (Hülsenfrüchte, grüne Erbsen, Schnittbohnen, Steinpilze, Spinat, Weizenkeime usw.). Von der verbleibenden Auswahl an Fleisch und Fisch (→ **Purine*▲, S. 42 f.) nur *eine* kleine Portion (100 g Rohware) täglich (bei streng purinarmer Kost nur 2mal pro Woche) als Bestandteil einer warmen Mahlzeit oder in Form von Brotbelag. Deckung des restlichen Proteinbedarfs überwiegend durch fettarme Molkereiprodukte und durch Ei. Kochen des Fleisches ist günstiger als Braten (Kochwasser verwerfen!). Bei Geflügel und Fisch ist die (purinreichere) Haut zu entfernen. *Weitgehender Alkoholverzicht* (nur 1 Glas Wein pro Tag; kein Bier), bei streng purinarmer Kost striktes Alkoholverbot. Bohnenkaffee, schwarzer Tee, Colagetränke, Kakaoerzeugnisse ohne Beschränkung.

Patientenliteratur: [478, 516, 514].

Reis-Obst-Diät ●

Als alleinige Nahrung 250–300 g Reis (Trockengewicht) und 750–1000 g Obst in geeigneter Zubereitung (ohne Salz, ohne Milch, ohne Fett) in 5–6 über den Tag verteilten Einzelportionen (ca. 250–350 g Kohlenhydrate, 10 g Fett, 1250–1500 kcal, *1,5–2 mmol Natrium pro Tag*).

Hinweise zur Kostgestaltung: Reis-Obst-Gerichte in abwechslungsreicher Gestaltung: Gekochter Reis mit Zusatz verschiedener Arten Kompott (Apfel, Erdbeere, Pflaume, Aprikose usw.), Rohobst oder Obstsalat je nach Jahreszeit, auch als Apfelreis, Pflaumenreis o. ä. Etwas Zuckerzusatz erlaubt. Bei Verwendung von Trockenobst nur etwa ein Viertel, bei Banane die Hälfte der für Frischobst zu kalkulierenden Menge. Natrium- und calorienfreie Getränke je nach Verordnung im Einzelfall (in vielen Fällen Restriktion nicht erforderlich).

Zu beachten: Reis-Obst-Diät nicht voll bedarfsdeckend; ohne komplettierende Zusätze (z. B. Quarkspeisen, natriumarmes Proteinkonzentrat, Pflanzenöle, Nüsse, Polyvitaminpräparat) nur für kurze Perioden (3–5 Tage) oder für Schalttage anwendbar.

Saccharosearme Kost ●

Herabsetzung der Saccharosezufuhr bis auf unvermeidliches, durch natürliches Vorkommen bedingtes Minimum.

Hinweise zur Kostgestaltung: Ausgehend von altersstufengemäßer Normalkost, **Vollkost●*, **leichter Vollkost●* oder indizierter Diätkost *Ausschluß jeglicher Verwendung von Haushaltszucker* (auch braunem Zucker, Kandiszucker, Puderzucker) sowie *Vermeiden aller mit Saccharose gesüßten oder von Natur aus saccharosereicheren Lebensmittel.* Auszuschalten sind insbesondere alle in üblicher Weise gezuckerten Süßspeisen, Backwaren, Marmeladen, Obstkonserven, Fruchtjoghurts u. ä., alles saccharosereiche Obst und Gemüse[1], alles Trockenobst, alle herkömmlichen Süßwaren und Schokoladen, ferner Obstsäfte, Sirupe (auch Arzneimittel in Sirupform), zuckerhaltige Limonaden, Colagetränke und Alkoholica. Zu beachten auch der evtl. Saccharosegehalt von Formeldiäten, Säuglingsnahrungen und Heilnahrungen. Saccharoseärmere Obst- und Gemüsearten zulässig je nach individueller Verträglichkeit. Unbedenklich sind Milch, ungezuckerte Milchprodukte, spezielle Diabetikernahrungsmittel sowie alle sonstigen saccharosefreien und ungezuckerten Lebensmittel. Zu reichliches ersatzweises Süßen mittels anderer Zucker (Fruchtzucker, Traubenzucker) sowie mit Sorbit oder mit Süßstoffen ist zu vermeiden. Evtl. Einschränkung der Zufuhr von Polysacchariden (Maltodextrin, Stärke, Schleime, z. B. bei **Saccharase-Isomaltase-Mangel*) nach besonderer Verordnung.

Säuernde Kost ●

Erhöhte Zufuhr saurer Valenzen (Sulfat aus schwefelhaltigen Aminosäuren, Phosphat, Chlorid) durch überwiegenden Verzehr anionenüberschüssiger Lebensmittel: Fleisch und Fleischwaren, Fisch, Geflügel, Ei, Käse, Getreidevollkornerzeugnisse (auch Haferflocken, Reis, Weizenkeime, Kleie), Hülsenfrüchte, Soja, Nüsse. Vollkornbrot anstelle von

---

[1] **Saccharosereiche Vegetabilien** (g Saccharose/100 g):

Banane	10,6	*Pflaume*	2,8
Zuckermelone	9,5	*Apfel*	2,6
Mango	9,0	*Erdbeeren*	1,1
Ananas	7,8	*Blütenhonig*	bis 5,0
Mandarine	7,1		
Pfirsich	5,4	*Rote Bete*	7,8
Aprikose	5,1	*frische Möhren*	1,8
Mirabelle	4,6	*Sellerieknolle*	1,7
Reineclaude	3,6	*Kohlrabi*	1,3
Birne	3,5	*Grüne Erbsen*	1,1
Orange	3,5	*Rosenkohl*	1,1
Grapefruit	2,8	*Schwarzwurzel*	1,0

Feinmehlbackwaren. Teigwaren anstelle von Kartoffeln. Schnittkäse, Weichkäse oder Schmelzkäse anstelle von Frischkäse, flüssigen oder halbflüssigen Milchprodukten. Obst (nur als Rohkost, bevorzugt C-vitaminreiche Sorten) und Gemüse (Kochwasser verwerfen) nur soviel, wie zur Vitaminbedarfsdeckung erforderlich. Johannisbeersaft, Preiselbeersaft, säuernde Mineralwässer (z. B. Apollinaris-Brunnen). Säuernder Effekt wirkungsvoll zu verstärken durch Kombination mit (diätetisch allerdings aufwendiger) *ketogener Diät●.

Säuernde Kost adjuvant zu säuernder Medikation ermöglicht oftmals eine Reduktion der Dosis des säuernden Arzneimittels, als alleinige Maßnahme bei gegebener Indikation jedoch problematisch. Insbesondere aus Compliancegründen bleibt die zusätzliche medikamentöse Harnsäuerung mit Methionin, Chloriden oder Phosphaten für die Mehrzahl der Fälle, wie die Erfahrung lehrt, empfehlenswert.

Säuglingsmilchnahrungen ●

Adaptierte Säuglingsmilchnahrungen[1]. Hinsichtlich Energiegehalt und Nährstoffzusammensetzung (Casein/Lactalbumin-Relation, Fettgehalt, P/S-Quotient, Linolsäure, Mineralstoffe, Vitamine) weitgehend der Frauenmilch angenäherte, als einziges Kohlenhydrat Lactose enthaltende Kuhmilchpräparate aus industrieller Fertigung. Zusammensetzung (Richtwerte pro 100 ml trinkfertiger Nahrung): Protein 1,4–1,9 g, Fett 3,3–4,2 g, Lactose 6,3–7,9 g, Mineralstoffe bis 0,39 g, Brennwert 67–74 kcal (280–309 kJ). Adaptierte Nahrung kann dem Säugling wie Muttermilch ohne festen Tagesplan und *mengenmäßig nach Belieben* (ad libitum) angeboten werden, solange seine Entwicklungsdaten (Gewicht, Länge) im Normbereich liegen. Handelspräparate: Aponti Pre®, Hippon A®, Lactana A®, Multival 1 und 2®, Pre Aletemil®, Pre-Aptamil®, Pre Beba®, Pre Milumil®, Pre Humana 1® u. a.

Teiladaptierte Säuglingsmilchnahrungen. Hinsichtlich Energiegehalt und Anteil der meisten Nährstoffe (Casein/Lactalbumin-Relation, Fettgehalt, P/S-Quotient, Linolsäure, Mineralstoffe, Vitamine) mehr oder weniger weitgehend, nicht aber hinsichtlich der enthaltenen Kohlenhydrate (außer Lactose z. T. auch Saccharose, Maltodextrin oder höhere Polysaccharide enthalten) der Frauenmilch angeglichene Kuhmilchpräparate aus industrieller Fertigung. Zusammensetzung (Richtwerte pro 100 ml

---

[1] **Zu beachten:** Adaptierte und teiladaptierte Säuglingsnahrungen werden in den meisten Ländern außerhalb Mitteleuropas ein und derselben Kategorie („adapted formulae") zugeordnet.

trinkfertiger Nahrung): Protein bis 2,0 g, Fett 3,0–3,8 g, Kohlenhydrate bis 50% des Energiegehalts, Mineralstoffe bis 0,45 g, Brennwert 68–78 kcal (284–326 kJ). Fütterung der gegenüber den voll adaptierten Nahrungen als besser sättigend geltenden teiladaptierten Nahrungen nicht ad libitum, sondern gemäß Ernährungsplan mit *festgesetzten Trinkmengen* zu bestimmten Tageszeiten. Handelspräparate: Aletemil 1 und 2®, Aponti 1®, Aptamil®, Beba 1®, Hippon 1®, Humana baby-fit®, Humana 2®, Lactana-B-Bifidum Milchnahrung®, Lactana flüssig®, Milumil® u. a.

Folgemilchen, Anschluß- oder Folgenahrungen. Auf die Bedürfnisse des älteren Säuglings (vom 5. Lebensmonat bis zum Ende des Flaschenalters) abgestellte industriell gefertigte Kuhmilchnahrungen, die ihrer Zusammensetzung nach weder dem Typ der adaptierten noch dem der teiladaptierten Säuglingsmilchnahrung zuzuordnen sind (sog. Säuglingsnahrungen ohne Definition, in etwa einer ⅔-Milch entsprechend). Fütterung nach Ernährungsplan mit *festgesetzten Trinkmengen* zu bestimmten Tageszeiten. Zu empfehlen vor allem in Fällen, wo Risiken der Selbstherstellung einer Säuglingsnahrung vermieden werden sollen. Für junge Säuglinge (1.–4. Lebensmonat) nicht geeignet. Handelspräparate: Aponti 2®, Beba 2®, Hippon 2®, Humana Folgemilch®, Multival Nova® u. a.

Frühgeborenen-Nahrungen. Auf die besonderen Bedürfnisse frühgeborener und hypotropher termingeborener Säuglinge abgestellte industriell gefertigte Kuhmilchnahrungen. Handelspräparate: Aletemil O®, Beba O®, Humana O Frühnahrung®, Humana O-B Frühnahrung®, Humana O-F Frühnahrung®, Milupa Frühgeborenen-Nahrung Meb®, Milupa Prematil®.

Selbsthergestellte Flaschenmilchnahrungen. Im Haushalt aus Konsummilch (pasteurisierte 3,5% Fett enthaltende Vollmilch; keine Magermilch, keine Sterilmilch!) oder ausnahmsweise aus Kondensmilch oder Vollmilchpulver (beigegebene Verdünnungsanweisung beachten!) unter Zusatz von Zucker, Maltodextrin (Nährzucker), Stärkemehl, Schleim o. ä. sowie polyensäurereichem Pflanzenöl (Maiskeimöl, Sonnenblumenöl) bereitete Säuglingsnahrung. *Unter normalen Versorgungsbedingungen,* u. a. wegen erhöhten Risikos bakterieller Kontamination, *weniger empfehlenswert. 1. Halbmilch* (behelfsmäßige Anfangsnahrung für die ersten 4 Monate): Vollmilch und Wasser (frisch abgekocht; meiste Mineralwässer ungeeignet!) im Verdünnungsverhältnis 1:1, beim Aufkochen mit 2–3% Stärkemehl, Kindergrieß oder Trockenschleim (zuvor in etwas abgekochtem Wasser angerührt), danach mit 4% Zucker oder Nährzukker und (nach leichtem Abkühlen) mit 1,5% Maiskeimöl (Prozentangaben jeweils auf die Gesamtmenge bezogen) versetzt und gut durchmischt (Schneebesen, Mixer). Anstelle von Wasser Verdünnung auch mit

Schleimabkochung möglich (dann entfällt weiterer Polysaccharidzusatz). Ab 5. Lebenswoche zusätzlich Verabfolgung A- und C-vitaminhaltiger Säfte (z. B. kommerzielle Karotten-Fruchtsaft-Mischung). *2. Zweidrittelmilch* (ab 4.–5. Lebensmonat): Vollmilch und Wasser im Verdünnungsverhältnis 2:1. Zubereitung im übrigen entsprechend derjenigen von ½-Milch. Neuerdings im Handel (Schweiz) ein pulverförmiges Konzentrat aller für die Komplettierung einer Frischmilchverdünnung zu vollwertiger ⅔-Säuglingsmilchnahrung erforderlichen Zusätze (Kohlenhydrate, Fett, Proteine, Vitamine, Mineralstoffe, Eisen; Präparat Lactoplus® Fa. Nestlé/Zürich). *3. Vollmilch* (2. Lebenshalbjahr): Unverdünnte Vollmilch, beim Aufkochen mit 2–4% Stärkemehl (oder 4–8% Trockenreisschleim) und 5% Kochzucker versetzt. Zubereitung auch aus Kondensmilch oder Vollmilchpulver möglich (beigegebene Verdünnungsanweisung beachten!). Weitere Details: [409].

Saftdiät ●

Als alleinige Nahrung 1–1½ Liter ungezuckerten frischen Obst- und Gemüsepreßsafts (etwa ⅔ Obst-, ⅓ Gemüsesaft in abwechslungsreicher Auswahl und Mischung; ca. 250–450 kcal, *1,5–2,0 mmol Natrium/Tag*) in 6–7 Portionen über den Tag verteilt. Bei Säften mit höherem Fruchtsäuregehalt verbessert adäquate Verdünnung mit weniger sauren Säften, Zusatz von etwas Haferschleim, leichtes Anwärmen sowie nur schluckweises Trinkenlassen die Bekömmlichkeit. Flüssigkeitsgesamtmenge je nach Verordnung im Einzelfall, im allgemeinen jedoch (Fastenpatienten) mindestens 2 l/Tag und mehr ohne Beschränkung (d. h. calorienfreie und natriumarme Getränke zusätzlich ad libitum). Urinausscheidung darf nicht unter 1200 ml/Tag absinken.

Zu beachten: Saftdiät ist sehr energiearm (s. o.) und defizitär an fast allen essentiellen Nährstoffen. Erfordert bei über wenige Tage (Schalttage) hinausgehender Anwendung frühzeitig Supplementierung von fettarmem Eiweiß, Linolsäure, Vitaminen (Polyvitaminpräparat), Calcium und Spurenelementen. Nach längerdauernder Saftdiät (Saftfasten) allmählicher schrittweiser Kostaufbau über **Obstdiät●, *Gemüsekost●*, eine knappe **Mischkostreduktionsdiät●* o. ä. zu vorgesehener Dauerkost.

Salicylatarme Kost ●

Für die *Basiskost* geeignete *salicylatfreie Produkte:* Brot, Mehl, Stärke, Teigwaren, Haferflocken, Reis, Zucker, Milch, Käse, Eier, Butter, Margarine, Pflanzenöle, Fleisch, Wurst, Fisch, Geflügel. An Gemüsen nur Blumenkohl, Kopfsalat, Feldsalat, rote Bete, Pilze, Dill, Petersilie, an Obst nur Ananas, Birne, Grapefruit, Melone, an Getränken nur Bohnenkaffee und Mineralwasser ohne Zusätze ([207, 165]). *Zu beachten:* Basiskost meist defizitär an Vitamin C und an Ballaststoffen.

Von salicylatfreier Basiskost ausgehend *weiterer Kostaufbau* durch schrittweise Zulage der darüber hinaus wünschenswerten, insbesondere pflanzlichen Nahrungsmittel (jeweils eines zur Zeit). Beibehaltung im Kostplan erst nach gesicherter Toleranz (gleiches Vorgehen wie bei Additionsdiät, S. 404). Aufgrund der großen Zahl von Natur aus salicylathaltiger Erzeugnisse (Übersicht: [399, 153]) stellt die Entwicklung einer akzeptablen Dauerkost unter Umständen hohe Ansprüche an Geduld und Ausdauer aller Beteiligten *(→ *Salicylatintoleranz).*

Schalen- und krustentierfreie Kost ●

Ausschluß aller Arten oder bestimmter Arten von Schalen- und Krustentiererzeugnissen aus der Kost: *1. Schalentiere* (Weichtiere): Muscheln (zahlreiche Arten), Austern, Schnecken, Tintenfisch (roh, gefrostet, gekocht, gedämpft, gebraten, gepökelt, geräuchert, getrocknet, als Marinade, Präserve, Vollkonserve, Suppe, Soße, Paste, Salat u. ä.). *2. Krustentiere* (Krebstiere): Krabben, Garnelen, Krebse, Langusten, Hummer (roh, gefrostet, gekocht, als Präserve, Vollkonserve, Salat, Suppe, Paste, Klöße, Krebsmehl, Krebsbutter, Krabbenkuchen, Krabbenwurst u. ä.).

Zu beachten: Schalen- und Krustentiererzeugnisse in mannigfacher Form und unter einer verwirrenden Vielfalt von Bezeichnungen im Handel!

Schleimdiät ●

Als alleinige Nahrung 1-1½ Liter Schleimsuppe, in 6-8 Portionen über den Tag verteilt. Zusätzliche Flüssigkeit (Tee, gesalzene Brühe, verdünnte Säfte, CO_2-freies Mineralwasser) je nach Verordnung im Einzelfall (bei Durchfallserkrankungen meist reichlich und unbegrenzt).

Herstellung des Schleims aus Haferflocken, Reis, Gerstengrütze, Graupen, Weizenflocken, Stärkemehlen oder Leinsamenschrot (30-100 g/Liter), Quellenlassen und Kochen in Wasser (Einweichdauer und Kochdauer je nach Ausgangsprodukt), noch heiß durch feines Sieb rühren, obstig (Obstsaft, Zucker, Süßstoff) oder pikant abschmecken (Gemüsebrühe, Fleischbrühe, Salz). Einfacher die Verwendung kommerzieller

Trockenschleimpräparate (z. B. Hafer- und Reistrockenschleime der Firmen Alete, Hipp, Milupa, Töpfer) oder ***Flüssigfertigschleime*** (Bessau-Reisschleim® flüssig Fa. Töpfer, Humana-Reisschleim® flüssig Fa. Humana).
Zu beachten: Schleimdiät im Energie- und Nährstoffgehalt nicht bedarfsdeckend. Ohne komplettierende Zusätze (*antidiarrhoische *Heilnahrung* ●, Eiweiß-, Vitamin-, Mineralstoffkonzentrate usw.) nur wenige Tage anwendbar.

Schwedendiät ●

Eine mit essentiellen Aminosäuren oder ihren Ketoanalogen zu substituierende nichtselektive **eiweißarme Kost* ● mit der Möglichkeit einer abwechslungsreicheren Auswahl nicht ausschließlich biologisch hochwertiger Proteinträger.
Praktisches Vorgehen: Nach Standardprogramm [504] Bereitung einer abgestuft eiweißarmen (40 g bzw. 20 g Protein/Tag), natriumarmen, phosphat- und kaliumreduzierten Kost unter Innehaltung der Grundsätze proteinarmer Kostgestaltung (S. 415f.). Sicherstellung bedarfsgerechter Energiezufuhr (Maltodextrin, Stärkemehle, Pflanzenöle). Eiweiß-, Natrium-, Kalium- und Flüssigkeitsmenge nach Verordnung im Einzelfall. Bei guter Schulung des Patienten bietet die Kost vielfältige Variationsmöglichkeiten (Eiweißaustausch, Aufteilung der Mahlzeiten usw.). Kontrollierte ***zusätzliche Medikation mit essentiellen Aminosäuren oder ihren Ketoanalogen*** (etwa 7,5–10 g/Tag; Essentielle Aminosäuren oral Fresenius®, EAS-Perlen Pfrimmer®, Ketoperlen Pfrimmer®, Ketosteril® o. ä.) ist unverzichtbar.
Kritische Nährstoffe: B-Vitamine, Calcium, Eisen, Zink. Indikation für B-Vitaminkomplex-Präparat sowie Supplementierung von Calcium und Spurenelementen.
Tageskostpläne, Patientenliteratur: [504].

Sondenernährung ●

Voll bedarfsdeckende Ernährung oder Zusatzernährung per Sonde. Grundlage für die Kalkulation der Energie- und Nährstoffzufuhr die jeweilige diätetische Indikation und der individuelle Ernährungszustand. Art der Sondennahrung (nährstoffdefinierte oder Oligopeptiddiät) je nach Placierungsort der Sonde (gastral oder duodeno/jejunal) und erhaltener Verdauungsleistung: *1.* Normale Nährstoffverwertung (Motilität, Digestion, Resorption ungestört): Einfache ****nährstoffdefinierte (hochmole-***

kulare) Formeldiät ●. *2.* Mäßig eingeschränkte Nährstoffverwertung: Modifizierte **nährstoffdefinierte Formeldiät* ● (MCT-Austausch, Lactosereduktion). *3.* Schwere Nährstoffverwertungsstörung: Niedermolekulare **Oligopeptiddiät* ● *(Peptiddiät, Elementardiät).*

Gastrale Sondenernährung: In der Regel **nährstoffedefinierte Formeldiät* ●, zu Beginn für einige Tage (bei herabgesetzter Digestions- und Resorptionsleistung auch permanent) in modifizierter Zusammensetzung (MCT; lactosereduziert), seltener (z. B. bei ausgeprägtem Kurzdarm-Syndrom) **Oligopeptiddiät* ●. Zufuhr diskontinuierlich als Bolus 200-400 ml (maximal 30 ml/min.) alle 1½-3 Stunden 6-8mal am Tage oder kontinuierlich (pumpenassistiert[1]) 100-200 ml/Std. **Stufenweiser Kostaufbau,** beginnend mit kleinen Portionen, innerhalb von 2-3 Tagen. Hypertone Lösungen verträgt Magen vergleichsweise gut; deshalb Osmolaritätssteigerung vor Volumensteigerung. Zu Beginn der Sondenernährung zu treffende *Vorsichtsmaßnahmen* (nach [318]): *1.* Korrekte Sondenlage überprüfen. *2.* Kopfende muß stets um 30-45° angehoben sein. *3.* 100 ml Tee in 15-20 min. einlaufen lassen (nochmaliger Test zum Ausschluß einer Lage im Bronchialsystem). *4.* 500 ml Sondennahrung in 5-6 Stunden einlaufen lassen, bei guter Verträglichkeit weitere 500 ml in der gleichen Zeit (Energiedichte meist 1 kcal/ml, Osmolarität 300-500 mOsm/l). *5.* Aspirationskontrolle in 4-6stündigen Abständen zum Ausschluß einer Stagnation des Nahrungstransports (nach dem 2. Tag nicht mehr erforderlich, außer vor jeder Bolusgabe). *6.* Sonde in 8-12stündigen Abständen mit 50-100 ml Tee durchspülen.

Duodeno-jejunale Sondenernährung (jejunale Zufuhr wegen geringerer Refluxgefahr vorzuziehen): In der Regel **Oligopeptiddiät* ● (Osmolarität nicht über 400 mOsm/l) in kontinuierlicher pumpengesteuerter Zufuhr[1] (100-150 ml/Std.; optimale Infusionsrate ist individuell zu ermitteln). Keine Bolusapplikation! Stufenweiser **Kostaufbau** innerhalb von 5-7 Tagen (unter erschwerten Bedingungen bis zu mehreren Wochen). Beginn der *Einstellungs- und Adaptationsphase* mit kleinen Volumina (20-50 ml/Std.) einer 2-3fach verdünnten Nährlösung. Steigerung zunächst des Volumens (bis 125-150 ml/Std.) und erst danach der Konzentration bis zum Erreichen der Toleranzgrenze oder der bedarfsgerechten Nahrungsmenge. Dabei mehrmals am Tage Überprüfung des Abdomens (Palpation, Auskultation). Bei schlechten Darmgeräuschen, abdomineller Distension, Kolikschmerz oder Durchfällen Herabsetzung der Zufuhrrate und Abklärung der Ursache. Überwachung auch von Flüssigkeitsbilanz, Blutzucker (Tagesprofil), Elektrolyten, Harnstoff, Kreatinin,

---

[1] Pumpensysteme: Enteroport® Fa. Braun, Frenta® Fa. Fresenius, Nutromat Fa. Pfrimmer, Salvimat® Fa. Boehringer/Mannheim

Hämatokrit, Prothrombin (im weiteren Verlauf nur im Falle von Störungen oder Komplikationen). *Hinweise zum praktischen Vorgehen:* *1.* In der Einstellungs- und Adaptationsphase und im Falle intercurrenter Störungen *ergänzende parenterale Substratzufuhr* (meist peripher-venös möglich) in Höhe des verbleibenden Flüssigkeits- und Nährstoffdefizits. *2. Nährlösungen stets frisch zubereiten!* Anmischen von *Pulvernahrungen* nur mit abgekochtem Wasser in sterilen Gefäßen. Lagerung der angemischten Sondennahrung im Kühlschrank nicht länger als 24 Stunden, bei Zimmertemperatur nicht länger als 8 Stunden. Zum Einbringen der Nährlösungen benutzte Beutel müssen täglich mindestens einmal gewechselt werden (auch bei Verwendung von Flüssigfertigpräparaten). *3.* Wo immer möglich, sind anstelle von Pulvernahrungen applikationsgerecht steril abgefüllte *Flüssigfertignahrungen* zu bevorzugen. *4. Selbstbereitete („homemade") Sondennahrung,* aus technischen und hygienischen Gründen problematisch, für den routinemäßigen Gebrauch nicht empfehlenswert; zu erwägen allenfalls als Behelf bei durch kommerzielle Formeldiäten nicht abgedeckten speziellen Indikationen [174]. *5. Kontraindikationen für Sondenernährung:* Instabiler Kreislauf, Herzinsuffizienz, Darmatonie, intestinale Stenosen, drohender Ileus, Peritonitis, gastrointestinale Blutungen, unzureichende Resorptionskapazität (schwerste Malabsorption), ferner (Kontraindikation nur für gastrale und duodenale Zufuhr) erhöhte Aspirationsgefahr, Bewußtseinsverlust, Magenentleerungsstörungen; strenge Indikationsstellung im Säuglings- und Kleinkindesalter. *6.* Häufigste *Ursachen von Störungen:* Zu große Substratmenge, bei Bolusgabe zu große Einzelportionen, zu hohe Infusionsgeschwindigkeit, Nährlösungen zu kalt infundiert (wünschenswert: Zimmertemperatur), inadäquat hohe (zu schnell gesteigerte) Osmolarität, unverträgliche Bestandteile der Nährlösung (Lactose, LCT-Fette, Milcheiweiß), Nährlösung bakteriell verunreinigt, Nährsonde schlecht placiert oder dislociert (radiologische Dokumentation korrekter Lage jeder neu gelegten Ernährungssonde, Markierung der Sonde in Höhe ihres Austritts aus dem Körper und tägliche Kontrolle auf richtige Position).

Für die *künstliche Langzeiternährung zu Hause* (enteral, parenteral) Schulung und Betreuung der Patienten durch spezielle Ernährungsteams internistischer Krankenhausabteilungen und der Hersteller von Nährlösungen (Fresenius AG Bad Homburg, Pfrimmer & Co Erlangen, Salvia-Boehringer Mannheim GmbH, Travenol GmbH München).

Sulfitfreie Kost ●

Auszuschaltende Zusätze von Schwefeldioxyd (SO$_2$) oder SO$_2$ entwickelnden Substanzen: Schwefeldioxyd, schweflige Säure *(E 220),* Natriumsulfit *(E 221),* Natriumhydrogensulfit, Na-bisulfit *(E 222),* Natriumdisulfit, Na-pyrosulfit, Na-metabisulfit *(E 223),* Kaliumdisulfit, K-pyrosulfit, K-metabisulfit *(E 224),* Calciumsulfit *(E 226),* Calciumhydrogensulfit *(E 227).* Deklaration der E-Nummern beachten!

Lebensmittel, die Schwefeldioxyd oder vorstehend genannte Sulfite enthalten dürfen: Kartoffelfertigprodukte (roh, tiefgefroren, vakuumverpackt, getrocknet), Trockengemüse (Spargel, Sellerie, Blumenkohl, weiße Rüben, Pastinaken, Zwiebel, Knoblauch), alles Trockenobst (außer Korinthen), kandierte Früchte, Konfitüren, Marmeladen, Gelees, Citronat, Orangeat, frucht- und fetthaltige Massen für Füllungen von Gebäck und Süßwaren, Nüsse, Nußpasten, Fruchtsäfte, Fruchtsirupe, Süßmoste, Traubensaft, Obstgeliersäfte, flüssiges Pectin, Trockenstärke, Maltodextrin, Gerstengraupen, Gerstengrütze, Sago, Speisegelatine, zahlreiche Zuckerarten (weißer Haushaltszucker, Flüssigzucker, Traubenzucker, Zucker- und Stärkesirupe) und Zuckerwaren, Kunsthonig, Haushaltsessig, Essiggemüse, Meerrettichcreme, Senf, Rotwein, Weißwein, Schaumwein, Bier, sog. alkoholfreies Bier u. a. (abgewandelt nach [442, 311])[1]. Höchste zulässige Sulfitkonzentrationen enthalten Trockenobst (1000-2000 mg SO$_2$/kg), bestimmte Trockengemüse (bis 500 mg SO$_2$/kg), Citrussäfte (bis 300 mg SO$_2$/kg) und Weine (175-400 mg SO$_2$/Liter). Deklarationspflicht („geschwefelt") erst ab 50 mg SO$_2$/kg (keine Deklarationspflicht bei Weinen!). Orientierender *Schnelltest zum Sulfitnachweis in Lebensmitteln:* Merckoquant® Sulfit-Test (Fa. E. Merck/Darmstadt).

Hinweise zur Kostgestaltung: Ausschließliche Verwendung von sulfitfreien Lebensmitteln: Primäre Mahlprodukte des Brotgetreides (Mehl, Grieß, Dunst, Schrot, Vollkornmehl) und daraus hergestellte Backwaren (Brot, Brötchen usw.), frische Kartoffeln, Frischgemüse, alle Arten frischen Fleisches und frischen Fischs, frische Eier, Milch, Sahne, Quark, Käse, Butter, Margarine, frisches einheimisches Obst und daraus selbst bereitete Säfte, schwefelfreie Mineralwässer, Bohnenkaffee, schwarzer Tee. Wachsende lebensmittelkundliche Erfahrung ermöglicht dem Patienten eine mit der Zeit vielseitiger und abwechslungsreicher werdende Kost durch das Herausfinden von immer mehr sulfitfreien oder tolerierbar sulfitarmen Einzelprodukten auch aus dem Angebot der üblicherweise meist geschwefelten Lebensmittel.

---

[1] Sulfitgehalt nimmt beim Kochen um bis zu 50%, beim Backen um bis zu 90% ab.

Triglyceridreduzierende Kost ●

Im Rahmen einer im Gehalt an essentiellen Nährstoffen voll bedarfsgerechten, im Energiegehalt für jeden Patienten individuell (je nach Körpergewicht) zu definierenden *Mischkostreduktionsdiät* ● konsequente *Limitierung von Zucker* (maximal 5-6% der Energiezufuhr) und *Fett* (maximal 25-30% der Energiezufuhr) bei in der Regel zu fordernder völliger *Alkoholkarenz.*

Hinweise zur Kostgestaltung: Die Kost ist, abgesehen von der bei nichtadipösen Patienten weniger strengen Calorienrestriktion, weitgehend identisch mit der *Mischkostreduktionsdiät* ●. Anzustrebende Reduktion des Zuckergehalts: <15 g Gesamtzucker/1000 kcal (häufigste Fehlerquelle: Zuckerhaltige Getränke!). Zuckereinschränkung nach prinzipiell gleichem Vorgehen wie bei *saccharosearmer Kost* ● (Vermeiden jedoch auch von Invertzucker, Honig, Traubenzucker, Malzzucker, Malzextrakt und Maltodextrin). *Keine Zuckeraustauschstoffe* (Fructose, Sorbit, Xylit)! Calorienfreie Süßstoffe (Saccharin, Cyclamat, Aspartame) nach Belieben. Ballaststoffreiche Polysaccharidträger (Vollkornbrot, Kartoffeln, Hülsenfrüchte, Haferflocken usw.) entsprechend der im Einzelfall festgesetzten Energiemenge. *Wünschenswerte Ballaststoffzufuhr > 15-20 g/ 1000 kcal.* Gesamtfettmenge nicht über 30 g/1000 kcal. Anhebung des P/S-Quotienten (→ *Fett*▲, S. 16) auf 1,0-1,5 durch *Bevorzugung polyensäurereicher Produkte* unter Einbeziehung fetten Seefischs (in einer etwa 2,5 g ω-3-Polyensäuren/Tag entsprechenden Menge; vgl. *Makrelendiät* ●). Zweckmäßig auch im Rahmen der zulässigen Fettmenge die reichliche Verwendung von Olivenöl.

Trockenkost ●

Herabsetzung der Flüssigkeitszufuhr (einschließlich des „unsichtbaren" Wassers in Nahrungsmitteln und Zubereitungen von nichtflüssiger Konsistenz) *auf 500-800 ml/Tag.* Natriumgehalt nach Verordnung im Einzelfall.

Hinweise zur Kostgestaltung: Weitestmögliche *Beschränkung auf Produkte mit einem Flüssigkeitsgehalt von maximal 25%*[1]: Gebratene und gebackene

---

[1] **Prozentualer Flüssigkeitsanteil** (Schätzwerte zum Gebrauch in der Praxis): Getränke, Suppen, Soßen, Eintopfgerichte, Gemüse, Obst, Sauermilchen, Speiseeis, Geleespeisen **100%**. - Breie, gekochte Nährmittel, gekochte Kartoffelgerichte, gekochter Reis, Dessertspeisen **50%**. - Aufläufe, gebratene und gebackene Nährmittel- und Kartoffelgerichte, Pommes frites **25%**. - Fleisch, Fisch, Eier, Wurst, Käse, Fette, Brot, Brötchen, obstfreie Backwaren bleiben unberechnet.

Kartoffel- und Nährmittelgerichte mit Fleisch, Fisch, Ei und Fetten nach Belieben. Belegtes Brot (Butter, Wurst, Käse), Marmeladen- und Honigbrötchen. Knäckebrot, Zwieback, trockenes Gebäck, Nüsse. Kein Obst, kein Gemüse, keine Haferflocken, keine Weizenkeime, keine Kleie. *Trinkverbot* oder *Minimierung der Trinkmenge* (vgl. bewährte Tips zum leichteren Einhalten des Trinkmengenlimits, S. 196). Meist zugleich indizierte Natriumrestriktion („kochsalzfreie" Trockenkost) erleichtert dem Patienten die Compliance.

Zu beachten: Trockenkost defizitär an Vitamin C, Kalium, Magnesium, Calcium, Ballaststoffen.

Tyramin- und dopaminarme Kost ●

Verringerung der Aufnahme von Tyramin/Dopamin auf < 2-3 mg/Tag durch Ausschluß aller diese Amine möglicherweise in größerer Menge enthaltenden Produkte [268]. *Auszuschalten* sind insbesondere alle Arten gereiften, stärker fermentierten Käses (Camembert, Gorgonzola, Gruyère, Cheddar, Sauermilchkäse u. ä., auch als Zusatz zu Pizza, Fondue oder Aufläufen), Rohwurst, Salami, Corned beef und ähnliche Dauerfleischwaren, Leber (auch Geflügelleber!), Leberwurst, Fleischextrakt, Fischpräserven, Räucherfisch, Trockenfisch, Sardellen, Kaviar, Hefeextrakt, Sojasoßen, große Bohnen (Saubohnen), Sauerkraut, Pilze, Aubergine, Trockenobst, Himbeeren, Ananas, Avocados, Papayafrüchte, Bananen, Erdnüsse, Rotwein, Wermut, sog. alkoholfreies Bier. Vorsicht auch mit normalem Bier, Colagetränken, Bohnenkaffee und mit Schokolade. *Unbedenklich* sind fast alle frischen Lebensmittel, Fleisch, Fisch, Milch, Kartoffeln, Gemüse, Obst (mit Ausnahme der vorstehend genannten Arten), Speisequark, Schichtkäse, Hüttenkäse, Butter, Margarine, Pflanzenöle, Backwaren aller Art.

Vollkost ●

In Auswahl und Zubereitungsweise der Lebensmittel keiner Einschränkung unterliegende, im Gehalt an essentiellen Nährstoffen, Energie und Ballaststoffen entsprechend den Empfehlungen für die Ernährung des Gesunden der jeweiligen Altersstufe (S. 61 f.) voll bedarfsdeckend zu kalkulierende, den üblichen Ernährungsgewohnheiten angepaßte, *die verbreiteten Ernährungsfehler (Fett, Zucker, Kochsalz usw., S. 75) jedoch bestmöglich vermeidende Kost.*

Zu beachten: Begriff der *Vollkost* nicht gleichzusetzen mit dem auch die zahlreichen „normalen" Ernährungsfehler der Konsumenten beinhaltenden Begriff der *Normalkost* oder *Durchschnittskost!* Sich daraus ergebende Konsequenz für die Beratungspraxis siehe S. 75.

Zuckerarme Kost ●

Reduktion des Zuckergehalts (Disaccharide, Monosaccharide) auf < 5-6% *(< 15 g/1000 kcal, strenge Form)* bzw. < 10% der Energiezufuhr *(< 25 g/1000 kcal, erweiterte Form).*

Hinweise zur Kostgestaltung: Prinzipiell gleiches Vorgehen wie bei **saccharosearmer Kost* ●, jedoch unter Limitierung auch solcher Lebensmittel, die andere Zucker (Invertzucker, Glucose, Fructose, Maltose, Isomaltose, Lactose) oder Sorbit in ins Gewicht fallender Menge enthalten. Auswahl und mengenmäßige Bemessung der für diese Kost geeigneten Kohlenhydratträger nach der Höhe ihres Zuckeranteils (S. 24f.). Süßstoffe (Saccharin, Cyclamat, Aspartame) nach Bedarf.

Literaturverzeichnis

1. ACOSTA PB, BLASKOVICS M, et al (1982) Nutrition in pregnancy of women with hyperphenylalaninemia. J Amer Diet Ass 80: 443-450
2. ACOSTA PB, STEPNICK-GROPPER S (1986) Problems related to diet management of maternal phenylketonuria. J Inher Metab Dis 9, Suppl. 2: 183-201
3. AEBI H, BLUMENTHAL A, et al (1984) Zweiter Schweizerischer Ernährungsbericht. 2. Aufl, Verlag Hans Huber, Bern Stuttgart Wien
4. AGGETT PJ, DAVIES NT (1983) Some nutritional aspects of trace metals. J Inher Metab Dis 6, Suppl 1: 22-30
5. AHNEFELD FW, GRÜNERT A (Hrsg) (1985) Grundlagen und Klinik der enteralen Ernährung. Springer, Berlin Heidelberg New York
6. AHNEFELD FW, SCHMITZ JE (1986) Infusionstherapie - Ernährungstherapie. Kohlhammer, Stuttgart
7. AL-BANDER SY, NIX L, et al (1988) Food chloride distribution in nature and its relation to sodium content. J Amer Diet Assoc 88: 472-475
8. American Dietetic Association (1981) Handbook of clinical dietetics. Yale University Press, New Haven and London
9. American Heart Association (1984) Special report: Recommendations for treatment of hyperlipidemia in adults. Circulation 69: 1065
10. ANDRIA G, SEBASTIO G, et al (1982) Arginine supplementation in lysinuric protein intolerance. J Inher Metab Dis 5, Suppl 1: 61-62
11. ANEMUELLER H (1987) Das Grunddiät-System. 3. Aufl, Hippokrates, Stuttgart
12. ANGELILLO VA, BEDI S, et al (1985) Effects of low and high carbohydrat feedings in ambulatory patients with chronic obstructive pulmonary disease and chronic hypercapnia. Ann Intern Med 103 (6pt1): 883-885
13. Anonym (1979) Guidelines for essential trace element preparations for parenteral use. A statement by an expert panel. J Amer Med Ass 241: 2051
14. ASKAR A, TREPTOW H (1986) Biogene Amine in Lebensmitteln. Eugen Ulmer, Stuttgart
15. ASNES RS, WISOTSKY DH, et al (1982) The dietary chloride deficiency syndrome occuring in a breast fed infant. J Pediatr 100: 923-924
16. BACHMANN C (1987) Hyperammoniämie: Überlegungen zum diagnostischen und therapeutischen Vorgehen. In: STEHR K, BÖHLES HJ (Hrsg): Stoffwechselerkrankungen im Kindesalter. perimed, Erlangen
17. BACHMANN C, COLOMBO JP (1982) Hyperammoniämie: Ein Vorschlag für das diagnostische und therapeutische Vorgehen. Pädiatrie und Pädologie 17: 141-148
18. BACHMANN KD (1980) Diabetes mellitus im Kindes- und Jugendalter. Georg Thieme, Stuttgart New York
19. BARBOSA E, FREEMAN J, et al (1984) Ketogenic diets for treatment of childhood epilepsy. In: Nutritional Management. The Johns Hopkins Handbook. W. B. Saunders Company, Philadelphia etc., 272-292
20. BARKER DJP, MORRIS J, NELSON M (1986) Vegetable consumption and acute appendicitis in 59 areas in England und Wales. Brit Med J 292: 927-930
21. BARON DK (1986) Optimale Ernährung des Sportlers. Perimed Fachbuch-Verlagsgesellschaft mbH, Erlangen
22. BATSFORD S Ernährung und Autoimmunerkrankungen. In: KLUTHE R: Ernährungsmedizin 1987. Dustri Verlag, Deisenhofen. S 107-111

23. BEACH RS (1983) Nutrition and the acquired immunodeficiency syndrome. Ann Intern Med 99: 565
24. BECKER K, LOMBECK I, et al (1979) Primäre Hypomagnesiämie. Mschr Kinderhk 127: 37–42
25. BEISEL WR (1982) Single nutrients and immunity. Amer J Clin Nutr 35, Feb Suppl: 417–458
26. BELL SJ, WYATT J (1986) Nutrition guidelines for burned patients. J Amer Diet Ass 86: 648–653
27. BERLIT P (1986) Die zentrale pontine Myelinolyse. Nervenarzt 57: 624–633
28. BICKEL H (1983) Diät- und Koenzymtherapie bei erblichen Stoffwechselkrankheiten. Mschr Kinderkh 131: 488–494
29. BICKEL H, WACHTEL U (Edit) (1985) Inherited diseases of amino acid metabolism. Thieme, Stuttgart New York
30. BIGGEMANN B, HILGARTH R, et al (1986) Glykogenose Typ I: Erweiterung der Therapie mit ungekochter Maisstärke. Monatsschr Kinderheilk 134: 142–145
31. BITSCH R (1987) Alkohol und Vitaminstoffwechsel. Ernährungs-Umschau 34: 161–166
32. BITTINER SB, TUCKER WFG, et al (1988) A double-blind, randomised, placebo-controlled trial of fish oil in psoriasis. Lancet I: 378–380
33. BJERVE KS (1987) α-Linolenic acid deficiency in adult women. Nutrition Reviews 45: 15–19
34. BLASS JP Inborn errors of pyruvate metabolism. In: STANBURY JB, WYNEGAARDEN JB et al (Edit): L. c. Nr 385[1], S. 193f. (1983)
35. BLOCH AS, SHILS ME: Appendix. In: GOODHART RS, SHILS ME (Edit): L. c. Nr 136, S 1244f. (1980)
36. BODINSKI LH (1987) The nurse's guide to diet therapy. John Wiley & Sons, New York etc.
37. BÖHLES HJ
    a. Infusionstherapie und klinische Ernährung in der Kinderheilkunde. In: REISSIGL H (Hrsg) L. c. Nr 324, Band VI (1983)
    b. Stoffwechselerkrankungen. In: STEPHAN U: Langzeittherapie im Kindes- und Jugendalter. Hippokrates, Stuttgart 1988
38. BOETTCHER-VERMANI R (1985) Betreuung von diätbedürftigen Patienten am Beispiel von Hindus. Ernährungs-Umschau 32 (Sonderheft): S 22–S 24
39. BONJOUR JP (1979–1981) Vitamins and alcoholism. Internat J Vit Nutr Res 49: 434–441; 50: 96–121; 50: 215–230; 50: 321–338; 50: 425–440; 51: 166–177; 51: 307–318
40. BORUM PR, TAGGART EM (1986) Carnitine nutriture of dialysis patients. J Amer Diet Ass 86: 644–647
41. BOWER RH, TALAMINI MA, SAX HC, et al (1986) Postoperativ enteral vs parenteral nutrition. Arch Surg 121: 1040–1045
42. BRAUN OH (1984) Zwischendiäten in der Behandlung der Durchfallserkrankungen des Säuglings. Tägl prax 25: 277–282
43. BREIT A, JASEK W, et al (1986) Austria-Codex. Fachinformation 1986/87. S LII: Infusionslösungen. Österr. Apotheker-Verlagsges. mbH, Wien
44. BREMER HJ Stoffwechseldefekte der Aminosäuren. In: von HARNACK G-A (Hrsg): L. c. Nr 162, S 58–75 (1985)
45. BRENNER BM (1983) Hemodynamically mediated glomerular injury and the progressive nature of kidney disease. Kidney International 23: 647–655

---

[1] L. c. (Loco citato) Nr. 385 = Hinweis auf die vollständige bibliographische Quellenangabe unter dem Literatur-Titel Nr. 385.

46. BRENNER BM, MEYER TW, et al (1982) Dietary protein intake and the progressive nature of kidney disease. New Engl J Med 307: 652–659
47. BRUINVELS J, PEPPLINKHUIZEN L (1986) Serine, glycine and carbohydrates in schizoaffective disorders. Bibliotheca Nutritio et Dieta (Karger Basel) No 38: 168–172
48. BRUNZELL JD, BIERMANN EL (1982) Chylomicronemia Syndrome. Interaction of genetic and acquired hypertriglyceridemia. Med Clin North America 66: 455–468
49. BÜTTNER D, PICHLMAYR R, CANZLER H (1978) Chirurgische und diätetische Probleme subtotaler Dünndarmresektionen im Erwachsenenalter. Münch med Wschr 120: 1489–1492
50. BÜTTNER M (1982) Ergebnisse der Fluoridierung in der Schweiz. Mschr Kinderhk 130: 471–472
51. BUIST NRM, KENNAWAY NG, et al Tyrosinemia Typ II: Hepatic cytosol tyrosine aminotransferase deficiency (The „RICHNER-HANHART Syndrome"). In: BICKEL H u. WACHTEL U (Edit): L. c. Nr 29 (1985)
52. BUKOFF PRIDDY ML (1985) Gastric reduction surgery. A dietitians experience and perspective. J Amer Diet Ass 85: 455–459
53. BULLA M (1984) Diät bei Niereninsuffizienz im Kindesalter. Akt Ernährung 9: 119–128
54. BULLA M, SPIERING U (1979) Diät-Ratgeber für Niererkrankungen im Kindes- und Erwachsenenalter. Bibliomed-Verlag, Melsungen
55. Bundesverband der diätetischen Lebensmittelindustrie e. V. (1986) Grüne Liste 1986. Verzeichnis diätetischer und diätgeeigneter Lebensmittel. Editio Cantor, Aulendorf
56. Bundesverband der Pharmazeutischen Industrie (1988) Rote Liste 1988. Ziffer 51: Infusions- und Standardinjektionslösungen. Editio Cantor, Aulendorf
57. van BUREN CT, KAHAN BD (1988) The renal transplant patient. In: KINNEY JM, JEEJEEBHOY KN, et al (Edit): Nutrition and metabolism in patient care. S 558–566. W. B. Saunders Company, Philadelphia London etc
58. BUSCHMANN L, KRUSE H (1986) Morbus Wilson. Ernährungs-Umschau 33: 303–306
59. BUTENANDT I, DÖRR HG, et al (1986) Pseudohypoaldosteronism: Treatment and clinical course in two siblings. Mschr Kinderhk 134: 544–546
60. CALIGIORE P, MACRAE FA, et al (1982) Peroxidase levels in food: relevance to colorectal cancer screening. Amer J Clin Nutrit 35: 1487–1489
61. CANZLER H (1978) Diagnostische Diäten. Akt Ernährung 3: 31–37
62. CANZLER H (1979) Kostaufbau nach Magen-Darm-Operation. Akt Ernährung 4: 122–127
63. CANZLER H (1981) Natriumrestriktion in der Therapie bei essentieller Hypertonie. Akt Ernähr 6: 100–106
64. CANZLER H (1986) Maldigestion und Malabsorption. In: HUTH K, KLUTHE R: Lehrbuch der Ernährungstherapie. Thieme, Stuttgart New York
65. CARPENTER TO, LEVY HL, et al (1985) Lysinuric protein intolerance presenting as childhood osteoporosis. New England J Med 312: 290–294
66. CASPARY WF, SCHIESSEL R (1982) Postoperative Folgezustände nach Vagotomie. Internist 23: 486–493
67. CHALMERS RA, DE SOUSA C, et al (1985) L-carnitine and glycine therapy in isovaleric acidaemia. J Inher Metab Dis 8, Suppl 2: 141–142
68. CHANTELAU EA (1988) Diät-Liberalisierung bei Typ-I-Diabetes mellitus. Urban & Schwarzenberg, München Wien Baltimore

69. Chicago Dietetic Association (1981) Manual of clinical dietetics. 2. Edit, W. B. Saunders Comp., Philadelphia London Toronto Sydney
70. CHIPPONI JX, BLEIER JC, et al (1982) Deficiencies of essential and conditionally essential nutrients. Amer J Clin Nutrit 35: 1112-1116
71. CLEMENTS RS, DARNELL B (1980) Myo-inositol content of common foods: development of a high-myo-inositol diet. Amer J Clin Nutr 33: 1954-1967
72. COHEN D, DODDS R, VIBERTI G (1987) Effect of protein restriction in insulin dependent diabetics at risk of nephropathy. Brit Med J 294: 795-798
73. CONNOR WE, CONNOR SL (1982) The dietary treatment of hyperlipidemia. Med Clin North America 66: 485
74. Council on Scientific Affairs (1987) Vitamin preparations as dietary supplements and as therapeutic agents. J Amer Med Ass 257: 1929-1936
75. CREMER HD, et al (Hrsg) (1972-1988) Ernährungslehre und Diätetik. Bd I-IV. Georg Thieme, Stuttgart
76. DAESCHEL IE, JANICK LS, et al (1983) Diet and growth of children with glykogen storage disease types I and III. J Amer Diet Ass 83: 135-141
77. DARLINGTON LG, RAMSEY NW, MANSFIELD JR (1986) Placebo-controlled, blind study of dietary manipulation therapy in rheumatoid arthritis. Lancet I: 236-239
78. DAWEKE H, HAAS J, IRMSCHER K (1985) Diätkatalog. 3. Aufl, Springer, Berlin Heidelberg New York Tokyo
79. DEHMER GJ, POPMA JJ, et al (1988) Reduction in the rate of early restenosis after coronary angioplasty by a diet supplemented with n-3 fatty acids. New Engl J Med 319: 735-740
80. DEMLING L (1984) Peptisches Ulcus. In: DEMLING L (Hrsg): Klinische Gastroenterologie. 2. Aufl, Bd I, S 357. Georg Thieme, Stuttgart New York
81. DEMOPOULOS HB (1966) Effects of reducing the phenylalanine-tyrosine intake of patients with advanced malignant melanoma. Cancer 19: 657-664
82. DETER HC, PETZOLD E, et al (1983) Katamnestische Ergebnisse einer klinisch-psychosomatischen Behandlung von 103 Patienten mit Anorexia nervosa aus internistischer Sicht unter besonderer Berücksichtigung der Mortalität. Inn Med 10: 3-12
83. Deutsche Gesellschaft für Ernährung (1984/88) Ernährungsbericht 1984 u. 1988. Frankfurt a. M.
84. Deutsche Gesellschaft für Ernährung (1986) Empfehlungen für die Nährstoffzufuhr. 4. erweiterte Überarbeitung. Umschau Verlag, Frankfurt a. M.
85. Deutsche Gesellschaft für Ernährung (1987) Stellungnahme zur Vollwert-Ernährung. Ernährungs-Umschau 34: 308-310
86. DITSCHUNEIT H, WECHSLER JG (1981) Das modifizierte Fasten. Witzstrock, Baden-Baden Köln New York
87. DOOS M, SIXEL-DIETRICH F, et al (1985) The glucose effect in acute hepatic porphyrias: a clinical evaluation. In: HOLM E, KASPER H (Edit) Metabolism and Nutrition in Liver Disease. MTP Press, Limited Lancaster etc
88. DRAXLER HV (1988) Flüssigkeits- und Elektrolyttherapie sowie totale parenterale Ernährung beim Erwachsenen während der perioperativen Periode. In: REISSIGL H (Hrsg) L. c. Nr 324, Bd IV, S 23-77
89. DRAXLER HV, MEISSL G, et al (1988) Die Verbrennungskrankheit. In: REISSIGL H (Hrsg) L. c. Nr 324, Bd IV, S 233-271
90. DREIZEN S (1979) Nutrition and the immune response - a review. Internat J Vit Nutr Res 49: 220-228
91. DREWS H (1988) Natriumreduzierte und natriumarme Lebensmittel. Ernährungs-Umschau 35: 419-422

92. DROESE W, KERSTING M (1984) Probleme der Säuglings- und Kinderernährung heute. Ernährungs-Umschau 31: 3-9
93. DROESE W, STOLLEY H, et al: Diät-Vorschläge für überernährte Kinder. idis-Institut f. Dokumentation u. Information über Sozialmedizin und öffentliches Gesundheitswesen o. J.
94. DROGARI E, SMITH I, et al (1987) Timing of strict diet in relation to fetal damage in maternal phenylketonuria. Lancet II: 927-930
95. DRUBE HCH, KLEIN UE (1966) Die internistische Behandlung der Resorptionsstörungen nach Dünndarmresektion. Internist 7: 268-273
96. DRUML W (1984) Sondenernährung bei Niereninsuffizienz. In: LOCHS H, SAILER D (Hrsg) Enterale Ernährungstherapie. S 188-198. Zuckschwerdt, München Bern Wien
97. DRUML W (1985) Nierenerkrankungen. In: REISSIGL H (Hrsg) L. c. Nr 324, Bd V, S 17-64
98. DURAN M, WADMAN SK (1985) Thiamine-response inborn errors of metabolism. J Inher Metab Dis 8, Suppl 1: 70-75
99. van DUYN MA, MOSER AE, et al (1984) The design of a diet restricted in saturated very long-chain fatty acids: therapeutic application in adrenoleukodystrophy. Amer J Clin Nutr 40: 277-284
100. DWYER J, FOULKES E, et al (1985) Acid/alkaline ash diets: Time for assesment and change. J Amer Diet Ass 85: 841-845
101. EBERLE G, WOLTER R (1985) Fluoridkarte der Bundesrepublik Deutschland. Wissenschaftliches Institut der Ortskrankenkassen Bonn
102. ECKART J, ADOLPH M (1981) Flüssigkeitszufuhr und parenterale Ernährung beim Beatmungspatienten. Akt Ernähr 6: 152-162
103. EGGER J (1987) Das hyperkinetische Syndrom. Ernährungs-Umschau 34: S 555-S 557. Sonderheft.
104. EGGER J, CARTER CM, et al (1983) Is migraine food allergy? Lancet II: 865-868; Oligoantigenic diet treatment etc (1989) J Pediatr 114: 51-58
105. EGGER J, CARTER CM, et al (1985) Controlled trial of oligoantigenic treatment in the hyperkinetic syndrome. Lancet I: 540-545
106. EHRET CF, z. n. CRAIG A in JONG EC (1987) The travel and tropical medicine manual. S 37-44. W. B. Saunders Comp., Philadelphia
107. ELLIS J, FOLKERS K, WATANABE T, et al (1979) Clinical results of a crossover treatment with pyridoxine and placebo of the carpal tunnel syndrome. Am J Clin Nutrition 32: 2040-2046
108. ELMADFA J, BOSSE W (1985) Vitamin E. Eigenschaften, Wirkungsweise und therapeutische Bedeutung. Wiss Verlagsgesellschaft mbH, Stuttgart
109. ENGEL AG, REBOUCHE CJ (1984) Carnitine metabolism and inborn errors. J Inher Metab Dis 7, Suppl 1: 38-43
110. FAHRENBERGER A, LEITZMANN C (1982) Akne und Ernährung. Ernährungs-Umschau 29: 3-6
111. FAHRNER HA (1978) Das Heilfasten. Hippokrates, Stuttgart 49: 64-83
112. FEEHALLY J, HARRIS KPG, et al (1986) Is chronical renal transplant rejection a non-immunological phenomenon? Lancet II: 486-488
113. FEKL W, BRANDL M (1980) Bilanzierte Diät in der Therapie. perimed Fachbuch-Verlagsgesellschaft, Erlangen
114. FELDKAMP G, KOCH E (1981) Der Brandverletzte. Behandlung, Pflege, Organisation. Springer, Berlin Heidelberg
115. FERGUSON R, BASU MK, et al (1976) Jejunal mucosal abnormalities in patients with recurrent aphthous ulceration. Brit Med J I: 11-13

116. FERRIS AM, DALIDOWITZ CK, et al (1988) Lactation outcome in insulindependent diabetic women. J Amer Diet Assoc 88: 317-322
117. FICHTER MM (1985) Magersucht und Bulimia. Springer, Berlin Heidelberg New York
118. FOLKERS K, SHIZUKUISHI S, et al (1984) The biochemistry of vitamin B_6 is basic to the cause of the chinese restaurant syndrome. Hoppe-Seyler's Z Physiol Chem 365: 405-414
119. FOSCHI D, CAVAGNA G, CALLIONI F, et al (1986) Hyperalimentation of jaundiced patients on percutaneous transhepatic biliary drainage. Brit J Surg 73: 716-719
120. FOURNIER A, MORINIERE P, et al (1986) Calcium carbonate, an aluminium-free agent for control of hyperphosphatemia, hypocalcemia, and hyperparathyroidism in uremia. Kidney International, Vol 29, Suppl 18: 114-119
121. FRIEDRICH W (1987) Handbuch der Vitamine. Urban & Schwarzenberg, München Wien Baltimore
122. FRÖHLING PT, LINDENAU K (1988) Ernährungstherapie bei chronischer Niereninsuffizienz. Akt Ernähr 13: 28-34
123. FROHBERGER U Ernährungseinflüsse auf die Trainierbarkeit der Muskulatur. Symposion „Muskeltraining in Sport und Rehabilitation" (Persönliche Mitteilung)
124. GALASKE RG, BURDELSKI M, BRODEHL J (1986) Primär polyurisches Nierenversagen und akute gelbe Leberdystrophie nach Infusion von Zuckeraustauschstoffen im Kindesalter. Dtsch med Wschr 111: 978-983
125. GARG A, BONANOME A, et al (1988) Comparison of a high-carbohydrate diet with a high-monounsaturated-fat diet in patients with non-insulin-dependent diabetes mellitus. New Engl J Med 319: 829-834
126. GASSER G, VAHLENSIECK W (1985) Pathogenese und Klinik der Harnsteine XI. Steinkopff, Darmstadt
127. GATTI R, LAMEDICA G, et al (1986) Long-term cornstarch therapy in glycogen storage disease types I, I b and III. J Inher Metab Dis 9, Suppl 2: 280-283
128. GERSON WT, SWAN P, WALKER WA (1987) Nutrition support in cystic fibrosis. Nutrition Reviews 45: 353-360
129. GIOVANNETTI S (1986) Answers to ten questions on the dietary treatment of chronic renal failure. Lancet II: 1140-1142
130. GITZELMANN R, BAERLOCHER K, STEINMANN B (1987) Carnitin in der Medizin. Schattauer, Stuttgart
131. GITZELMANN R, STEINMANN B (1982) Clinical and therapeutic aspects of non-ketotic hyperglycinaemia. J Inher Metab Dis 5, Suppl 2: 113-116
132. GJESSING LR, LUNDE HA, et al (1986) A new patient with hyperornithinaemia, hyperammonaemia and homocitrullinuria treated early with low protein diet. J Inher Metab Dis 9: 186-192
133. GLATZEL H (1982) Wege und Irrwege moderner Ernährung. Hippokrates, Stuttgart
134. GÖTZ ML, RABAST U (1987) Diättherapie. Thieme, Stuttgart New York
135. GONSIOR S (1985) Betreuung von diätbedürftigen Patienten am Beispiel von Mohammedanern. Ernährungs-Umschau 32 (Sonderheft): S 19-S 21
136. GOODHART RS, SHILS ME (Edit) (1980) Modern nutrition in health and disease. 5. Edit, Lea & Febiger, Philadephia
137. GRAND RJ, SUTPHEN JL, DIETZ WH (1987) Pediatric nutrition. Theory und practice. Butterworth, Boston London Durban
138. GRANEY AS, SMITH LB, et al (1986) Gastric partitioning for morbid obesity.

Postoperative weight loss, technical complications, and protein status. J Amer Diet Ass 86: 630-635
139. GREEN A, MARSHALL TG, et al (1985) Riboflavin-responsive ethylmalonic-adipic aciduria. J Inher Metab Dis 8: 67-70
140. GRETZ N, GIOVANNETTI S, et al (1988) Low protein diet and progression of chronic renal failure. Klin Wschr 66: 416-417
141. GRIES E, SINGER MV (1987) Singultus-Ursachen und Therapie. Dtsch med Wschr 112: 1749-1753
142. GRIES FA, et al (1976) Adipositas. Springer, Berlin Heidelberg New York
143. GRIFFIN GE, FAGAN EF, et al (1982) Enteral therapy in the management of massiv gut resection complicated by chronic fluid and electrolyte depletion. Digest Diseas Sciences 27: 902-908
144. GRIMM RH, LEON AS, HUNNINGHAKE DB, et al (1981) Effects of thiazide diuretics on plasma lipids and lipoproteins in mildly hypertensive patients. A double-blind controlled trial. Ann Intern Med 94: 7-11
145. GROOT EH, TEUNISSEN MH (1978) Makrobiotische Ernährung. Ernährungs-Umschau 25: 271-273
146. GRÜTTNER R (1982) Säuglingsernährung heute. Springer, Berlin Heidelberg New York Tokyo
147. GUESRY PR, SECRETIN M-C, et al (1986) Neue Aspekte der Ernährung von Neugeborenen mit niedrigem Geburtsgewicht. Mschr Kinderhk 134: 508-514
148. HAAS R Dr. Haas Top-Diät. BLV Verlagsgesellschaft, München o. J.
149. HACKL JM, RUMPL E (1985) Neurologische und psychiatrische Erkrankungen. In: REISSIGL H (Hrsg) L. c. Nr 324, Bd V; S 231f.
150. HÄBERLE M (1987) Zur Problematik diätetischer Empfehlungen bei Lebensmittelunverträglichkeiten - Lebensmittelchemische und klinisch-praktische Aspekte bei peroraler Nickelsensibilisierung. Zbl Haut- u. Geschlechtskr Bd 153: 1-9
151. HÄBERLE M (1987) Nickelallergie - Indikation und Durchführung einer nickelarmen Diät. Ernährungs-Umschau 34: 48-52
152. HÄBERLE M (1987) Salicylate und biogene Amine - natürliche Inhaltsstoffe von Nahrungsmitteln als Auslöser von Pseudoallergien. Ernährungs-Umschau 34: 287-296
153. HÄBERLE M (1987) Klinische und lebensmittelchemische Aspekte bei Unverträglichkeitsreaktionen auf Salicylat- und Additivahaltige Lebensmittel. In: HORNSTEIN OP, et al (Hrsg) Neue Entwicklungen in der Dermatologie. Springer-Verlag, Berlin Heidelberg
154. HAFFEJEE JE (1988) Effect of oral folate on duration of acute infantile diarrhoea. Lancet II: 334-335
155. HAFTER E (1978) Praktische Gastroenterologie. 6. Aufl, Georg Thieme, Stuttgart
156. HAGENMÜLLER F (1981) Allgemeine Maßnahmen. In: BLUM AL, SIEWERT JR (Hrsg) Refluxtherapie. Gastrooesophageale Refluxkrankheit: Konservative und operative Therapie. Springer, Berlin Heidelberg New York
157. HALLBERG L (1986) Nahrungsprotein und die Resorption von Mineralien und Spurenelementen, insbesondere Eisen. Verh Dtsch Ges inn Med 92: 743-749
158. HALVERSON JD (1986) Micronutrient deficiencies after gastric bypass for morbid obesity. The American Surgeon 52: 594-598
159. HARMS HK (1979) Ernährung bei Zöliakie. Akt Ernähr 4: 19-25
160. HARMS HK (1984) Die orale Rehydratation bei der akuten Säuglingsenteritis. Mschr Kinderhk 132: 501-502
161. HARMS HK, BERTELE RM (1983) Die schwere protrahierte Säuglingsdiarrhoe („intractable diarrhoea"). Mschr Kinderhk 131: 428-435

162. v. HARNACK G-A (Hrsg) (1985) Therapie der Krankheiten des Kindesalters. 3. Aufl, Springer, Berlin Heidelberg New York Tokyo
163. HASSLACHER Ch (1988) Eiweiß- und Kochsalzrestriktion in der Diabetesdiät. Akt Ernähr 13: 20–23
164. HATHCOCK JN (1978) Nutrition and drug interrelations. Academic Press, New York San Francisco London
165. HAUCK H, HORNSTEIN OP, BÄURLE G (1985) Die Bedeutung von Diäten für die Diagnostik und Therapie von Hauterkrankungen usw. Zbl Haut- u. Geschlechtskrankh 150: 809–823
166. HAZELL T (1985) Minerals in foods: Dietary sources, chemical forms, interactions, bioavailability. Wld Rev Nutr Diet, Vol 46: 1–123 (Karger, Basel)
167. HEANEY RP (1987) The role of nutrition in prevention and management of osteoporosis. Clinical Obstetr and Gynecol 50: 833–846
168. HEBERER M (1985) Sondenernährung in der operativen Intensivmedizin. In: ENCKE A, HEBERER G, et al (Hrsg) Chirurgische Intensivmedizin. Urban & Schwarzenberg, München Wien Baltimore
169. HEEPE F (1961) Die Vitamine in der Diät- und Küchenpraxis. Dr. Dietrich Steinkopff, Darmstadt
170. HEEPE F (1970) Die chronische Obstipation. Dtsch Ärztebl 67: 1010–1013
171. HEIDBREDER E, HEIDLAND A (1987) Therapie der Lactatacidose. Dtsch med Wschr 112: 729–730
172. HEIDEMANN PH, STUBBE P, et al (1979) Die hypothyreote Jodmangelstruma im Neugeborenenalter. Dtsch med Wschr 104: 423–427
173. HEINZE-WERLITZ C, SALFELD K (1987) Ernährungstherapie in der Dermatologie heute. Z Hautkr 62, Suppl 1: 121–124
174. HESKAMP R (1986) Indikationen für selbst hergestellte Sondennahrungen. In: HACKL JM (Hrsg) Die Diätassistentin und das Pflegepersonal bei der Durchführung der klinischen Ernährung. W. Zuckschwerdt, München Bern Wien San Francisco
175. HILGARTH R, BREMER HJ (1975) Angeborene Stoffwechselstörungen. Pädiatr Praxis 15: 311–347
176. HILGARTH R (1979) Wie entsteht ein Diätplan für ein Kind mit einer angeborenen Kohlenhydratstoffwechselstörung. Akt Ernährung 5: 237–240
177. HILGARTH R (1984) Diättherapie bei Glykogenose, Laktose- und Fruktoseintoleranz, Galaktosämie aus der Sicht des Diätassistenten. Ernährungs-Umschau 31: S 143–S 148, Sonderheft.
178. HOEG JM, GREGG RE, et al (1986) An approach to the management of hyperlipoproteinemia. J Amer Med Ass 255: 512–522
179. HÖVELS O, KALKER U, et al (1985) Fettsucht. Mschr Kinderhk 133: 409–416
180. HÖVELS O, MAKOSCH G, et al (1982) Adipositas im Kindesalter. Mschr Kinderhk 130: 576–589
181. HOFF G, MOEN IE, et al (1986) Epidemiology of polyps in the rectum and sigmoid colon. Scand J Gastroenterology 21: 199–204
182. HOFFMANN CJ, ZABIK ME (1985) Microwave cooking reheating etc. J Amer Diet Ass 85: 922f., 929f.
183. HOGAN SE, GATES RD, et al (1986) Experience with adolescents with phenylketonuria returned to phenylalanine-restricted diets. J Amer Diet Ass 86: 1203–1207
184. HOLLMANN W, HETTINGER Th (1980) Sportmedizin – Arbeits- und Trainingsgrundlagen. F. K. Schattauer, Stuttgart New York
185. HOLM E, LEWELING H, et al (1986) Protein- und Aminosäurenstoffwechsel bei

Leberinsuffizienz – infusionstherapeutische und diätetische Folgerungen. Verh Dtsch Ges Inn Med 92: 685–737
186. HOLM E, STAEDT U, et al (1983) Fettstoffwechsel und parenterale Fettzufuhr bei Leberinsuffizienz. Infusionstherapie 10: 184–204
187. HOLMBERG C, PERHEENTUPA J (1982) Congenital chloride diarrhoe. Ergebn inn Med N F 49: 137–172
188. HOLTMEIER H-J (1988) Das Magnesiummangelsyndrom. Hippokrates, Stuttgart
189. HOLTMEIER H-J (1988) Praktische Ernährungslehre. In: CREMER H-D et al (Hrsg) L. c. Nr 75; Bd IV
190. HORNSTRA G (1982) Dietary fats, prostanoids and arterial thrombosis. Martinus Nijhoff Publishers. The Hague, Boston London
191. HOWARD L, BIGAOUETTE J, et al (1983) Water soluble vitamin requirements in home parenteral nutrition patients. Amer J Clin Nutr 37: 421–428
192. HOWORKA K (1987) Funktionelle, nahe-normoglykämische Insulinsubstitution. Springer, Berlin Heidelberg New York
193. HUI YH (1988) Handbook of enteral and parenteral feedings. John Wiley & Sons, New York Chicester etc
194. HUMPLIK H, HUMPLIK K (1984) Die Humplik-Kur. 3. Aufl, Wilhelm Maudrich, Wien München Berlin
195. HUND-WISSNER E (1985) Praxis der Diättherapie bei Schwangerschaftsgestosen. Ernährungs-Umschau 32, Sonderheft: 84–87
196. HUNT MM, BERRY HK, WHITE PP (1985) Phenylketonuria, adolescence and diet. J Amer Diet Ass 85: 1328–1334
197. HUSE DM, LUKAS AR (1983) Dietary treatment of anorexia nervosa. J Amer Diet Assoc 83: 687–690
198. HUTH K (1979) Ernährung und Diätetik. Quelle u. Meyer, Heidelberg 1979
199. HUTH K, KLUTHE R (Hrsg) (1986) Lehrbuch der Ernährungstherapie. Georg Thieme, Stuttgart New York
200. HYANEK J, KOBILKOVA J, et al (1983) Studies of blood and breast milk amino acid concentrations in mothers with abnormal phenylalanine metabolism. J Inher Metab Dis 6, Suppl 2: 107–108
201. JAEGER P, PORTMAN L, et al (1986) Anticystinuric effects of glutamine and of dietary sodium restriction. New Engl J Med 315: 1120–1123
202. JAHNKE K (1977) Wege und Irrwege in der Diätetik des Diabetes. Akt Ernähr 2: 128–133
203. JEEJEEBHOY KN (Edit) (1988) Current therapy in nutrition. B. C. Decker Inc., Toronto Philadalphia
204. JENSEN OA (1977) Effect of dietetic factors on the growth of malignant melanomas. Trans Ophthal Soc U K 97: 402–406
205. JONES EG (1984) Feeding the infant with cleft lip and/or palate. In: KELTS DG, JONES EG (Edit) (1984) Manual of pediatric nutrition. S 230–236. Little, Brown and Company, Boston Toronto
206. JOOSSENS JV, HILL MJ, GEBOERS J (1985) Diet and human carcinogenesis. Excerpta Medica, Amsterdam New York Oxford
207. JUHLIN L (1986) Adverse reactions to food additives in chronic urticaria. In: ROE DA (Edit) Nutrition and the skin. Alan R. Liss, Inc. New York, S 163–177
208. KAFFARNIK H, SCHNEIDER J, STEINMETZ A (Hrsg) (1988) Aktuelle Gesichtspunkte der Hyperlipoproteinämien. Springer, Berlin Heidelberg New York Tokyo
209. KARLSON B, LEIJD B, HELLSTRÖM K (1986) On the influence of vitamin K-rich vegetables and wine on the effectiveness of warfarin treatment. Acta Med Scand 220: 347–350

210. KASPER H (1987) Ernährungsmedizin und Diätetik. 6. Aufl, Urban & Schwarzenberg, München Wien Baltimore
211. KASPER H, LUTZ W, et al (1979) Die Höhe der Nährstoff-, Cholesterin- und Ballaststoffzufuhr unter kohlenhydratarmer Diät usw. Akt Ernähr 4: 155-157
212. KEHRBERG H, ARND H (1982) Erfahrungen mit einer rein kohlenhydrat-bilanzierten Kost bei jugendlichen Diabetikern. Mschr Kinderhk 130: 221-224
213. KETZ HA, MÖHR M (1985) Ernährungsempfehlungen für die Bevölkerung der DDR. Ernährungsforschung 30: 1-23
214. KHAW K-T, BARRETT-CONNOR E (1987) Dietary potassium and stroke - associated mortality. New Engl J Med 316: 235-240
215. KING N, GOODWIN CWJr (1984) Use of vitamin supplements for burned patients: A national survey. J Amer Diet Ass 84: 923-925
216. KLEINBERGER G (1981) Parenterale Ernährung bei Diabetes mellitus. Intensivmed 18: 91-96
217. KLEINBERGER G (1985) Endokrine Krisen. In: REISSIGL H (Hrsg) L.c. Nr 324, Bd V, S 161-173
218. KLEINBERGER G (1984) Parenterale Ernährung leberinsuffizienter Patienten: Energiezufuhr. Krankenhausarzt 57: 1037-1045
219. KLEINBERGER G (1986) Parenterale Ernährung bei Leberinsuffizienz. Schweiz med Wschr 116: 545-549
220. KLEINBERGER G, LOCHS H (1985) Pankreatitis. In: REISSIGL H (Hrsg) L.c. Nr 324, Bd V, 102-118
221. KLEINBERGER G, SCHNEEWEISS B, et al (1984) Partielle parenterale Ernährung bei schwerer Virushepatitis. Leber Magen Darm 14: 78-82
222. KLIEGMAN RM, FANAROFF AA (1981) Neonatal necrotizing enterocolitis: A nine-year experience. Amer J Dis Child 135: 603-611
223. KLUTHE R (1978) Eiweiß- und elektrolytdefinierte Diäten bei Nierenerkrankungen. Akt Ernährung 3: 14-17
224. KLUTHE R (1978) Rationelle Natriumdiätetik. Akt Ernähr 3: 86-90
225. KLUTHE R, BETZLER H, et al (1985) Langzeitanalyse des Aminosäuren- und Eiweißstoffwechsels nach schwerem Polytrauma. Akt Ernähr 10: 4-13
226. KLUTHE R, QUIRIN H (1986) Ernährung bei Nierenkrankheiten. In: HUTH K, KLUTHE R (Hrsg) Lehrbuch der Ernährungstherapie, S 201-213, Georg Thieme, Stuttgart New York
227. KNICK B, KNICK J (1986) Diabetologie. 2. Auflage, W. Kohlhammer, Stuttgart
228. KNÜFERMANN H, WANNENMACHER M (1981) Begleitende Ernährungsführung unter Strahlentherapie. Therapiewoche 31: 2075-2081
229. KÖBBERLING J (1988) Jodprophylaxe mit Lugolscher Lösung? Dtsch med Wschr 113: 1900
230. KÖBBERLING J, WINDELER J (1985) Der Test auf okkultes Blut im Stuhl. Georg Thieme, Stuttgart New York
231. KÖNIG KG (1987) Karies und Parodontopathien. Ätiologie und Prophylaxe. Georg Thieme, Stuttgart New York
232. v. KOERBER KW, MÄNNLE Th, LEITZMANN C (1982) Vollwert-Ernährung. Grundlagen einer vernünftigen Lebensweise. 2. Aufl, K. F. Haug, Heidelberg
233. KOFRANYI E, WIRTHS W (1987) Einführung in die Ernährungslehre. 10. Aufl, Umschau Verlag, Franfurt a. M.
234. KOLB S (1988) Nutritive Prothesen. Thieme, Stuttgart New York
235. KOLB S, RUPPIN H, SAILER D, et al (1988) Enterale Langzeiternährung über perkutane endoskopisch kontrolliert plazierte Gastrostomiesonden. Med Klin 83: 96-99

236. KOLB S, SAILER D (1986) Grundzüge der parenteralen Ernährung bei internistischen Patienten. Akt Ernähr 11: 193-196
237. KONOPKA P (1984) Sport, Ernährung und Leistung. Wander GmbH, Osthofen. - (1985) Sporternährung. 2. Aufl, BLV Verlagsgesellschaft, München Wien Zürich
238. KORCH GC (1986) Sodium content of potable water: Dietary significance. J Amer Diet Ass 86: 80-83
239. KOWSARI B, FINNIE SK, et al (1983) Assessment of the diet of patients with rheumatoid arthritis. J Amer Diet Ass 82: 657-659
240. KRAUSE MV, MAHAN LK (1984) Food, nutrition, and diet therapy. 7th ed, W. B. Saunders Company, Philadelphia London etc
241. KRAUT H, KOFRANYI E, et al (1981) Der Nahrungsbedarf des Menschen. Bd 1. Dr. Dietrich Steinkopff Verlag, Darmstadt
242. KREMER JM, BIGAUOETTE J, MICHALEK AV, et al (1985) Effects of manipulation of dietary fatty acids on clinical manifestations of rheumatoid arthritis. Lancet I: 184-187
243. KRUMSIEK J, KRÜGER C, et al (1985) Tabak-Alkohol-Amblyopie. Fortschr Neurol Psychiatr 53: 88-93
244. KUDSK KA, STONE J, et al (1981) Nutrition in Trauma. Surgical Clinics of North America 61, No 3: 671-679
245. KÜBLER W, HÜPPE R (1985) Welche Nitrataufnahme ist für den Menschen vertretbar? Ernährungs-Umschau 32: 328-332
246. KÜNZER W, NIEDERHOFF H (1988) Vitamin-K-Versorgung der Neugeborenen. Dtsch Med Wschr 113: 432-438
247. KUITUNEN P, SAVILAHTI E, et al Kuhmilchintoleranz. In: GRÜTTNER R (Hrsg) L. c. Nr 146, S 178-191 (1982)
248. LAIDLAW SA, KOPPLE JD (1987) Newer concepts of the indispensable amino acids. Amer J Clin Nutr 46: 593-605
249. LANG K (1979) Biochemie der Ernährung. Dr. Dietrich Steinkopff, Darmstadt
250. LANKFORD TR, JACOBS-STEWARD PM (1986) Foundations of normal and therapeutic nutrition. John Wiley & Sons, New York Chichester Brisbane Toronto
251. LATHAM MC (1978) Human nutrition in tropical Africa. Food and Agriculture Organization of the United Nations Rome
252. LAUSTSEN J, FALLINGBORG J (1983) Enteral glucose-polymer-electrolyte solution in the treatment of chronic fluid and elektrolyte depletion in short-bowel syndrome. Acta Chir Scand 149: 787-788
253. LEIBER B (1975) Gibt es einen Orangenikterus? Internist prax 15: 359-365
254. LIEBERMEISTER H (1986) Wo steht die Adipositasbehandlung heute? Med Welt 37: 1398-1402
255. LIEBERMEISTER H (1988) Adipositas-Behandlung durch den niedergelassenen Arzt in der BRD. Akt Ernähr 13: 151-155
256. LIND L, LITHELL H, et al (1988) Reduction of blood pressure by treatment with alphacalcidol. Acta Med Scand 223: 211-217
257. LIPPERT ThH (1985) Ernährung bei Schwangerschaftsgestose. Ernährungs-Umschau 32, Sonderheft: 80-84
258. LOCHS H (1988) Infusions- und Ernährungstherapie bei entzündlichen Darmerkrankungen. In: REISSIGL H (Hrsg) L. c. Nr 324, Bd IV, S 169-184
259. LOCHS H, VOGELSANG H (1986) Ernährungstherapie in der gastroenterologischen Intensivmedizin. Zschr f Gastroenterologie, Verh-Bd 21: 116-121
260. LÖFFLER W (1986) Ernährungstherapie der Hyperurikämie - Wissenschaftliche Grundlagen und praktische Konsequenzen. Verh Dtsch Ges in Med 92: 484-492
261. LÜBKE HJ, FRIELING Th, WIENBECK M (1988) Künstliche enterale Ernäh-

rung bei kritisch Kranken – ein Fortschritt der Intensivtherapie? Med Klin 83: 112–117
262. LUTZ W (1986) Die Lutz-Diät. Ariston Verlag, Genf
263. MAGOMETSCHNIGG H, KRIEGER G, et al (1988) Parenterale Ernährung in der Herz-Thorax-Chirurgie. In: REISSIGL H (Hrsg) L. c. Nr 324, Bd IV, S 189–216
264. MALLOY MJ, KANE JP (1982) Hypolipidemia. Med Clin North America 66: 469–482
265. MANZ F (1986) Phosphat-Probleme im Kindesalter. Akt Ernähr 11: 80–84
266. MARTINIUS J, BLÄKER F (1986) Offizielle Erklärung der Deutschen Gesellschaft für Kinderheilkunde und der Deutschen Gesellschaft für Kinder- und Jugendpsychiatrie zur Frage der phosphatarmen Diät bei Kindern mit hyperkinetischem Syndrom. Mschr Kinderheilk 134: 703–704
267. MATTHEWS ME (1985) Microwave ovens: Effects on food quality and safety. J Amer Diet Ass 85: 919–921
268. McCABE BJ (1986) Dietary tyramine and other pressor amines in MAOI regimes: A review. J Amer Diet Ass 86: 1059–1064
269. McLAUGHLIN PJ, WEIRAUCH JL (1979) Vitamin E content of foods. J Amer Diet Ass 75: 647–665
270. MEHNERT H (1985) Tabulae diabetologicae. Aesopus-Verlag, Basel
271. MEHNERT H, SCHÖFFLING K (Hrsg) (1984) Diabetologie in Klinik und Praxis. 2. Aufl, Georg Thieme, Stuttgart New York
272. MEIGEL W, DETTKE T, et al (1987) Additive orale Therapie der atopischen Dermatitis mit ungesättigten Fettsäuren. Z Hautkr 62, Suppl 1: 100–103
273. MENDEN E, AIGN W (1982) Die Brot-Diät. Falken-Verlag, Niederhausen
274. MENGHINI G (1985) Total fasting followed by low calorie, salt-free diet as treatment of intractable cirrhotic ascites. In: HOLM E, KASPER H (Edit) Metabolism and nutrition in liver disease. MTP Press, Limited Lancaster etc
275. MERKUS FWHM (1984) Arzneimitttel vor, während oder nach der Mahlzeit? Wissenschaftl Verlagsanstalt, Stuttgart
276. MERTZ DP (1988) HDL-Cholesterin bei lipidspiegelsenkender Diät. Akt Endokr Stoffw 9: 172–178
277. MEYTHALER JM, VARMA RR (1987) Reye's syndrome in adults. Arch Intern Med 147: 61–64
278. MICHALS K, MATALON R, et al (1978) Dietary treatment of tyrosinemia type I. J Amer Diet Ass 73: 507–514
279. MOCH KJ (1988) Sport und Ernährung. Ernährungs-Umschau 35: B 41–B 44
280. MÖRL M (1984) Therapie des Coma hepaticum. Dtsch med Wschr 109: 503:506
281. MORDASINI R-C (1982) Sekundäre Hpyerlipoproteinämien bei chronischen Nierenkrankheiten. Huber, Bern Stuttgart Wien
282. MULLEN JL, CROSBY LO, ROMBEAU JL: Symposium on surgical nutrition. The Surgical Clinics of North America 61, Nr 3, June 1981
283. MULLER DPR, LLOYD JK, et al (1985) The role of vitamin E in the treatment of the neurological features of abetalipoproteinaemia and other disorders of fat absorption. J Inher Metab Dis 8, Suppl 1: 88–92
284. National Research Council (1980) Recommended dietary allowances (RDA). 9th ed. National Academy of Sciences Washington
285. NIESSEN KH (1986) Die toxikologische Situation auf dem Gebiet der Säuglings- und Kinderernährung. Mschr Kinderheilk 134: 403–408
286. NÖCKER J (1983) Die Ernährung des Sportlers. 3. Aufl, Hofmann-Verlag, Schorndorf

287. NOELLE H, KRANITZ S (1985) Makrelendiät. Ernährungs-Umschau 32: 301-302
288. NYHAN WL Disorders of propionate metabolism. In: BICKEL H, WACHTEL U (Edit) L. c. Nr 29, S 363 f. (1985)
289. OBERLEAS D, HARLAND BF (1981) Phytate content of foods: Effect on dietary zinc bioavailability. J Amer Diet Assoc 79: 433-436
290. OERTEL R, VETTER W (1988) Hypertonie und Ernährung. Internist 29: 270-278
291. OLSON JA (1987) Recommended dietary intakes (RDI) of vitamin A in humans. Amer J Clin Nutr 45: 704-716
292. OLSON RE (Edit Comm Nutrition Reviews) (1984) Present knowledge in nutrition. 5. Edition. The Nutrition Foundation, Inc, Washington D. C
293. O'REGAN S, YAZBECK S, et al (1986) Constipation a commonly unrecognized cause of enuresis. Am J Dis Child 140: 260-261
294. O'SULLIVAN P, LINKE RA, et al (1985) Evaluation of body weight and nutritional status among AIDS patients. J Amer Diet Assoc 85: 1483-1484
295. NN (1983) Verkündigung eines namhaften deutschen Gastroenterologen auf der Pressekonferenz der 38. Jahrestagg d Dtsch Gesellschaft f Verdauungs- u. Stoffwechselkrankh, München
296. OTTO H, NIKLAS L (1976) Die Betreuung des Diabetikers in der Praxis. Fischer, Stuttgart
297. PEMBERTON CM, GASTINEAU CF (1981) Mayo Clinic diet manual. 5. Edit, W. B. Saunders Comp, Philadelphia London Toronto Sydney
298. PENN D, SCHMIDT H, et al (1986) Carnitin in der Behandlung der Methylmalonazidurie (MMA). Monatsschr Kinderheilkd 134: 758-761
299. PERKIN JE, HARTJE J (1983) Diet and migraine: A review of the literature. J Amer Diet Ass 83: 459-463
300. PFANNENHAUSER W (1988) Essentielle Spurenelemente in der Nahrung. Springer, Berlin Heidelberg New York usw
301. PINCUS JH, BARRY K (1987) Influence of dietary protein on motor fluctuations in Parkinson's disease. Archives of Neurology 44: 270-272
302. PINGLETON SK, HARMON GS (1987) Nutritional management in acute respiratory failure. J Amer Med 257: 3094-3099
303. PIPER CM (1985) Very low protein diets in chronic renal failure: Nutrient content and guidelines for supplementation. J Amer Diet Ass 85: 1344-1346
304. PLAITAKIS A, SMITH J, et al (1988) Pilot trial of branched chain aminoacids in amyotrophic lateral sclerosis. Lancet I: 1015
305. POHLANDT F (1984) Aktuelle Aspekte der enteralen und parenteralen Ernährung von Frühgeborenen. Mschr Kinderhk 132: 393-395
306. POLSTER E (1981) Die praktische Durchführung der Diät bei Allergieerkrankungen. Ernährungs-Umschau 28: 69-71
307. POLSTER E (1986) Erfahrungen der Diätassistentin in der Diagnose und Therapie von Nahrungsmittelallergien. Ernährungs-Umschau 33: S 438-S 441, Sonderheft
308. POTTHOFF S (1982) Diätetische Maßnahmen bei Erkrankungen in der Schwangerschaft. Ernährungs-Umschau 29, Sonderheft: 451-455
309. PRITIKIN N, McGRADY PM (1984) The pritikin program for diet & exercise. 21. Aufl, Bantam Books, Toronto New York London Sydney Auckland
310. PRÜFER J (Hrsg) (1964/1971) Lehrbuch der Krankenernährung. 6. Aufl, Bd I/II. Urban & Schwarzenberg, München Berlin Wien
311. PRZYBILLA B, RING J (1987) Sulfit-Überempfindlichkeit. Hautarzt 38: 445-448
312. PRZYREMBEL H (1984) Diättherapie bei Glykogenose, Laktose- und Fruktose-

intoleranz, Galaktosämie aus der Sicht des Arztes. Ernährungs-Umschau 31: S 138-S 143, Sonderheft
313. PUDEL V (1982) Zur Psychogenese und Therapie der Adipositas. Untersuchungen zum menschlichen Appetitverhalten. 2. Aufl, Springer, Berlin Heidelberg New York Tokyo
314. PUDEL V (1985) Ernährungsberatung. Springer, Berlin Heidelberg New York Tokyo
315. RABAST U (1985) Grundlagen und Entwicklung der Sondenernährung. Akt Ernähr 10: 120-125
316. RABAST U (1986) Schwierigkeiten und Komplikationen bei der Sondenernährung. Beitr Infus therapie klin Ernähr 14: 151-166 (Karger, Basel)
317. RABAST U (1988) Diagnostik, Prophylaxe und Therapie bei Komplikationen der Sondenernährung. Med Klin 83: 257-262
318. RABAST U, HESKAMP R, et al (1986) Aufgaben eines Ernährungsteams bei der Sondenernährung. Ernährungs-Umschau 33: 472-477, Sonderheft
319. RABAST U, KASPER H, et al (1976) Kohlenhydratreduzierte, relativ fettreiche Diät. Verh Dtsch Ges inn Med 82: 1364-1379
320. RASMUSSEN H Hypophosphatasia. In: STANBURY JB, WYNGAARDEN JB, et al (Edit) L. c. Nr 385, S 1497-1507 (1983)
321. RAST J, ELLINGER-ALLEN JA, JOHNSTON JM (1985) Dietary management of rumination: four case studies. Amer J Clin Nutrition 42: 95-101
322. REH E (1982) Nahrungsbedingte Hypermotilität und Lernstörungen? Ein Beitrag zum hyperkinetischen Syndrom bei Kindern unter Berücksichtigung klinischer Befunde und tierexperimenteller Untersuchungen. Dissertation Hohenheim und Tübingen
323. REID RL (1987) Pathophysiology and treatment of premenstrual syndrome. In: GINSBURG BE, CARTER BF (Edit) Premenstrual syndrome. Plenum Press, New York London
324. REISSIGL H (Hrsg) (1983-1988) Handbuch der Infusionstherapie und klinischen Ernährung. Bd I-VI, Karger, Basel München Paris etc
325. REISSIGL H (1988) Akutes Nierenversagen - Aminosäurengemische. In: REISSIGL H (Hrsg) L. c. Nr 324, Bd IV, S 297
326. RESLER SS (1988) Nutrition care of AIDS patients. J Amer Diet Ass 88: 828-832
327. RICHTER M LICHT W, et al (1981) Abetalipoproteinaemie. Mschr Kinderhk 129: 651-653
328. RIETH H (1985) Anti-Pilz-Diät gegen pathogene Hefen im Intestinaltrakt. Pilzdialog 3: 47-48
329. RITTER U (1978) Diätetik der Gallenweg- und Bauchspeicheldrüsenleiden. In: CREMER HD et al (Hrsg) Ernährungslehre und Diätetik. Bd II/1, 218-234. Georg Thieme, Stuttgart
330. RODRIGUEZ-SORIANO J, VALLO A, et al (1983) Biochemical features of dietary chloride deficiency syndrome: A comparative study of 30 cases. J Pediatr 103: 209-214
331. ROE DA (1984) Nutrient and drug interactions. In: Nutrition Reviews „Present knowledge in nutrition". S 797-815. The Nutrition Foundation Inc, Washington, D. C.
332. ROE DA (1986) Nutrition and the skin. Alan R. Liss, Inc, New York
333. ROSE CI, HAINES DSM (1978) Familial hyperglycerolemia. J Clin Invest 61: 163-170
334. ROSENBERG LE Disorders of propionate and methylmalonate metabolism. In: STANBURY JB, et al (Edit) L. c. Nr 385, S 474f.

335. ROSENTHAL HB, BARNARD RJ, et al (1985) Effect of a high-complex-carbohydrate, low-fat, low-cholesterol diet on levels of serum lipids and estradiol. Amer J Med 78: 23-27
336. ROTH KS (1981) Biotin in clinical medicine - a review. Am J Clin Nutrition 34: 1967-1974
337. ROTTKA H (1978) Leichte Vollkost (anstelle von Galle-, Leber-, Magen-, Darm- „Schon"-Kost). Akt Ernähr 3: 3-7
338. ROTTKA H, HERMANN-KUNZ E, et al (1988) Berliner Vegetarier Studie - Erste Mitteilung. Akt Ernähr 13: 161-170
339. ROUSH GC, HOLFORD TR, et al (1987) Cancer risk and incidence trends. The connecticut perspective. Hemisphere Publishing Corporation Washington
340. RUDMAN D, SMITH RB, et al (1973) Ammonia content of food. Amer J Clin Nutr 26: 487-490
341. RÜTHER G (1984) Folgebehandlung pankreatektomierter Patienten aus der Sicht des Diätassistenten. Ernährungs-Umschau 31: S 33-S 39, Sonderheft.
342. RUNGE P, MULLER DPR, et al (1986) Oral vitamin E supplements can prevent the retinopathy of abetalipoproteinaemia. Brit J Ophthalm 70: 166-173
343. RUZICKA T (1987) Ernährung und atopisches Ekzem. Z Hautkr 62, Suppl 1: 96-99
344. SAILER D (1987) Die Rolle der Fettzufuhr in der parenteralen Ernährung. Akt Ernähr 12: 80-81
345. SAILER D (1987) Ernährung und Arzneimittel. Ernährungs-Umschau 34: S 514-S 516, Sonderheft
346. SAILER D (1988) Diät als Therapie - Bewegung in den Therapiekonzepten? Fortschr Med 106: 204-207
347. SAILER D, KOLB S, NEFF H (Hrsg) (1986) Künstliche Ernährung zu Hause. Karger, Basel München
348. SAKR AH (1971) Dietary regulations and food habits of muslims. J Amer Diet Ass 58: 123-126
349. SATTLER J, HESTERBERG R, LORENZ W, et al (1985) Inhibition of human and canine diamine oxidase by drugs used in an intensive care unit: relevance for clinical side effects? Agents and Actions 16: 3-4
350. SATTLER J, LORENZ W (1987) Nahrungsmittel-induzierte Histaminose. Münch Med Wschr 129: 551-556
351. SAWAYA WN, KHALIL JK, et al (1984) Mineral and vitamin content of goat's milk. J Amer Diet Ass 84: 433-435
352. SCHAEFER K, v. HERRATH D, et al (1987) Aktuelle Aspekte in der Therapie der urämischen Hyperphosphatämie. Dtsch med Wschr 112: 1707-1712
353. SCHÄFER KH (1985) Praktische Handhabung der Eisenversorgung in der Säuglingsernährung. In: GRÜTTNER R, ECKERT I (Hrsg) Beikost in der Säuglingsernährung. Springer, Berlin Heidelberg New York
354. SCHAUB J, SCHRÖDER H Parenterale Ernährung. In: von HARNACK G-A (Hrsg) L. c. Nr 162, S 961 f. (1985)
355. SCHLIERF G (1986) Diätetische Prävention der koronaren Herzkrankheit. Verh Dtsch Ges inn Med 92: 292-295
356. SCHMAHL FW, METZLER B, et al (1988) Ramadan. Gesundheitsgefährdungen während des Fastenmonats. Dt Ärztebl 85: C 732-C 734
357. SCHMIDT E (1982) Empfehlungen für die Ernährung des Säuglings einschließlich Beikost. Tägl Prax 23: 267-279
358. SCHMITZ JE (1986) Differenzierte klinische Ernährung bei Sepsis. Boehringer (Mannheim) Workshop Grainau

359. SCHMITZ JE, DÖLP R, et al (1985) Parenterale Ernährung, Stoffwechsel und Substrate. Arzneimitteltherapie 3: 162–172
360. SCHNITZER JG, SCHNITZER M Schnitzer-Intensivkost, Schnitzer-Normalkost. 10. Aufl, Schnitzer KG, St. Georgen o. J.
361. SCHÖCH G, GALGAN V (1984) Ist die Säuglingsernährung sicher? Tagg Berufsverband d Kinderärzte Deutschlands 1.–3.6. 84. Siegen, Sozialpädiatrie 6: 374–378
362. SCHOMERUS H (1981) Zentralnervöse Schäden durch Alkohol und ihre diätetische Behandlung. Z Gastroenterologie 19: 471–476
363. SCHOOS-BARBETTE S, GERARD J, et al (1984) A treatment of non-ketotic hyperglycinaemia. J Inher Metab Dis 7: 165–167
364. SCHRAITLE R, SIEBERT G (1986) Neubewertung der Fluoridzufuhr mit der Nahrung. Ernährungs-Umschau 33: 153–155
365. SCHREIER K (1979) Die angeborenen Stoffwechselanomalien. 2. Aufl, Georg Thieme, Stuttgart
366. SCHREZENMEIR J (1986) Klinische Ernährung bei Diabetes mellitus. Workshop Fa. Boehringer (Mannheim), Grainau
367. SCHULTZE G, OFFERMANN G, et al (1983) Schädigt unangemessener Verzehr von Eiweiß die Niere? Dtsch med Wschr 110: 810–814
368. SCHUSTER HP (1985) Exogene Intoxikationen. In: REISSIGL H (Hrsg) L. c. Nr 324, Bd V, S 174–181
369. SCHUSTER HP, KLEINBERGER G (1985) Herzerkrankungen. In: REISSIGL H (Hrsg) L. c. Nr 324, Bd V, S 4–16
370. SCHWANDT P (1987) Therapeutische Effekte diätetischer Maßnahmen bei Patienten mit Hyperlipoproteinämien. Akt Ernähr 12: 7–10
371. SCRIBA PC, GUTEKUNST R, et al (1986) Probleme der Jodprophylaxe. Verh Dtsch Ges inn Med 92: 263–270
372. SEHER A (1988) Fischöl. Dtsch med Wschr 113: 237
373. SEMSROTH M, HORCHER E (1988) Perioperative Flüssigkeits- und Ernährungstherapie im Kindesalter. In: REISSIGL H (Hrsg) L. c. Nr 324, Bd IV, S 78–127
374. SHEIHAM A (1983) Sugars and dental decay. Lancet I: 282–284
375. SHELLEY ED, SHELLEY WB (1984) The fish odor syndrome. Trimethylaminuria. J Amer Med Ass 251: 253–255
376. SHIH VE, ABROMS IF, et al (1977) Sulfite oxydase deficiency. New Engl J Med 297: 1022–1028
377. SHUSTER J, FINLAYSON B, SCHEAFFER RL, et al (1985) Primary liquid intake and urinary stone disease. J Chron Dis 38: 907–914
378. SILVERBERG S, LINDSAY R (1987) Postmenopausal Osteoporosis. Med Clin North Amer 71: 41–57
379. SIMKO V, McCARROLL AM, et al (1980) High-fat diet in a short bowel syndrome. Dig Dis Sci 25: 333–339
380. SIMON A, et al (1983) Weight Watchers Kochbuch. Mosaik Verlag, München
381. SÖNTGERATH Ch, PIETSCH R, et al (1987) Alkohol und Hypertonie. Herz/Kreislauf 19: 329–334
382. SOMMER E (1980) Ernährungsphysiologie, Truppenverpflegung. In: REBENTISCH E (Hrsg) Wehrmedizin. Urban & Schwarzenberg, München Wien Baltimore
383. SOUCI SW, FACHMANN W, KRAUT H (1986) Die Zusammensetzung der Lebensmittel. Nährwert-Tabellen 1986/87. 3. Aufl. Wissenschaftliche Verlagsgesellschaft mbH, Stuttgart

384. STÄHELIN HB (1986) Senile dementia to nutritional factors. Bibl theca Nutr Dieta (Karger, Basel) 38: 136-144
385. STANBURY JB, WYNGAARDEN JB, et al (1983) The metabolic basis of inherited disease. 5. Edit. McGraw-Hill Book Kompany, New York St. Louis San Francisco
386. STEHR K, BÖHLES HJ (1987) Stoffwechselerkrankungen im Kindesalter. perimed Fachbuch-Verlagsgesellschaft, Erlangen
387. STEINBERG D Phytanic acid storage disease (REFSUM's disease). In: STANBURY JB, WYNGAARDEN JB, et al (Edit) L. c. Nr 385, S 731f. (1983)
388. STEINHARDT HJ (1986) Nasogastrale und nasoenterale Sondenapplikation. Beitr Infus therapie klin Ernähr 14: 37-41 (Karger, Basel)
389. STEINHARDT HJ (1987) Therapie des Kurzdarmsyndroms. Dtsch med Wschr 112: 1139-1141
390. STEWART AF, ADLER M, et al (1982) Calcium homeostasis in immobilization: An example of resorptive hypercalciuria. New Engl J Med 306: 1136-1140
391. STINGL G (1982) Glutenfreie Diät bei Dermatitis herpetiformis Duhring. Hautarzt 33: 663
392. STOLLA A (1979) Wie entsteht ein Diätplan für ein Kind mit Phenylketonurie? Akt Ernähr 5: 227-229
393. STOLLA A (1987) Hyperkinetisches Syndrom im Kindesalter - aus der Sicht der Diätassistentin. Ernährungs-Umschau 34: S 558-S 559, Sonderheft.
394. STOLLEY H, KERSTING M, et al (1979) Bemerkungen zur sogenannten phosphatarmen Diät für Kinder mit hyperkinetischem Syndrom. Mschr Kinderheilk 127: 450-453
395. STORZ K, STROBEL CH, KLUTHE R (1988) Verfügbarkeit von Phosphor aus verschiedenen Lebensmitteln - eine in vitro Studie. Akt Ernähr 13: 83-87
396. STROHMEYER G (Hrsg) (1985) Enterale Ernährung mit Formuladiäten. Demeter, Gräfelfing
397. STUBBE P (1978) Toxikose. In: BACHMANN KD, EWERBECK H, et al (Hrsg) Pädiatrie in Praxis und Klinik. Bd I, S 5.14-5.18. Gustav Fischer, Stuttgart New York und Georg Thieme, Stuttgart
398. STUMPF DA, PARKER WD, et al (1985) Carnitine deficiency, organic acidemias and reye's syndrome. Neurology 35: 1041-1045
399. SWAIN AR, DUTTON SP, et al (1985) Salicylates in foods. J Amer Diet Ass 85: 950-959
400. TANAKA K, ROSENBERG LE Disorders of branched chain amino acid and organic acid metabolism. In: STANBURY JB, WYNGAARDEN JB et al (Edit) L. c. Nr 385, S 440f. (1983)
401. THIEL CL (1983) Nutritive Allergien - Diagnostik und Therapie. Klinikarzt 12: 781-791
402. THIEL HJ (1988) Ernährungsprobleme in der Onkologie. Akt Ernähr 13: 71-72
403. THOMAS B (1986) Vollkorn bietet mehr. Diaita-Verlag GmbH, Bad Homburg
404. THOMAS B, RIENERMANN U (1976) Die Rohfaseraufnahme in den letzten 100 Jahren. Ernährungs-Umschau 23: 301-303
405. TÓTH L (1982) Chemie der Räucherung. Verlag Chemie, Weinheim
406. TOUGER-DECKER R (1988) Nutritional considerations in rheumatoid arthritis. J Amer Diet Assoc 88: 327-331
407. TRISSEL LA (Edit) (1988) Handbook on injectable drugs. 5. Edit, American Society of Hospital Pharmacists. Bethesda MD
408. TROWELL H, BURKITT D, HEATON K (1985) Dietary fibre, fibre-depleted foods and disease. Academic Press, London Orlando New York

409. TRURNIT G (1983) Säuglings- und Kleinkind-Ernährung. Schöningh, Paderborn
410. TURNLUND JR (1988) Copper nutriture, bioavailability, and the influence of dietary factors. J Amer Diet Assoc 88: 303–308
411. UNTERMANN F (1986) Scombroid-Vergiftung. Ernährungs-Umschau 33: 278–281
412. VALENTIN H, LEHNERT G, et al (1985) Arbeitsmedizin. Thieme, Stuttgart New York
413. VALLE D, SIMELL O The hyperornithinemias. In: STANBURY JB, WYNGAARDEN JB et al (Edit) L. c. Nr 385, S 382f. (1983)
414. VALLE DL, CAVAGNARO-WONG BJ (1984) Homocystinuria from cystathionine-β-synthase deficiency. In: Nutritional management. The John Hopkins Handbook. S 342–352. W. B. Saunders Company, Philadelphia etc
415. VETTER W, KNORR M (1986) Hypertonie und Ernährung. Verh Dtsch Ges inn Med 92: 289–292
416. VITERI FE, TORÚN B Protein-calorie malnutrition. In: GOODHART RS, SHILS ME (Edit) L. c. Nr 136, S 697–720 (1980)
417. VOGEL WM (1983) Proteindefinierte Ernährung nach schweren Traumata und Verbrennungen. Ernährungs-Umschau 30, Sonderheft: 470–476
418. VOGEL WM, GUTTMANN J, et al (1986) Parentale und enterale Ernährung bei Polytraumatisierten. Boehringer (Mannheim) Workshop, Grainau
419. VOLF V Therapie von Inkorporationen in der Bundesrepublik Deutschland (Nuklide, Arzneimittel, Entscheidung zur Therapie). In: MAINTZ E (Hrsg) Inkorporation von Radionukliden. Workshop des Arbeitskreises „Ermächtigte Ärzte im Strahlenschutz" der Vereinigung Deutscher Strahlenschutzärzte e. V., Hamburg, 27.–28. Febr 1986
420. WACK JT, RODIN J (1982) Smoking and its effects on body weight and the systems of caloric regulation. Amer J Clin Nutrition 35: 366–380
421. WALB L (1983) Die HAY'sche Trennkost. 37. Auflage, Karl F. Haug, Heidelberg
422. WALSER M Urea cycle disorders and other hereditary hyperammonemic syndromes. In: STANBURY JB, WYNGAARDEN JB et al (Edit) L. c. Nr 385, S 402f. (1983)
423. WALSER M, IMBEMBO AL, et al (1984) Nutritional management. The John Hopkins Handbook. W. B. Saunders Comp, Philadelphia London Toronto Sydney
424. WALSH JH, WYSE BW, et al (1981) Pantothenic acid content of 75 processed and cooked foods. J Amer Diet Ass 78: 140–143
425. WATSON P, BODEY GP (1970) Sterile food service for patients in protected environments. J Amer Diet Ass 56: 515–520
426. WECHSLER JG, WENZEL H, et al (1989) Diätetische Grundsätze nach Gastrektomie. Dtsch med Wschr 114: 142–144
427. WEHRMANN W, NIEDECKEN H, et al (1987) Klinische und immunmodulatorische Effekte einer Behandlung mit ungesättigten Fettsäuren bei atopischer Dermatitis. Z Hautkr 62, Suppl 1: 111–115
428. WEIHRAUCH JL, GARDNER JM (1978) Sterol content of foods of plant origin. J Amer Diet Ass 73: 39–47
429. WELSCH A (1986) Krankenernährung. 5. Aufl, Georg Thieme, Stuttgart New York
430. v. WENDT L, SAUDUBRAY JM, et al (1982) Non-ketotic hyperglycinaemia – A review of 70 patients. J Inher Metab Dis 5, Suppl 2: 126–128
431. WENZEL H, EPPELT S, et al (1986) Ergebnisse der Adipositasbehandlung mit eiweißangereicherter Molke. Akt Ernähr 11: 71–79
432. WIDHALM K (1985) Nutritional support in pediatrics. Biblthca Nutr Dieta 35: 53–62 (Karger, Basel)

433. WIEDMANN KH, WEBER P, et al (1988) Was ist gesichert in der Therapie der primär-biliären Zirrhose? Internist 29: 765-777
434. WILLE L, OBLADEN M (1984) Neugeborenen-Intensivpflege. Springer, Berlin Heidelberg New York Tokyo
435. WIRTH A, HEUCK CC, et al (1985) Pseudo-Hypertriglyceridämie bei Glycerokinase-Mangel. Dtsch med Wschr 110: 843-847
436. WIRTHS W (1986) Natrium und Kalium in der Lebensmittelaufnahme. Akt Ernähr 11: 5-12
437. WOLFRAM G (1987) Metabolische Wirkungen linolsäurereicher Kost. Akt Ernähr 12: 11-19
438. WOLFRAM G (1988) Vollwerternährung, vollwertige Ernährung. Akt Ernähr 13: 43-46
439. WOODRUFF AW, BELL S (1980) A synopsis of infections and tropical diseases. 2. Edit, John Wright & Sons Ltd, Bristol
440. WRETLIND A (1985) Nutrient requirements in various clinical conditions. Biblthea Nutr Dieta Nr 35: 31-43 (Karger, Basel)
441. WRIGHT A, RYAN FP, et al (1986) Food allergy or intolerance in severe recurrent aphthous ulceration of the mouth. Brit Med J 292: 1237-1238
442. WÜTHRICH B (1984) Nahrungsmittelallergien. In: Zweiter Schweizerischer Ernährungsbericht, S 365-378, Hans Huber, Bern Stuttgart Wien
443. WÜTHRICH B (1986) Nahrungsmittelallergien. Internist 27: 362-371
444. WÜTHRICH B, DIETSCHI R (1985) Das „Sellerie-Karotten-Beifuß-Gewürz-Syndrom": Hauttest- und RAST-Ergebnisse. Schweiz med Wschr 115: 358-364
445. WÜTHRICH B, HOFER T (1984) Nahrungsmittelallergie: Das „Sellerie-Beifuß-Gewürz-Syndrom". Dtsch med Wschr 109: 981-986
446. WÜTHRICH B, HOFER TH (1986) Nahrungsmittelallergien. Schweiz med Wschr 116: 1401-1410, 1446-1449
447. ZIBOH VA, COHEN KA, et al (1986) Effects of dietary supplement of fish oil on neutrophil and epidermal fatty acids. Arch Dermatol 122: 1277-1282
448. ZIEGLER EE (1985) Infants of low birth weight: special needs and problems. Amer J Clin Nutrition 41: 440-446
449. ZIEGLER R (1985) Die Therapie des tetanischen Syndroms. Dtsch med Wschr 110: 424-427
450. ZIEGLER R (1986) Ernährung und Knochenstoffwechsel. Verh Dtsch Ges inn Med 92: 296-302
451. ZIEGLER R (1987) Osteoporose. Ernährung und Knochenstoffwechsel. Ernährungs-Umschau Bd 34: 575-579, Sonderheft
452. ZÖLLNER N (Hrsg) (1982) Therapie und Prognose von Hyperurikämie und Gicht. Springer, Berlin Heidelberg New York
453. ZÖLLNER N, REITER S, GROSS M, et al (1986) Myoadenylate deaminase deficiency: Succesful symptomatic therapy by high dose oral administration of ribose. Klin Wschr 64: 1281-1290
454. ZSCHALER R (1983) Hygienische Gesichtspunkte bei der Fertigung von Speisen. Ernährungs-Umschau 30: 81-84
455. ZSCHALER R (1984) Mitsprache und Verantwortung des Diätassistenten im Küchen- und Stationsbereich - Fachgebiet Hygiene. Ernährungs-Umschau 31: S 99-S 104, Sonderheft
456. ZUMKLEY H (Hrsg) (1983) Spurenelemente. Grundlagen, Ätiologie, Diagnose, Therapie. Thieme, Stuttgart New York
457. ZUMKLEY H (Hrsg) (1984) Spurenelemente in der inneren Medizin unter besonderer Berücksichtigung von Zink. Seeheim Jugenheim

458. ZUPPINGER K, TÖNDURY P (Hrsg) (1984) Berner Datenbuch der Pädiatrie. Gustav Fischer, Stuttgart New York

Literatur für Patienten

461. BERGMANN H, et al: Der Feinschmecker ißt salzarm. Byk Gulden, Konstanz o. J.
462. BLOHM H, CREMER H-D: Abnehmen einfach, schnell, gesund. Gräfe und Unzer, München o. J.
463. BORELLI S, v. MAYENBURG J, POLSTER E (1988) Nahrungsmittelallergien. Falken-Verlag, Niederhausen
464. Bundesarbeitsgemeinschaft Hilfe für Behinderte (1984) Phenylketonurie. Düsseldorf
465. CONSTAM GR, BERGER W (1985) Leitfaden für Zuckerkranke. Schwabe, Basel Stuttgart
466. Deutsche Diabetes-Gesellschaft (1986) Kohlenhydrat- und Fett-Austauschtabelle für Diabetiker. 4. Aufl, Thieme, Stuttgart New York
467. Deutsche Gesellschaft für Ernährung (1986) Leichte Vollkost bei Krankheiten der Verdauungsorgane. 3. Auflage, Frankfurt
468. Deutsche Gesellschaft für Ernährung (1987) Ballaststoffreiche Kost. 2. Auflage, Frankfurt
469. Deutsche Zöliakie-Gesellschaft e. V. (1987) Zöliakie-Handbuch. Stuttgart
470. Diabetes-Forschungsinstitut Düsseldorf (1984) BE-Austauschtabelle für Diabetiker. 7. Aufl, Verlag Kirchheim, Mainz
471. DIETERLE P, ZÖLLNER B (1976) Diät bei Zuckerkrankheit. K. Thienemanns Verlag, Stuttgart
472. EVERS J (1980) Warum EVERS-Diät? 7. Aufl, Karl F. Haug, Heidelberg
473. FRANKE R, CANZLER H (1988) Moderne Diät bei Erkrankungen der Bauchspeicheldrüse. Gräfe und Unzer, München
474. FRANKE R, GRÖBNER W (1987) Moderne Diät bei erhöhtem Harnsäurespiegel und Gicht. Gräfe und Unzer, München
475. FRANKE R, JAHNKE K (1988) Moderne Diät bei Typ-II-Diabetes. Gräfe und Unzer, München
476. FRANKE R, KAFFARNIK H (1986) Moderne Diät zur Cholesterinspiegelsenkung. Gräfe und Unzer, München
477. FRANKE R, KOMMERELL B (1987) Moderne Diät bei Erkrankungen von Leber, Gallenblase und Gallenwegen. Gräfe und Unzer, München
478. FRANKE R, MERTZ DP (1985) Moderne Diät bei Gicht. Gräfe und Unzer, München
479. FRANKE R, NOELLE H (1986) Moderne Diät bei Magen- und Darmerkrankungen. Gräfe und Unzer, München
480. FRANKE R, PRÜFER J: Moderne Diät bei Darmträgheit. Gräfe und Unzer, München o. J.
481. FRANKE R, SCHLIERF G (1986) Moderne Diät bei Herz-Kreislauferkrankungen. Gräfe und Unzer, München
482. GRETZ et al (1986) Schlemmertips für Nierenkranke. TM Verlag, Hameln

483. GRÖBE H (1987) Unser Kind hat Phenylketonurie. Maizena Diät GmbH, Heilbronn
484. HEIDE M (1982) Vegetarische Ernährung. 3. Auflage, Hippokrates, Stuttgart
485. HESSE A, JOOST J (1985) Ratgeber für Harnsteinpatienten. Hippokrates Verlag, Stuttgart
486. HOLTMEIER H-J (1975) Diät bei Übergewicht und gesunde Ernährung. Thieme, Stuttgart New York
487. HOLTMEIER HJ (1985) Die kochsalzarme Voll- und Schonkost. 2. Aufl, Thieme, Stuttgart New York
488. JÖRGENS V, BERGER M (1985) Mein Buch über Diabetes mellitus (Ausgabe für Diabetiker, die Insulin spritzen). Verlag Kirchheim, Mainz
489. JÖRGENS V, KRONSBEIN P, BERGER M (1984) Wie behandle ich meinen Diabetes (für Diabetiker, die nicht Insulin spritzen). Verlag Kirchheim, Mainz
490. KASPER H (1979) Ballaststoffreiche Kost bei Funktionsstörungen des Darms. K. Thienemanns Verlag, Stuttgart
491. KASPER H (1985) Diät bei Krankheiten der Gallenblase, Leber und Bauchspeicheldrüse. Thienemann, Stuttgart
492. KLUTHE R (1976) Diät unterwegs. Ein Ratgeber auf Reisen in Europa. Bergemann u. Mayr, Miesbach
493. KLUTHE R, QUIRIN H (1985) Diätbuch für Nierenkranke. 5. Aufl, Thieme, Stuttgart New York
494. KOHNHORST ML (1982) Ihre Diabetes-Diät in Frage und Antwort. Verlag Kirchheim, Mainz
495. LÜBKE D, WILLMS B (1985) Kochbuch für Diabetiker. Thieme, Stuttgart New York
496. LÜTZNER H, MILLION H (1984) Richtig essen nach dem Fasten. Gräfe und Unzer, München
497. MEHNERT H, STANDL E (1982) Ärztlicher Rat für Diabetiker. 3. Aufl, Thieme, Stuttgart New York
498. Milupa AG (1984) Eiweißarme Küche. Rezepte für die phenylalaninarme Ernährung. Friedrichsdorf/Taunus
499. Milupa AG (1984) Phenylalaninarme Ernährung bei Phenylketonurie und Hyperphenylalaninämien. Friedrichsdorf/Taunus
500. NIESSEN KH (1986) Ernährung des Säuglings in gesunden und kranken Tagen. Thieme, Stuttgart New York
501. OTTO H (1985) Diätplan für Diabetiker. 2. Aufl, Fischer, Stuttgart
502. PETZOLD R (1985) Sprechstunde Diabetes. Gräfe und Unzer, München
503. POSPIECH H (1986) Die enterale Ernährung zu Hause. Travenol GmbH, München
504. REISS C, AHLBERG M (o.J.) Schwedendiät. Demeter Verlag, Gräfelfingen/München
505. RIVA G, SCHERTENLEIB FE, TEUSCHER A (1983) Diabetes. Wegweiser für Zuckerkranke. Huber, Bern Stuttgart Wien
506. ROBBERS H, TRAUMANN KJ (1985) Diätbuch für Zuckerkranke. 7. Aufl, Thieme, Stuttgart New York
507. ROTTKA H (1979) Diät bei Herzkrankheiten und Bluthochdurck. K. Thienemanns Verlag, Stuttgart
508. SCHINDLER J, BRÄCKLE J, KARCH B (1981) Das Kochbuch für Allergiker. Ehrenwirth, München
509. TOBIASCH V (1974) Übergewicht – Was tun? Paracelsus-Verlag, Stuttgart
510. Verbraucher-Zentrale Nordrhein-Westfalen (1985) Gewicht im Griff. Düsseldorf

511. WAGNER M, BONGARTZ J (1985) Vitamine und Ballaststoffe. Falken-Verlag, Niedernhausen/Ts
512. WESTLAND P (1985) Kochbuch für die ballastreiche Ernährung. BLV-Verlagsgesellschaft, München
513. WILLMS B (1984) Was ein Diabetiker alles wissen muß. Verlag Kirchheim, Mainz
514. WOLFRAM G, et al (1982) Ernährung bei Gicht und Hyperurikämie. Thieme, Stuttgart
515. WOLFRAM G, ADAM O (1981) Diät bei Störungen des Fettstoffwechsels und zur Vorbeugung der Arteriosklerose. K. Thienemanns Verlag, Stuttgart
516. ZÖLLNER N, ZÖLLNER B (1976) Diät bei Gicht und Harnsäuresteinen. K. Thienemanns Verlag, Stuttgart

Sachverzeichnis

Abetalipoproteinämie 104
Abstilldyspepsie 337
ACE-Hemmer 121
acetonämisches Erbrechen 104
Achalasie, oesophageale 105
Achlorhydrie 105
Achylia gastrica 105
Acidose, metabolische 106, 338
Acidose, renale tubuläre 333
acquired immune deficiency syndrome 112
acute mountain sickness 207
adapted formulae 456
adaptierte Säuglingsmilchnahrung 73, 456
ADDISON-Syndrom 282
Additionsdiät 279, 404
Adipositas 106f., 166, 338
ad-libitum-Fütterung 73
adrenogenitales Syndrom 111
Adrenoleukodystrophie 259
Adventisten 96
Adynamia eposodica hereditaria 253
Adynamie, hypokaliämische 252
–, normokaliämische 253
Aerophagie 111
afferent-loop-Syndrom 111
Aflatoxine 247
Aglykogenose 194
Ahornsirup-Krankheit 111f.
A-Hypervitaminose 334
AIDS 112, 380
Akne vulgaris 113
Akrodermatitis enteropathica 113
aktinische Enterocolitis 373
Alanin 2, 56
Aldosteronantagonisten 121
alkalisierende Kost 403
Alkalose, metabolische 113
Alkaptonurie 113

Alkohol 14
Alkoholdelir 157
Alkoholhepatitis 202
alkoholische Getränke 14, 414
Alkoholismus 114
Alkoholkrankheit 114
alkylierende Mittel 125
Allergenfamilien 280
allergenfreie Kost 279, 403f.
Allergensuchkost 279, 404
allergische Diathese 115, 338
Allergosen 115
allgemeine Schonkost 433
alternative Ernährungsweisen 89f.
Aluminiumhydroxidpräparate 128
ALZHEIMER'sche Krankheit 158
Amikacin 121
Aminoglykosid-Antibiotica 121
Aminosäuren 1, 69
–, verzweigtkettige 201, 258
Aminosäurengemische, leberadaptierte 258
Aminosäurenstoffwechselstörungen, hereditäre 115
Ammoniak, präformiertes 201
Ammonium-Magnesium-Phosphat-Nephrolithiasis 285
Ammoniumurat-Nephrolithiasis 285
Amylasemangel, transitorischer 339
Amylo-1,6-glucosidasemangel 193
amyotrophische Lateralsklerose 254
Anämien, alimentäre 116
Analekzem 116
Analfissur 116
Analgetica, stark wirksame 121
anaphylaktoide Syndrome 280
Anastomosenulcus 387
Anfallsleiden, cerebrale 176
Angina pectoris 152
Anorexia nervosa 117

Anschlußnahrung 73, 457
Antacida 122
anthroposophische Ernährungsweise 89
Antiarrhythmica 122
Antibiotica 122
Anticholinergica 128
Anticoagulantien 122
Anticonvulsiva 122
Antidepressiva 123
Antiepileptica 122
Anti-Jet-Lag-Diät 87
Anti-Krebsdiäten 382
Anti-Pilz-Diät 199
Antirheumatica 123
Apolipoprotein-CII-Mangel 117
Appendicitis 118
Appetitlosigkeit 118
A-Provitamine 47f.
Aquocobalamin 50
Arginasemangel 211
Arginin 1
Argininbernsteinsäure-Krankheit 119
Argininosuccinacidurie 119
Argininosuccinatlyase-Mangel 119
Argininosuccinatsynthetase-Mangel 143
Aromastoffe, künstliche 417
Arteriosklerose, obliterierende 119
Arthritis, rheumatoide 119f.
Arthrosen 120
Arzneimitteltherapie 101, 120f.
Ascaris 173
Ascites 130, 143
Ascorbinsäure 11, 51
Ascorbinsäuremangel 130
Asparaginsäure 2
Asthma bronchiale 131
– cardiale 205
Astronautenkost 445
Atrophie 348
Atropin 128
ATKINS-Energiediät 89
Aufbaukost 404
Augenoperationen 131
Auslaßkost 403
Autoimmunerkrankungen 131
Automobiltouristen 88
azofarbstofffreie Kost 405

ballaststoffarme Kost 406
Ballaststoffe 2f., 70

Ballaststoffkonzentrate 4
Ballaststoffmangelobstipation 294f.
ballaststoffreiche Kost 406
Baptisten 96
BARTTER-Syndrom 132
Basisdiät, gastroenterologische 433
Beatmung, apparative 132
Belastungselektrokardiogramm 177
benzoatarme Kost 407
Benzoatintoleranz 132
Benzoesäure 132, 407
Beriberi 377
Berufskraftfahrer 83
Betareceptorenblocker 123
Bettlägerigkeit, langdauernde 235
Bifidum-Milch 201
biliäre Cirrhose, primäre 257
biologische Wertigkeit 12f., 93
Biotin 4
Biotinidasemangel 133
Biotinmangel 133
BIRCHER-BENNER-Kost 90
Bisacodyl 121
blind loop syndrome 133
Blindsack-Syndrom 133
Blutnachweis im Stuhl 133
Blutung, obere gastrointestinale 262
Botulismus 134
Brigitte-Diät 107
Broca-Index 59, 106
Broteinheit 411, 412
Brotwert 412
Bruchbandträger 259
Buddhisten 96
Bulimie 134
BURNETT-Syndrom 273
Burning-feet-Syndrom 135
Buscopan^R 128
B-Vitaminmangel 135
Bypass, jejunoilealer 240

Calcidiol 53
Calciferole 52
Calciferolmangel 135
Calciferolüberdosierung 136
Calciol 52
Calcitriol 53, 123
Calcium 5f., 32, 69
Calciumantagonisten 123
calciumarme Kost 407f.

Calciumbilanzanalysen 136
Calciummangel 226 f.
Calciumoxalat-Nephrolithiasis 284
Calciumphosphat-Nephrolithiasis 285
Calcium/Phosphat-Verhältnis 5, 41
calciumreiche Kost 408
calorische Überernährung 106 f.
Cancerogene 246
Canolaöl 17
CAPD 308 f.
Captopril 121
Carbamoylphosphatsynthetase-Mangel 136
Carbenoxolon 123
Carbocromen 125
Carboxylasemangel, biotinresponsiver 133
Carcinoid-Syndrom 137
Cardiainsuffizienz 339
Cardiospasmus 105
Caries 397 f.
L-Carnitin 6
Carnitinmangel 137
Carotin 47
Carotinämie 137
Carotinodermie 137
Carotinikterus 137
Carotinoide 47
Carpaltunnel-Syndrom 137
cathartic colon 254
Cefadroxil 121
Cellulitis 138
Cellulosen 3, 32
Cephalosporine 121
Cerebralsklerose 138
Chalasie 339
Cheilitis angularis 138
Chinarestaurant-Syndrom 192
Chinidin 123
Chinin 391
Chinolone 123
Chlorid 7 f.
Chloriddiarrhoe, kongenitale 138 f., 339 f.
Chloridmangel-Syndrom, alimentäres 340
Chloridüberschuß 7
chlorierte Kohlenwasserstoffe 71
Chloroquin 125
Cholangitis 139
Cholecalciferol 52

Cholecystektomie 139
Cholecystitis 139
Cholecystocholangiopathien, chronische 140
Choledochoduodenostomie 140
Cholelithiasis 140
Cholelitholysebehandlung 140
Cholera 141
cholestatische Syndrome 142
Cholesterin 7 f., 15
Cholesterinbestimmung 260
cholesterinreduzierende Kost 408 f.
Cholin 8, 28
chologene Diarrhoe 142
Chrom 8 f.
Chrommangel 142
Chylomikronämie-Syndrom 142 f.
Chylothorax 143
Chylurie 143
Ciclosporin 123
Ciprofloxacin 123
Cirrhose, biliäre 257
Cisplatin 124
Citrullin 1
Citrullinämie 143
Clavulansäure 125
Clemastin 121
Cobalamin 50
Cobalaminmangel 144
Cobalt 9
Codein 124
Coeliakie 144
Colchicin 124
Colektomie, totale 233 f.
Colestyramin 124
Colica mucosa 145
Colitis, antibioticaassoziierte 145
– mucosa 145
– ulcerosa 145 f.
Colon irritabile 147
Coloncarcinom, inoperables 147
Colonchirurgie 148
Colondivertikulose 148
Colonkontrasteinlauf 148
Colonpolyposis 149
Coloskopie 149
Colostomie 150
Coma diabeticum 164
CONN-Syndrom 210
contamined small bowel syndrome 133
Contraceptiva orale 124

coronare Herzkrankheit 151 f.
Cortisonderivate 124
Coxarthrose 120
CROHN'sche Krankheit 152
CRONKHITE-CANADA-Syndrom 153
crude fiber 3
CURTIUS-Syndrom 153
CUSHING-Syndrom 154
Cyanocobalamin 50
cyclische Mastopathie 318
γ-Cystathionasemangel 154
Cystathionin-β-synthetase-Mangel 208
Cystathioninurie 154
Cystein 1, 2, 56
Cystenniere 154
Cystin 1, 2, 33
Cystinose 154
Cystinspeicherkrankheit 154
Cystinstein-Nephrolithiasis 285
Cystinurie 155
cystische Mastopathie 268
- Pankreasfibrose 274 f.
Cytostatica 125

Darmblutung 155
Darmlabilität 341
Darmstenosen 155
Decubitus 156
Dehydratation 156 f., 341
Dehydratationssyndrom, hyperosmolares nichtketoacidotisches 164
Dehydroascorbinsäure 51
Delirium tremens 157
Demeclocyclin 121
Demenz, senile 158
Depletionshyponaträmie 230
Depression, endogene 158
depressive Syndrome 158
Dermatitis, atopische 174
- herpetiformis DUHRING 158
-, intertriginöse 239
Dermatitis seborrhoides 342
Dermatopanniculosis deformans 138
Dermatosen, exfoliativ-nässende 159
Dextrine 24
D-Hypervitaminose 136, 212
Diabetes insipidus 159
- mellitus 160 f., 342
-, pankreopriver 166, 302

-, renaler 191
Diabeteskost 409 f.
Diätberatung 102 f.
Diätkost auf Reisen 88
Dialyse 194 f., 308 f.
Diaminoxydasehemmer 125
Diarrhoe 167 f.
-, chologene 142
-, protrahierte „intraktable" 342
Diathese, allergische 115, 338
Diazoxid 125, 216
Dicoumarol 122
dietary fiber 2
Digitalisglykoside 125
Digitoxin 125
Digoxin 125
Dihydralazin 125
2,8-Dihydroxyadenin-Nephrolithiasis 285
Diphtherie 327
Disaccharidasemangel 140
Disaccharide 24
Disaccharidmaldigestion 170
Disopyramid 125
Distigmin 121
Diuretica 125
Diverticulitis, akute 148
Dokosahexaensäure 9, 29
Dolichocolon 170
Domperidon 121
Dorschlebertran 48, 53
Drogenabhängigkeit 170
Dünndarmdivertikel 133
Dünndarmresektion 171
Dumping-Syndrom 172
Duodenalfistel, postoperative 264
duodeno-jejunale Sondenernährung 461
DURAND-Syndrom 252
Durchfallserkrankungen 167 f.
Durstexsiccose 157
Dysbetalipoproteinämie 219
Dyschezie 172
Dysenterie 172
Dysgeusie 186
Dyspepsie 345 f.
dysplastischer Habitus 305
Dystrophie 348 f., 387 f.

eifreie Kost 414
Eikosapentaensäure 9, 29

Eingeweidewürmer 173
Einzelniere 173
Eisen 10f., 70
Eisenmangel 174, 343
Eisenpräparate 126
Eisensalze 121
Eisenspeicherkrankheit 194
Eiweiß (s. a. Protein) 11f., 58f., 69
eiweißarme Kost 415
Eiweißmilch 425
eiweißreiche Kost 416
Eiweißverlustsyndrome, enterale 178
Eiweißwert 412
Ekzem, endogenes 174, 344
Elementardiät 445
Eliminationsdiät 279, 403
Enalapril 121
Encephalitis 269
Encephalopathie, hepatische 200f.
Enddarmstenose 175
Energiebedarf 58f.
Energiequellen 59
Enkopresis 175
Enoxacin 123
Enteritis, eosinophile 175
– regionalis 152
Enterocolitis, aktinische 373
–, neonatale 345
Enuresis nocturna 175
EPH-Gestose 317
Epilepsie 176
Erbrechen, acetonämisches 104
–, gehäuftes 176
–, habituelles 345
Ercalciol 52
Erfolgskontrollen, objektive 102
Ergocalciferol 52
Ergometrie 177
Ernährungsanamnese 100
Ernährungsstörungen, akute 345f.
–, chronische 348f.
Erwachsene, Kostgestaltung 75
–, wünschenswerte Nährstoffzufuhr 68
Erythromycin 121
erythropoietische Protoporphyrie 316
Eß-Brechsucht 134
essentielle Fettsäuren 15, 449
Etacrynsäure 125
Ethanol 14, 58
Ethanolintoleranz 177
Ethylalkohol 14

Ethylmalonadipinacidurie 177
Etidronsäure 121
EVERS-Diät 276, 416
exsudative Gastroenteropathien 178
Extrasystolie 205

Fäulnisdyspepsie 178
FANCONI-Syndrom 178
Fasten, modifiziertes 107
–, totales 130
Fastenkuren 108
Favismus 191
Fehlernährungszustände 100
FEINGOLD-Diät 417
Feinnadelkatheterjejunostomie 240
Fenoterol 129
Fertiggerichte, kochsalzverminderte 36
Fetopathia diabetica 350
Fett 15f., 58f.
fettarme Kost 418
Fettbestimmung im Stuhl 179
Fettemulsionen 449
Fettgehaltsstufen 15
Fettleber 179f.
Fettmalabsorption 371
fettmodifizierte Kost 408f.
Fettsäuren, essentielle 15, 449
–, hochungesättigte 16
Fettsucht 106f.
Fettwert 412
Fieber 180, 350
Fischbandwurm 173
fischfreie Kost 418
Fischgeruch-Syndrom 381
Fischöl 10
Fisteln, gastrointestinale 180
Flaschenernährung 73
Flaschenmilchnahrungen, selbsthergestellte 457
Flatulenz 150, 270f.
flüssig-breiige Kost 419
Flüssigkeitsanteil in Lebensmittel 57f., 464
Flüssigkeitsbedarf 57
Flüssigkeitsdefizit, extracelluläres 156f.
Flüssigkost 419
Flugreisende 87, 88
Fluorid 17f., 70, 398f.
Fluoridprophylaxe 398f.
Fluorouracil 121

Foetor ex ore 181
Folacin 18f.
Folat 18f.
Folgemilch 73, 74, 457
Folgenahrungen 457
Folsäure 18f., 70
Folsäuremangel 181
Formeldiäten 440, 445
Frauenmilch 78
Fruchtzucker 19, 24
Fructokinasemangel, hepatischer 183
Fructose 19, 24, 28, 449
Fructose-1,6-diphosphatasemangel 182
Fructoseintoleranz, hereditäre 182, 449
Fructosemalabsorption 183
fructosereduzierte Kost 420
fructose- und galactosearme Kost 421
Fructosurie, essentielle 183
Frühgeborene 350f.
Frühgeborenen-Nahrungen 457
Frühgeburt, drohende 183
Furosemid 125
Furunkulose 325

Gärungsdyspepsie 183
Gärungsileus 235
Galactokinasemangel 184
Galactosämie 184
Galactose 21, 24, 28
galactosefreie Kost 422
Gallenkolik 139
gastrale Sondenernährung 461
Gastrektomie 264
Gastritis 184f., 266, 269
gastrocardialer Symptomenkomplex 335
Gastroenterocolitis 185
gastroenterologische Basisdiät 433
Gastroenteropathien, exsudative 178
Gastrojejunostomie 185
Gastroparese 264
Gastroplastik 266
Gastrostomie (PEG) 186
Gemüsekost 422
Gemüsewert 412
Gentamicin 121
Geruchsbildung, stomale 151
Geschmackssinnsstörungen 186
Gicht 166, 186f.
Gichtniere 187
Gingivitis 188

Glaukom 188
Glomerulonephritis 188
Glossodynie 401
Glossopyrosis 401
Glucagontest 191
Glucocorticoide 121
Glucose 24
Glucose-Elektrolyt-Lösungen 141, 167
Glucose-Galactose-Malabsorption 190
Glucose-6-phosphatasemangel 192
Glucose-6-phosphat-dehydrogenase-
  Mangel 191
Glucose-Saccharid-Lösung 72
Glucosetoleranz, verminderte 163
Glucose-Toleranz-Test 191
Glucosetyp-Zucker 160
Glucosurie, renale 191
Glutamate 192
Glutamatintoleranz 192
Glutaminsäure 2
Glutaracidämie 192
Glutaraturie 192
Glutenenteropathie 144
glutenfreie Kost 423
Glycerokinasemangel 214
Glycin 2
glykämischer Index 413
Glykogenosen 192f.
Glykogenspeicherkrankheiten 192f.
Glykogensynthetasemangel 194
Glykokoll 2, 56
Glykolipide 15
Gonarthrose 120
G-6-PD-Mangel 191
Griseofulvin 126
Gummistoffe 3

habituelles Erbrechen 345
Haemoccult-Test 133
Hämochromatose 194
Hämodialyse 194f.
Hämolyseschub 191
hämolytische Krise 196
Hämorrhoidalleiden 197
Haferdiät 424
HAFTER-Trick 281
Halbmilch 457
Halitose 181
Hare Krishnas 96
Harnableitung, suprapubische 197

Harninkontinenz, senile 197
Harnsäureäquivalent 42
Harnsäure-Nephrolithiasis 284
Harnsteindiathese 283 f.
Harnverhaltung 198, 320
Harnwegsinfektionen 198
HARTNUP-Syndrom 198
Hautreizung, peristomale 151
HAY'sche Trennkost 90
HBsAG-Träger, klinisch gesunde 203
HDL-Hypocholesterinämie 198
Hefe-Mykosen 199
hefe- und schimmelpilzfreie Kost 424
Heilbuttleberöl 53
Heilfastenkur 115
Heilnahrungen, antidiarrhoische 425
–, semielementare 425
heißes Klima 88
Hemicellulosen 3, 11
Hemicolektomie 199
Hemicranie-Syndrom 200
hepatische Encephalopathie 200 f.
– Porphyrien 315
Hepatitis 202 f.
hepatorenales Syndrom 203
Heringswurm 173
Hernioplastik 259
Herzchirurgie 203
Herzinfarkt 204
Herzinsuffizienz 205, 352
Herzkrankheit, coronare 151 f.
Herzrhythmusstörungen, tachycarde 205
hexacosansäurearme Diät 259
HHH-Syndrom 206
Hiatushernie 206
Hindus 96
Hirnblutung 238
Hirnerkrankungen, degenerative 207
Hirninfarkt 238
HIRSCHSPRUNG'sche Krankheit 355
histaminarme Kost 426
Histidin 1, 2, 56
Histidinämie 207
Hitzearbeiter 82 f.
Hitzekollaps 207
HLP-Basisdiät 426
Hochgebirgsadaptationssyndrom 207
hochmolekulare Formeldiäten 440
hochungesättigte Fettsäuren 16
Höhenklima 87
Höhenkrankheit 207

homemade-Sondennahrung 462
Homocitrullinurie 206
Homocystinurie 208
HUMPLIK-Kur 107
Hungerdystrophie 387
Hungern, totales 388
Hydralazin 126
Hydroxocobalamin 50
5-Hydroxyindolessigsäurebestimmung 209
11 β-Hydroxylasemangel 111
21-Hydroxylasemangel 111
3-Hydroxy-3-methylglutaracidurie 209
3-Hydroxy-3-methylglutaryl-CoA-lyase-Mangel 209
Hydroxyprolin 2
Hydroxyprolinämie 209
hydroxyprolinarme Kost 209
Hydroxyprolinbestimmung im Urin 209
Hyperacidität 209 f.
Hyper-β-alaninämie 210
Hyperaldosteronismus 210
Hyperalimentation, therapeutische 202, 217
Hyperaminoacidurie, dibasische 321
Hyperammoniämie 136, 206, 210 f., 299
Hyperargininämie 211
Hypercalcämie 211, 352
Hypercalcämie-Syndrom 212
Hypercalciurie 212
Hyperchlorämie 213
Hyperchlorhydrie 209 f.
Hypercholesterinämie 213 f.
Hyperemesis gravidarum 214
Hyperglycerinämie 214
Hyperglycinämie, nichtketotische 215
Hyperhidrosis, essentielle 215
Hyperhydratation 215 f.
Hyperinsulinismus 216
Hyperkaliämie 216 f.
hyperkaliämische Lähmung 253
hyperkatabole Zustände 217
hyperkinetisches Syndrom 218
Hyperleucinisoleucinämie 218
Hyperlipoproteinämien 166, 218 f.
Hyperlipoprotein-Basisdiät 426
Hyperlysinämien 219
Hypermagnesiämie 220
Hypernaträmie 220
Hyperornithinämie 206, 221
Hyperoxalurie 221

Hyperparathyreoidismus 222
Hyperphenylalaninämien 310f.
Hyperphosphatämie 222, 353
Hyperprolinämie 223
Hypersalivation 367
Hyperthyreose 223
Hypertonie, arterielle 166, 223f.
Hypertriglyceridämie 224
Hypertyrosinämie 225, 353
Hyperuricämie 166, 225
Hyperuricosurie, alimentäre 226
Hypervalinämie 226
hypervisköser Speichel 276
Hypobetalipoproteinämie 226
Hypocalcämie 226f., 353
Hypochlorämie 227
Hypodipsie, senile 76
Hypogalaktie 73
Hypogammaglobulinämie 227
Hypogeusie 186
Hypoglykämie 163f., 227f., 354
Hypokaliämie 229
hypokaliämische Lähmung 252f.
Hypomagnesiämie 229f., 267
Hyponatriämie 230
Hypoparathyreoidismus 231
Hypophosphatämie 231
Hypophosphatasie 231
Hypophysenvorderlappeninsuffizienz 232
Hyposalivation 276
Hyposensibilisierung, perorale 280
Hypothermie 389
Hypothyreose 232
Hypotonie-Syndrom 232
hypotrophe Neugeborene 350f.
Hypovolämie 157

IgA-Mangel 233
ileoanaler Pouch 233
Ileoanostomie 233f.
Ileoproktostomie 233
Ileostomie 233f.
Ileus 234
Immobilisationshypercalciurie 212, 235
Immobilität 235
Indometacin 126
Infektanfälligkeit, nutritiv bedingte 236
Infektionskrankheiten, akute 235
Infektresistenzschwäche 236

Infertilität 237
INH 126
Inkontinenz, anorektale 237
myo-Inosit 21
Insulinbelastungstest 191
Insulinom 216
Insulinpumpenbehandlung 161
Insulinresistenz 163
Insulintherapie 161
Insult, apoplektischer 138, 238
Intensivbehandlung 238
Intertrigo 239
intestinale Pseudoobstruktion 323
Inuline 19
Involutionsosteoporose 300
Isoleucin 1, 2
Isoniazid 121, 126
Isovalerianacidämie 239

jejunale Sondenernährung 461
jejunoilealer Bypass 240
Jejunoileitis ulcerosa 240
Jejunoileostomie 240
Jejunostomie 240
Jejunotransversostomie 241
Jod 21f., 70, 241f.
Jodidiosynkrasie 159, 328
jodiertes Speisesalz 22, 241
Jodmangelstruma 241
Jodsättigung 327
Johannisbrotmehlsuppe 451
Juden 96
Jugendliche, Kostgestaltung 75
-, wünschenswerte Nährstoffzufuhr. 67f.

Kachexie 382, 387f.
Kältearbeiter 83
Käse, Fettgehaltsstufen 16
Kalium 22f., 69
kaliumarme Kost 427f.
Kaliumbestimmung im Urin 242
Kaliumcanrenoat 121
Kaliummangel 229
Kaliummangelnephropathie 242
kaliumreiche Kost 428
kaliumsparende Diuretica 125f.
kaltes Klima 88
kardiale Kachexie 205
Kardioversion 206

Karottensuppe 450
Kartoffel-Ei-Diät 429
Kartoffel-Reis-Diät 403
Katarakt 243
Katholiken 97
Kauinsuffizienz 243
Kehlkopfchirurgie 276
Ketoacidose 164
ketogene Diät 429 f.
Ketoseverhütung 24
3-Ketothiolasemangel 271
ketotische Hypoglykämie 228
Kinder, Kostgestaltung 74 f.
-, wünschenswerte Nährstoffzufuhr 63 f.
Kinetose 243
Kleinkinder, Kostgestaltung 74
Knochenmarkstransplantation 244
Kochsalz 34 f.
Kochsalzersatzpräparate 23, 442 f.
kochsalzverminderte Fertiggerichte 36
Körperbehinderte 244
kohlenhydratarme Kost 90, 431
Kohlenhydrataustausch 411 f.
Kohlenhydrate 24 f., 58 f.
Kohlenhydrateinheit 412
Kohlenhydrattage 424
Kohlenhydratversorgung, kontinuierliche 192, 228
Kohlenwasserstoffe, chlorierte 71
-, polycyclische aromatische 246
kollagenarme Kost 209
Kollagencolitis 244
Kollagenosen 131
Kollagensprue 244
Koma, cerebrales 244
Kontaktekzem 245, 287
Koprolithiasis 245
Koprome 245
Koproporphyrie, hereditäre 315
Korrekturbedarf 306
koschere Kost 96
Kostliberalisierung 102
Kotsteine 245
Krankenernährung, Unzulänglichkeiten 103 f.
Krebsprävention 245 f.
Kretinismus 247
kritische Nährstoffe 69 f.
Kropf, endemischer 241
Kruska, schwedische 407
Krustentiere 459

künstliche Säuglingsernährung 73 f.
Kuhmilchallergie 247
Kuhmilchproteinintoleranz 247, 354
Kupfer 26 f., 397
kupferarme Kost 431
Kupfermangel 248
Kurzdarm-Syndrom 248 f.
Kurzzeitreduktionsdiäten 107
Kwashiorkor 250 f.

labiler Diabetes 163
Lactasemangel 251
Lactatacidose 115, 252, 377
Lactose 21, 24, 27
lactosearme Kost 431 f.
Lactoseintoleranz 251
lactovegetabile Kost 93, 95, 432
Lactovegetarier 93
Lactulose 21, 28
Lähmungen, periodische kaliumabhängige 252 f.
Laevulose 19, 24, 449
Langzeiternährung, künstliche 250, 383, 462
Langzeitreduktionsdiäten 106 f.
Lateralsklerose, amyotrophische 254
Lathyrismus 254
Laxantien 126
Laxantienabusus 254
LCT-Fette 32, 436
Lebensmittelvergiftung 255
leberadaptierte Aminosäurengemische 258
Leberchirurgie 256
Lebercirrhose 203, 257
Leberinsuffizienz 258
Lebertran 10
Leberversagen, akutes 258
Lecithin-Cholesterin-Acyltransferase-Mangel 259
Lecithine 8, 28
Leichtarbeiter 80
leichte Vollkost 433
leichtverdauliche Kost 434
LEINER'sche Krankheit 342
Leistenhernie 259
Leistungssportler 85
Leucin 1, 2
Leucinose 111 f.
leucinsensible Hypoglykämie 228

Leukodystrophie, orthochromatische 259
Levodopa 126
Levothyroxin 121
Levurosen 199
liberalisierte Diabetesdiät 161
LIDDLE-Syndrom 322
Lignine 3, 11, 32
Lincomycin 121
Linksmilchsäure-Intoleranz 273
α-Linolensäure 29
α-Linolensäuremangel 259
γ-Linolensäure 29
Linolsäure 28, 29 f.
Linolsäuremangel 259
Lipid- und Lipoproteindiagnostik 260
Lipoproteinlipasemangel 218
Lippen-Kiefer-Gaumenspalten 355
Listerioseprävention 260
Lithium 127
Lithotripterbehandlung, Harnsteine 283
Lomustin 121
Lugol-Lösung 22
Lumbalpunktion 260
LUTZ-Diät 90
Luxuskonsumption 75
Lymphangiektasie, intestinale 261
Lymphangiopathie, abdominelle obstruktive 261
Lysin 1, 2
lysinurische Proteinintoleranz 321

Magenausgangsstenose 261
Magenballonbehandlung 262
Magenblutung 262
Magen-Bypass 185
Magencarcinom, inoperables 263
Magenchirurgie 263
Magen-Darm-Leber-Galle-Schonkost 434
Magenerosionen 263
Magenfistel, postoperative 264
Magenlähmung 264
Magenresektion 264 f.
Magenteilresektion 265
Magenverätzung 266
Magenverkleinerungsplastik 266
Magnesium 30 f., 70
Magnesiummalabsorption 267
Magnesiummangel 229 f.

Makrelendiät 434
makrobiotische Ernährungsweise 91
Malabsorption 267
Malassimilationsdiät 434 f.
Malassimilationssyndrome 267
maligne Tumoren 382 f.
Maltodextrin 26
Maltose 24
Malzextrakt 26
Malzzucker 24
Mammadysplasie 268
Manager 84
Mangan 31 f.
Manganmangel 268
Mangelfettleber 180
Mangelhyponatriämie 230
MAO-Hemmer 127
Marasmus 349, 382
Mastfettleber 179
Mastocytose, systemische 268
Mastopathie, cyclische 318
–, cystische 268
Mazdaznan-Ernährung 92
MCT-Fette 32 f., 435
MCT-Kost 435 f.
Mebeverin 121
medium chain triglycerides 32
Megacolon congenitum 355
–, funktionelles 268
–, toxisches 269
Mehlfrüchte 424
Mehlnährschaden 356
Mehrfachallergien 280
Melanom, metastasierendes 269
Melibiose 21
MENDEN-Brot-Diät 107
MÉNÉTRIER-Syndrom 269
Meningitis 269
Menopause 270
Menorrhagie 270
Menstruationscyclusstörungen 270
Meteorismus 270 f.
Methämoglobinämie, nitratinduzierte 356
Methionin 1, 2, 33, 436
methioninarme Kost 436
Methioninmalabsorption 271
Methotrexat 121, 127
2-Methylacetoacetaturie 271
Methylcobalamin 50
3-Methylcrotonylglycinurie 272

5,10-Methylentetrahydrofolatreductase-Mangel 208
Methylmalonacidurie 272
5-Methyltetrahydrofolat-homocystein-methyltransferase-Mangel 208
Methylxanthinkarenz 268
Metoclopramid 121
Metrorrhagie 270
Migräne 200
Milch-Alkali-Syndrom 273
milcheiweißfreie Kost 437
Milchmangelschaden 356
Milchnährschaden 357
Milchsäure 11
D(−)-Milchsäure-Intoleranz 273
Milchwert 412
Milchzucker 24, 27
Minderwuchs 274
Mineralwässer, natriumarme 442
Mischkostreduktionsdiät 106 f., 438
Mischstein-Nephrolithiasis 285
Misoprostol 127
Mittelschwerarbeiter 80 f.
Mixfasten 107, 439
modifiziertes Fasten 107, 439
Molkediät 440
Molybdän 33
Monoaminoxydase-Hemmer 127
Monoensäuren 17
Monosaccharide 24
Mormonen 97
Moslems 97
mountain sickness, acute 207
Mucoviscidose 274 f.
multiple Sklerose 275
Multiprenylmenachinone 55
Mundgeruch 181
Mundhöhlenchirurgie 276
Mundtrockenheit 276
Mundwinkelrhagaden 138
Muskelphosphorylasemangel 193
Muskeltraining 277
Muttermilch, Rückstandswerte 71
Muttermilchernährung 71 f.
Muttermilchikterus 357
Myadenylatdeaminase-Mangel 277
Myasthenia gravis pseudoparalytica 277
Myelinolyse, zentrale pontine 277
Myelose, funiculäre 278
Mykotoxine 247
myo-Inosit 21

Myotonia congenita 278
Myxödem 232
Myxödemkoma 232

Nachtkerzenöl 29
Nachtschichtarbeiter 82
Nachtschichtverpflegung 82
Nachtschweiße, afebrile 278
nährstoffdefinierte Formeldiäten 440
Nährstoffe, kritische 69 f.
Nahrungsfaser 2
Nahrungsmittelallergien 279 f.
Nahrungsmittelintoleranz, unspezifische 281
Nahrungsmittelpseudoallergien 280
Nasenchirurgie 276
Natrium 34 f.
natriumarme Kost 441 f.
natriumarme Lebensmittel 36
Natriumchlorid 7, 34
Natriumfluorid 121
Natriumphosphatlösung 42
natriumreduzierte Fertiggerichte 36
natriumreduzierte Lebensmittel 36
Natriumüberschuß 7
Nausea 384
Nebenniereninsuffizienz 282
Neomycin 127
Nephritis, interstitielle 282
Nephrolithiasis 283 f.
Nephropathie, diabetische 166
nephrotisches Syndrom 286
Neugeborene, Kostgestaltung 72, 73
Neurodermitis 174
Neuroleptica 121, 127
Niacin 36, 70
Niacinäquivalent 37
Niacinmangel 286 f.
Nichtglucosekohlenhydrate 448
Nickel 443
nickelarme Kost 443
Nickeldermatitis 287
Nicotinsäure 36
Nicotinsäureamid 36
niedermolekulare Formeldiäten 445
Nierenerkrankung, polycystische 154
Niereninsuffizienz, chronische 287 f.
Nierensteindiathese 283 f.
Nierentransplantation 291
Nierenversagen, akutes 291 f.

Nitrat 246
Nitrit 246
Nitritocobalamin 50
Nitritprobe im Urin 293
N-Nitrosoverbindungen 246
non ulcer dyspepsia 332
Normalgewicht 106
Normalkost 75
normocalcämische Tetanie 376
normokaliämische periodische Lähmung 253
Nucleoside 42
Nucleotide 42
nußfreie Kost 444
Nykturie 293, 320

Obstdiät 444
Obstipation, chronische habituelle 294f.
-, rectale 172
- b. Säugling 357
Obstwert 412
Ödeme 295f.
Ölsäure 17
Oesophagektomie 297
Oesophagospasmus 296
Oesophagusdivertikel 296
Oesophagusendoprothese 297
Oesophagusgeschwür 297
Oesophagusresektion 297
Oesophagusstenose 297
Oesophagusvarizen 298
Oesophagusvarizenblutung 298
Oesophagusverätzung 298
Oestrogene 128
oligoantigene Diät 200
Oligopeptiddiät 445
Oligosaccharide 24
Olivenöl 17
onkologische Erkrankungen 382f.
Opiate 121
Opticusneuropathie, alimentäre 375
orale Provokation 279
- Rehydratation 141, 167, 345, 366
Oral-Penicilline 121
Ornithin 1
Ornithincarbamoyltransferase-Mangel 299
Orthophosphorsäure 40
Orthostase-Syndrom 232
Osmolarität 450

Osteomalacie 299
Osteopetrose 299
Osteoporose 300
Ovariektomie, Zustand nach 270
ovolactovegetabile Kost 93, 94, 432
Ovolactovegetarier 93
ovovegetabile Kost 93
Ovovegetarier 93
oxalatarme Kost 445
Oxalose 221
Oxydationswasser 57
5-Oxoprolinurie 326
Oxytetracyclin 121

Pankreasfibrose, cystische 274f.
Pankreasfistel, äußere 301
Pankreasinsuffizienz, chronische 301
Pankreasresektion 302
Pankreasschonkost 446
Pankreatektomie 302
Pankreatitis 303
pankreopriver Diabetes 166, 302
Pantothensäure 38f.
Paraaminosalicylsäure 128
Parageusie 186
Parasympatholytica 128
parenterale Ernährung 167, 447f.
- Fettzufuhr 449
PARKINSON-Syndrom 304
Parodontopathie 304
Parotisfistel, äußere 305
Parotitis, akute 305
pastöser Habitus 305, 358
Pectine 3
Pectinkost 450
PEG-Sondenernährung 186
Pellagra 286f.
D-Penicillamin 121, 128
Penicilline 121
penicillinfreie Kost 451
Pentaerithrityltetranitrat 121
Pentosurie, essentielle 306
Peptiddiät 445
perioperative Ernährung 165, 306f.
Peritonealdialyse 308f.
Peritonitis 309
Phäochromocytom 309
PHB-Ester 132
Phenobarbital 176
Phenylalanin 1, 2, 39, 310f., 453

phenylalaninfreie, tyrosinangereicherte
 Formeldiät 453
phenylalanin- und tyrosinarme Kost 451
Phenylketonurie 310f.
Phenytoin 176
Phosphat 28, 32, 40f., 452
Phosphatbinder 128
Phosphat-Clearance 312
Phosphatdiabetes 313
Phosphatidylcholine 28
Phosphatmangel 231
phosphatreduzierte Kost 452
Phosphofructokinasemangel 193
Phosphoglucosaminoacidurie 178
Phospholipide 15
Phosphorylase-b-Kinasemangel 193
Phyllochinon 55
Phyllochinon-Mangel 313
Phytansäure-Speicherkrankheit 330f.
Phytat 11, 32, 41, 56
Phytobezoarileus 234
Phytomenadion 55
Phytosterinämie 368
Phytosterine 15
Pica-Syndrom 314
Picazismus 314
Pirenzepin 121, 125
piscovegetabile Kost 93
Piscovegetarier 93
PKU 310f.
PKU-Diät 39, 453
Platterbsen 254
Polyarthritis, primär-chronische 119f.
polycystische Nierenerkrankung 154
Polyensäuren 16
ω-3-Polyensäuren 9
Polyfructosane 19
Polyneuropathie 314
Polynucleotide 42
Polysaccharide 24
Polytrauma 315
Porphyrien 315f.
portocavaler Shunt 316
portosystemische Encephalopathie 200f.
Postaggressionsstoffwechsel 217
Postcholecystektomie-Syndrom 317
postenteritisches Syndrom 347
Posthepatitissyndrome 202f.
postthrombotisches Syndrom 392
Postvagotomie-Syndrom 391
Pouch, ileoanaler 233

Präalbumin 102
Präeklampsie 317
prämenstruelles Syndrom 318
PRITIKIN-Diät 1200 107
Procarbazin 128
Proktitis 318
proktologische Chirurgie 318
Prolin 1, 2
Propanthelin 121
Propionacidämie 319
Prostatahyperplasie 320
Prostataresektion, transurethrale 320
Protein s. Eiweiß
–, retinolbindendes 102
protein-calorische Unterernährung 387f.
Proteinhydrolysatnahrungen 425
Proteinintoleranz, lysinurische 321
Proteinkonzentrate 14
Proteinurie 321
Protoporphyrie, erythropoietische 316
Provokation, orale 279
Pruritus 321
Pruritus ani 116
Pseudoallergien 280
Pseudo-BARTTER-Syndrom 321
Pseudohyperaldosteronismus 322
Pseudohyperparathyreoidismus 322
Pseudohypoaldosteronismus 322
Pseudohypoparathyreoidismus 322
Pseudointoleranz 281
Pseudoobstipation 358
Pseudoobstruktion, intestinale 323
Pseudo-Vitamin-D-Mangelrachitis 323
Psoriasis 324
P/S-Quotient 16
Psychopharmaca 128
Psychosen, akute 324
Ptyalismus 367
purinarme Kost 453f.
Purine 42f., 453f.
Purpura, thrombocytopenische 325
Pyelographie, intravenöse 390
Pyelonephritis 325
Pylorospasmus 358
Pylorusstenose 261, 358
Pyodermien 325
Pyridoxal 49
Pyridoxamin 49
Pyridoxin 49
Pyridoxin-Mangel 326
Pyridoxol 49

Pyroglutaminacidurie 326
Pyrolysate, cancerogene 246
Pyruvatcarboxylasemangel 252
Pyruvatdehydrogenasedefekte 252

Quäker 98
Querschnittslähmung 326

Rachenchirurgie 276
Rachenentzündungen 327
Rachitis 359
–, Vitamin-D-resistente 313
Radionuklidincorporation 327
Raffinose 19, 21
Ramadan 98
Raucherentwöhnung 375
Reaktor-Jodtabletten 327
Realimentation 168, 346
rectale Obstipation 172
Rectumprolaps 329
Rectumulcus, solitäres 245
Reduktionsdiäten 106 f.
Refluxgastritis 329
Refluxoesophagitis 330
Reform-Ernährung 92
REFSUM-Syndrom 330 f.
Regurgitation, idiopathische 331
Rehydratation, orale 141, 167, 345, 366
Reisediarrhoe 331 f.
Reisekrankheit 243
Reis-Obst-Diät 454
Reizdarm-Syndrom 147
Reizmagen 332
Religionsgemeinschaften, Ernährungsgebote 96 f.
renale tubuläre Acidose 333
Renin-Test 333
Resorptionstraining 250
respiratorische Insuffizienz 334
Retinoide 128
Retinol 47
Retinoläquivalent 47
retinolbindendes Protein 102
Retinolmangel 334
Retinolüberdosierung 334
reverse (life island-)isolation 372
REYE-Syndrom 335
Riboflavin 43, 70

Riboflavin-Mangel 335
RICHNER-HANHART-Syndrom 225
Riesenfaltengastritis 269
Riesenwuchs 335
Rifampicin 121
Rinderbandwurm 173
Ritodrin 129
ROEMHELD-Syndrom 335
Rohapfelkost 450
Rohe-Eier-Krankheit 133
Rohfaser 3
Rohkost, pflanzliche 90, 92
Rohrzucker 24
Rosacea 336
Rosenkreuzer 98
Rückenmarkserkrankungen, degenerative 207
Ruhr, bakterielle 172
Rumination 336, 360

Saccharase-Isomaltase-Mangel 336 f.
Saccharopinurie 337
Saccharose 19, 24, 454 f.
saccharosearme Kost 454 f.
säuernde Kost 455 f.
Säuglinge, Kostgestaltung 71 f.
–, wünschenswerte Nährstoffzufuhr 61 f.
Säuglingsatrophie 348 f.
Säuglings-Beriberi 377
Säuglingsdyspepsie 345 f.
Säuglingsdystrophie 348 f.
Säuglingsekzem 344
Säuglingsernährung 71 f.
Säuglingskrankheiten, altersspezifische 337 f.
Säuglingsmilchnahrungen 456 f.
Säuglingsobstipation 357
Säuglingstoxikose 360
Säurelocker 209
Saftdiät 458
Salazosulfapyridin 129
Salbutamol 129
salicylatarme Kost 458 f.
Salicylatintoleranz 361
Salzmangelexsiccose 156, 230
Salzverlustsyndrom 322, 362
Sarkoidose 212
Schädel-Hirn-Trauma 362
Schädeloperation 362

Schalentiere 459
schalen- und krustentierfreie Kost 459
Schalttage 109
schimmelpilzfreie Kost 424
Schlafstörungen 363
Schleifendiuretica 125
Schleimdiät 459
Schleimstoffe 3
Schluckstörungen 363
SCHNITZER-Kost 92, 108
Schonkost 102, 433
Schonkostprinzip 433
SCHROTH-Kur 108
Schulkinder, Kostgestaltung 75
Schwangere, Kostgestaltung 77
–, wünschenswerte Nährstoffzufuhr 76f.
Schwangerschaft bei Adipositas 110
– bei Diabetes 156
Schwangerschaftserbrechen 363
Schwangerschaftshyperlipoproteinämie 364
Schwangerschaftshypertonie 364
Schwangerschaftsobstipation 365
Schwangerschaftsödeme 365
SCHWARTZ-BARTTER-Syndrom 365
Schwedendiät 460
Schwefeldioxyd 374, 375
Schweinebandwurm 173
Schwerarbeiter 80f.
Schwerstarbeiter 80f.
Schwitzprozeduren 366
Scombroid-Vergiftung 366
Scopolamin 128
Sedativa 121
Seekrankheit 243
selbstbereitete Sondennahrung 462
selbsthergestellte Flaschenmilchnahrungen 457
Selen 44f.
Selenhefe 45
Selenose 45
Sellerie-Karotten-Beifuß-Gewürz-Syndrom 366
semivegetabile Kost 93
Semivegetarier 93
Senioren, Kostgestaltung 75f.
–, wünschenswerte Nährstoffzufuhr 69
Sepsis 367
Serin 2
SIADH 365

Sialadenose, afrikanische 367
Sialorrhoe 367
Sialosen 276
Sieben-Tage-Adventisten 96
Sigma elongatum 170
Sigmoideoskopie 149
Sikhs 98
SIMMONDS-SHEEHAN-Syndrom 232
Singultus 368
Sisomicin 121
β-Sitosterinämie 368
SJÖGREN-Syndrom 368
Sklerodermie, systemische 369
Skorbut 130
Sodbrennen 369
Sojaproteinintoleranz 369
Soldaten 84
Sollgewicht 106
Sondenernährung 166, 460f.
Sondennahrung, selbstbereitete 462
Sorbitintoleranz 370
Sotalol 121
Speisesalz, jodiertes 22, 241
Speisesalzfluoridierung 400
Spironolacton 121
Spondylarthrose 120
Sportartengruppen 86
Sportler 85
Sprue, einheimische 144
–, tropische 370
Spulwurm 173
Stachyose 19, 21
Stärke 24
Standardkost 414
Status febrilis 180, 350
Steatorrhoe 371
STEIN-LEVENTHAL-Syndrom 371
Sterilpflege 372
Stickstoff 11
stillende Mütter, Kostgestaltung 80
– –, wünschenswerte Nährstoffzufuhr 78f.
Stomatitis 372
STRACHAN-SCOTT-Syndrom 372
Strahlencolitis 373
Strahlenenteropathie 373
Strahlenschädigung, akute 327
Strahlentherapie 373
Streßulcusprävention 374
Strophulus 374

Struma neonatorum 360
Struvit-Nephrolithiasis 285
Sucralfat 121
Süßstoffe, nichtnutritive 160, 411
Sulfasalazin 129
sulfitfreie Kost 463
Sulfitintoleranz 374
Sulfitnachweis in Lebensmitteln 463
Sulfitoxydasemangel 375
Sulfonylharnstoffe 121
Superacidität 209 f.
β_2-Sympathicomimetica 129
symptombezogene Maßnahmen 99

Tabakabusus 375
Tabak-Alkohol-Amblyopathie 375
Tannine 11
Tartrazin 405
Tartrazinintoleranz 376
Taurin 1
Teepause 168, 345
teiladaptierte Säuglingsmilchnahrung 73, 456
Terbutalin 129
Tetanie, normocalcämische 376
Tetanus 376
Tetracycline 121
Tetrahydrobiopterinmangel 311
Theophyllin 129
therapeutische Hyperalimentation 202, 217
Thiamin 45 f., 70
Thiaminmangel 377
Thiaziddiuretica 125
Threonin 1, 2
Thrombocytopenie 378
Thromboseprävention 378
Thunfischleberöl 53
thyreotoxische Krise 223
Tinnitus aurium 379
Tobramycin 121
D-α-Tocopheroläquivalente 53
Tocopherole 53 f.
Tocopherolmangel 379
Tocotrienole 53
Tokolysebehandlung 183
Tolbutamidtest 191
Tonsillektomie 379
totales Fasten 130
totales Hungern 388

Touristen 87
Toxikose 360
Toxoplasmoseprävention 380
Tranquilizer 121
Transferrin 102
Tranylcypromin 127
Trappisten 98
Traubenzucker 24
Trehalasemangel 380
Trennkost 90
Trichinoseprävention 380 f.
Triglyceride 15
Triglyceridbestimmung 260
triglyceridreduzierende Kost 464
Trimethylaminurie 384
Trinkmengenlimit, bewährte Tips 196
Trinkwasser 17, 18, 27
Trinkwasserfluoridierung 399
Tripelphosphat-Nephrolithiasis 285
Trockenkost 464 f.
Tryptophan 1, 2, 129
Tryptophan-Malabsorption 381
Tryptophan-Niacin-Mangelsyndrom 286 f.
Tube-feeding-Syndrom 381
Tuberkulose 382
Tumoren, maligne 382 f.
TUR-Syndrom 320
Typ I-Diabetes 161
Typ I a-Diabetes 162
Typ II-Diabetes 162
Typ III-Diabetes 162 f.
Typhus abdominalis 384
tyramin- und dopaminarme Kost 465
Tyrosin 1, 2, 39
Tyrosinämie 225
Tyrosinose 225

UDP-Galactose-4-epimerasemangel 184
Übelkeit 384
Überernährung, calorische 106 f.
Überlaufenkopresis 175
Überwässerungszustände 215 f.
Ulcus cruris 385
– duodeni 385 f.
– jejuni pepticum 387
– ventriculi 385 f.
Ulcuskrankheit 385 f.
Ulmer Trunk 107, 439

Umstimmung, unspezifische 115
Unterernährung, protein-calorische 387f.
Unterkühlung 389
Unterzuckerung, akute 227
Urat-Nephrolithiasis 284
Uratnephropathie 187
Ureterkolik 283
Ureterocutaneostomie 390
Ureteroileocutaneostomie 390
Ureterosigmoideostomie 389
Urocaninacidurie 390
Urographie, intravenöse 390
Urolithiasis 283f.
urologische Chirurgie 390
Urostomie 390
Urticaria 391

Vagotomie 391
Valin 2
Valproinsäure 129
Vanillinmandelsäurebestimmung 392
Varikose 392
Vasculitis, allergische 325
Veganer 50, 93
vegetarische Ernährungsweisen 93f.
– Kost 77
vegetative Labilität 392
vegetativ-endokrines Syndrom 153
Verapamil 129
Verbascose 19, 21
Verbrennungskrankheit 392f.
Verdünnungshyponatriämie 230
Vergiftungen 394
VERNER-MORRISON-Syndrom 395
Verschlußikterus 395
Verweilkatheterbehandlung 197
Verzweigtkettenketonurie 111f.
villöses Adenom 396
Vincristin 129
Vitamin A 47, 70
Vitamin A-Mangel 334
Vitamin B_1 45f.
Vitamin B_1-Mangel 377
Vitamin B_2 43
Vitamin B_2-Mangel 335
Vitamin B_6 49f., 70
Vitamin B_6-Mangel 326

Vitamin B_{12} 50f., 70
Vitamin B_{12}-Mangel 93, 144
Vitamin C 51f., 70
Vitamin C-Mangel 130
Vitamin D 52f., 70
Vitamin D-Mangel 135, 359
Vitamin D-Metabolite 53
Vitamin-D-resistente Rachitis 313
Vitamin E 53f.
Vitamin E-Mangel 379
Vitamin K 55, 70
Vitamin K-Mangel 313
Vollkost 465
Vollmilch 458
Vollwert-Ernährung 94
Vollwertkost nach BRUKER 95
Vorhofflimmern 206
Vorschulkinder, Kostgestaltung 74

Wadenkrämpfe 396
WAERLAND-Kost 95
Wasser 57f., 70
Wasservergiftung 215, 230
Wehrdienst, Tätigkeitsbeispiele 85
Weight Watchers-Diät 107
WERNICKE-KORSAKOW-Syndrom 396
WHIPPLE'sche Krankheit 397
WILSON'sche Krankheit 397
Wochenbett 78
WÜTHRICH-Syndrom 366
Wundsein, perianales 361
Wurmkuren 173

Xanthin-Nephrolithiasis 284
Xanthinurie 284
Xerostomie 276
Xylulosurie, essentielle 306

Zahncariesprävention 397f.
Zahnextraktion 400
Zeitzonen-Flugreisende 87
Zeugen Jehovas 98
Ziegenmilchanämie 361
ZIEVE-Syndrom 400
Zink 55f.
Zinkmalabsorption, hereditäre 113
Zinkmangel 400

Zinkpräparate 121
Zivilisationskrankheiten 94
ZOLLINGER-ELLISON-Syndrom 401
Zucker 24
– vom Glucosetyp 160, 411
zuckerarme Kost 466

Zuckeraustauschstoffe 160, 411
Zuckereikrankheit 133
Zuckertee-Syndrom 361
Zungenbrennen 401
Zweidrittelmilch 73, 74, 458
Zwiemilchernährung 73
Zwischendiät 168, 346